キレイなカラダはめぐっている

# マミーズ
# リンパマッサージ

マミーズタッチ主宰　エステドクラッテ代表

マミ レヴィ

高橋書店

# あなたの排出力は落ちている

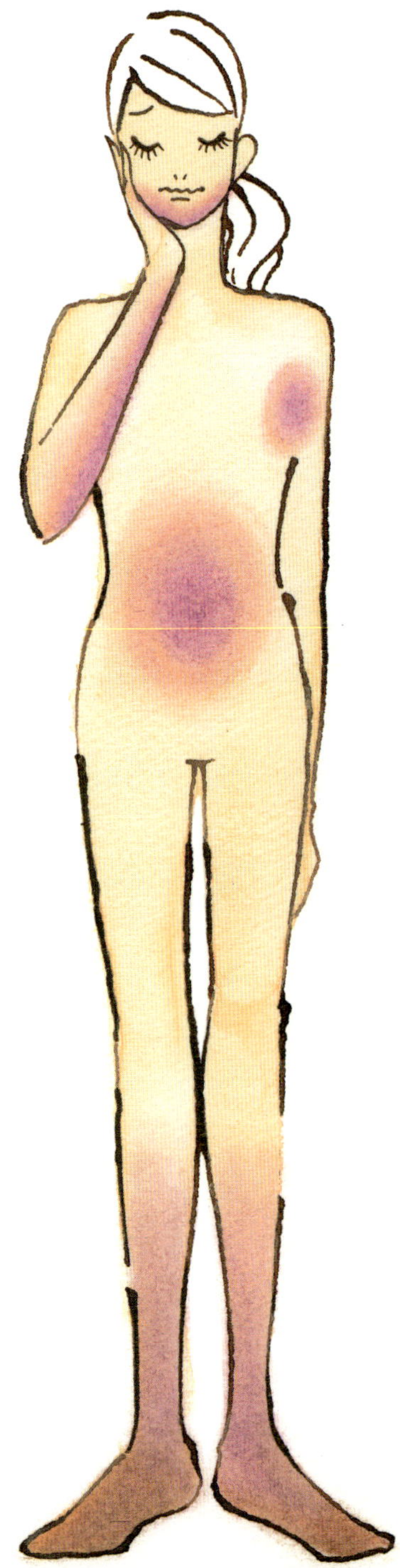

## 体内は知らぬ間に汚染されていくものだった

私たちのカラダの60～70％は水分でできています。そして日々、飲み物や食事から新たに水分や栄養分を摂る一方で、体内に発生した老廃物を汗、涙、尿、便などとともに排出しています。これは、カラダには〝キレイな水分が入ったら汚れた水分を出す〟しくみがあるということです。

じつはここに、大きな問題が生じています。多くの女性が、仕事や人間関係などで強い精神的ストレスのかかる生活を続けることで、自律神経のバランスが崩れがちに…。そしてデスクワークへの偏重や運動不足から、〝排出できないカラダ〟になっているのです。

排出、というとどんなことをイメージされるでしょうか。「あまり汗をかかない」と聞くと、「メイクも崩れにくいし便利」と思うかもしれません。でも汗からも体内の汚れは出るため、その分カラダはキレイになります。入浴や定期的な運動で発汗して代謝を上げれば、全身の排出力が高まるのです。

たとえば、お通じが何日もないと、便がたまっているあいだに腸に老廃物が停留し、口臭や血液の汚れなどの原因になってしまいます。

想像してみてください。

水がつねにさらさらと流れるキレイな小川と、流れがなくよどんでしまった沼を…。

たまった老廃物はカラダを毒し、アレルギー、便秘、むくみ、肩こり、代謝の低下による肥満など、さまざまな不調を引き起こしかねません。

〝排出力を高める〟

これは現代女性に欠かせないキーワードといえるでしょう。

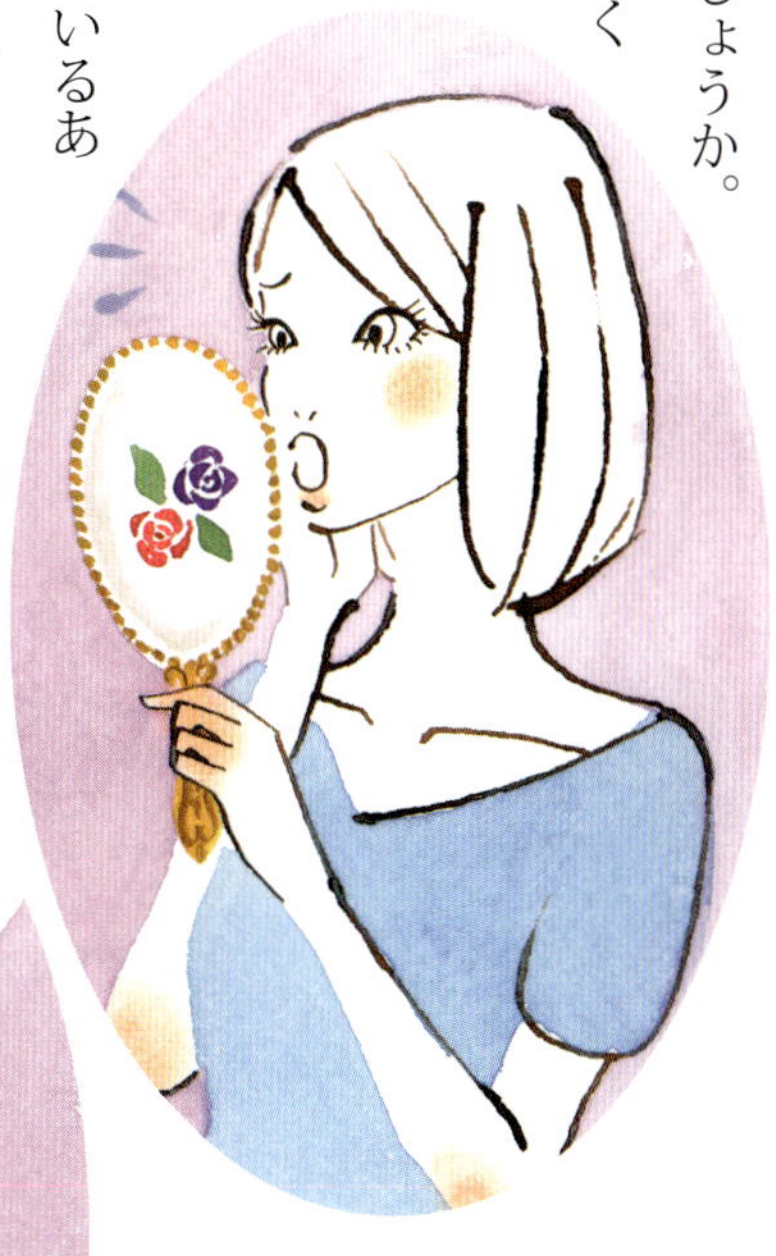

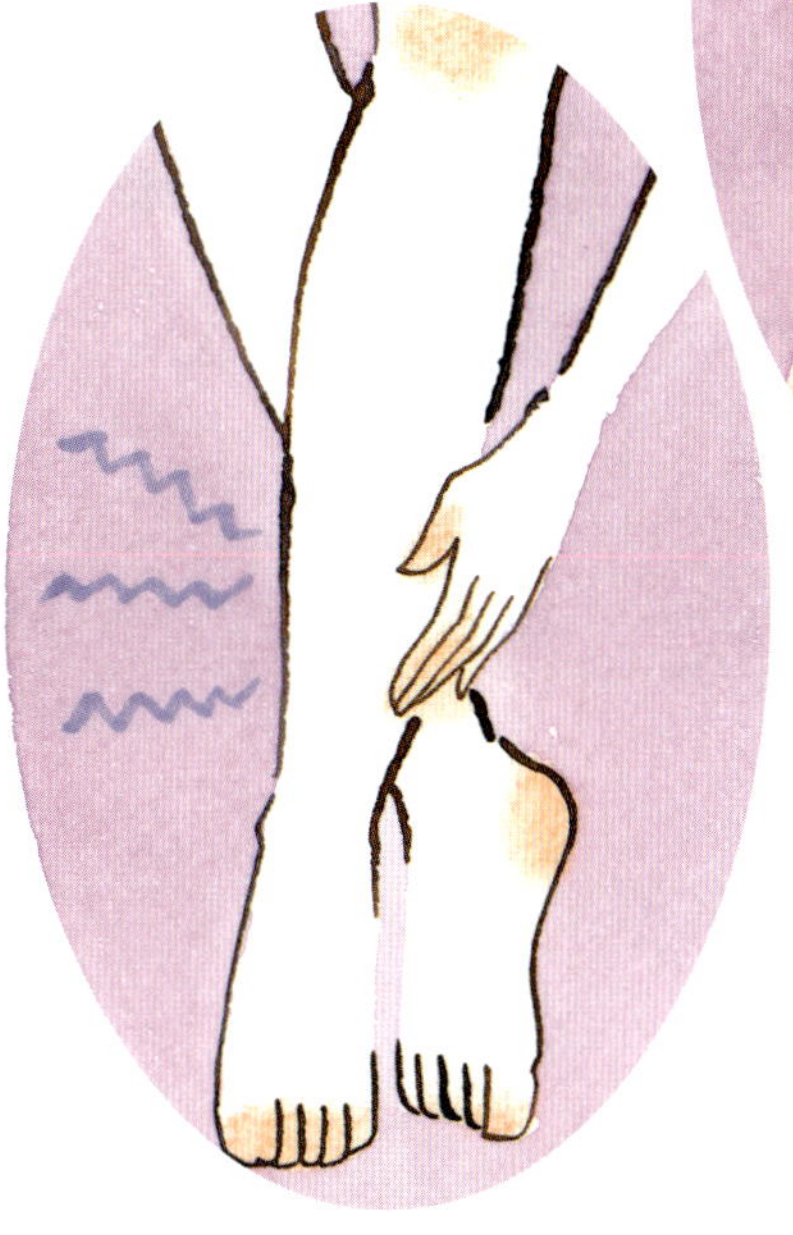

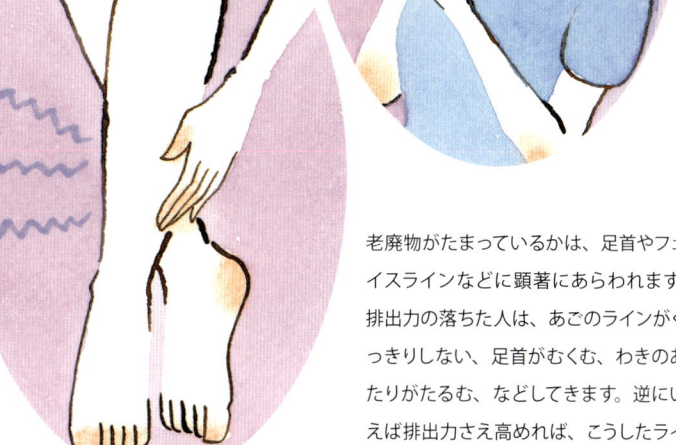

老廃物がたまっているかは、足首やフェイスラインなどに顕著にあらわれます。排出力の落ちた人は、あごのラインがくっきりしない、足首がむくむ、わきのあたりがたるむ、などしてきます。逆にいえば排出力さえ高めれば、こうしたラインにすぐに変化をもたらせるのです。

# 老廃物は美しさを損ねるだけでない

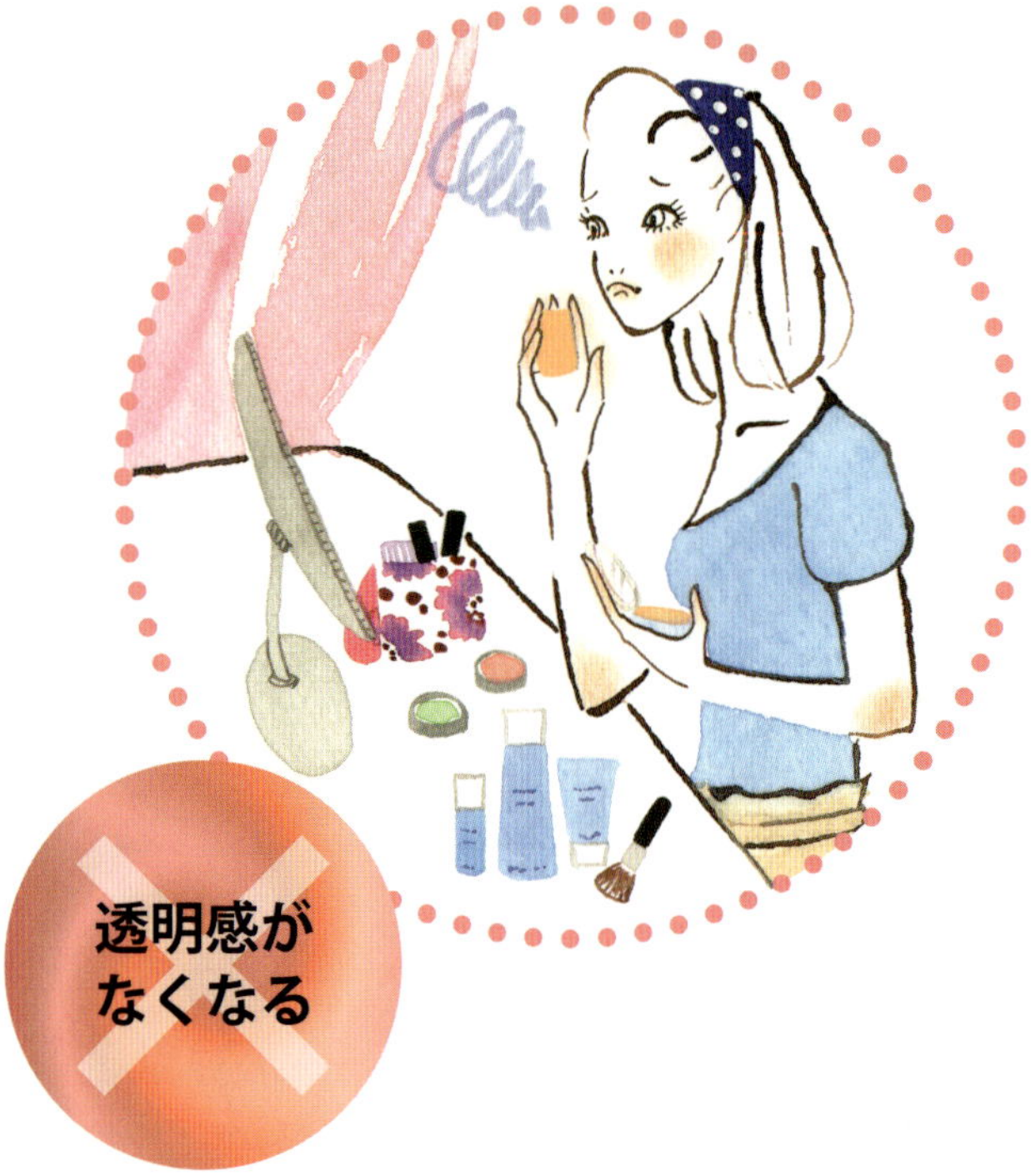


## 汚染されてしまった体内のリセットが必要

めぐりが悪くなると、体内ではどんなことが起きてしまうのでしょうか。

まず肌の透明感が失われて、くすんできます。これは肌の状態と、毛細血管の血液やその周辺にあるリンパの状態に、密接な関係があるからです。そして髪がパサついてきます。

よどんだ体液は、むくみや局所的な体温低下を招いて脂肪をつきやすくするため、ボディラインが崩れてきます。さらに、めぐりの悪さやよどんだ部分にたまった老廃物はカラダにストレスを与え続けるため、やる気や元気まで奪っていくのです。

こうした状態が続くと健康も害し、乳酸などの代謝物がたまって肩こりを生じ、血行不良による頭痛のほか、便秘や生理不順など、

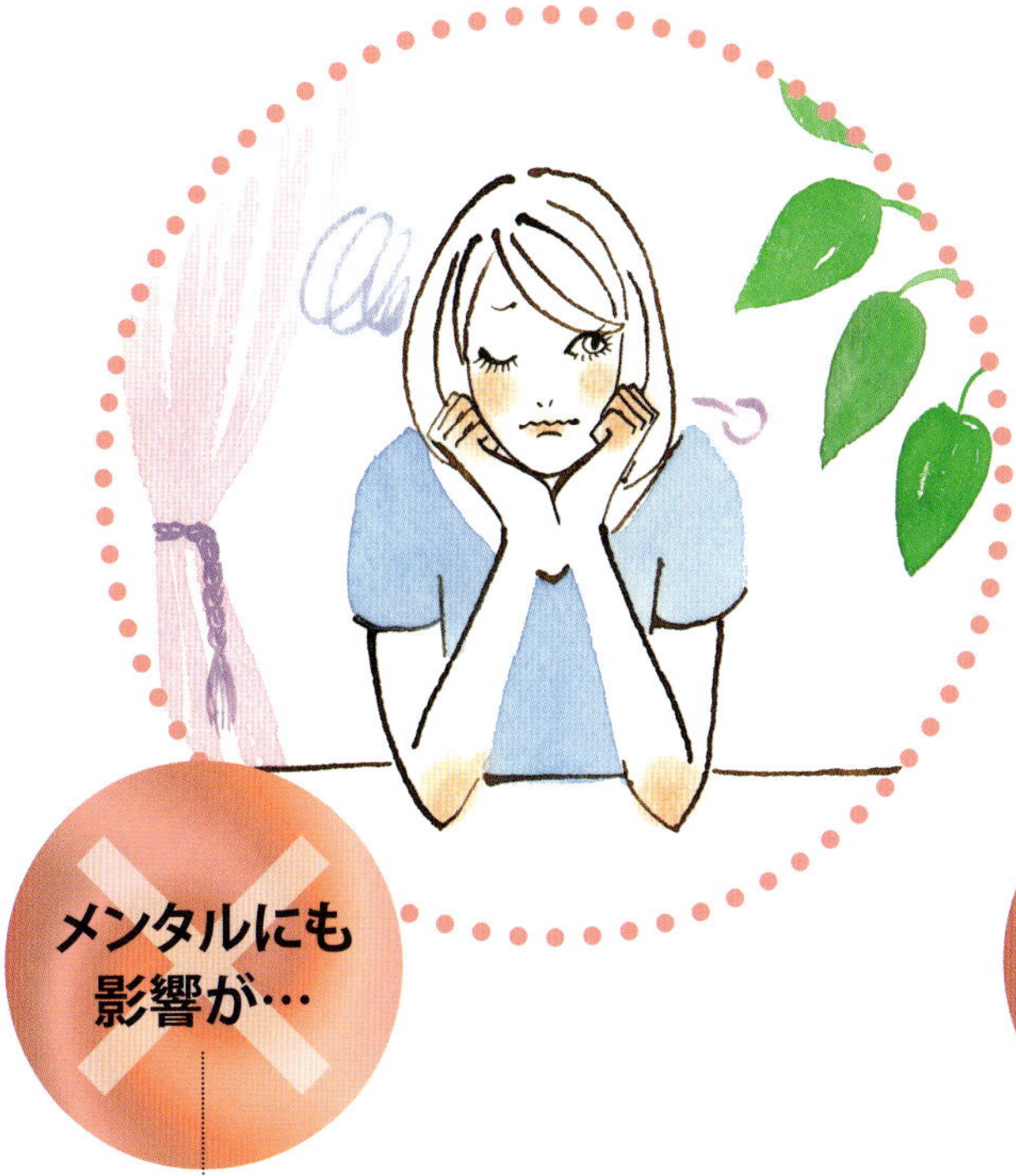


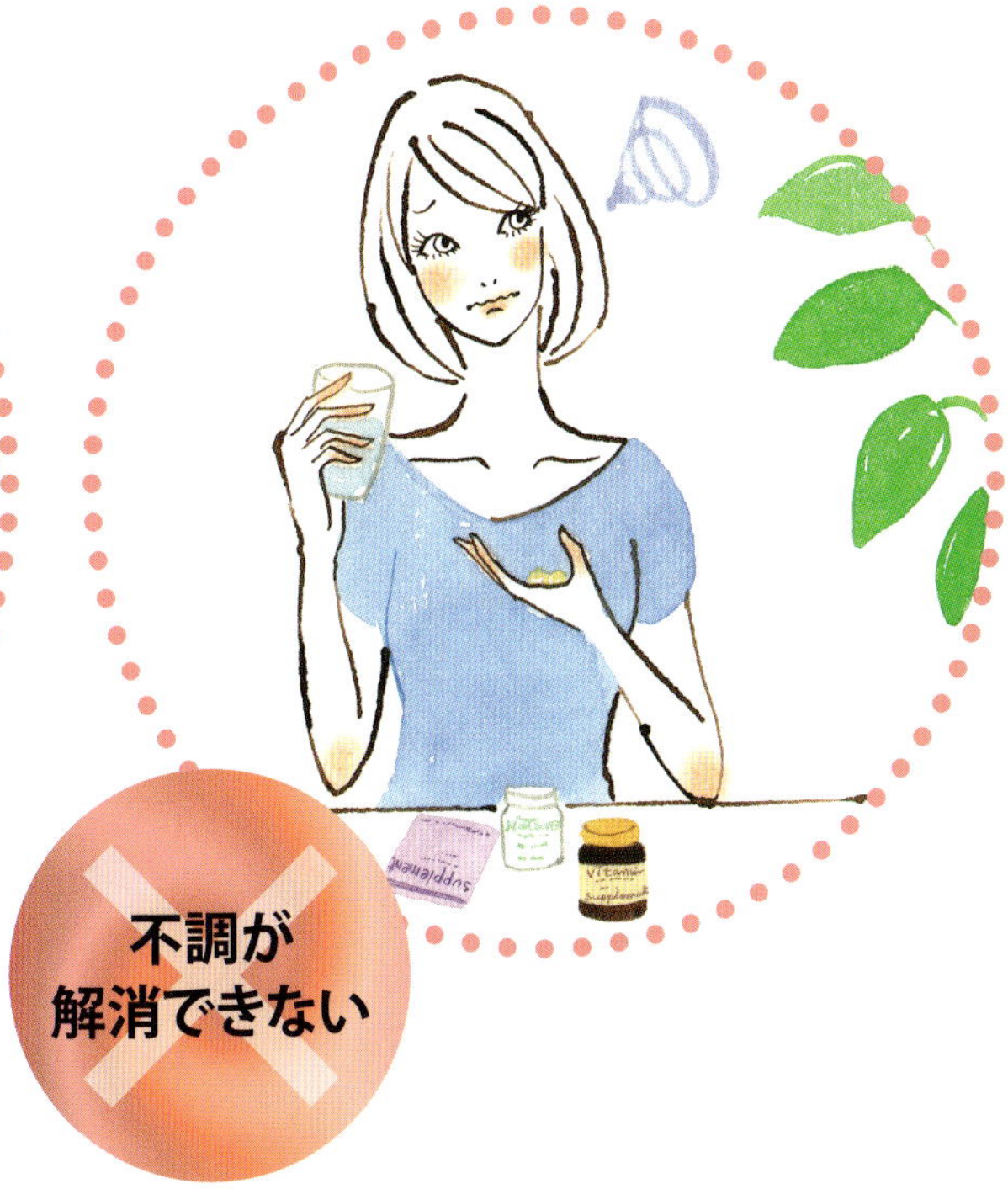


あらゆる不調につながります。

「高価な化粧品や薬、サプリメントを使えば解消できるのでは」

こう考える方もいらっしゃるようです。でも老廃物でいっぱいの部分に、別の何かを吸収させるのはとても困難。なぜなら汚水をたっぷり吸い込んだスポンジには、どうやってもキレイな水を含ませられないことと同じだからです。カラダに有効で良質な成分をきちんと取り込むためにも、まず排出することが必要なのです。

排出力を高めるのは、難しいことではありません。

カラダのしくみを正しく理解し、これまでの生活を少し変えるだけでも効果はあります。

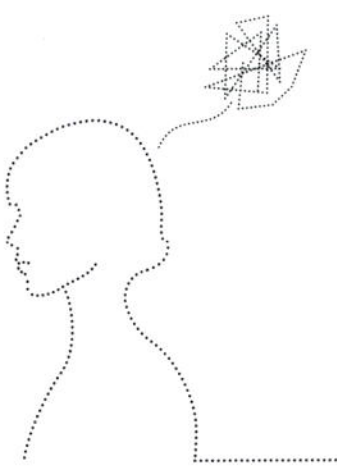

**「カラダに毒がたまると笑えなくなるの」**

という声を耳にしたことがあります。これはおそらく、体内のめぐりが悪くなると、その部位が微細な痛みや不快感の信号を発し続け、それが神経を通じて脳に伝わりメンタルに悪影響を及ぼし続けるからではないでしょうか。何をするのもおっくうになったり、ダイエットが続かなかったりする原因は、こんなところにあるのかもしれません。

# たまった老廃物を一気に排出する

## ［崩す→流す］プロセスで〝めぐるカラダ〟を手に入れる

排出力を高めるには、カラダのめぐりをよくすることが必要です。運動やカラダのメンテナンスを習慣化すれば、少しずつですが変化します。とはいえ、忙しい日々を送っていると、それを継続するのは大変です。とくに長期にわたって老廃物がたまることで日々ストレスにさらされ、心の動きが鈍ってカラダの動きも悪くなっていたとしたら、踏み出すのもつらいはず。

そこでおすすめしたいのが、マミーズリンパマッサージです。

特長は、まずリフレクソロジーで足裏にたまった老廃物を刺激し、かたまりのように硬くなった部分をしっかりほぐしていくこと。次に、それを放置せず、リンパの流れに沿ってきちんとリンパ節に流し入れてあげること。このシンプルな2ステップが基本です。

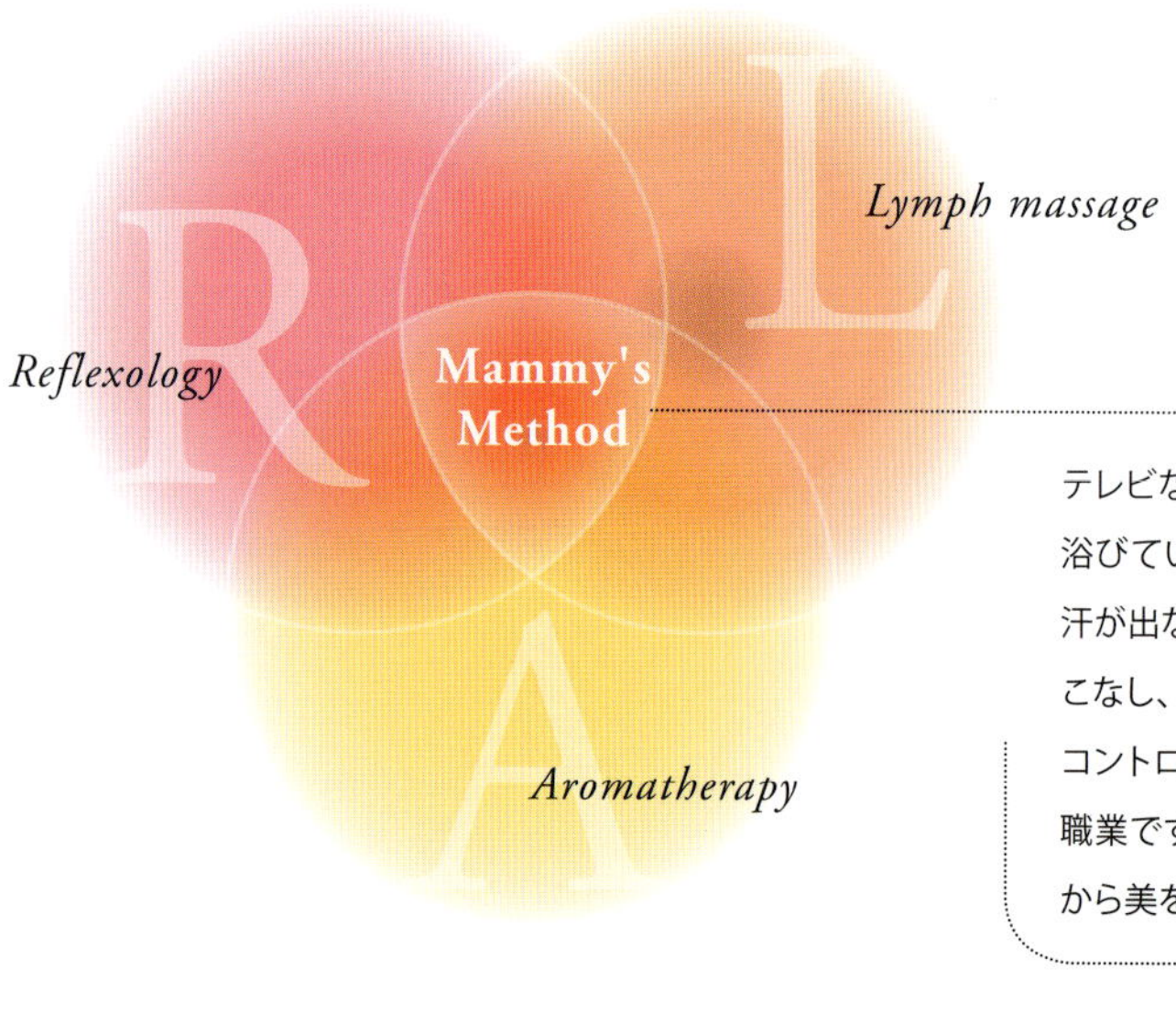
R
L
A
Lymph massage
Reflexology
Mammy's Method
Aromatherapy

テレビなどに出演している芸能人やモデルは、たくさんのライトを浴びているのに汗ひとつかかずにいます。彼女たちは、けっして汗が出ないのではありません。それどころかジムでハードワークをこなし、水分を摂って入浴時にもたっぷり汗をかくことで、発汗をコントロールしているのです。美しくあり続けることを要求される職業ですから、つねに排出力を高めようと苦心し、カラダの内側から美を保つ努力を怠りません。

コツさえつかめば難しいことではありません。

いったんめぐり始めれば循環しやすいカラダになり、体調の変化を実感できるはず。その場でむくみが解消するなどの効果を、体験された方すべてが味わったメソッドです。体内と外見の両方に秀でた本物のキレイを手にするために、今日から始めてみませんか。

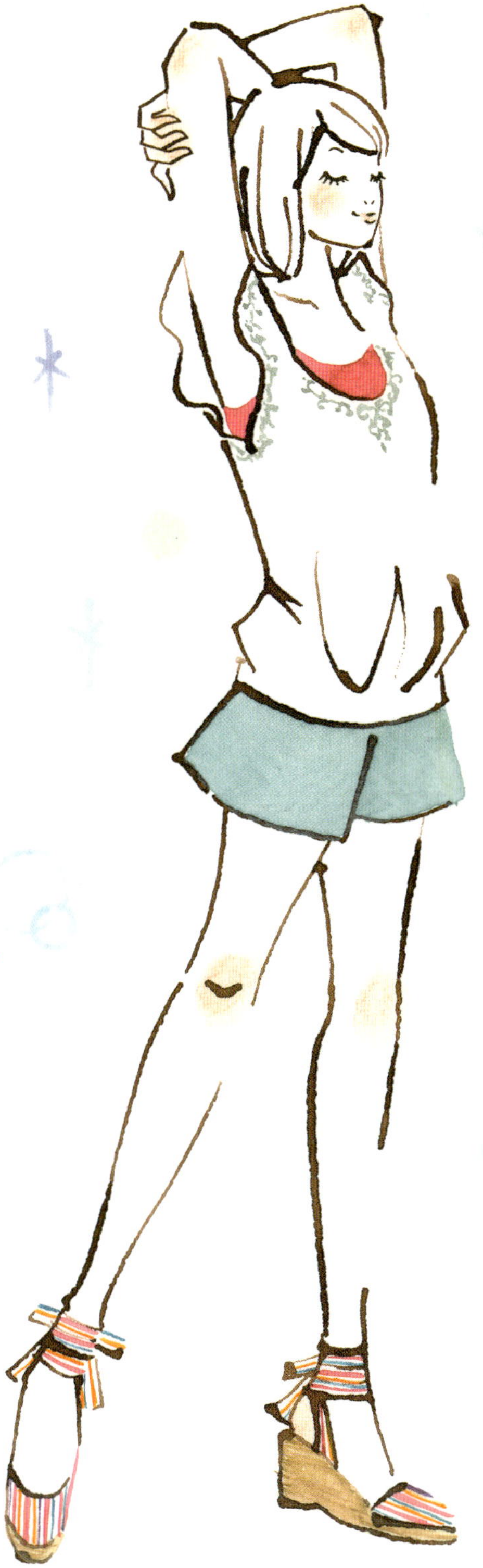

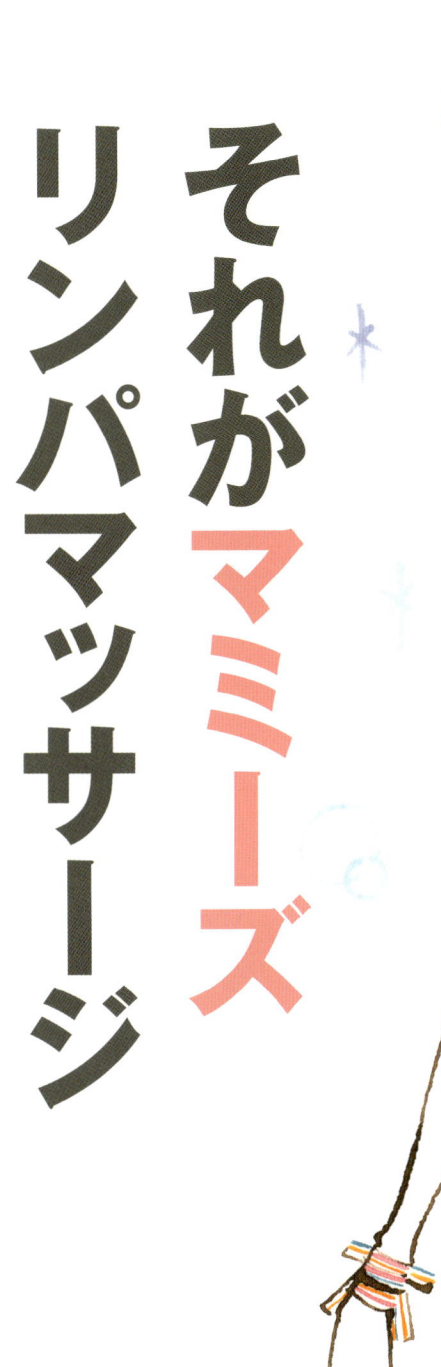

# それがマミーズ
# リンパマッサージ

CONTENTS

PART 2

## カラダの不調から回復するマッサージ



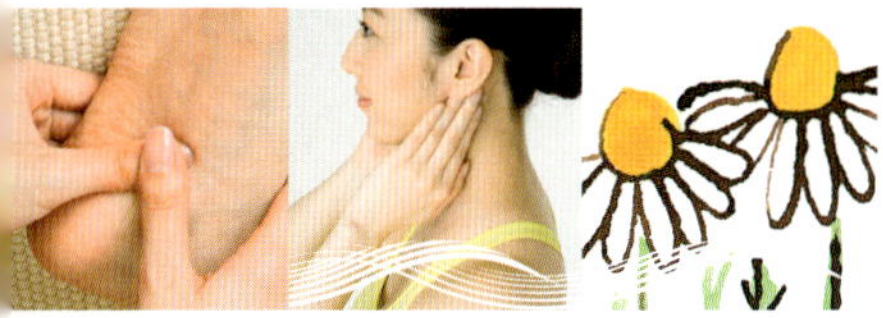

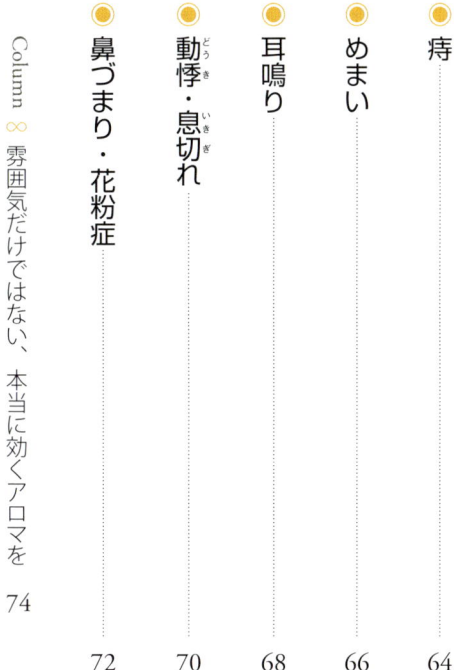

## PART 3

## カラダの痛みを緩和するマッサージ



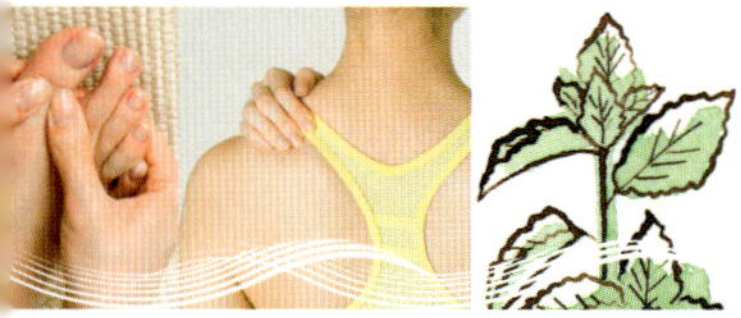

## PART 4 心の不安定を整えるマッサージ



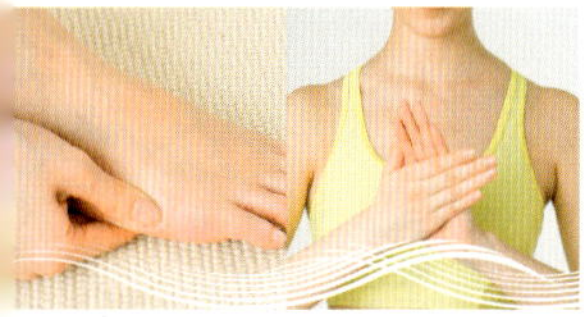

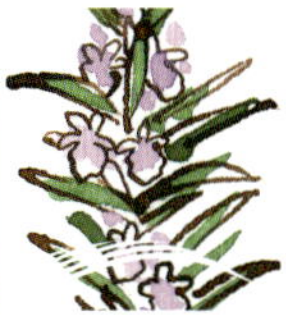

## PART 5 女性の悩みを解消するマッサージ

Staff

撮影　渡辺秀一
スタイリング　カナヤマヒロミ
ヘアメイク　鈴木佳奈（吉野事務所）
モデル　高橋彩（SATORU JAPAN）
編集協力　株式会社童夢
執筆協力　乾麻理子
協力　湯浅純子（マミーズタッチ）
　藤吉靖子（エステドクラッテ）
デザイン　花平和子
ＤＴＰ　有限会社天龍社
ＣＧ制作　佐藤眞一（3D 人体動画制作センター）
イラスト　園田レナ（asterisk agency）
アイコンイラスト　宮崎信行

Costume Cooperation

ダンスキン（ゴールドウィン）
・マッサージ用ピースブラ（イエロー）
・P13 のタンクトップ、サニエルパンツ
・P45 のタンクトップ、ショートパンツ
・P75 のタンクトップ、クロップドパンツ

アフタヌーンティー・リビング & コクーニスト
・P111 のクッション、カーディガン

PART

# 1

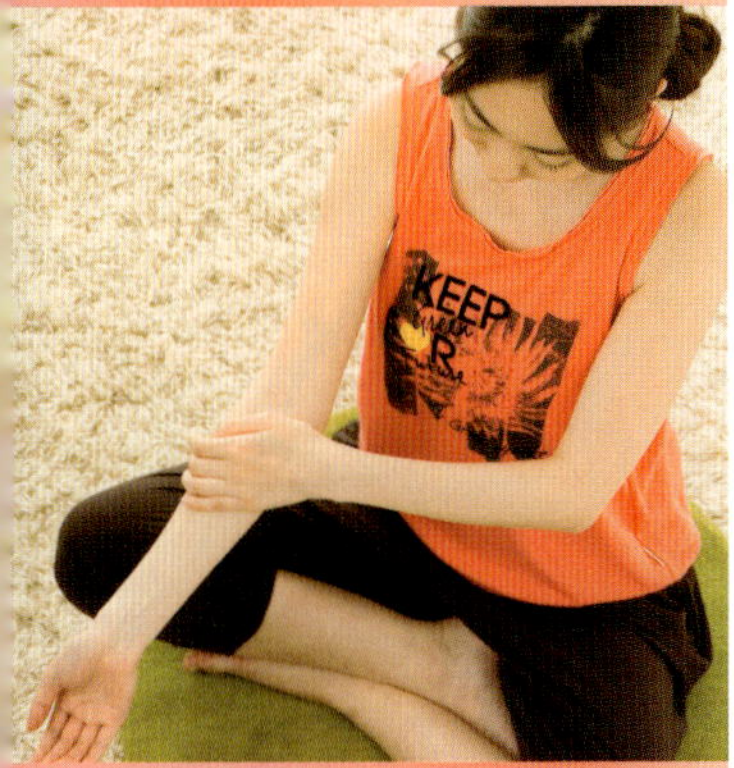


# マミーズ リンパマッサージの基本

キレイと健康を手にする秘密を大公開。
ちょっとしたコツを覚えて実践すれば
あなたのカラダはかならず変わります。

Mammy's

# マミーズリンパマッサージとは
# 究極の老廃物排出プログラム

## 15万人をケアするなかで確信したメソッド

肌に透明感がない、つねにカラダが重だるい、むくみやすい、肩こりや頭痛が慢性化した、便秘がち、婦人科系のトラブルに悩まされる、…こうした症状は体質のせいだと考え、半ばあきらめている方がいらっしゃいます。

その方たちには「本当にもったいない」と思ってきました。なぜなら、たったひとつのことを正しく実践するだけで、悩みから解放された方をたくさん見てきたからです。

たったひとつのこと。それが本書で紹介するマミーズリンパマッサージです。

この〝排出力〟を高める手技には即効性があり、のべ15万人以上のカラダにたまった老廃物や毒素をすみやかに排出させてきました。

効果の及ぶ範囲は美容のみならず、不調の原因すら取りのぞく力をもつメソッドです。施術を受けられた方から「むくみが消えた」「カラダが軽くなった」「脚が細くなった」「便秘が解消された」など、20年以上にわたりうれしいお声をいただき続けたことで、その効果に確信をもつまでに至りました。

このマッサージを一人でも多くの女性にお届けしたく、本書ではリフレクソロジーとリンパマッサージの組み合わせを中心に、セルフケアに適した形にカスタマイズして紹介していきます。

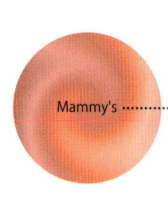

*Reflexology*

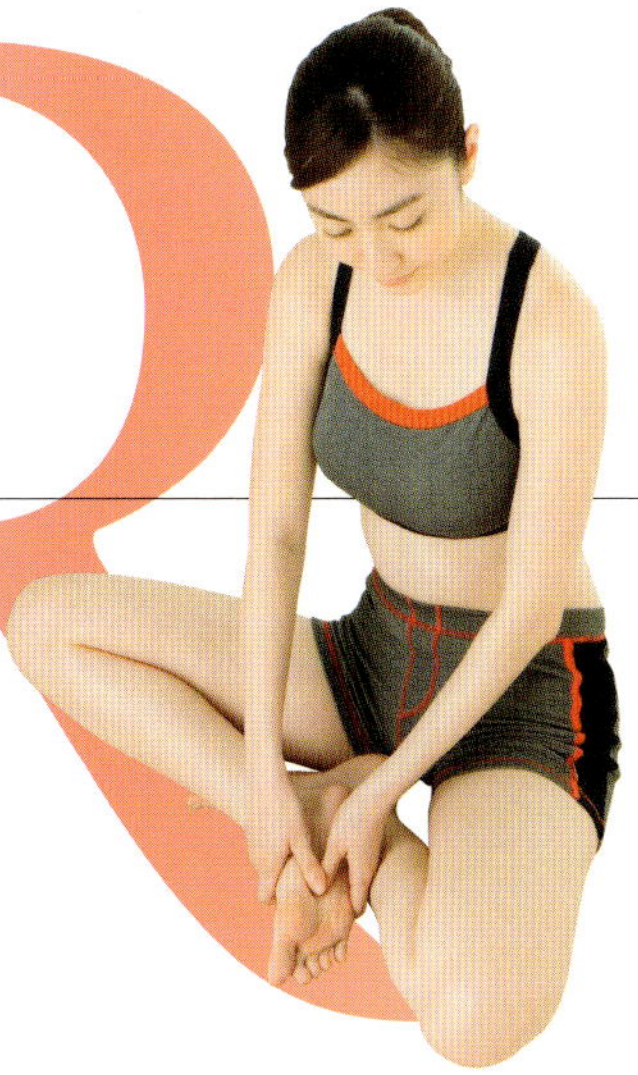

## リフレクソロジーとは

各臓器や各器官に対応する、反射区と呼ばれる部位を利用して不調解消を図る〝反射療法〟。足には約 60 の反射区があり、これらを刺激して血液やリンパの流れをスムーズにし、臓器や器官の機能を高めて人間のもつ自然治癒力を回復させることを基本としている

*Lymph massage*

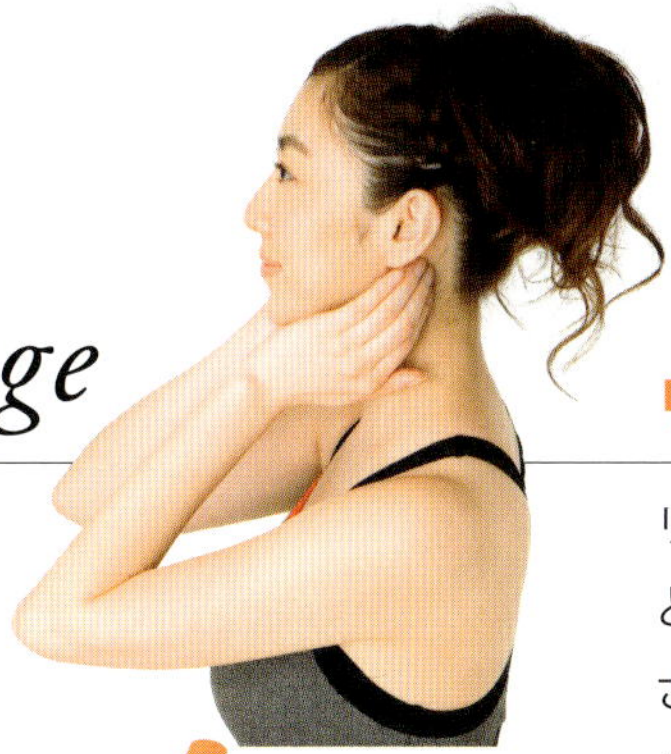

## リンパマッサージとは

リンパの走行に沿って「さする」「もむ」など外からの圧を加えてリンパの流れを活性化させ、老廃物の回収・排出を促すマッサージ法。流れにくくなっているリンパのめぐりを改善することで、美容や健康面に大きな効果が期待できる

### 滞って冷えた部分を
### 温めて活性化させるのがポイント

マミーズリンパマッサージが生まれたサロン「マミーズタッチ」では、まずフットジャグジーでカラダを充分に温めてから施術に入ります。そして、その日の体調に合わせたオイルを使い、温めながら、足裏をしっかり刺激してからリンパマッサージを行います。ふくらはぎや太ももの脂肪が気になる方には、しっかりもみほぐして皮膚温を上げ、望まれる成果をあげてきました。本書で実践する際も、温めることを大切にしましょう。

Mammy's

# キーワードは「崩す」→「流す」

## 足裏の老廃物を崩さずに大きな変化は望めない

マミーズリンパマッサージの特長は、目的が美容であれ不調解消であれ、リフレクソロジーから始めることにあります。なぜなら足裏に老廃物がたまったままでは何をしても効果が薄いからです。

老廃物をためていると、血行が悪くなって肌の透明感が失われます。もちろん肌は、マッサージやパックで一時的にみずみずしくなります。でもたまった老廃物が、すぐに肌をくすませるのです。これは、ビーカーに入った泥水の上澄みを何度キレイな水に替えても、少し揺らしただけで濁るのと似ています。

そのため、足に沈殿した老廃物をほぐ

### 崩す

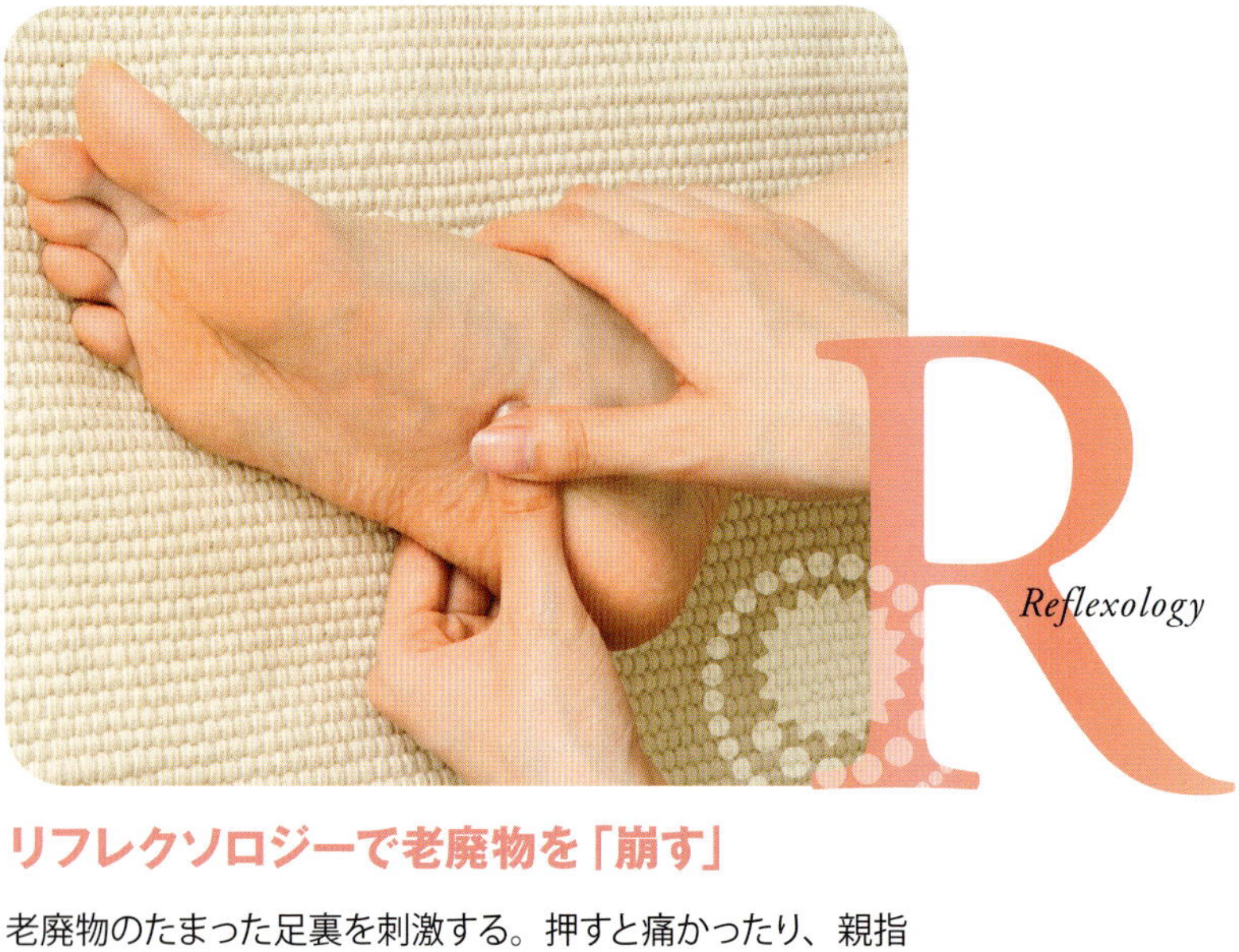

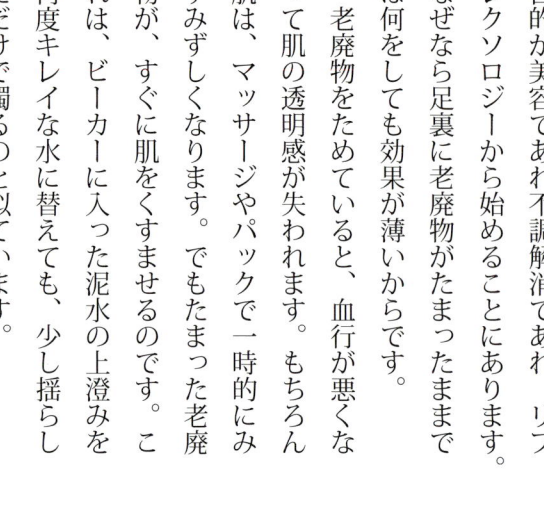


**リフレクソロジーで老廃物を「崩す」**

老廃物のたまった足裏を刺激する。押すと痛かったり、親指をすべらすとジャリッと感じたりする。ほかにも、膨らんでいる、硬くなっているなど、足裏の状態はさまざま。日によっても変化する足裏を観察しながら刺激しようして捨てやすい状態になるまで、まず「崩す」ことが必要なのです。

## 「崩す」ができたら「流して捨てる」が必要

足裏の老廃物をしっかり崩したら、老廃物を流してくれるリンパ節にきちんと流し入れましょう。これを怠ると高い効果は得られません。なぜなら、老廃物を崩して体内に散らすだけになってしまうからです。流す効果をアップさせるコツは、両手を脚に密着させて、崩した老廃物をこぼさないようイメージして動かし、ていねいにリンパ節まで運ぶことです。

マミーズリンパマッサージでは、「崩す」よりも時間をかけてていねいに「流す」ことを重視しています。どんなにがんばって洋服についたシミを浮かせても、洗い流さなければキレイにならないのと同じで、老廃物を捨てることが必要なのです。



### 流す

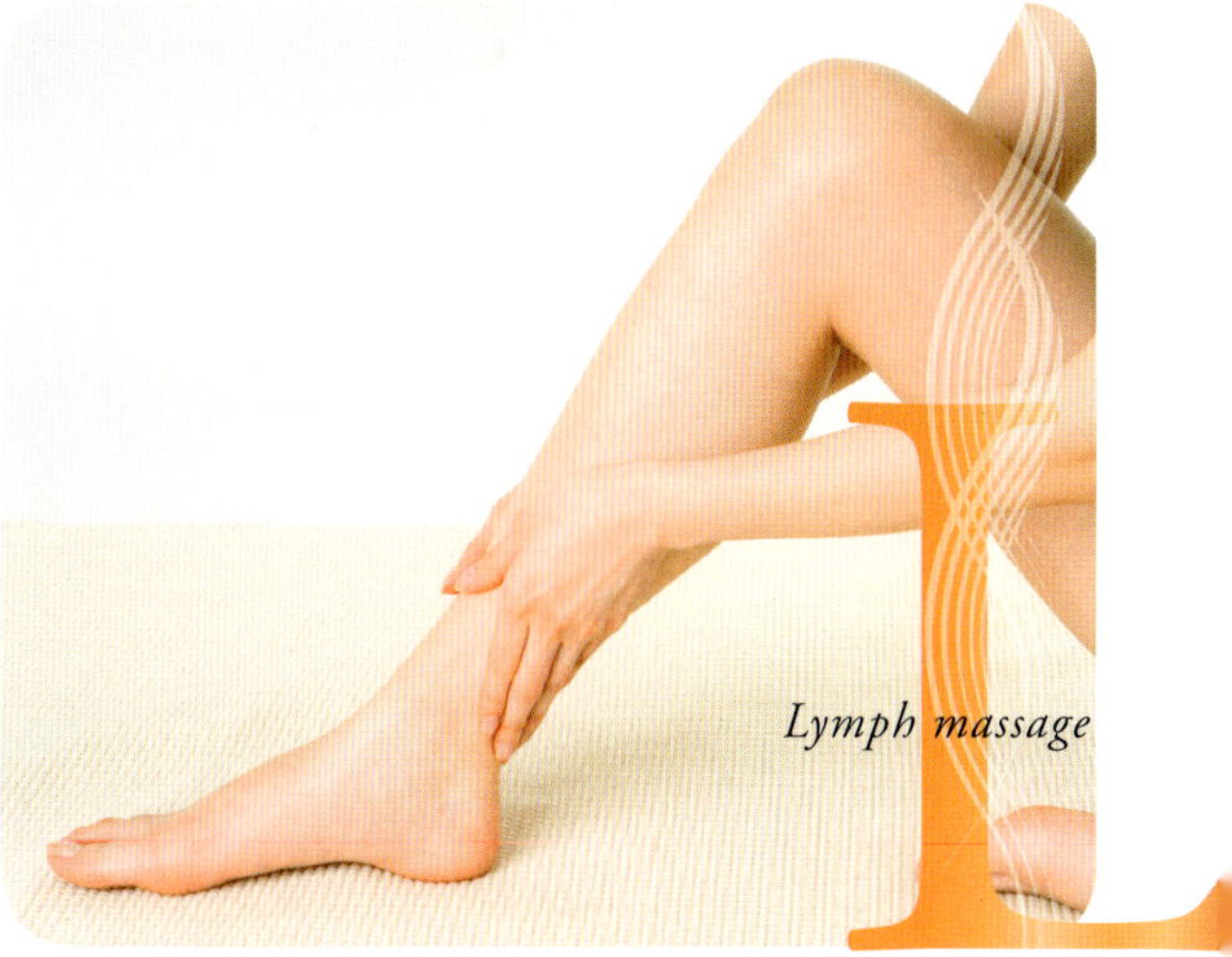


**リンパマッサージで老廃物を「流す」**

「さする」「もむ」などして、停滞したリンパ液に流れをつくる。そしてリンパ節に向け、崩した汚れをしっかり流す。リンパのめぐりとともに老廃物が流れ、体内のめぐりがよくなる。すると全身の機能が整い、さまざまな不調が解消される

**コップ1杯の水が体外まで排出する手助けに**

崩して流したら、かならず水分をしっかり摂取しましょう。カラダには余分な水分を排出する力があり、マッサージ後に毒素や老廃物を水分に乗せて排出を促します。つまり「流す」手助けをしてくれるのです。早い人はにおいや色の濃い尿が出る、便が増えるなど、カラダの反応をすぐに実感できるはず。排出すると爽快感があるので、こうした変化が楽しみになるでしょう。

【崩す…❶】

Mammy's

# 老廃物を「崩す」リフレクソロジーの基本

## 老廃物がたまりやすい足裏を徹底的に攻める

体内では、消化はもちろん、呼吸するだけでも老廃物が生み出されるといわれています。それでは、これまでもくり返し述べてきた老廃物とは、いったいどんなものでしょうか。

本書での老廃物は、おもに不要なたんぱく質や汚れた血液、乳酸などの代謝物をさします。これらは、本来ならカラダのもつ自浄作用でしぜんに排出されるべきものです。

しかし日本人の運動量は、わずか150年前の3割程度にまで減ったといわれるほど落ちています。それだけ足裏への刺激が減り、めぐりが悪くなったともいえるでしょう。こうして重力により体液が滞って、むくみやすい足に老廃物が沈殿していきます。

沈殿して時間のたった老廃物ほど、足裏の組織に固くからみついてリンパの流れを阻害します。だから、まず足裏を刺激しないと高い効果は得られないのです。

## 先人たちの経験と知恵が集約された「反射区」

足裏はカラダの状態を映す鏡のような存在です。どこかにトラブルが起きると呼応する反射区に痛みやしこりがあらわれます。このしくみは医学ではまだ解明されていませんが、リフレクソロジーにかかわった方すべてが実感しています。

たとえば目がかすんだときに目の反射区を押すととても痛いし、肩こりがひどいときに僧帽筋の反射区を押せばジャリジャリします。逆に胃腸の反射区を押すと、胃が動いて音が鳴ることもあります。

また、反射区と各臓器の関係は一方通行ではありません。よくあるのが、ハイヒールを履いて頭の反射区のある足趾《ゆび》に負担をかけ、腰の反射区がある足底のアーチに無理をさせ続けて頭痛や腰痛になるケースです。

足裏を観察し反射区の図を見ながら刺激すると、カラダによい変化があるかもしれません。

# リフレクソロジーの効果

**臓器・器官の はたらきが高まる**

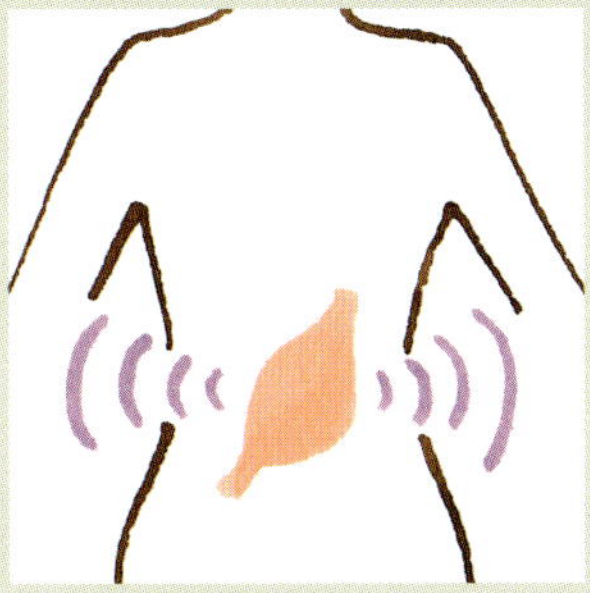

**たまった老廃物が 崩れてスッキリ**

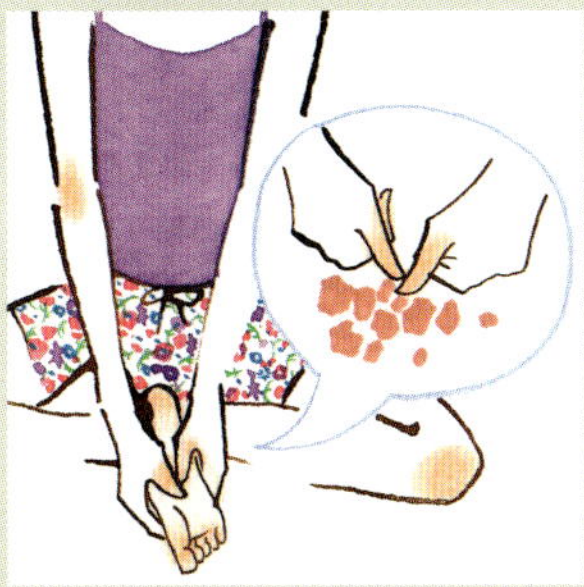

**反射区の刺激で 血流がアップ**

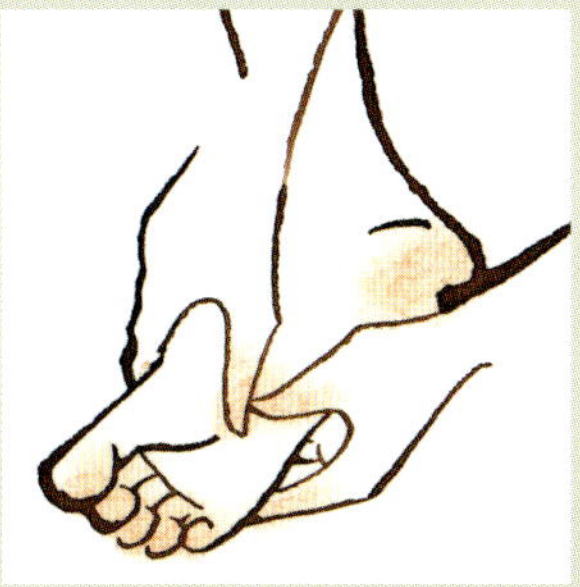

**足裏から遠隔刺激**
**×**
**臓器・器官への直接刺激**

たとえば、胃の反射区を刺激してから重ねた手のひらで胃のあたりを大きく円を描くようにマッサージすると、痛みを軽減しやすくなります。このように、痛む部位から離れた反射区を刺激する遠隔刺激と、痛む部位をマッサージで直接刺激するダブル効果で、どちらか一方のみ行うよりはるかに高い効果が得られます。遠隔刺激は、自分でマッサージしにくい部位のケアにも効果的です。肩甲骨まわりなら、足の甲から遠隔刺激しましょう。

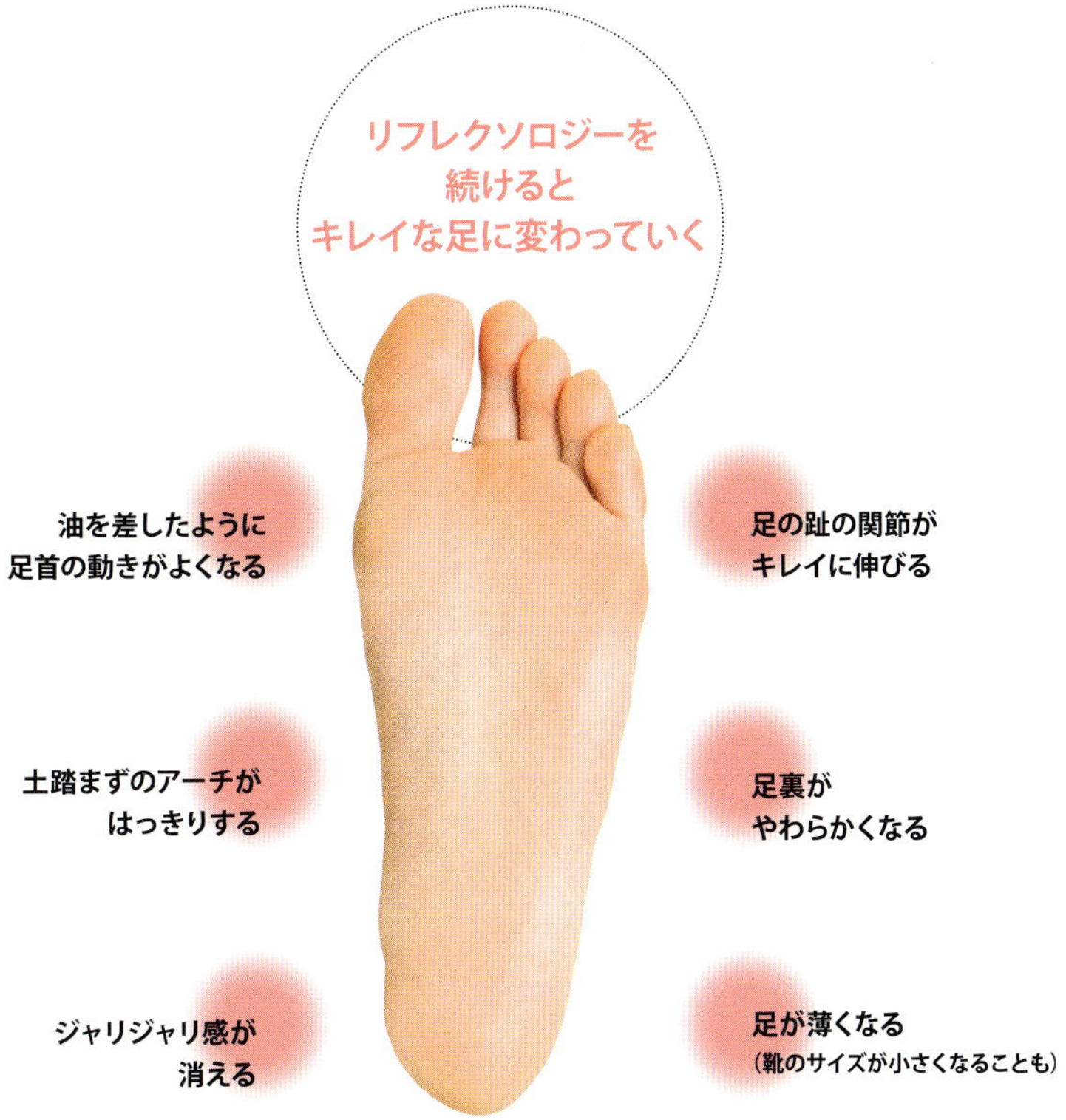
リフレクソロジーを
続けると
キレイな足に変わっていく
油を差したように
足首の動きがよくなる
土踏まずのアーチが
はっきりする
ジャリジャリ感が
消える
足の趾の関節が
キレイに伸びる
足裏が
やわらかくなる
足が薄くなる
（靴のサイズが小さくなることも）

【崩す…❷】

Mammy's

# マミーズタッチのリフレクソロジーとは

## 日本女性の足に合わせたオリジナルメソッド

リフレクソロジーは、手を使いソフトタッチで行うものから、棒を使って強く刺激するものなど、さまざまなスタイルがあります。

マミーズタッチのリフレクソロジーでは手のみを使い、うつぶせになった状態で施術を受けます。腕力で足裏に深い刺激を入れようとするとかなりの力を要しますが、このスタイルならば、力の弱い女性でも深く刺激でき、しっかり「崩す」ことができるのです。

また、的確に刺激が入ったときは、想像以上に痛むかもしれません。でも、だ

Reflexology

セルフケアでもサロンの効果を

## 基本の姿勢

**確実に効果を得るポイントは**
**反射区を深く響かせること。**
**あぐらをかいて上から体重をかければ**
**力がなくてもしっかり刺激できる**

**【手】**

手のひらで足を支える。ちょっとしたことだが、力を逃がさずにきちんと刺激するための大切なテクニック

**【足】**

足裏を押すときは、足をあごの真下にくるようカラダに近づけて

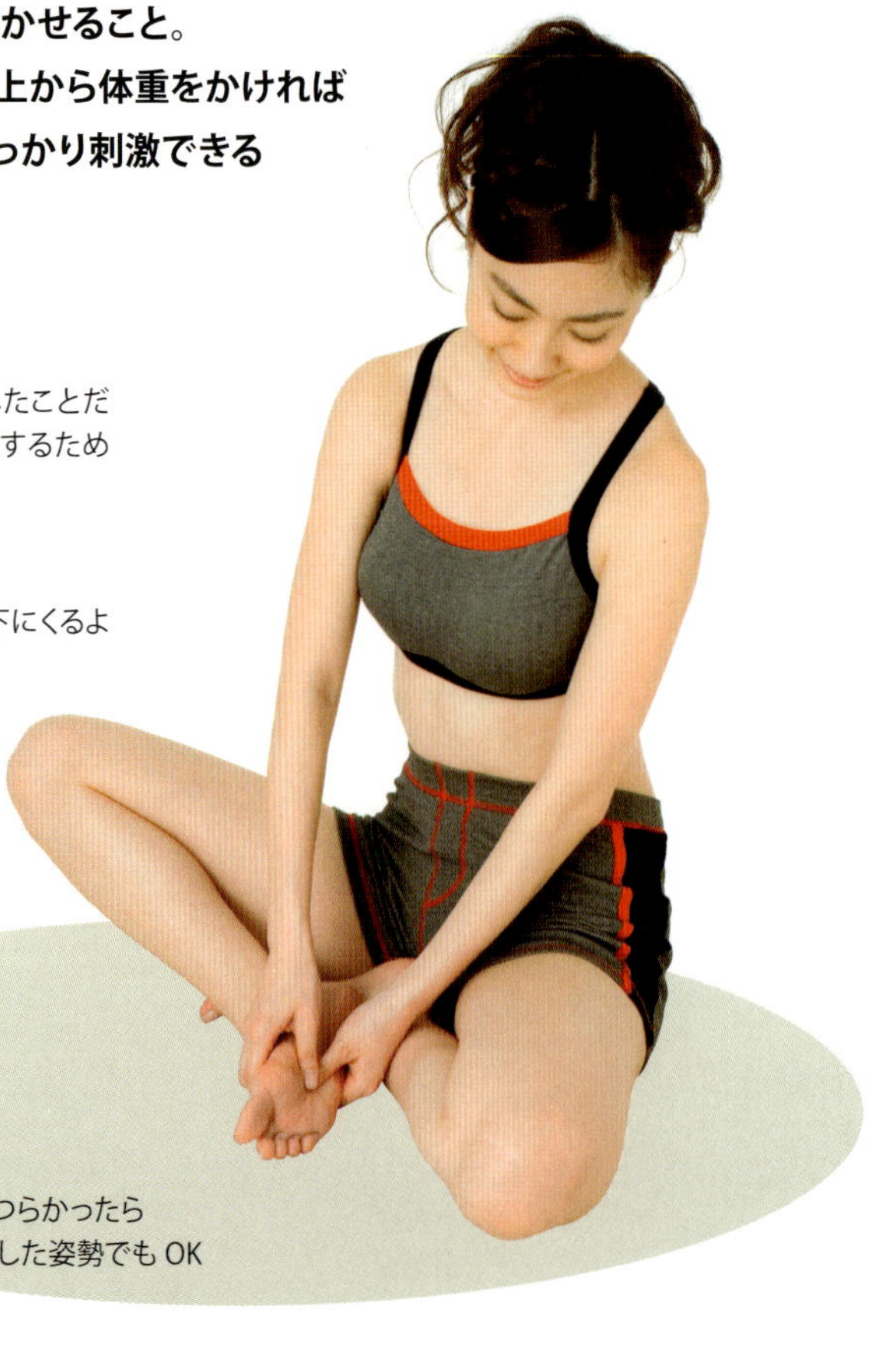

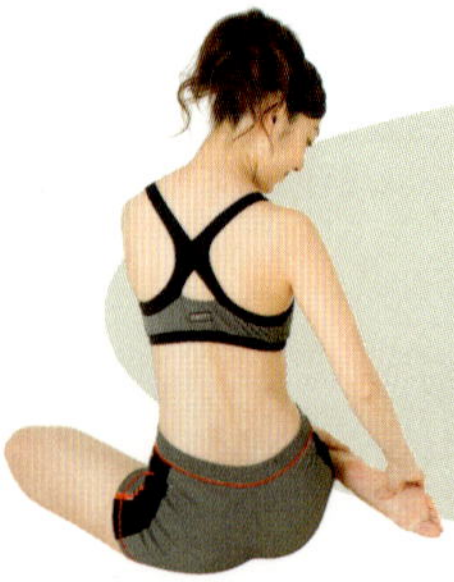

あぐらがつらかったら
正座を崩した姿勢でも OK

からこそ短時間でカラダにはたらきかけ、効果を出せるのです。

　また、今では当然のように行われていることかもしれませんが、温かいベッドの上でカラダを温めながら施術するのは、欧米人に比べ冷えやすく、むくみやすい日本人のカラダに合わせた工夫です。

## 毎日の習慣にすることで体調を測る基準となる

　刺激によって感じる痛みや痛む部位は、同じ人でも日によって変わります。これは、生活リズムや環境、食生活、睡眠などの影響により、足裏の状態が異なってくるためです。

　そのため、リフレクソロジーは自分の足を触り、痛む部位から体調を知ることもできるので、毎日の習慣として取り入れることをおすすめします。



セルフケアでもサロンの効果を

## 基本の押し方

*Reflexology*

**リフレクソロジーの基本のテクニックは３種類。**
**反射区によってこれらを使い分ければ**
**固まった老廃物をしっかり崩せ**
**より確かな反射作用も得られる**

**探す**

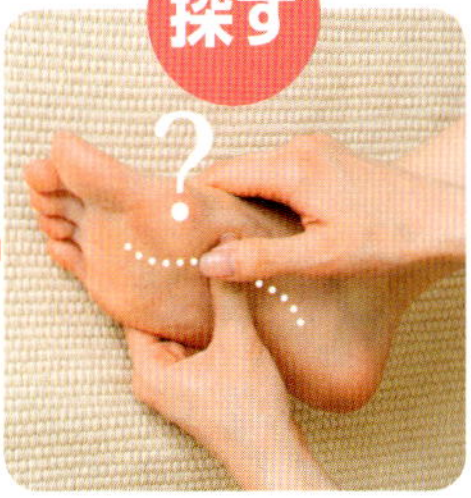

足裏や甲、側面を指でたどりながら軽く圧をかけ、ジーンと響く痛みか、張りやしこりのあるポイントを探す。痛みを感じられないなら、刺激が弱い。効果の得られない原因でもっとも多いのがこれ

**刺激する**

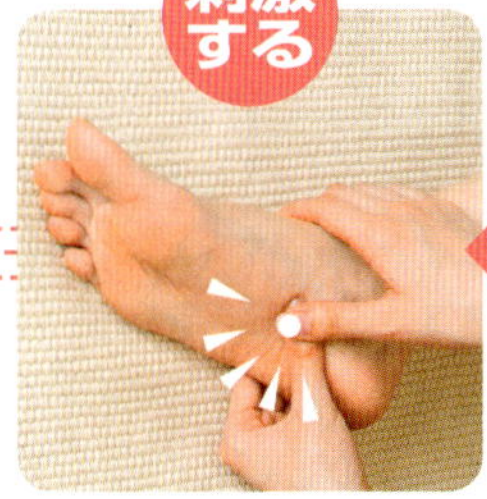

力が逃げないように足を支えて、やや強めの力でしっかり圧をかける。痛みが激しくてどうしても押せない場合は、しばらく指を止めて響かせるように動かしてから弱め、徐々に力を強めてほぐしていく

**1 押す**

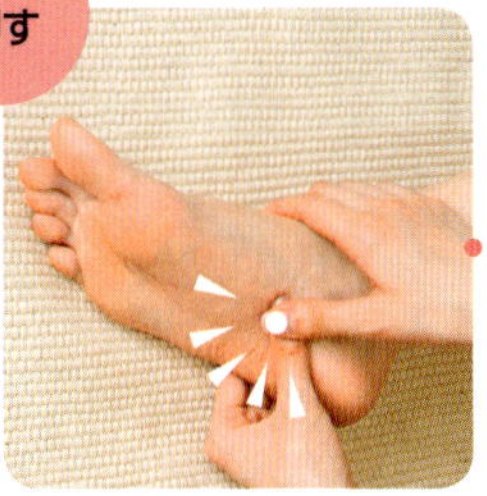

足裏の反射区は、親指の腹で押す。体重をかけるよう意識しよう。垂直に押す、足先に向けて押すなど、反射区ごとにベストな押し方がある

**2 つまむ**

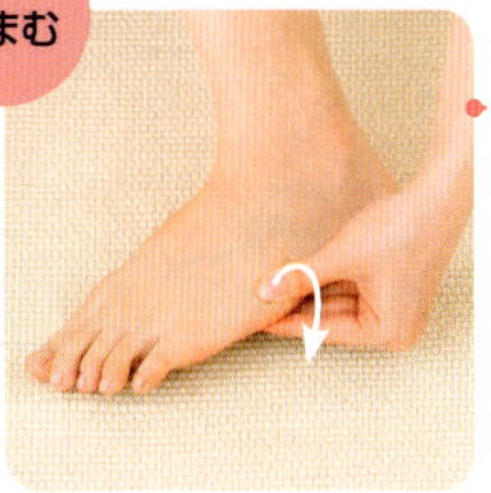

趾《ゆび》やかかと、足の側面や外端の反射区は、指先でギュッとつまむと挟んだ圧力で刺激しやすい

**3 しごく**

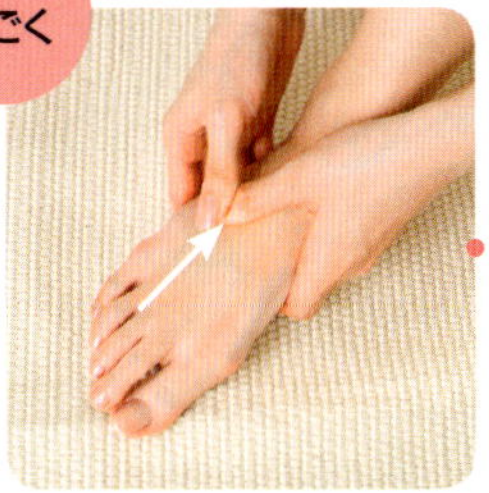

大きな反射区、長い反射区、また複数の反射区を刺激する場合は、指の腹をすべらせながらしごく

# 基本メニュー

*Start* →

排出力を高める基本メニューは全部で12プロセス。老廃物をリンパの流れに乗せて回収し、体外に排出できる組み立てです。

不調の解消はもちろん、疲れ具合や不調をキャッチでき、健康維持にもたいへん役立ちます。

排出にかかわる反射区からスタートして、全身を効

## 1 反射区 腎臓・輸尿管・膀胱《ぼうこう》を刺激→しごく

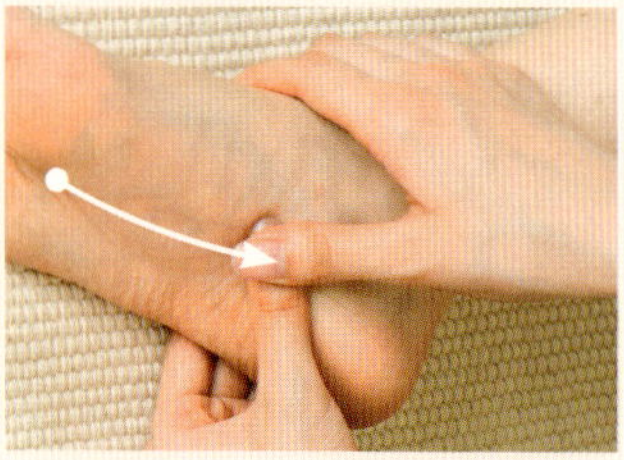

排出力を高める大切なポイント。親指を重ねて、第3趾《し》の延長線上となる土踏まずの中央あたりを強く押し、内側のかかと前まで力を抜かず一気に刺激する。

## 2 反射区 甲状腺を刺激→しごく

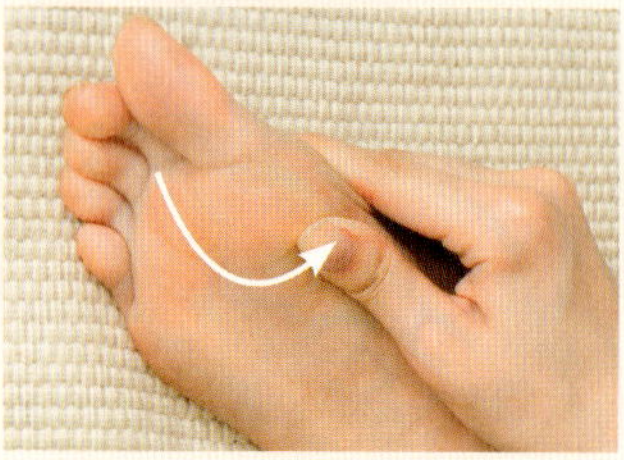

次に新陳代謝を促す。第1趾と第2趾のつけ根のあいだに親指を当て、力を入れたまま骨に沿って半円を描くように刺激する。

## 3 反射区 僧帽筋《そうぼうきん》・肺を刺激→しごく

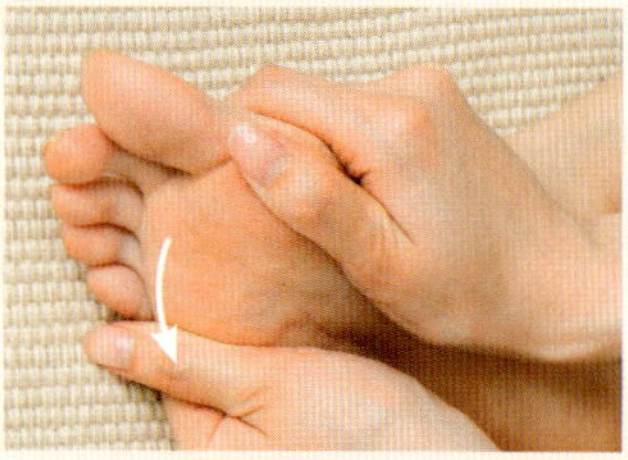

両手で足を支えて第2趾の下部に親指を当て、外側に向かってもみほぐす。外側の端には肩の反射区があるので、肩がこりやすい方はていねいにもみほぐして。

## 4 反射区 胃・すい臓・十二指腸を刺激→しごく

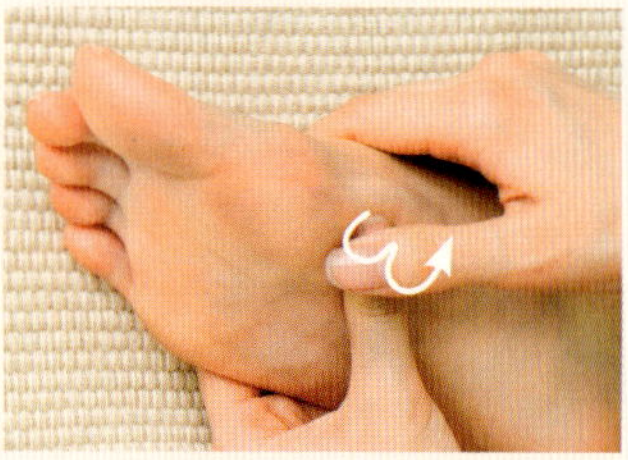

消化器官を活性化させるポイント。土踏まずの上部を強く押し、小さく半円を描きながら、全体を深くえぐるように刺激する。

## 5 反射区 小腸・大腸を刺激→しごく

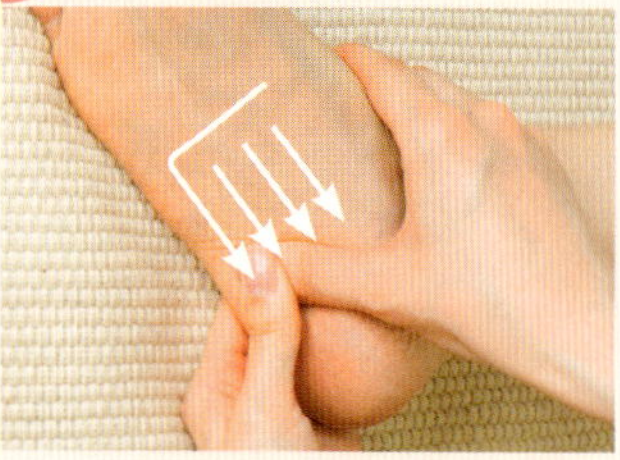

親指を重ねて、足裏中央をまんべんなくかかとの方向へ刺激する。そして刺激したまわりを囲むように少しずつしごく。左足はコの字形、右足は鍵形に。

## 6 反射区 生殖器を刺激→押す

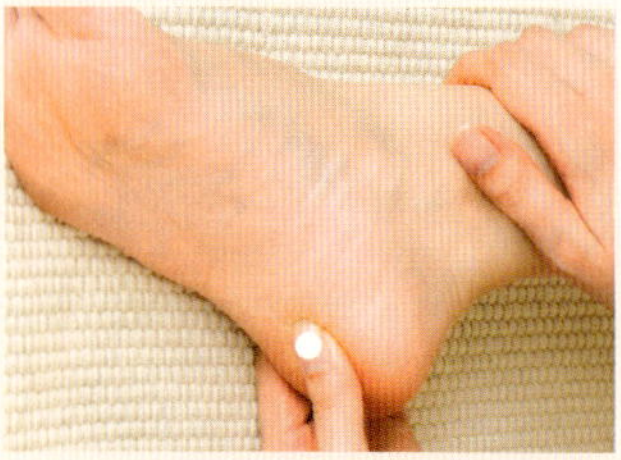

かかとに親指を当て、皮膚に対し垂直に押す。かかとが硬くて親指で押しにくいようなら、人差し指を曲げて関節を使うとよい。

# マミーズリフレクソロジー

*Finish*

率よく活性化できるよう考慮しています。

足裏をまんべんなく崩したあとは、足首、すね、ふくらはぎをほぐし、最後にひざ裏のリンパ節のつまりを解消しましょう。

各5回を目安に、左足を1から12まで終えたら、右足も同様に行います。

## 7 反射区 子宮・卵巣を刺激→つまむ

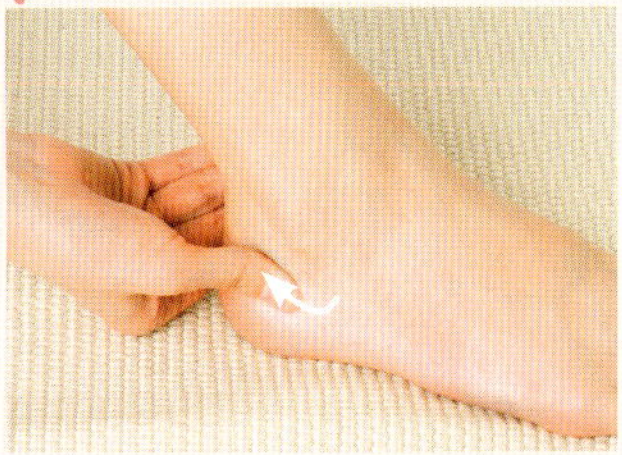

内くるぶしの下に親指を当て、半円を描くように下から上へ刺激する。外くるぶしの下も同様に。ここはむくみが出やすいので念入りに。

## 8 反射区 頭を刺激→つまむ

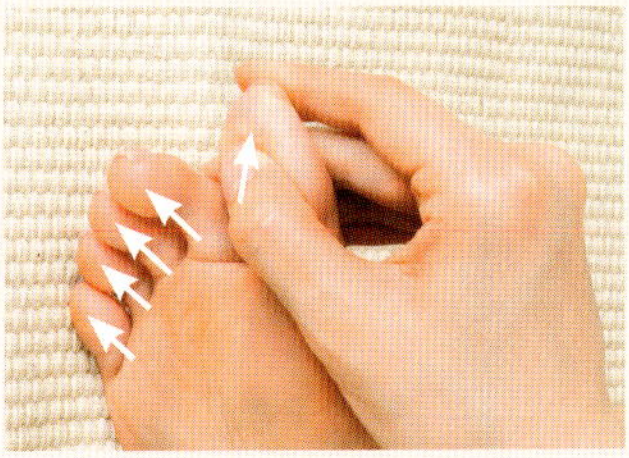

足の趾《ゆび》には脳や目、耳など頭部の反射区が集中している。第1趾から第5趾まで、1本ずつていねいにつまんで刺激する。

## 9 反射区 リンパ腺《せん》を刺激→しごく

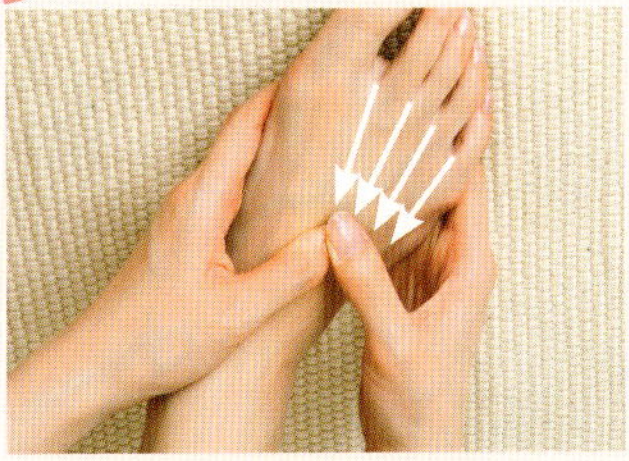

甲側、第1趾と第2趾のあいだの骨のくぼみに親指を重ねて入れ、足首に向かってすべらせるように刺激する。すべての趾のあいだも同様に刺激する。

## 10 反射区 坐《ざ》骨《こつ》神《しん》経《けい》を刺激→しごく

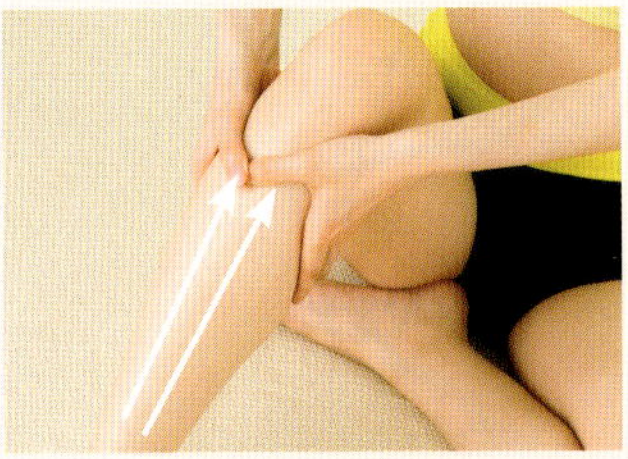

親指を重ねてすねの骨の内側キワにしっかり当て、ほかの指でふくらはぎを締める。そのまま力を入れて引っ張り上げる要領でしごき上げる。外側キワも同様に。

## 11 足首からひざまですり上げる

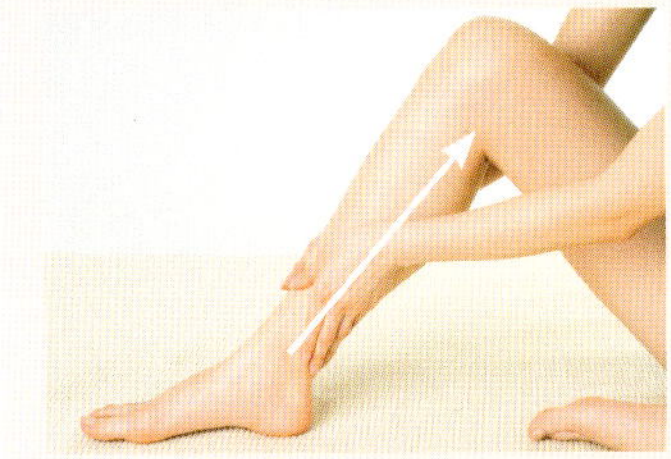

足首に、指をそろえた両手のひらを密着させ、強めの力ですり上げる。これまでに崩した足の老廃物を流す大事なステップ。

## 12 ひざ裏を押す

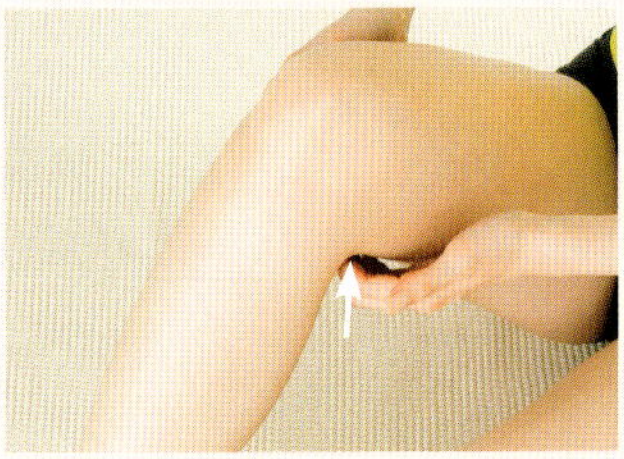

仕上げは老廃物を処理するリンパ節の刺激。ひざ裏に3本の指を当て、少しずつ位置をずらしながらまんべんなく押す。

★1、4、5、7、11は6章で紹介するプロセスです。

MAP

# 反射区マップ

足は全身の縮図で、体内の臓器、器官、腺《せん》など、すべての部位に対応する反射区があり
足裏、足の甲、足の側面などに分布しています。
一般的に、全部で約 60 か所あるといわれていますが
本書では使用頻度の高い、すぐに役立つ 43 か所をご紹介。
足とカラダがつながっていることをイメージしやすいよう臓器マップも載せています。

## 足裏

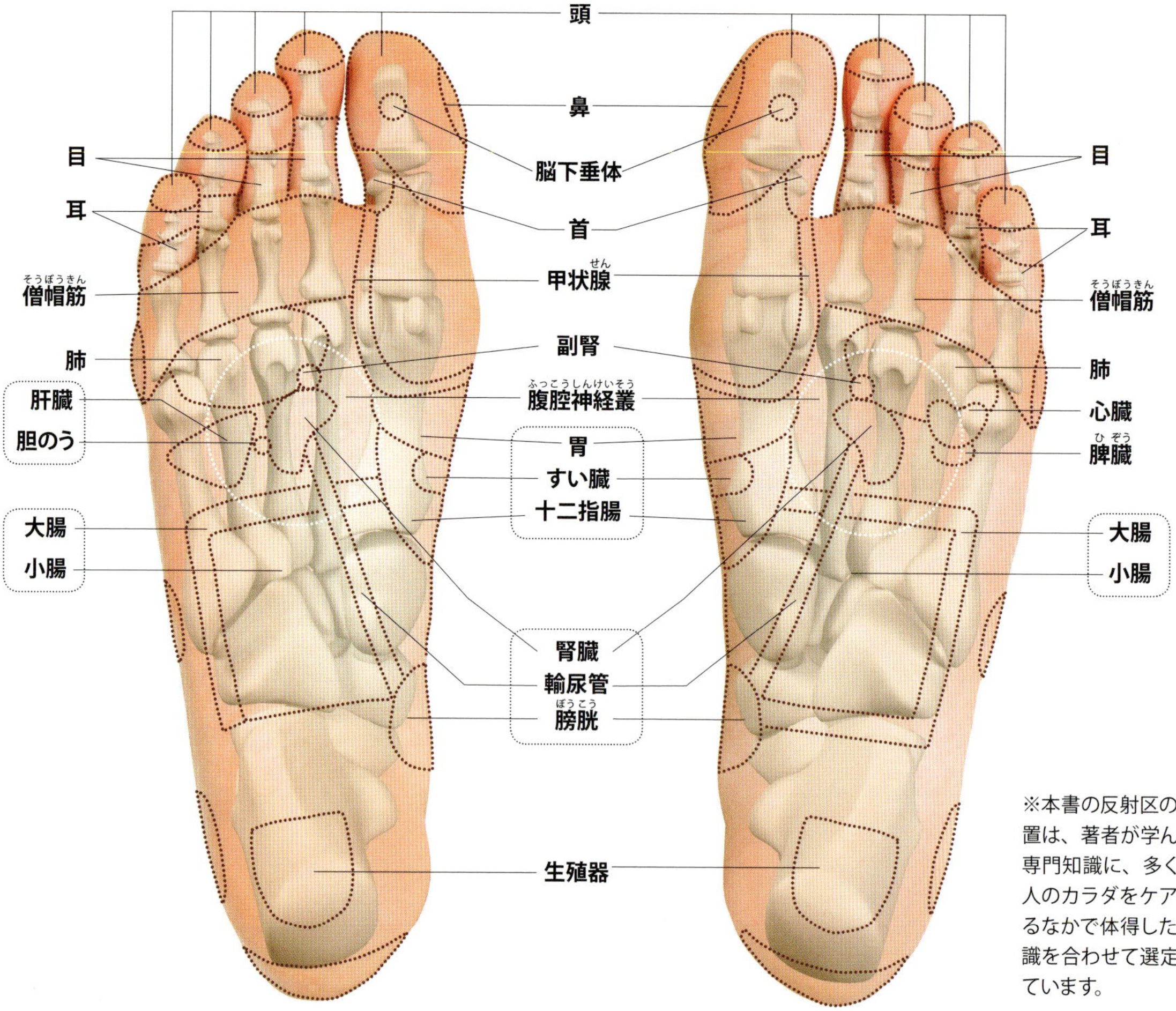


※本書の反射区の位置は、著者が学んだ専門知識に、多くの人のカラダをケアするなかで体得した知識を合わせて選定しています。

## 内臓

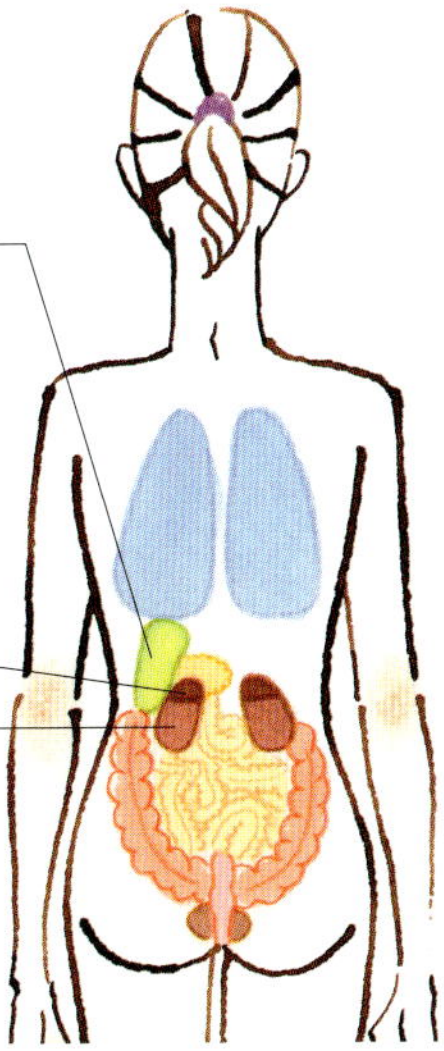

**脾臓**
古くなった赤血球を破壊したり、血液を蓄えたりする

**副腎**
栄養素の代謝や血液循環の調節など、生命維持に大切なホルモンを分泌する

**腎臓**
血液の老廃物を取りのぞき、水分、塩分、血圧を調整する

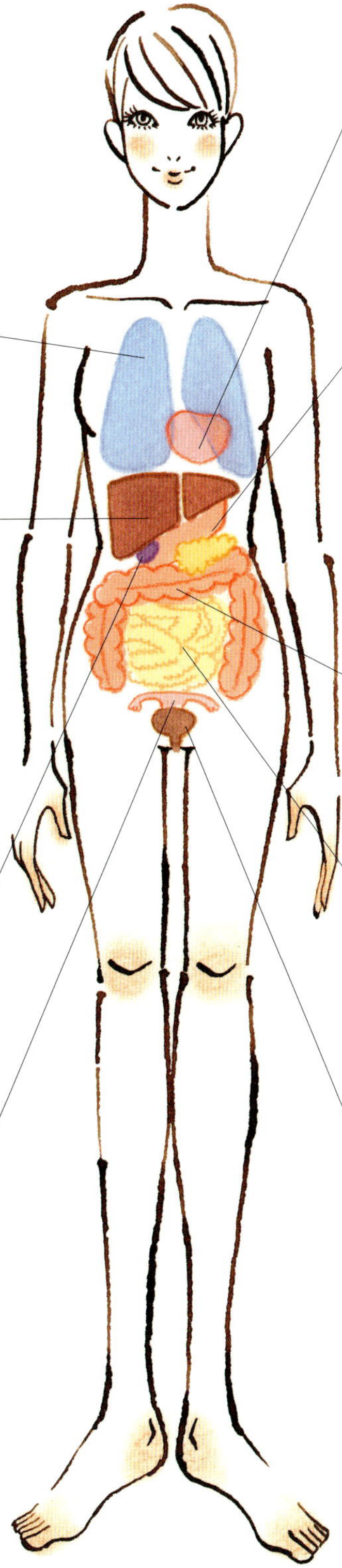

**肺**
呼吸機能を維持し、取り込んだ酸素を全身に送る

**肝臓**
栄養成分の代謝、胆汁の分泌、有害な物質を無毒化する解毒を行う

**胆のう**
肝臓から分泌された胆汁を蓄えておくタンクの役割を果たす

**生殖器**
男性は精子をつくること、女性は卵子をつくり胎児を育てることが、おもなはたらき

**心臓**
全身に血液を送り出すポンプの役割を果たす

**胃**
飲食物を受け入れ、かんたんに消化して小腸に送る

**大腸**
小腸から送られてきたものを水分と養分に分け、吸収・排せつする

**小腸**
水分と栄養素を消化・吸収する。免疫システムがあり、カラダに有害なものを区別する

**膀胱**
腎臓でつくられた尿をためておき、一定量たまると体外へ排せつする

### 反射区の位置と臓器・器官の位置は一致している

足裏の反射区と人体は、臓器や器官がほぼ同じような位置関係で並んでいます。足とカラダに同じように縦と横の線を引くと、それぞれのゾーンが対応しているのがわかります。たとえば頭部は趾《ゆび》先で、胃はちょうど土踏まずに、生殖器はかかとにあり、カラダの左側にある心臓や脾臓は左足裏のみに、カラダの右側にある肝臓や胆のうは右足裏のみにあります。

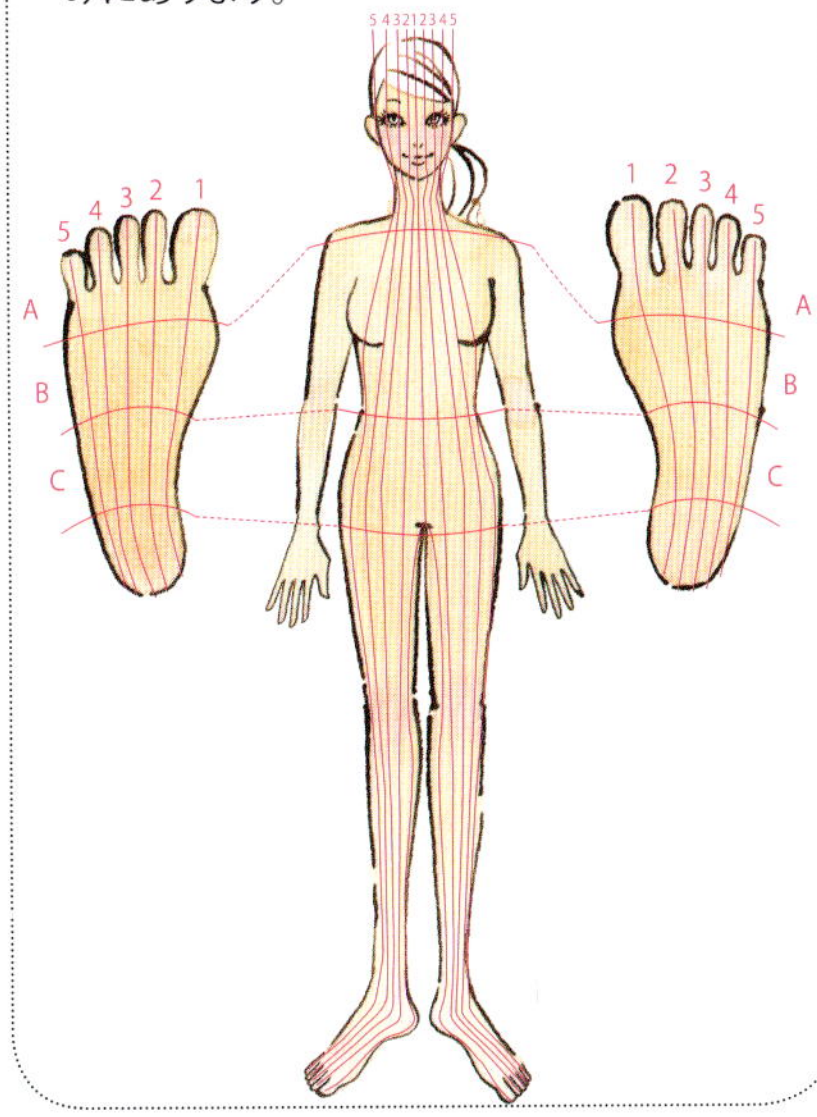

## 側面

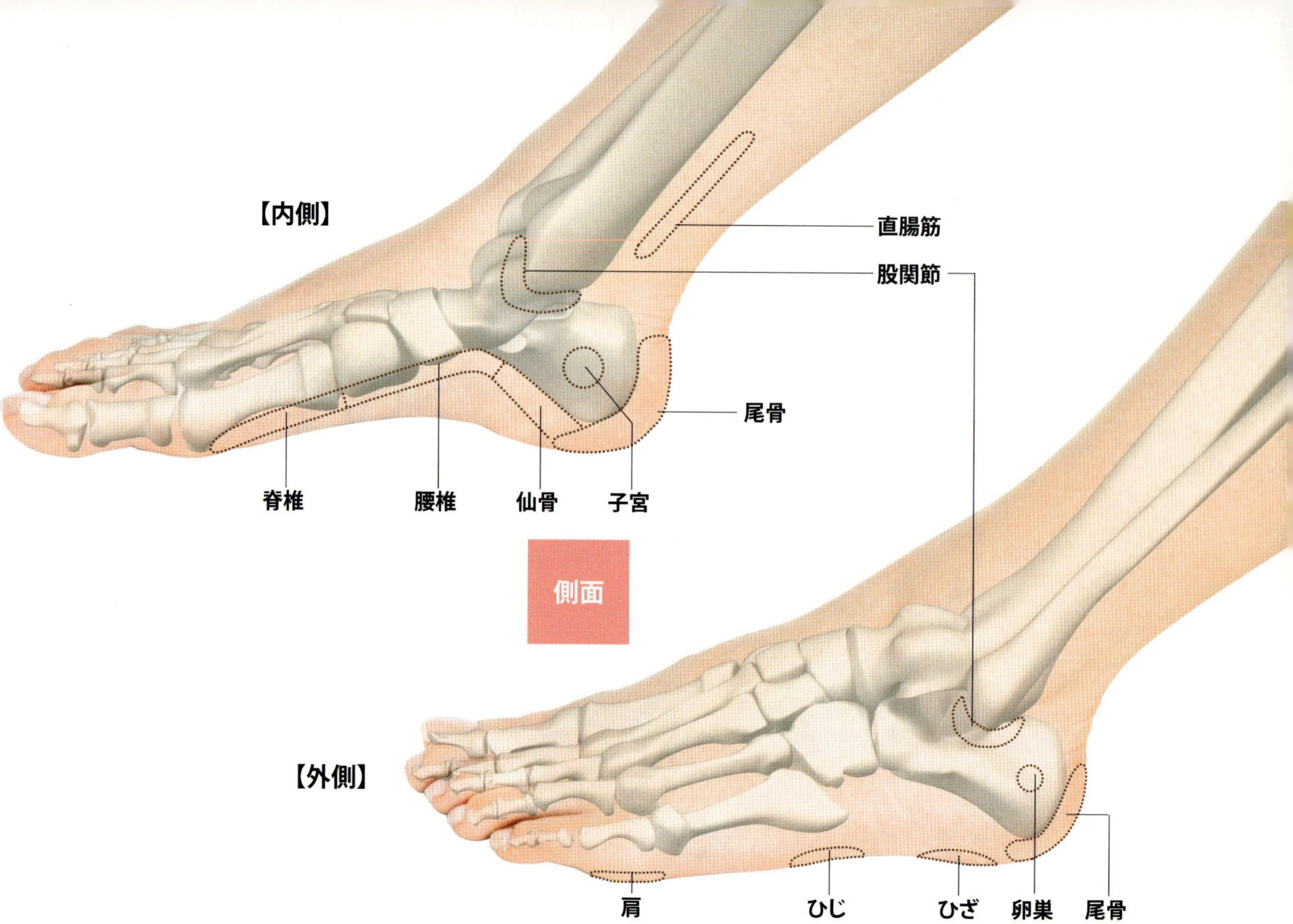

【内側】
直腸筋
股関節
尾骨
脊椎
腰椎
仙骨
子宮
【外側】
肩
ひじ
ひざ
卵巣
尾骨


## 足の甲

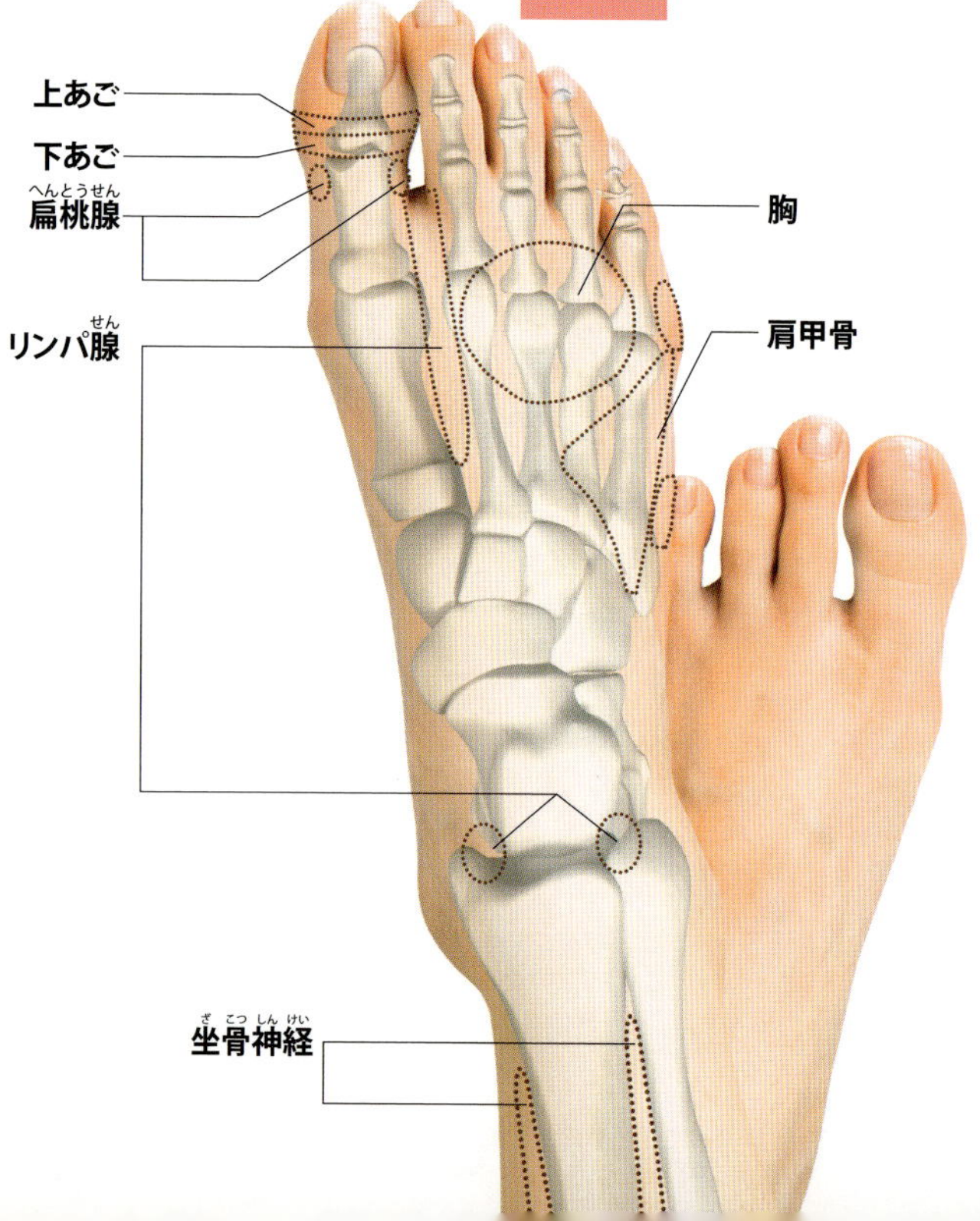

上あご
下あご
扁桃腺《へんとうせん》
胸
肩甲骨
リンパ腺《せん》
坐骨神経《ざこつしんけい》

Column

# バスタイムリセットで明日も元気

入浴から得られる美容と健康の効果は絶大です。血液やリンパ液の流れがよくなると、マッサージやエクササイズ、パックの効果が格段にアップします。しかも温かいお湯にしっかり浸かって汗をかけば､老廃物とともにストレスも解消できるのです。

私は、バスタブにお湯をためているあいだ、一日を振り返りながら入浴剤やお風呂グッズを選びます。入浴中はアロマの香りを満たして何も考えずにボーッとすごすこともあれば、小型テレビや本を持ち込んで気分転換することも。お手入れの内容もその日の気分次第。

また、バスタイムは仕事モードの頭をリラックスモードに切り替える大切なひとときでもあります。リラックスモードに入り、ベッドでは、考えごとをやめると眠りの質がグンとアップして、翌朝の目覚めもお肌も、見違えるほど違います。こんなすばらしい美容法を使わないなんてもったいない。明日の元気と美しさのために、その日の疲れはお風呂でさっぱり洗い流しましょう。

15分浸かって
顔にじんわり汗が浮かぶ
くらいの温度が
あなたにとっての適温

アロマバスなら
温熱効果がアップ

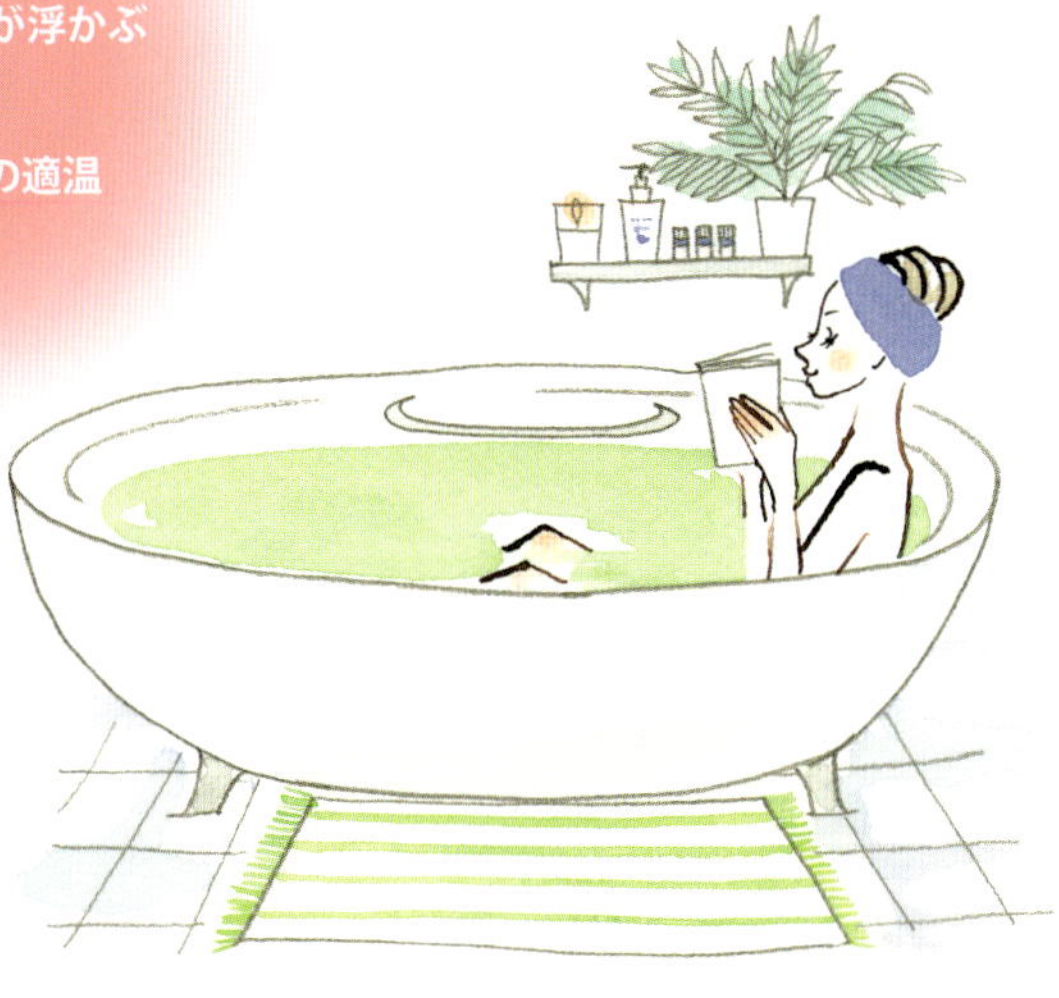

【流す…❶】

Mammy's

# リンパとリンパマッサージの基本

## リンパの流れが滞ると カラダにさまざまな悪影響が

リンパがうまく流れないと、カラダの浄化機能が低下し、老廃物や余分な水分が体内にたまっていきます。放っておくとむくみや冷えなどを生じて代謝が落ち、顔色がくすむ、肌が荒れる、脂肪がつきやくなるといった、美容的な問題を抱えやすいカラダになってしまいます。

また、風邪をひきやすくなる、疲れやすくなる、アレルギーになるなどの不調も現れます。これは全身のめぐりが悪いせいで、解毒をつかさどる肝臓や腎臓の機能が低下したり、免疫機能にかかわる腸などに毒素がたまったりして起きる現象です。

### リンパってどんなもの?

#### 毛細血管以上にくまなくめぐる

カラダには、指の先までしっかりとリンパ液がめぐっています。リンパ液の中身は、毛細血管からしみ出た血しょう成分と水分がメイン。すり傷や切り傷が治るときに出る黄色い液体、というとわかりやすいかもしれません。

リンパ液は毛細血管の届かない部分にまで酸素や栄養分などを届け、老廃物を回収します。そのリンパ管はほぼ静脈に沿う形で走っています。

リンパ液は、最終的に静脈に注がれて心臓に戻り、再び全身をめぐる旅に出るのです。この一連の循環システムをまとめて「リンパ」と呼んでいます。

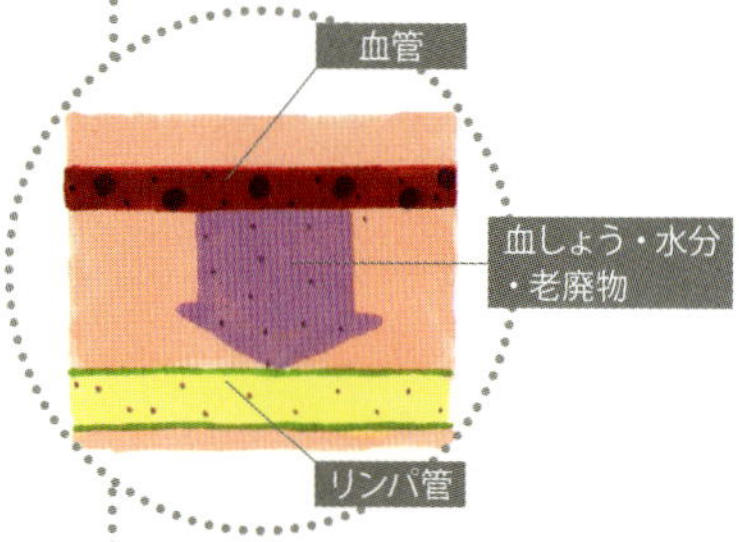

血管
血しょう・水分
・老廃物
リンパ管


#### 免疫機能と浄化機能、二つの役割を担うリンパ

リンパのおもな役割は二つあります。ひとつは、体内に侵入した病原菌をブロックする「免疫機能」。リンパのシステムが正しくはたらくことで、病気にかからないよう守っているのです。

もうひとつは、老廃物を回収して排出する「浄化機能」。リンパ液には、老廃物や古い細胞なども混じり、それらはリンパ管の中継点であるリンパ節でろ過され、浄化されてから流れに戻るのです。リンパ節にたまった老廃物などは、汗や尿となって体外へ排出されます。そのためリンパは「カラダの下水管」とも呼ばれているのです。

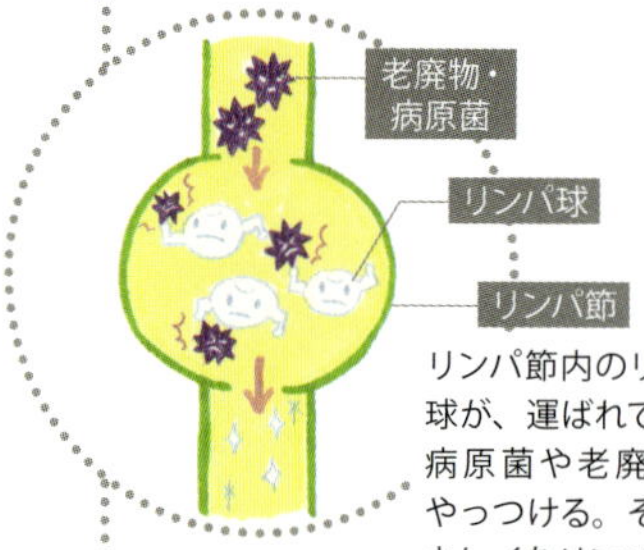

老廃物・
病原菌
リンパ球
リンパ節


リンパ節内のリンパ球が、運ばれてきた病原菌や老廃物をやっつける。そしてキレイなリンパ液が心臓に戻るようになっている

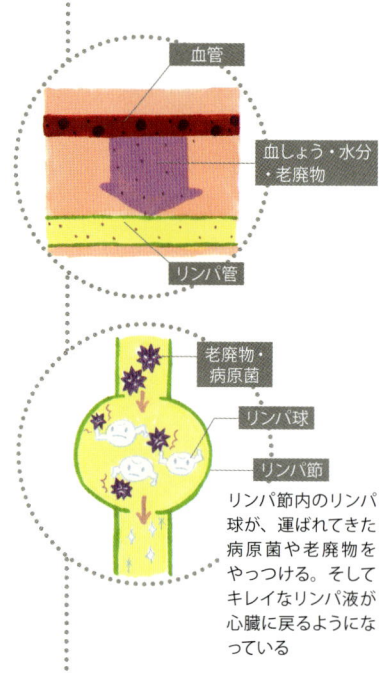

# リンパは滞りやすい。だから流す努力が必要

心臓から勢いよく送り出される血液と違い、リンパの流れる力はとても弱いもの。リンパは、おもに筋肉が動くことで流れるためです。だから、長時間同じ姿勢を続けたりパソコン作業などで肩や首の筋肉がこり固まったりすると、たちまち流れが悪くなってしまいます。

滞らないカラダをつくるには、バランスのよい食事、適度な運動、充分な睡眠、お風呂でカラダをしっかり温めるなど、規則正しい生活が大切です。

そうはいっても、これだけのことをいきなり実践するのは難しいもの。まずはかんたんで即効性のあることを実践するのが現実的です。その点でリンパマッサージがおすすめできます。

マッサージとはいえ、リンパ液の流れに沿ってやさしくなでるだけでも、むくみやくすみの緩和に効果が見込めます。

## リンパマッサージの基本

Lymph massage

### 基本1　最初と最後に鎖骨まわりをほぐす

鎖骨は、全身に張りめぐらされたリンパ管の集まる最終地点。「鎖骨上リンパ節」という大きなリンパ節があり、ここのつまりを取って通りをよくしておくことは、マッサージの効果を高めるためにとても重要。滞りを解消し老廃物を排出しやすくするために、最初と最後に鎖骨まわりをほぐそう。

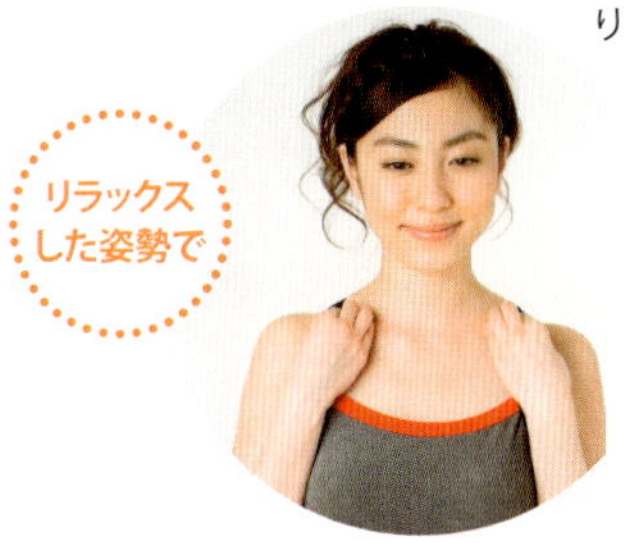
リラックスした姿勢で

### 基本2　リンパ節まで流し込む

リンパマッサージは、リンパ液に含まれている老廃物をろ過して取りのぞいてくれる、リンパ節に向けて行うのが基本。また、せっかくリンパ節に向けても、リンパ節がつまっているとスムーズに流れないので、流し込んだらつまりを解消するよう、まんべんなくほぐすことも大切。

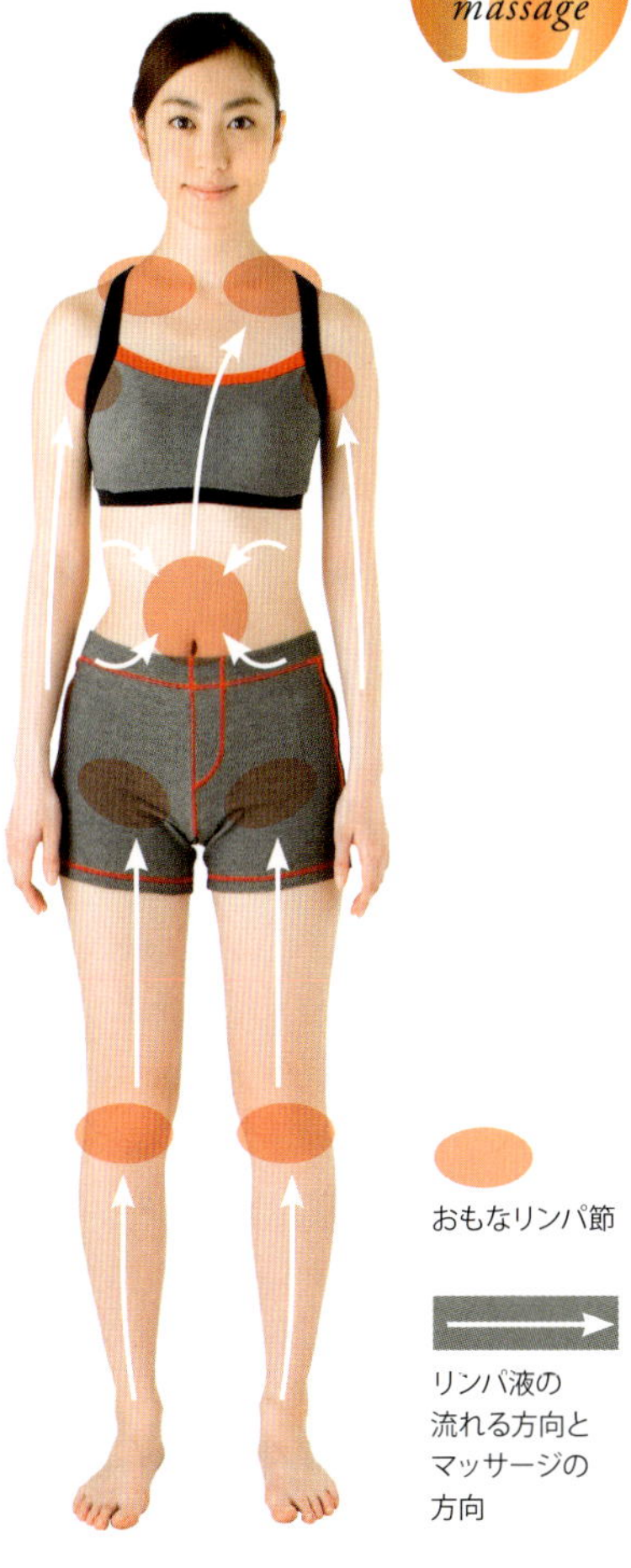
おもなリンパ節
リンパ液の流れる方向とマッサージの方向

**リンパが滞っているかどうかのチェックポイント**

- わきの下が硬くなっていて押すと痛い
- そけい部が膨らむ
- 鎖骨が埋もれている
- 足首がむくんでいる
- 顔とあごの境目がはっきりしない

【流す…❷】

Mammy's

# 老廃物を一気に「流す」マミーズリンパマッサージ

## 「温める」「ほぐす」「流す」がかならず結果を出す鍵

リンパマッサージは「やさしくなでる」イメージが強いようですが、それだけではむくみはやわらいでも、強いこりや脂肪など緩和・解消するのが難しい症状もたくさんあります。

マミーズリンパマッサージでは、手のひらで温めるようにさする、指の腹で強く押す、もみほぐすなどの手技を、状態や目的に合わせて組み合わせます。そして、最終的にはリンパの方向へしっかり流します。だから短時間でも高い効果が得られるのです。

硬くなった筋肉や脂肪を「温めて」「ほぐす」ことができたら、老廃物が崩せたサイン。しっかりリンパの流れに乗せて排出させます。この「流す」テクニックが上手にできると、カラダの動きやボディラインに明らかな変化が生じます。

「流す」ときのポイントは、手全体を肌に密着させてリンパ節へとていねいに流し込むイメージで動かすこと。指先をそろえると密着度が高まります。また、流す方向と場所も重要です。カラダの末端から心臓方向へと流すのが基本で、下半身ならば膝下《しっか》リンパ節やそけいリンパ節へ、肩や首まわりであれば腋下《えきか》リンパ節や鎖骨上リンパ節へと流し込みます。

リンパが集合しているリンパ節まわりは、つまりやすい部位。硬さや痛みがあったら、やさしくこわばりを解くよう刺激し、流れやすくしましょう。

### 「崩す」と「流す」のバランス

「崩す」ことの気持ちよさを実感すると、冷えやこわばりの強い部位をほぐすだけで力を使い果たしてしまうケースも。これで「流す」がおろそかになると、老廃物をリンパの流れに乗せられず、再び散り散りになって体内に蓄積されることになります。これではサイズダウンはできず、カラダは軽くなるどころか、もみ返しのようなつらい状態になることも。崩したら「倍の時間をかけてていねいに流す」のが、カラダを変える近道なのです。

手こそが最高のマッサージ道具

# 6つの手技

**マミーズリンパマッサージの手技は全部で6種類。部位や目的に合わせてこれらを使い分け、効果を高めていきます。**

## 1 さする

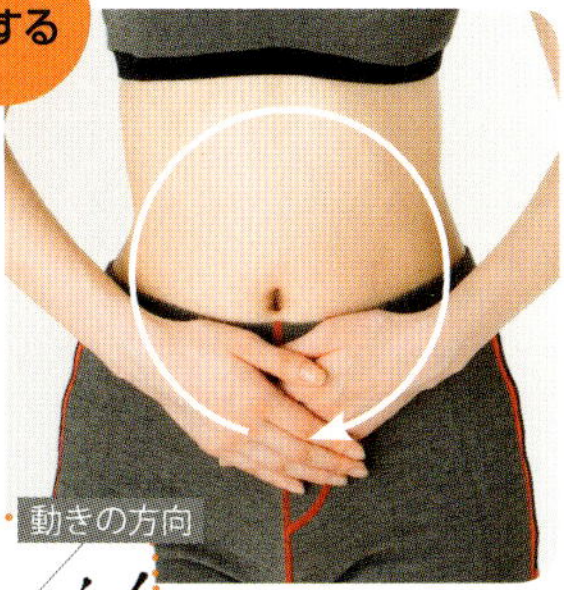

手のひらを密着させ、ゆっくりと動かす。安定したリズムで行い、リンパ液をリンパ節へと流し込む。

**「やさしくさする」：**
首や胸など皮膚が薄くデリケートな部位を行うとき

**「強めにさする」：**
温めながらリンパを流したいとき

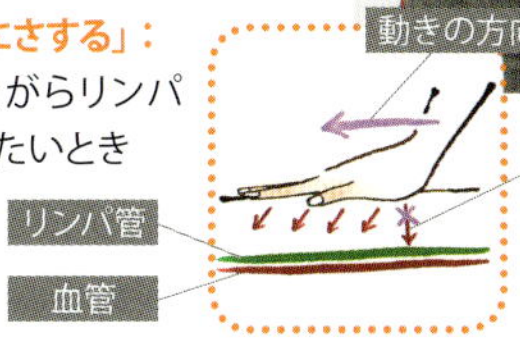
動きの方向
力の方向
リンパ管
血管

リンパ管を押しつぶさないよう、ななめに力を入れてさする。

## 2 すり上げる

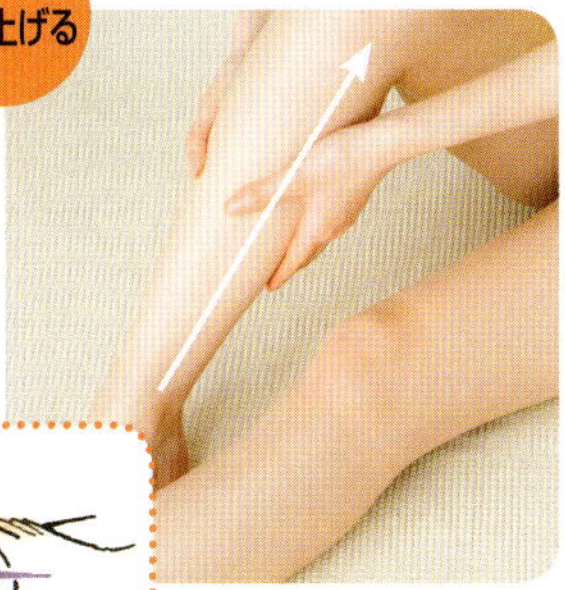

手のひらを密着させ、親指と人差し指の股に力を加えてしぼり上げる。ボディラインをつくるときや、下から引き上げるときなどに使う。

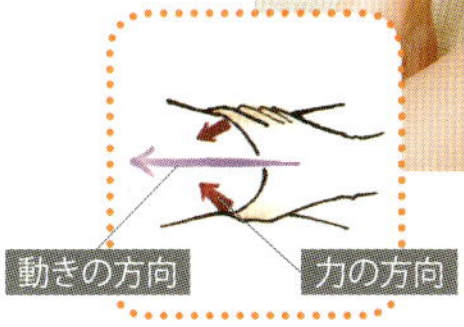
動きの方向
力の方向

## 3 押す

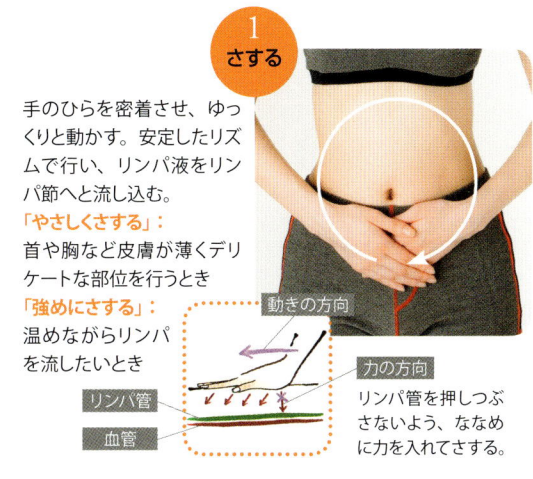

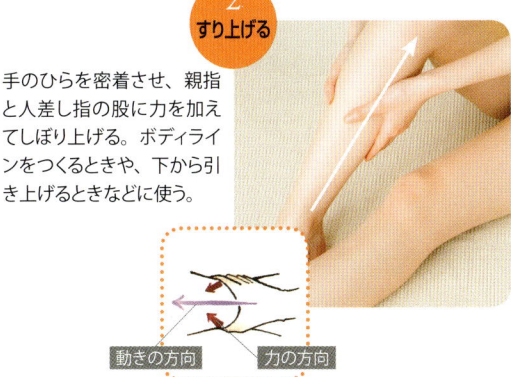

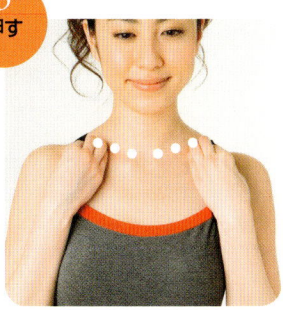

指先を当て、押す・離すをくり返して、血液やリンパ液の流れをよくする。部位によって親指、3本指、4本指などと使い分ける。

## 4 押し回す

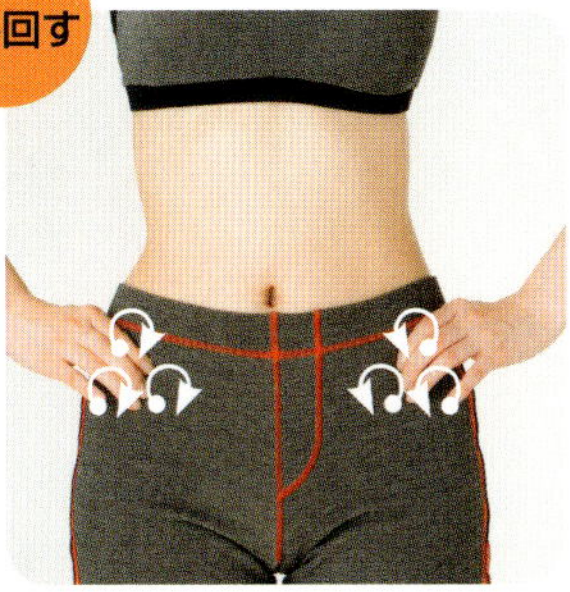

指先を当て、押しながらその場で小さく回す。血液やリンパ液の流れをよくするときや、リンパ節まわりをほぐすときなどに使う。

## 5 もむ

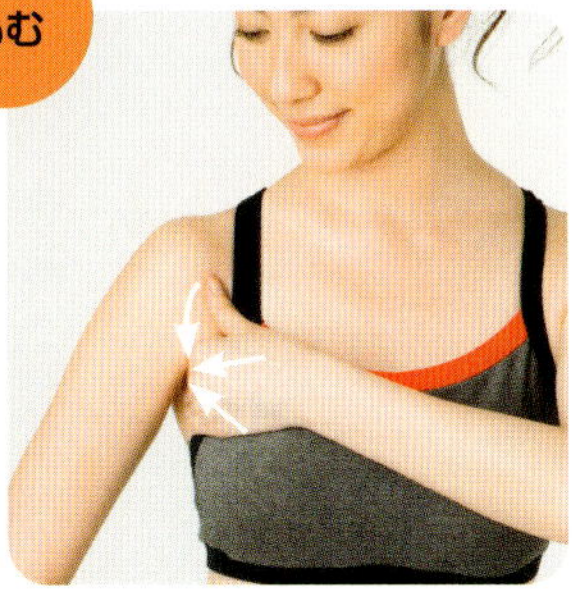

筋肉やリンパをほぐしたり、脂肪を温めてやわらかくしたりするテクニック。手のひら全体、または指先をリズミカルに動かす。皮膚が赤みを帯びてきたら、効いている証拠。

## 6 たたみ下ろす

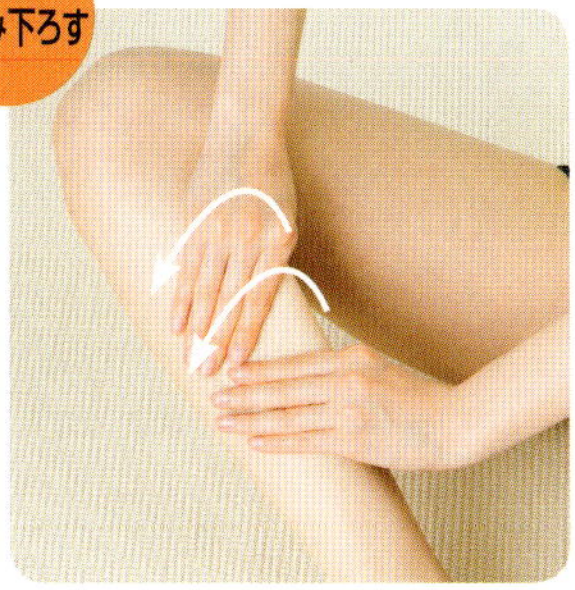

親指と4本指で脂肪をつかみ、そのかたまりを下へ折りたたむようにほぐす。スリミング効果を期待するときに使う。力加減や角度を変えながら行い、サイズダウンしやすいようにする。

# 基本メニュー

Mammy's

【流す…❸】

*Start* →

## 1 鎖骨を押して離す

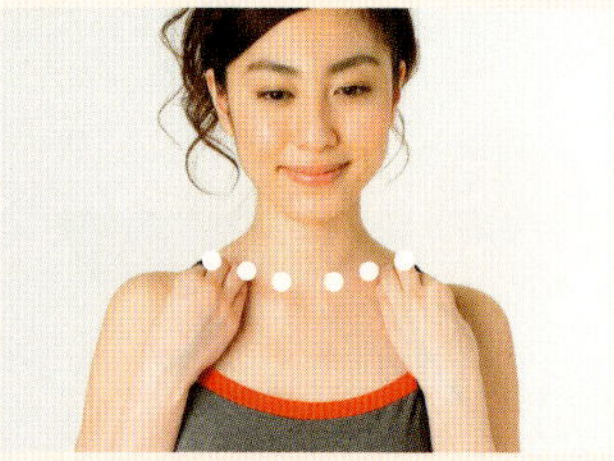

3本の指を左右の鎖骨上縁に当て、1・2・3とゆっくり数えながら押し、同様に1・2・3で離す。これをくり返し内側から外側へ少しずつずらしてつまりを取る。

## 2 耳の後ろから鎖骨まで押し回す

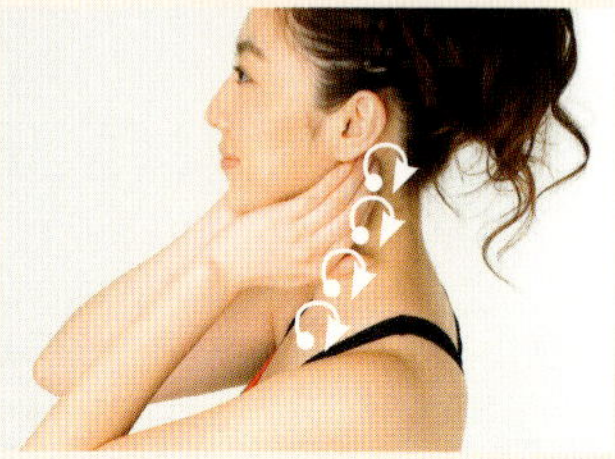

耳の後ろに3本の指を当て、小さな円を描いて止める。鎖骨上部まで少しずつずらしながら、滞ったリンパの流れを促す。

## 3 鎖骨からわきの下までさする

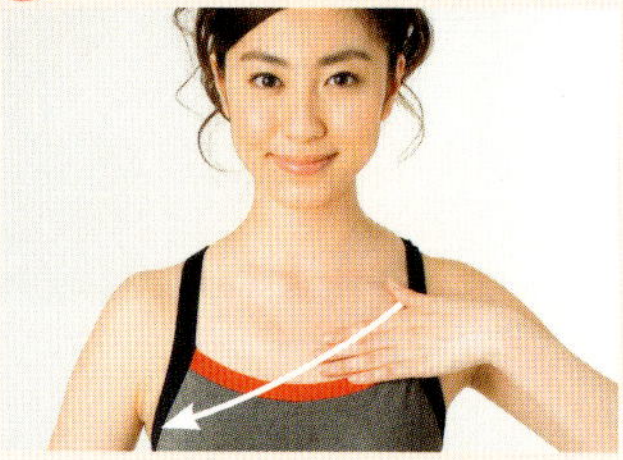

手のひら全体で、鎖骨下のくぼみから反対側のわきの下へ向かって、こわばりを取るようにさする。

## 4 わきの下の前と後ろをもむ

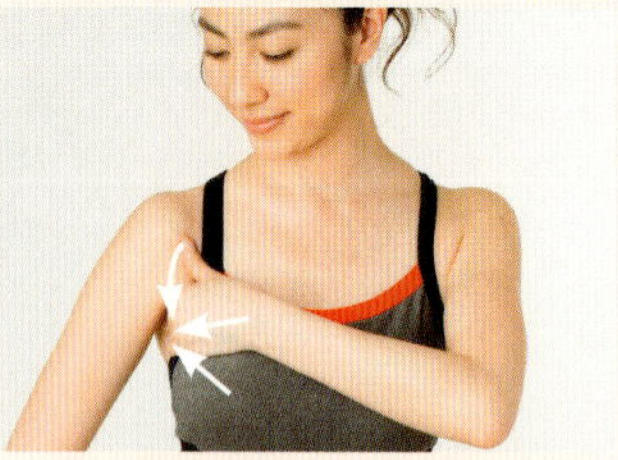

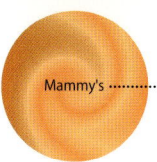

4本の指をわきの下に当てて密着させ、親指でわきの前側のつまりをもみほぐす。親指をわきの下に当てて、4本の指でわきの後ろ側のつまりも同様にもみほぐす。

全身のリンパの流れをよくし、老廃物を排出しやすい体質をつくるマミーズリンパマッサージは、12プロセス。リンパの流れをふまえて組み立てたものなので、ひと通り行うだけでカラダは変わっていきます。

お悩みの症状をより早く改善したい場合は、2章以降のスペシャルケアをプラスしてください。

## 5

3～4を

左を終えたら右も同様に

## 6 お腹をさする

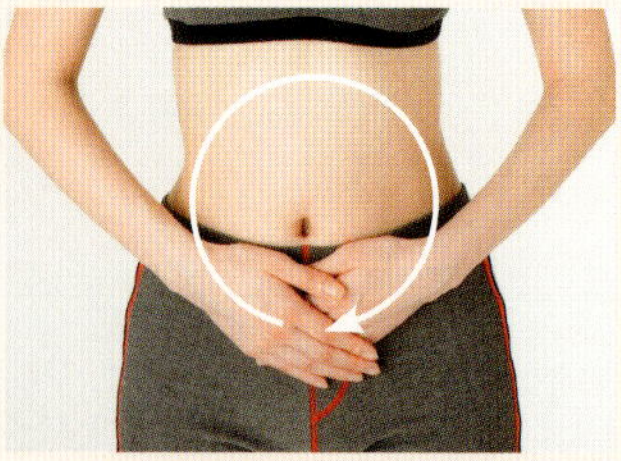

手のひらを重ねておへその下に当て、お腹が温まるまで時計回りに大きくゆっくり回す。手にひらを密着させるのがポイント。

# マミーズリンパマッサージ

*Finish*

リンパマッサージは、前述のようにリンパの流れに沿って行うことが大切です。全身に網の目のように張りめぐらされたリンパの流れを記憶するのは困難ですが、主要なリンパ節が目印になります。

覚えておきたいその主要リンパ節は、5つ（P34参照）。これらに向かってリンパを流すイメージでマッサージを行いましょう。

## 7 腰骨を押し回す

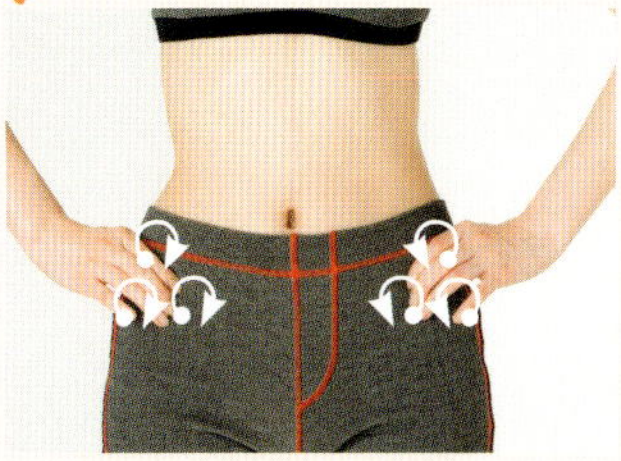

左右の腰骨の上部に4本の指を当て、こわばりをほぐすように押しながら小さく回す。3か所ほど位置を変える。押しにくい場合は親指を使ってもよい。

## 8 くるぶしをすり上げる

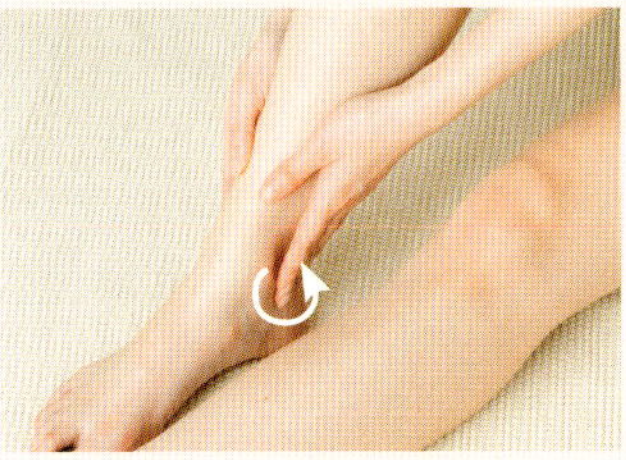

3本の指を両くるぶしのまわりに当て、回転させるように下から強くすり上げる。たまった老廃物を押し上げるイメージで。

## 9 足首からひざ裏まですり上げる

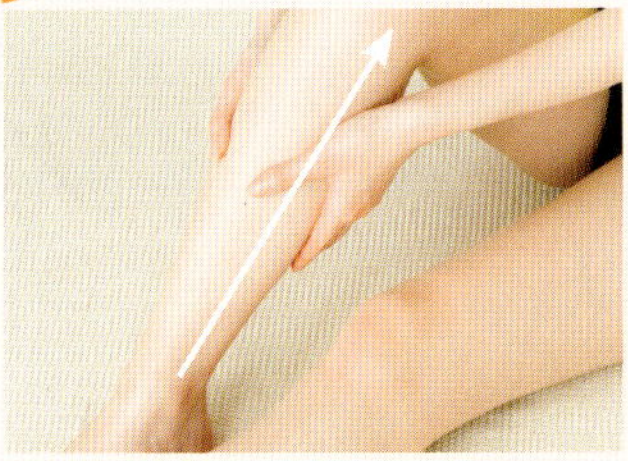

両手のひらを足首に当て、リンパ液をこぼさないように密着させてひざ裏まですり上げる。

## 10 ひざからそけい部まですり上げる

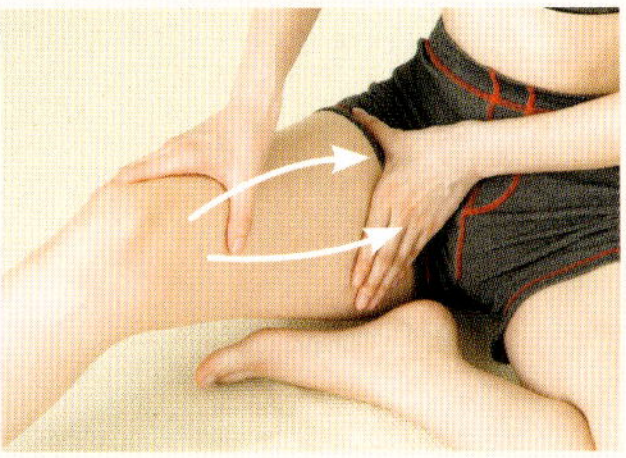

両手のひらで太ももを包んで、ひざ裏から太ももの前、後ろ、側面と、太もも全体をまんべんなくすり上げて、リンパ液をそけい部へ流し入れる。

## 11 8～10を

**左足を終えたら右足も同様に**

## 12 鎖骨を押して離す

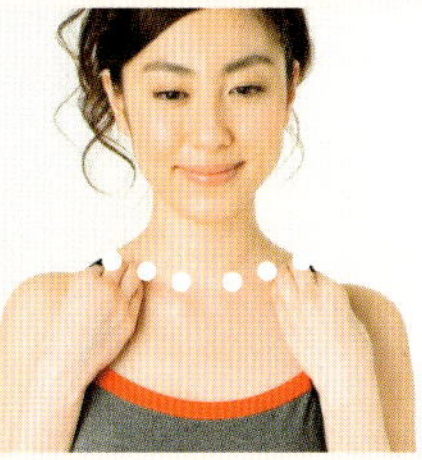

3本の指を左右の鎖骨上縁に当て、1・2・3とゆっくり数えながら押し、同様に1・2・3で離す。これをくり返し内側から外側へ少しずつずらしてつまりを取る。

MAP

# リンパマップ

リンパの流れは血液とは違い、末端から心臓に向けての一方通行です。
多くのリンパは皮下に集合しているため、皮膚表層部をマッサージすることで全身のめぐりがよくなります。
足先や指先にあるリンパ管は細く、内部に向かって流れながら合流をくり返し
最終的には左鎖骨下のリンパ本管に集まって、静脈に回収され心臓に戻ります。右半身は右の鎖骨下にある静脈へ
左半身と下半身から流れてきたリンパ液はすべて左鎖骨下の静脈へと、それぞれ流れ込みます。

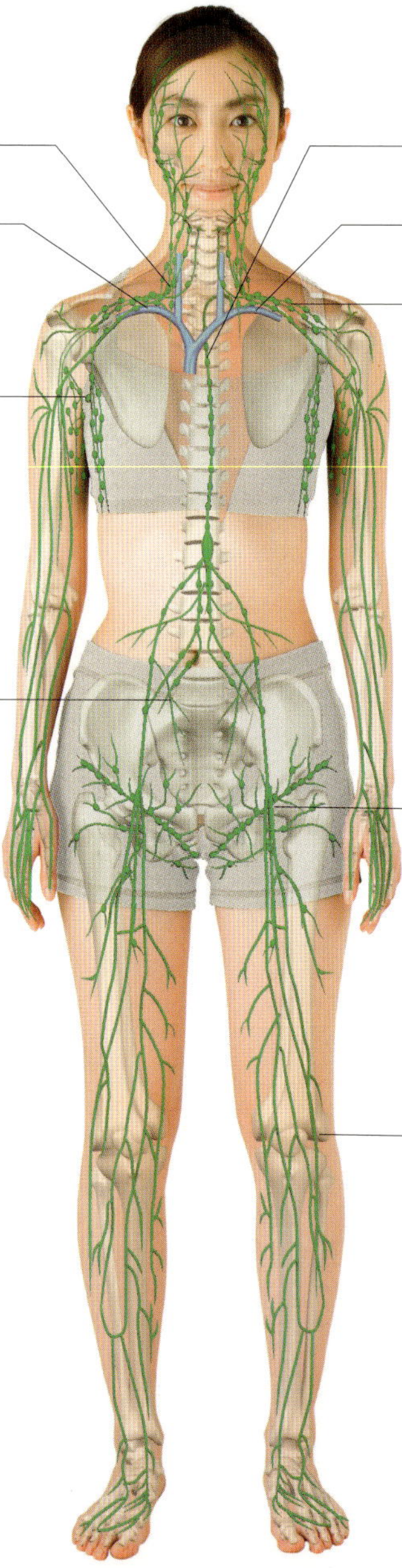

右リンパ本管
右鎖骨下静脈
腋下《えきか》リンパ節
腕や胸部のリンパ液が集まる
腸骨リンパ節
脚や腸、生殖器からのリンパ液が集まる
左リンパ本管
左鎖骨下静脈
鎖骨上リンパ節
全身のリンパ液がここに集まり、鎖骨下静脈へと流れ込んで心臓に戻っていく
そけいリンパ節
脚、下腹部の深い内臓・器官からのリンパ液が集まる
膝下《しっか》リンパ節
ひざ裏にあり、足とふくらはぎからのリンパ液が集まる


**全身**

リンパは全身に網の目のように張りめぐらされ、関節の近くを中心に中継点となるリンパ節がある。5つのリンパ節をはじめ、体内には大小合わせて約800のリンパ節が存在する。

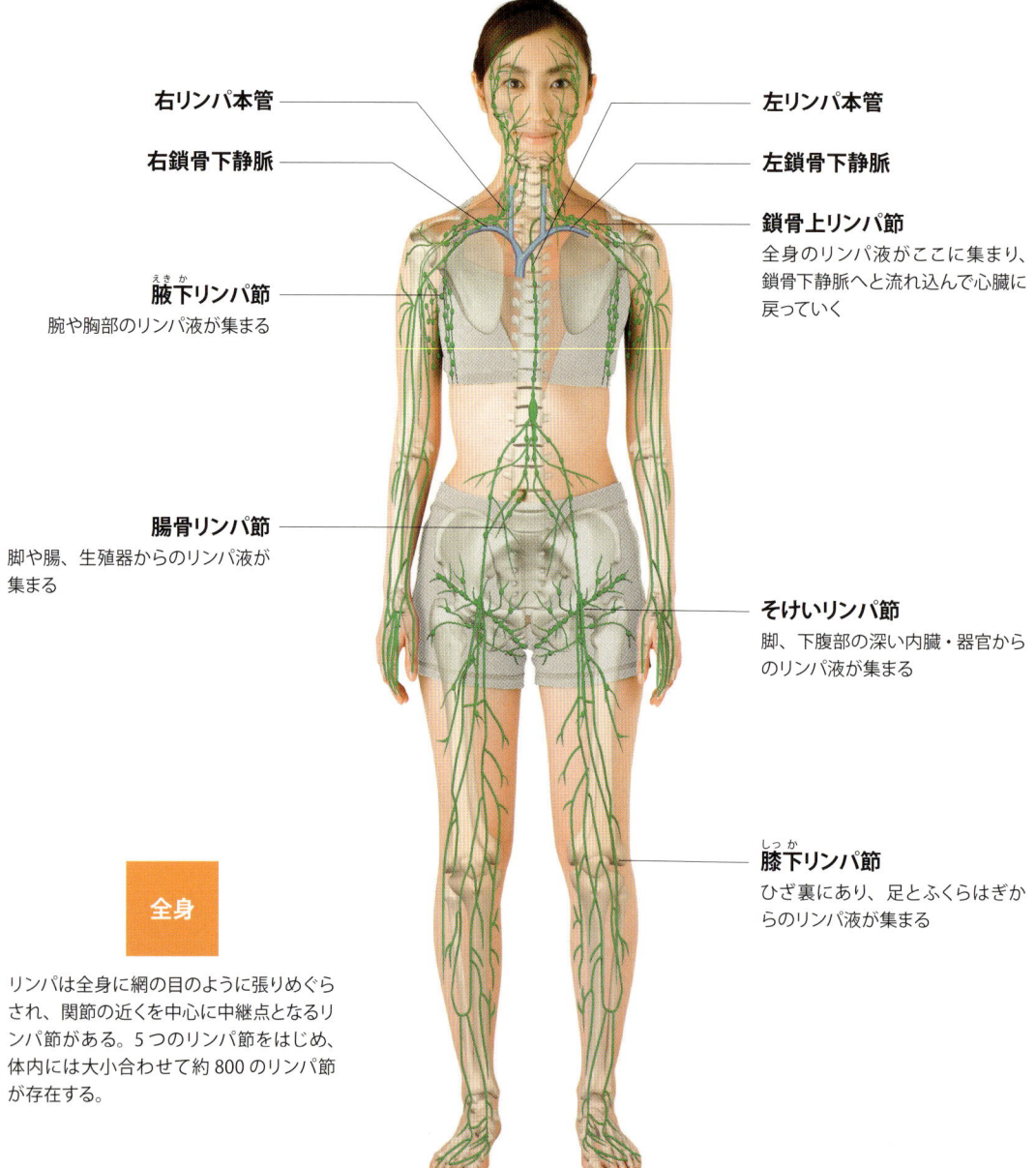

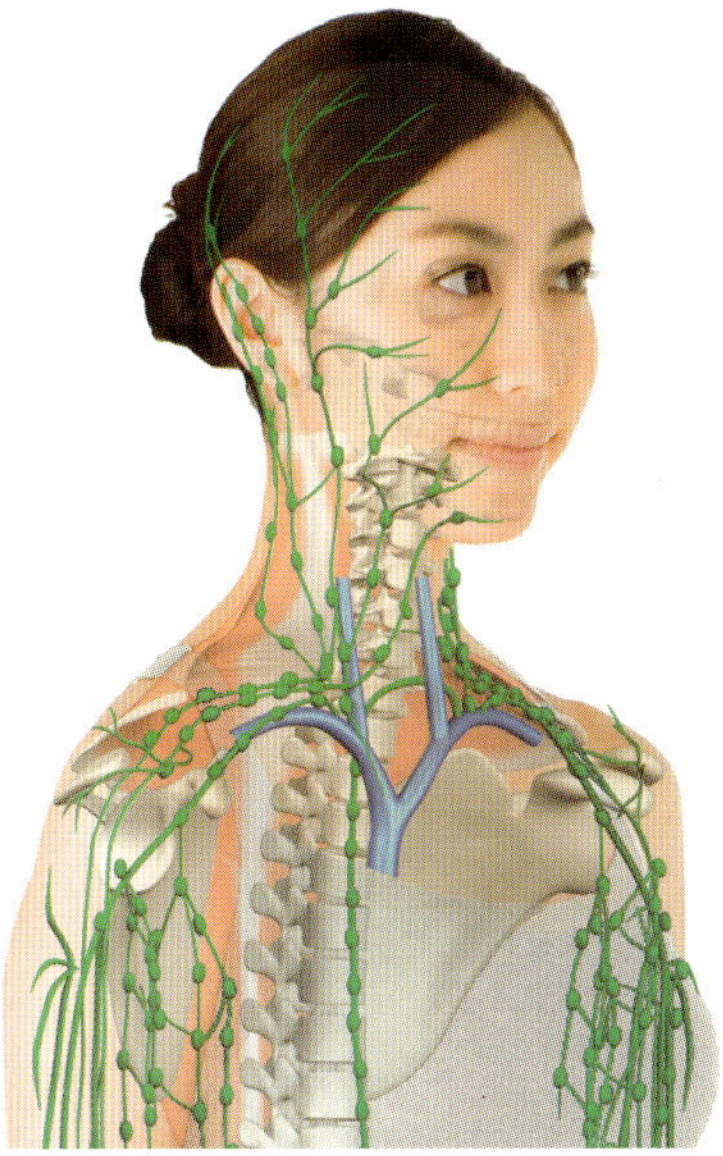

## 頭・顔

頭や顔にもリンパは張りめぐらされていて、耳の後ろから首を通って鎖骨上リンパ節に集まる。

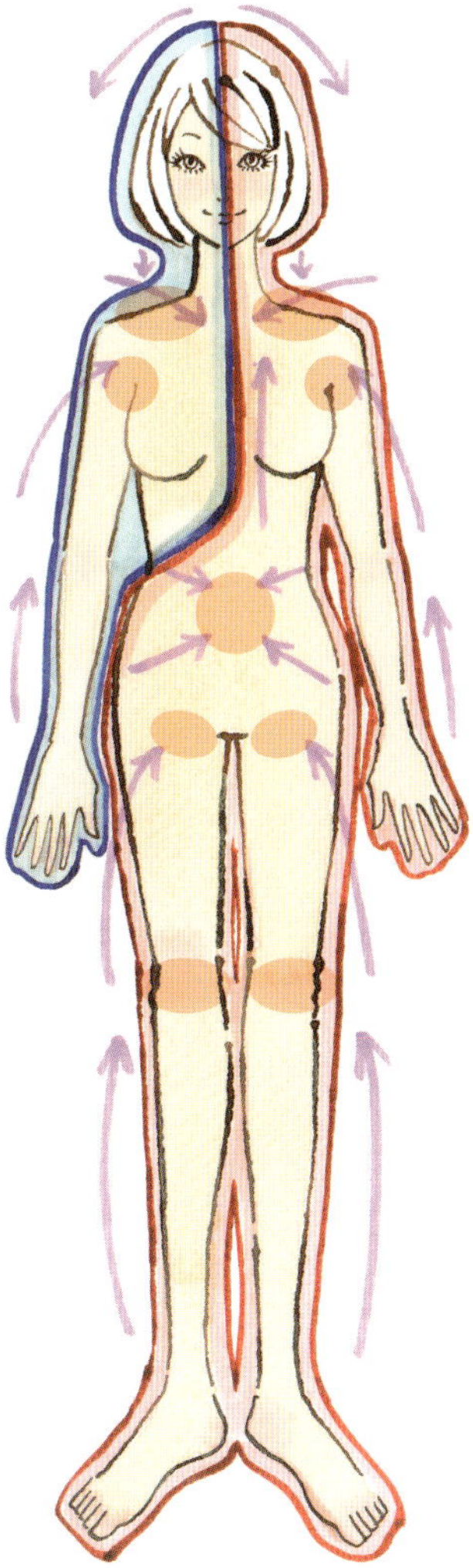

## 流れ

リンパはカラダの左側と右側で異なるルートをたどる。ちなみに皮膚のすぐ下を流れる「浅いリンパ」と、内臓に絡みつくようにしてカラダの深部を流れる「深いリンパ」がある。

Mammy's

# 排出パワーが一気に高まる
# アロマの秘密

## 押さえておきたい
## アロマセラピーの基本

アロマセラピーとは、香りのある植物から抽出されるオイルで心とカラダのバランスを整える「芳香療法」です。

材料として使われるエッセンシャルオイルは、大量の植物からほんの少ししか抽出されない貴重なもの。たとえばバラなら60本分の花びらからたった1滴しか採れません。そのため香りは濃縮されており、植物の「命のしずく」ともいえます。

血行促進、鎮痛、利尿、発汗、解毒、抗菌など、数えきれない効能を持ち、近年ではおもに鎮痛やホルモンバランスの調整、精神の治療など、医療の現場でも幅広く研究されるようになりました。

## アロマがカラダにはたらく
## 3つのルート

エッセンシャルオイルの有効成分は、3つのルートで取り込まれて作用します。

まず、嗅覚から大脳へ伝達されるルート。鼻から吸い込まれた芳香成分は、感情や欲求などにかかわる大脳辺縁系から自律神経や体温、ホルモンを調節する視床下部に伝わり、心身に影響を与えます。

次に、肺から吸収されるルート。鼻や肺の粘膜から血液に吸収され、血流を介して全身に行き渡ります。

最後に、皮膚から吸収されるルート。肌に塗ると、その有効成分は皮膚の真皮に到達して、体液や血液、リンパ液などに乗って全身に運ばれます。

## 皮膚から血液へ

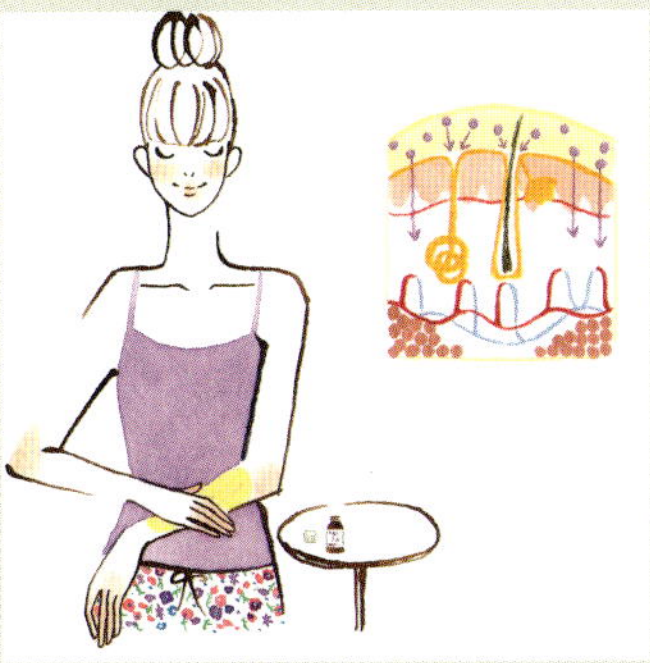

マッサージオイルを肌に塗ると、有効成分は皮膚の表皮、真皮を通過して毛細血管やリンパ管へ到達し、全身をめぐります。

## 肺から血液へ

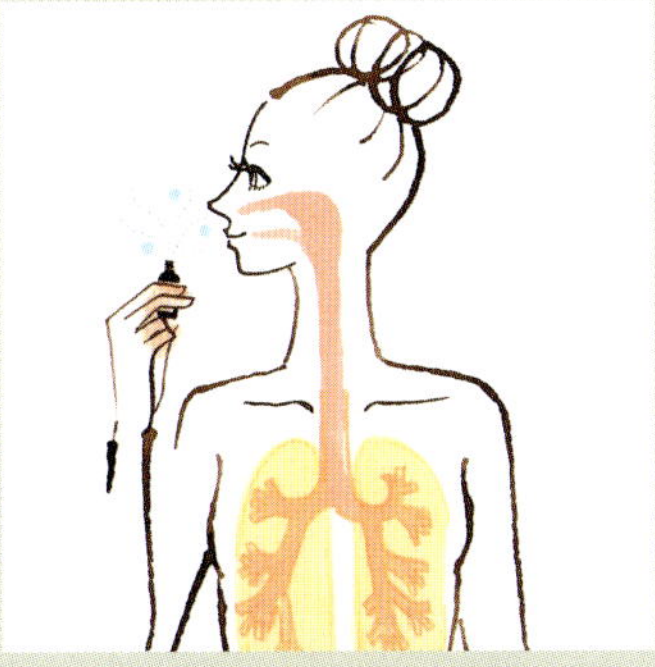

呼吸とともに吸入された芳香成分は、肺の肺胞から血管系へ入り、血流に乗って全身に運ばれます。

## 鼻から脳へ

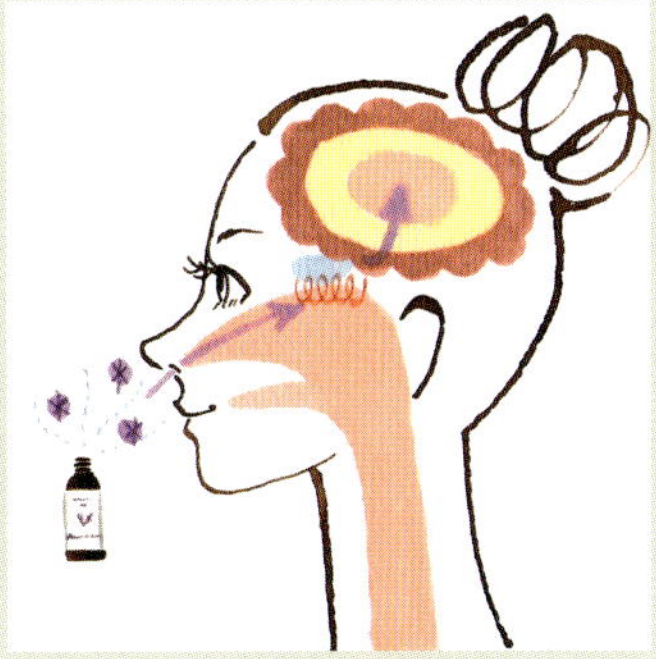

エッセンシャルオイルを吸引すると、香り成分が嗅神経を介して脳へと伝わり、心身に作用します。

### 究極のデトックス法　アロマドレイン
### ≪カラダを温めてエッセンシャルオイルをめぐらせ老廃物を汗とともに排出≫

東京の表参道にあるアロマママッサージサロン『マミーズタッチ』では、マミーズリンパマッサージがベースになっています。そのなかのひとつ、カラダを温めながら行うアロマドレインは、排出力の高さで好評を得ています。アロマドレインは「温める」「崩す」「流す」の効果を最大限に引き出すために、ヒートトリートメントとエッセンシャルオイルの解毒作用を取り入れています。

通常のアロマを使ったトリートメントでは、状態に合わせてオイルをブレンドし、カラダに吸収させることを目的としてマッサージします。一方、アロマドレインは、エッセンシャルオイルが血流に乗り全身をめぐったあとで体外に排出される特性を活かし、余分な水分や老廃物をオイルといっしょに汗として排出させることに注目しています。

コース終了後は、カラダが深部から温まり、スッキリと軽くなります。そして排せつ器官が活性化され排尿・排便もスムーズになります。慢性疲労で疲れが抜けないとお悩みの方でも、定期的にアロマドレインを受ければ、排出力の高いやせやすいカラダへと変化します。アロマの力で、元気になる、キレイになる喜びを実感していただけるトリートメントです。

Mammy's

# 芳香成分が体内をめぐり 不調を解消してくれる

## 弱っている器官に届いて効果を発揮する

エッセンシャルオイルをかぐと、その成分は鼻から肺に届き、肺で血液に乗り、ターゲットとなる器官に運ばれて作用します。かぐだけで痛みや悲しみ、胃のむかつきを鎮めたりできるのです。

マッサージで皮膚から直接吸収させれば、さらに効果は高まります。足裏に塗ると、約20分後には息の中にその成分が検出されるというデータも。カラダを一巡するとかならず汗や尿、便などに混じって老廃物とともに体外に排出されるので、体内を掃除することになります。

たいていは数時間から12時間ほどで排出されますが、老廃物が多い、リンパがつまっている、代謝機能が低下しているなど、不調のときはもう少し時間がかかることも。老廃物が排出されるまでは、だるくなったり頭が痛くなったりすることもあります。そんなときは水をたくさん飲んで、排出を促しましょう。

## エッセンシャルオイルの選び方と注意

オイルは１００％天然のものを選びましょう。ラベルに学名、抽出部位、抽出方法、原産国、ロット番号が明記されていれば問題ありません。通常は変質しにくいように、茶色や青、グリーンの遮光瓶に入っていて、ドロッパーつきです。

最近は、香りを楽しむ専用のデフューザー用オイルやポプリオイルもたくさんあり、区別しにくい場合も。あまりに安価なものはエッセンシャルオイルでない場合があるのでよく確かめましょう。

オイルはデリケートで高温多湿を嫌い、食品同様、消費期限があります。照明が当たりすぎたりして劣化していそうなものは避けましょう。また、バスルームや日の当たる場所に置きっぱなしだったり、蓋を開けっ放しにしたりしても劣化します。

エッセンシャルオイルは、メーカーによっても香りが大きく異なります。また、原産国や抽出部位、抽出年の気候や降雨量などによって同じメーカーでも香りが変わるため、なるべく信頼できるメーカーのものを使いましょう。

# A マッサージオイルのつくり方

**ここでは2〜3回で使いきれる10mlのオイルのつくり方を紹介します。**
**時間がたつと酸化するため、大量にはつくらないでください。**
**また、オイルは1週間以内に使いきりましょう。**

### アロマバスもおすすめ

エッセンシャルオイル2〜3滴と大さじ2杯の粗塩をまぜて入浴剤をつくります。それをバスタブのお湯に入れて浸かれば、皮膚からも呼吸からも成分を体内に取り込めるので効果大。
洗面器に42度くらいの熱めのお湯を入れて、足首まで浸かる「足浴」で試すのもよいでしょう。5〜10分、浸かっているあいだは足をグーパーと動かして血行を促して。お湯が冷めやすいので、できれば途中で差し湯をして高い温度を保ってください。

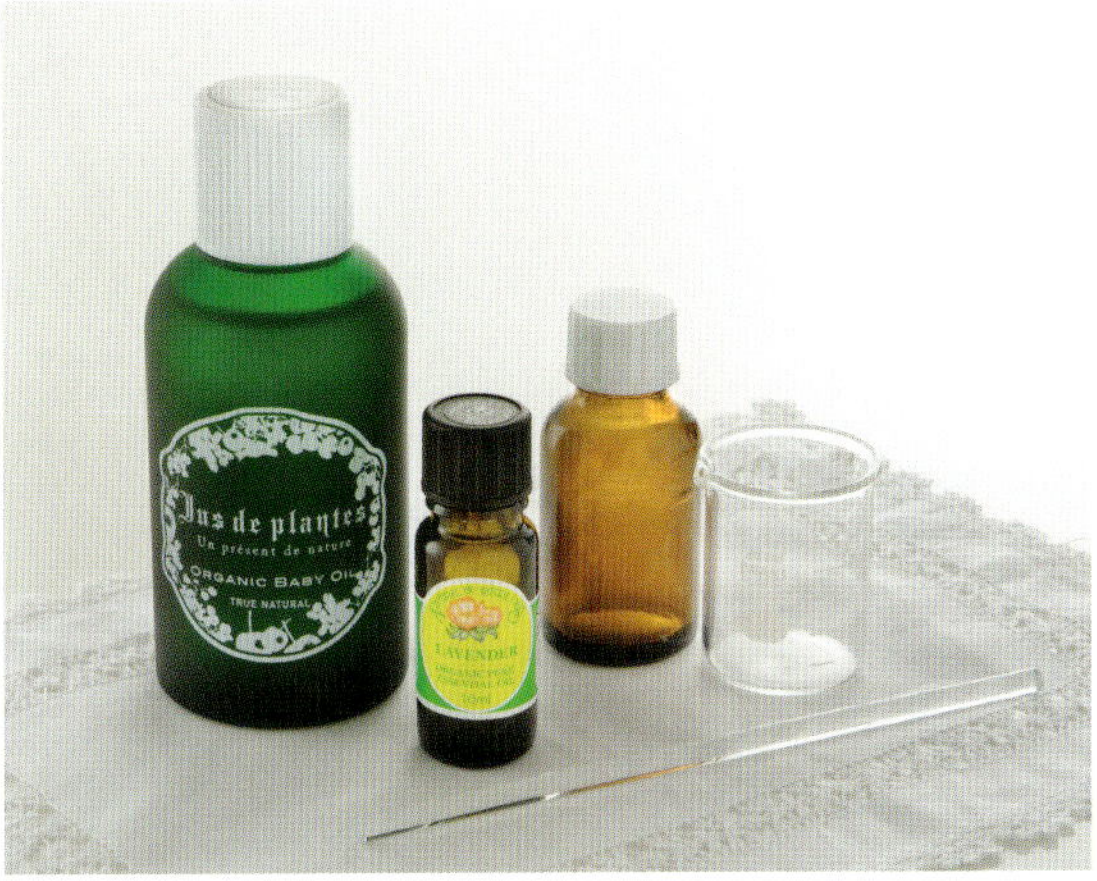


## 準備するもの

**道具**

- **ビーカー**
- **ガラス棒**
- **遮光瓶**

道具に香りがつくため、アロマ専用のものを用意しましょう。少量を量れる小さめのビーカーと、かくはん用のガラス棒があると便利です。

**エッセンシャルオイル**

- **お好みのもの…2〜3滴**

症状や好きな香りに合わせて、お好みのものを用意しましょう。P40・41で紹介しているおすすめの精油も参考にしてください。

**ベースオイル**

- **お好みのもの…10ml**

植物からしぼった、アロマセラピー専用のベースオイルを使用します。スイートアーモンドオイルやホホバオイルは肌への伸びや浸透性がよく、使いやすいのでおすすめです。

## つくり方

**ビーカーにベースオイルを10ml量り入れる**

①

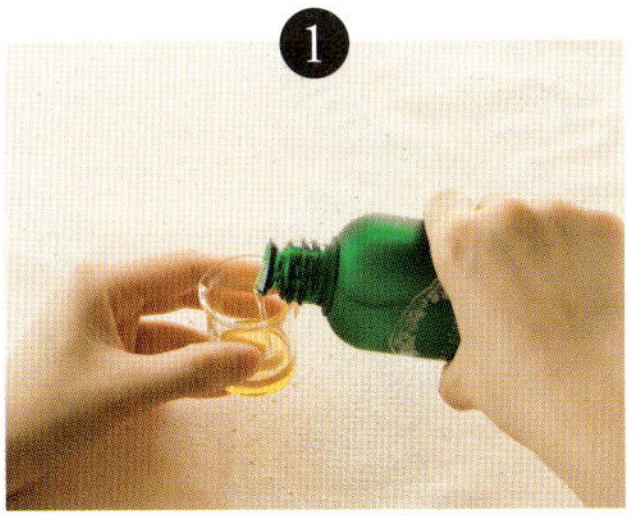

**❶のビーカーにエッセンシャルオイルを2〜3滴加える**

②

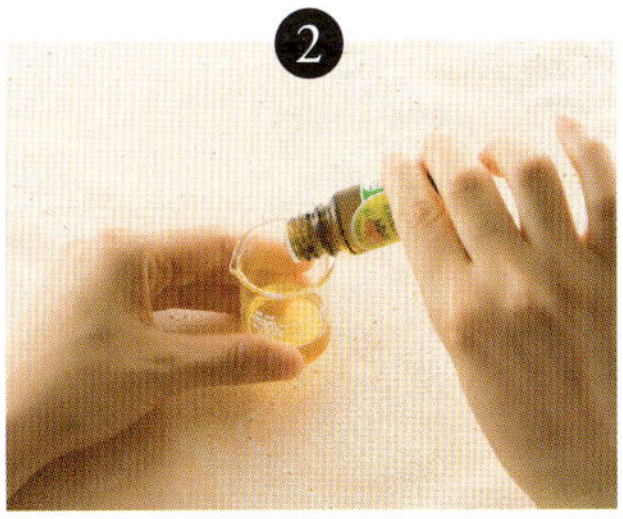

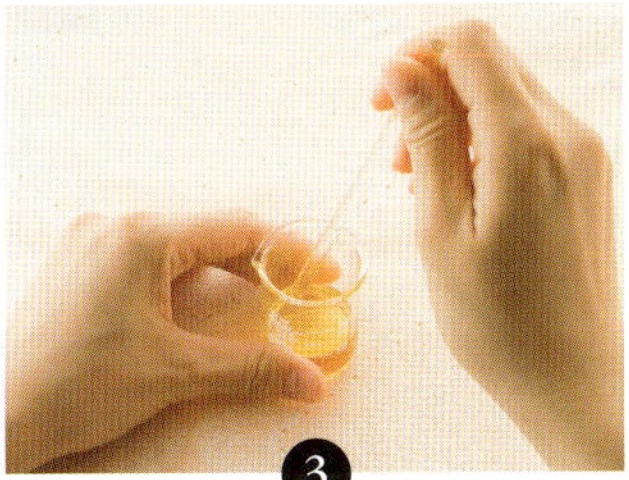

③

**ガラス棒でしっかりと混ぜ合わせる**

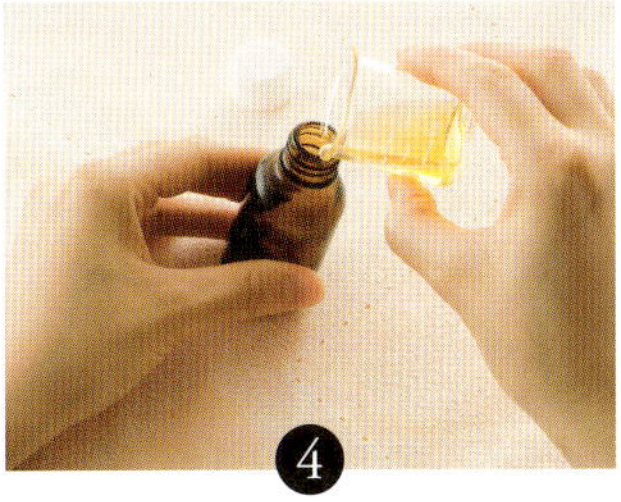

④

**マッサージ後残ったオイルは遮光瓶に入れて保存する**

# おすすめエッセンシャルオイル

**数百種類ものエッセンシャルオイルのなかから、おすすめの 10 種類をセレクト。**
**2章以降では、それぞれの症状に合わせた使い方も紹介しています。**
**ぜひ参考にしてください。**

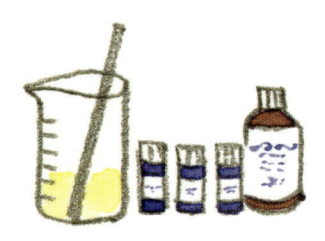

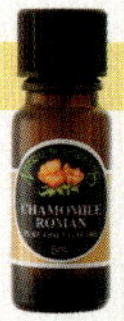

## 【カモミール・ローマン】

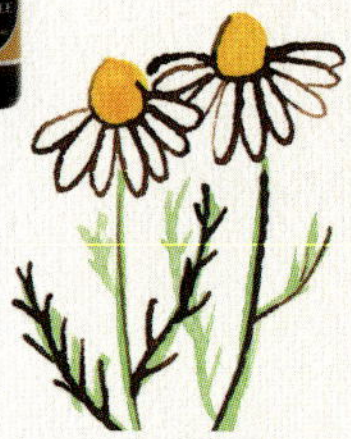

**香り**
ほんのり甘く、フルーティーでやわらかい香り

**作用**
不安、緊張の緩和、リラックス、鎮痛

- 深く眠りたいときに
- 生理痛、頭痛などに
- 疲れや緊張感があるときに、甘くやさしい香りをかぐとリラックスして呼吸が深くなる

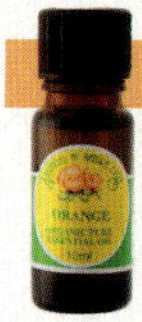

## 【オレンジ・スイート】

**香り**
かんきつ系特有の甘くフレッシュな香り

**作用**
気持ちを明るくする、消化促進、食欲増進

- 元気がないとき、気分を前向きに変えたいときに
- 過食や消化器系の不調に
- ペパーミント、ラベンダーとのブレンドは、精神的に落ち込んだときに効く

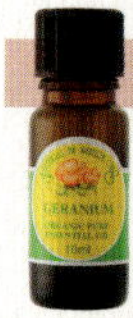

## 【ゼラニウム】

**香り**
ローズに似た甘くて深みのある香り

**作用**
イライラを鎮める、情緒を安定させる、抗菌、消臭

- 婦人系のトラブル全般に。エストロゲンの作用があるといわれる、使用頻度の高いオイル
- 生理直前、生理中、生理不順などにクラリセージ、イランイランとブレンドして
- 精神的な安定がほしいときに

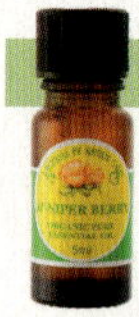

## 【ジュニパー】

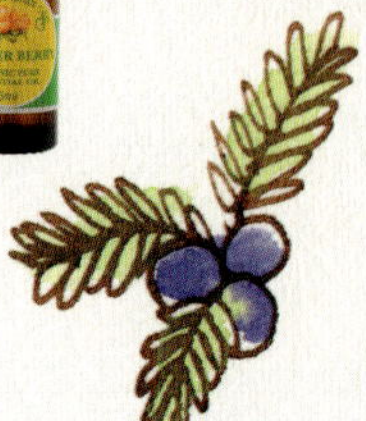

**香り**
森林を思い起こさせる、ウッディーでさわやかな香り

**作用**
利尿、解毒、疲労回復、代謝アップ

- カラダの水分を調整して利尿を促すので、むくみ解消に欠かせない
- 生理の終盤に使うとスッキリする
- 部分やせにも効果的

## 【マジョラム】

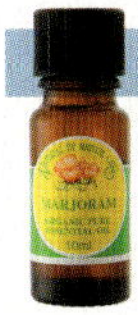


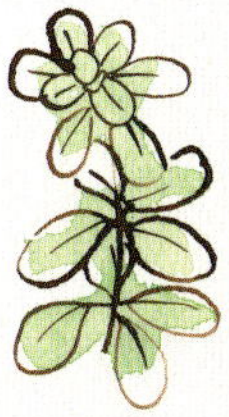

**香り**
スパイシーで丸みのあるやさしい香り

**作用**
ストレス緩和、情緒を安定させる、鎮静、消化促進

- 母の愛を連想させるやさしいオイル。不安なとき、寂しいときに
- 腹部の痛みや胃腸のトラブルにも
- 深く眠りたいときにカモミールと合わせ入浴や芳香浴で
- 血行をよくして筋疲労や末端の冷えをやわらげる

## 【ペパーミント】

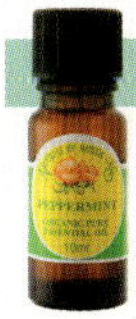


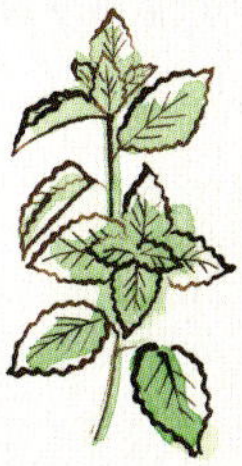

**香り**
スッキリとしたメントールの香り

**作用**
リフレッシュ、集中力アップ、鼻づまりや花粉症の緩和

- 気分や体調がすぐれないときに。寝不足、鼻づまり、集中力が途切れたときなどにもリフレッシュできる
- 冷却効果があるので、熱っぽいときや、皮膚表面を冷やしたいときにほんの少量使う
- 消化器系のトラブルに

## 【ラベンダー】

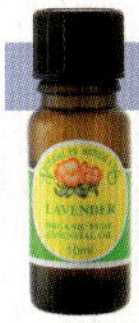


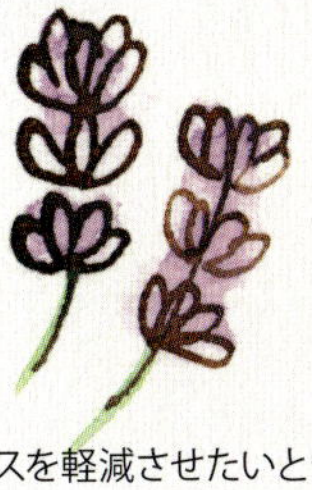

**香り**
フローラルでフレッシュな甘い香り

**作用**
リラックス、鎮静、利尿、肌をなめらかにする

- ストレスを軽減させたいとき、どこかが痛むときに
- 幼児期のやけど跡に。成人してから毎日使い続けると、半年ほどでほとんど消えるほどの効果が
- やけど跡、傷、青あざ、吹き出もの、虫さされに少量を原液で塗る

## 【ユーカリ】

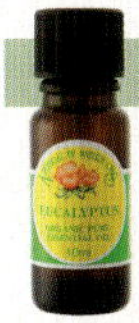


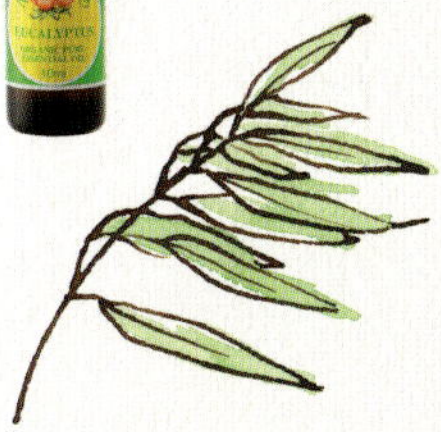

**香り**
ミントによく似た、シャープでクリアな香り

**作用**
殺菌、抗炎症、鎮痛、集中力アップ

- 風邪、気管支のトラブルに。吸入すると呼吸がラクになる
- 花粉症にも効果的。鼻のとおりがよくなる

## 【ローズマリー】

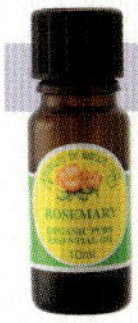


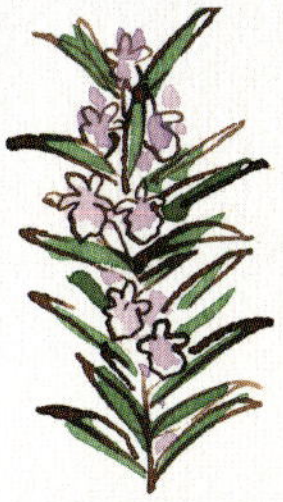

**香り**
清涼感のあるハーブ調の香り

**作用**
リフレッシュ、疲労回復、記憶力・集中力アップ

- 筋疲労、こりをほぐしたいときに。運動前にすり込んでおくと、筋肉への血流がよくなり、けがや筋肉痛が防げる
- スリミングやセルライト対策に
- 抜け毛にも。頭皮の毛細血管に血液を集め、毛根を元気づける

## 【ローズ】

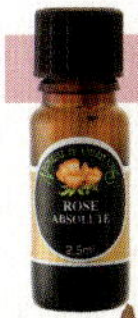


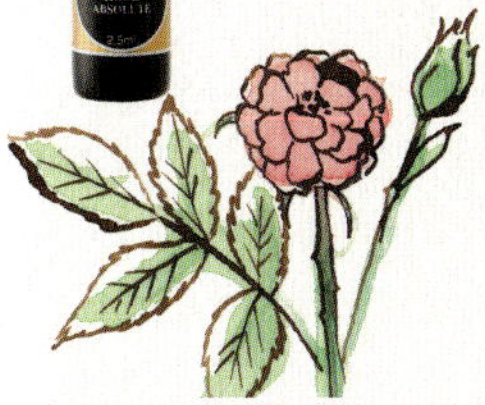

**香り**
甘く濃厚で、気品あふれる香り。香りの女王と呼ばれる

**作用**
緊張・ストレスの緩和、ホルモンバランスの調整、肌の引き締め

- 肌の乾燥が気になるとき
- 顔のリンパマッサージに使うと肌の色が明るくなる
- ホルモンバランスを整え、PMSや生理不順、更年期の症状をやわらげる
- 落ち込み、孤独感、ショックなど心が傷ついたときに

# マッサージの効果を高めるために

## カラダを温めてから

入浴、あるいは足浴（P39参照）をして、カラダを温めてから行うといいでしょう。清潔にしつつ温めると、血流がよくなって皮膚や筋肉もやわらかくなるので、マッサージの効果を得やすくなります。また、部屋の温度にも気をつけてください。マッサージしていないほうの足はタオルで覆うなどして、冷えないように。

## マッサージオイルやクリームを使う

マッサージする部位を指や手のひらと密着させるには、マッサージオイルやクリームを使うといいでしょう。すべりもよくなって、マッサージしやすくなります。

## 呼吸は「吐く」を意識

リフレクソロジーをするときに、痛みをこらえたり反射区を一生懸命探すことに集中したりしてしまうと、呼吸が浅くなりがちです。体内の毒素を吐き出すイメージで、深く吐くことを心がけて。

## リフレクソロジーの12プロセスを習慣に

**（P22・23参照）**

リフレクソロジーは、全プロセス行ったほうが効果は早く実感できます。難しければ、毎日少しでも足を触る習慣をつけましょう。たとえば入浴中は足先、テレビを見ているときは足の甲、などと部位を決めて押すのもいいでしょう。

## 水分補給で排出促進

マッサージのあとは、かならず白湯あるいは常温の水をたっぷり飲むようにしましょう。排せつ力を高めたいなら、一日に1.5～2リットルを少しずつ飲み、トイレを我慢しないようにして。

## 弱い部位は加減して

毛細血管が皮膚に浮いていたり、あざができやすかったりする方は、ふくらはぎや太もものマッサージで皮膚（血管）を垂直に押さないように。ソフトなマッサージを心がけてください。

### こんなときはひかえる

- □食後2時間以内
- □お酒を飲んでいる
- □体調がすぐれない
- □病気、ケガをしている
- □発熱している
- □皮膚に湿疹《しっしん》がある
- □日焼け後に炎症を起こしている
- □妊娠初期

# 本書の使い方

**すべてのマッサージは、「リフレ（リフレクソロジー）で崩す」と「リンパ（リンパマッサージ）で流す」で構成されています。ぜひ本書を活用して自分のカラダと向き合い効果を実感してください。**

**くわしい解説でマッサージの目的がわかる**

**「崩す」→「流す」で構成されたプロセス**

**確実に刺激するための押し方とポイントを解説**
※リフレクソロジーは全身の血流をよくするため心臓の反射区がある左足から始めましょう

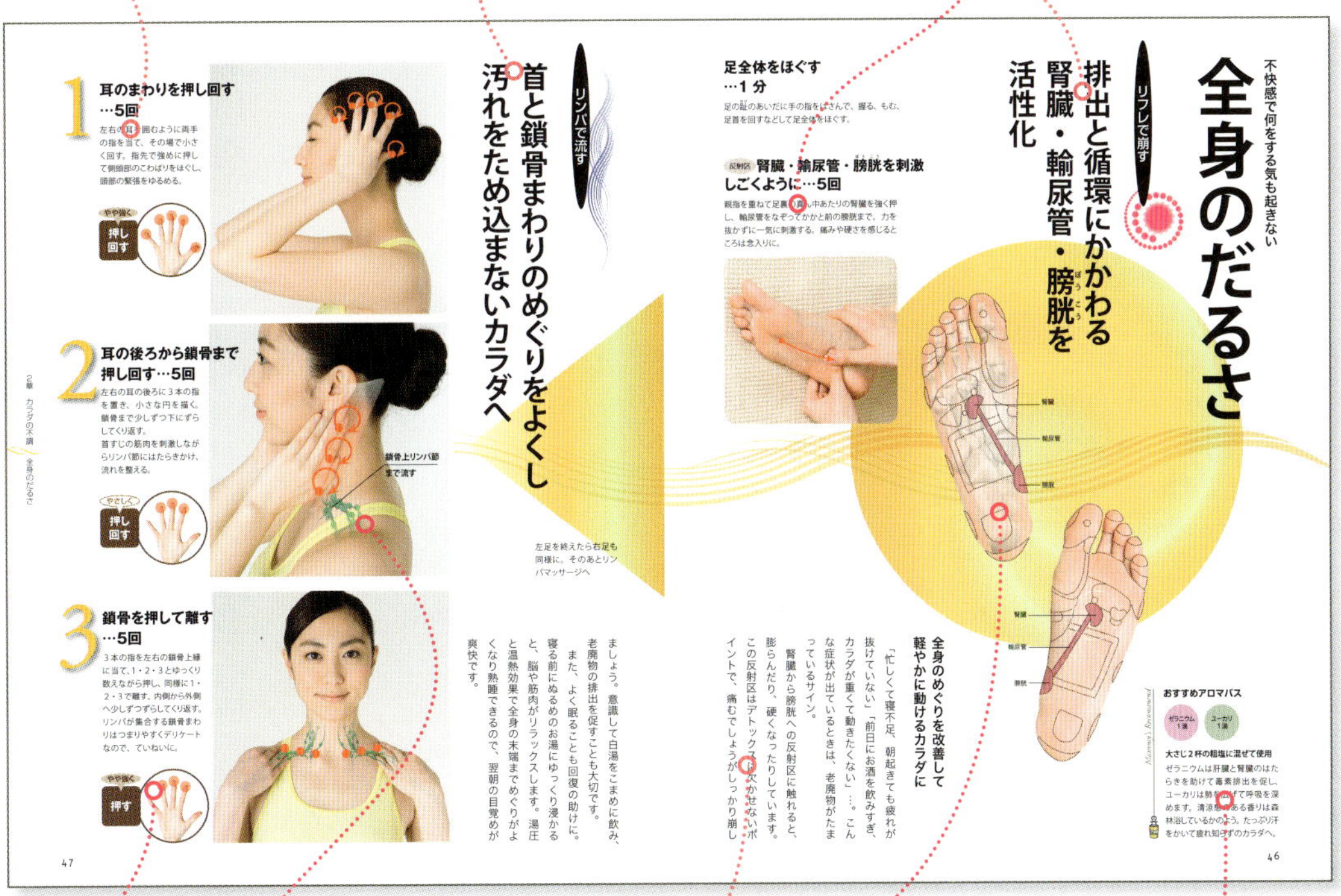


**リンパの透過イラストで流れがイメージできる**

**骨の透過イラストで正確な位置がわかる**

**手技のポイントが一目でわかる**

**不調解消のためのプラスアルファのヒント**

**気軽にできる症状別のアロマセラピー**
※本書に示した大さじ2は30ミリリットルです

マミーズリンパマッサージ

# 体験者の声

「今まで何をやっても効かなかった」
「セルフマッサージは難しそう…」
そんなふうに思っている方もいるかもしれません。
でも、最初は上手にできなくても
続ければカラダはかならず変わります。
多くの方が効果を実感してきたこのメソッドを
あなたも楽しく続けて
いきいきとした生活を手に入れて！

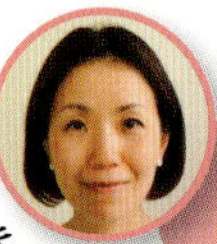

**カラダの調子が格段に変わります！**

高橋まき
47歳（英語教師）

ヨーロッパから帰国した翌日にマミ先生のセルフマッサージ講習に参加させていただきました。それから毎日実践したおかげで、いつもはひどい時差ボケを、そのときはほとんど感じることなく快調でした。また、ひざ下のむくみが格段に減りました。靴下の跡がすぐ消えるようになり、感激です。

**むくみに悩まされることがありません**

小森紀子
37歳（ピラティス講師）

マミーズリンパマッサージはただ気持ちいいだけでなく、効果がしっかり期待できることが特長だと思います。私は先ごろ出産しましたが、マッサージのおかげで妊娠中によくある、むくみもこむらがえりもなく、とても助かりました。

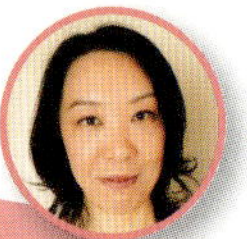

**あきらめかけていた痛みが引いたんです！**

高橋桃子
41歳（会社員）

生理になると片頭痛が起こり、4日間ほど何も手につかない状態でした。でも、「絶対に変わりますよ」とのマミ先生の力強いお言葉もあり、マッサージを続けてみたんです。すると、その月はいつもより早く頭がスッキリ！ うれしい発見でした。

many
happy voices

**この効く痛みを求めていました！**

相田知子（仮名）
49歳（テディベア作家）

今まで自分でマッサージしてみても、何か物足りなくて…。でも、マミーズリンパマッサージは「これこれ〜」という痛みを感じます！ 忙しくてなかなか時間が取れませんが、10分くらいはマッサージするようにしています。すると、ハードな平日を終えた週末に疲れを持ち越さなくなりました！

高橋 恵
45歳（脳外科医）

**これなしでは生きていけません**

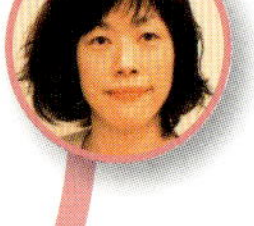

精神的緊張を強いられたり、長時間立っていたりするといつも脚、とくに足裏に何かがたまってくるのを感じます。マミーズリンパマッサージを実践すると、これらが一気に流れるとともに肩こりや頭痛などの症状も緩和していきます。マミ先生は私のホームドクターです。

PART

# 2

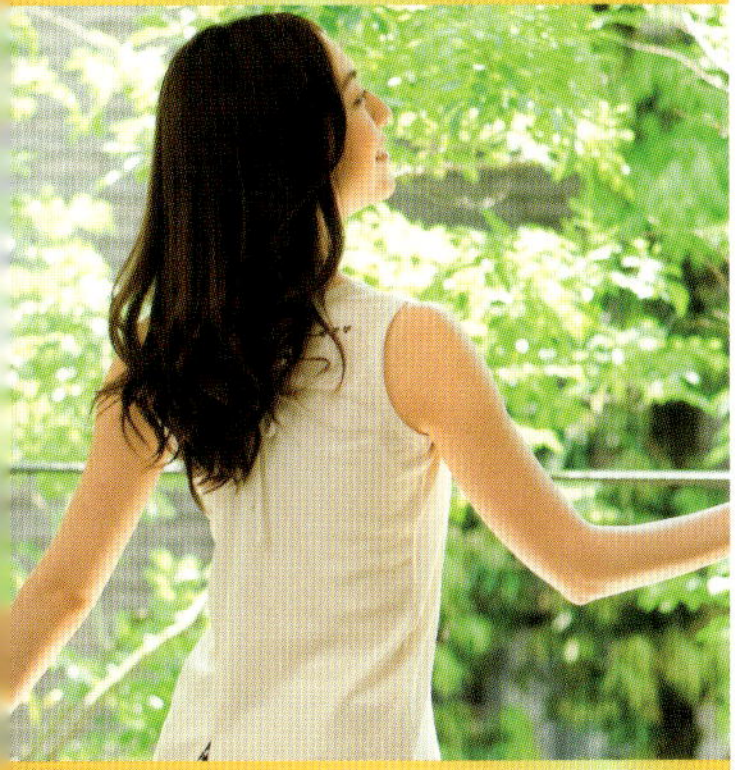

# カラダの不調から回復するマッサージ

病気ではないけれど体調がイマイチ……。
そんなカラダの SOS に応えるマッサージをご紹介。
ひどくなる前にセルフケアでスッキリ解消を。

不快感で何をする気も起きない

# 全身のだるさ

リフレで崩す

## 排出と循環にかかわる腎臓・輸尿管・膀胱《ぼうこう》を活性化

### 全身のめぐりを改善して軽やかに動けるカラダに

「忙しくて寝不足、朝起きても疲れが抜けていない」「前日にお酒を飲みすぎ、カラダが重くて動きたくない」…。こんな症状が出ているときは、老廃物がたまっているサイン。

腎臓から膀胱への反射区に触れると、膨らんだり、硬くなったりしています。この反射区はデトックスに欠かせないポイントで、痛むでしょうがしっかり崩し

**足全体をほぐす…1分**

足の趾《ゆび》のあいだに手の指をはさんで、握る、もむ、足首を回すなどして足全体をほぐす。

反射区 **腎臓・輸尿管・膀胱《ぼうこう》を刺激 しごくように…5回**

親指を重ねて足裏の真ん中あたりの腎臓を強く押し、輸尿管をなぞってかかと前の膀胱まで、力を抜かずに一気に刺激する。痛みや硬さを感じるところは念入りに。

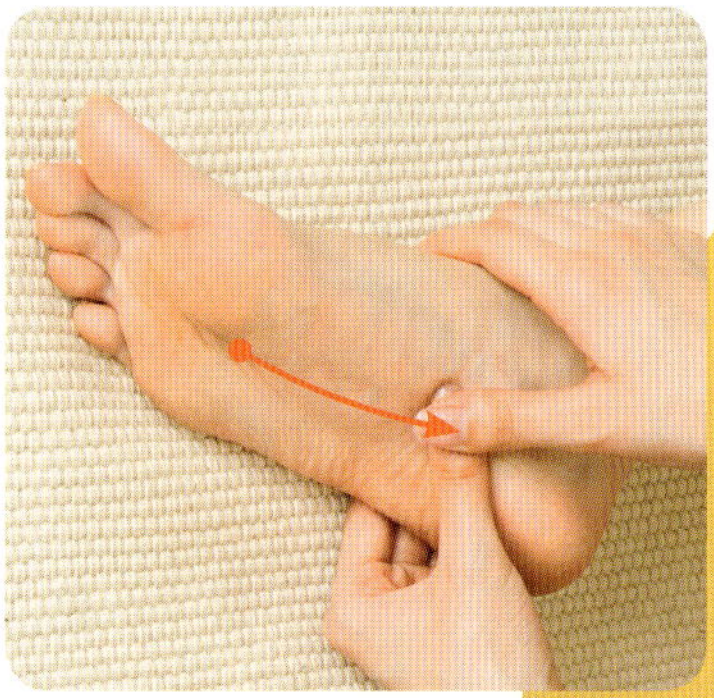

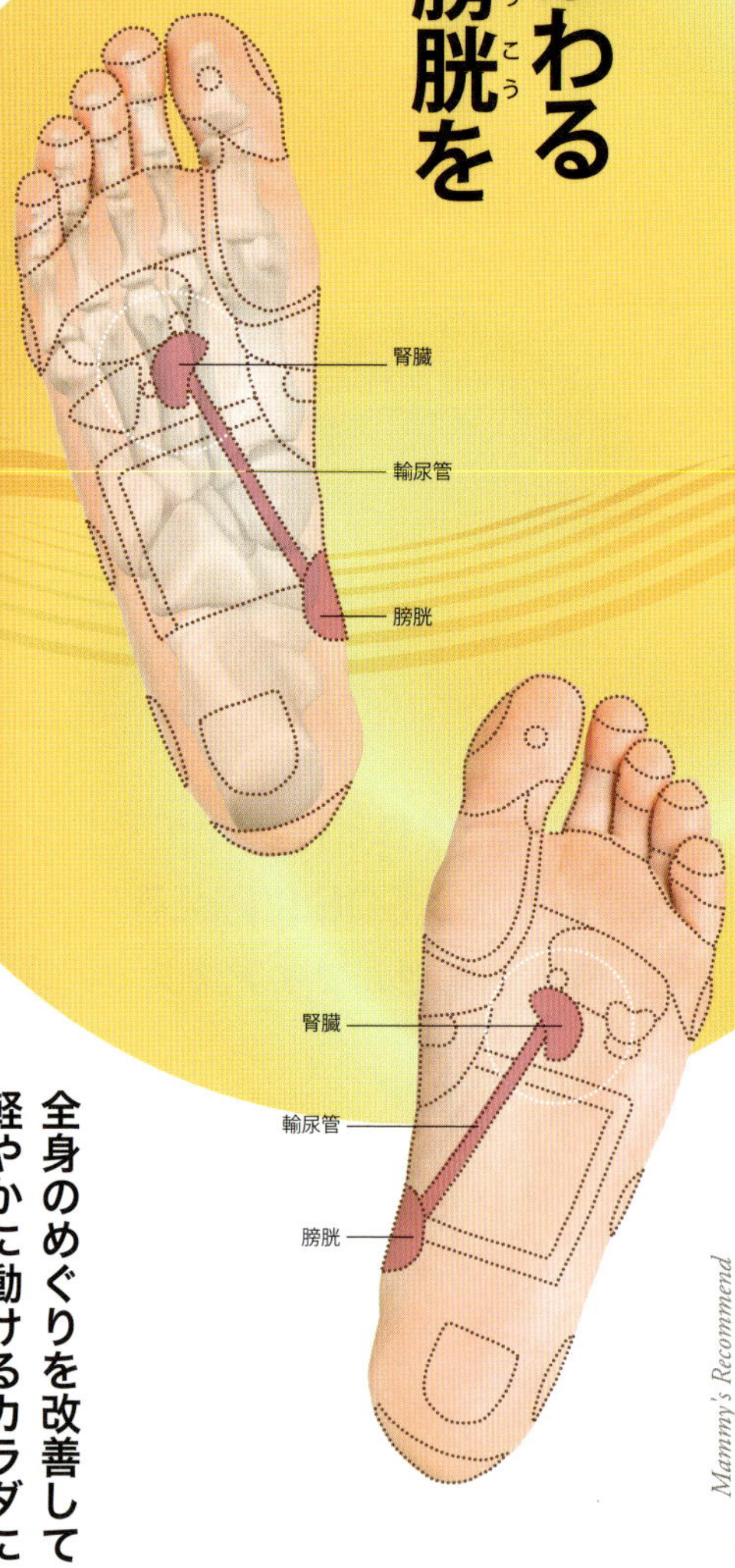


Mammy's Recommend

**おすすめアロマバス**

ゼラニウム 1滴

ユーカリ 1滴

**大さじ2杯の粗塩に混ぜて使用**

ゼラニウムは肝臓と腎臓のはたらきを助けて毒素排出を促し、ユーカリは肺を広げて呼吸を深めます。清涼感のある香りは森林浴しているかのよう。たっぷり汗をかいて疲れ知らずのカラダへ。

リンパで流す

# 首と鎖骨まわりのめぐりをよくし 汚れをため込まないカラダへ

## 1 耳のまわりを押し回す…5回

左右の耳を囲むように両手の指を当て、その場で小さく回す。指先で強めに押して側頭部のこわばりをほぐし、頭部の緊張をゆるめる。

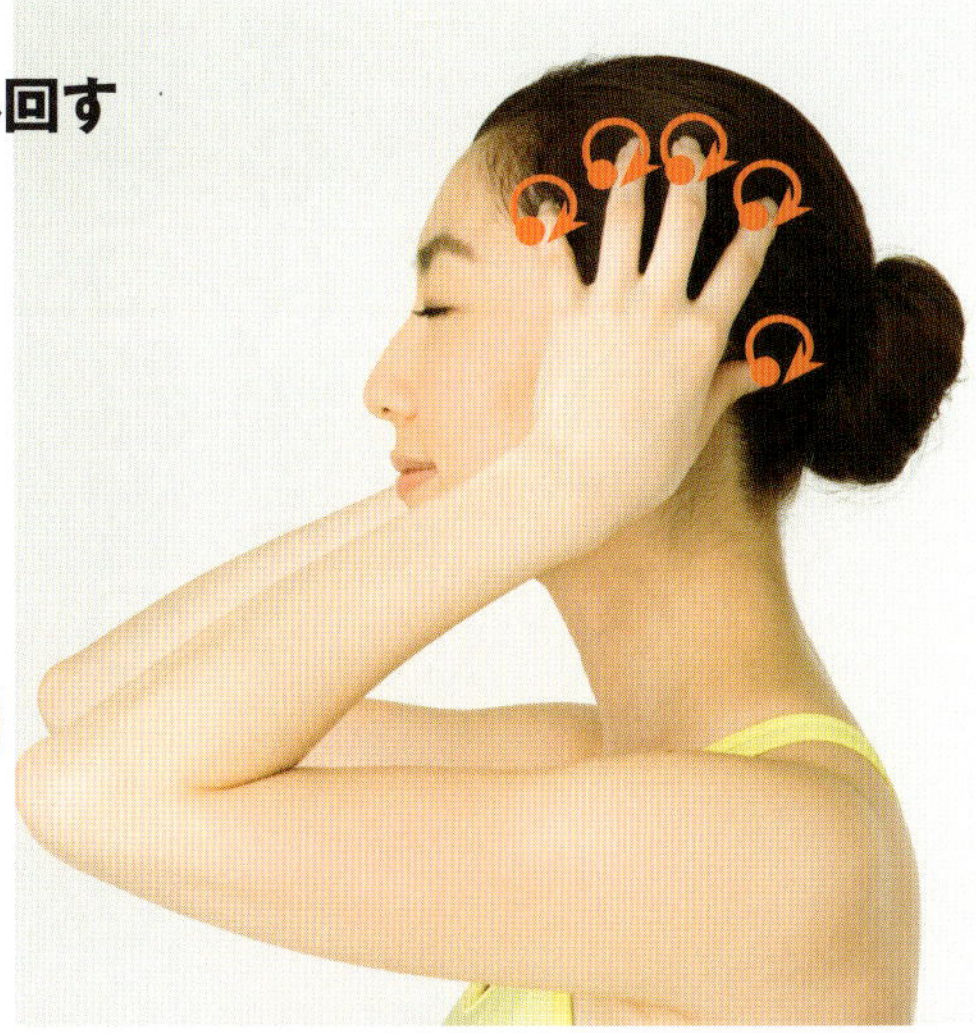

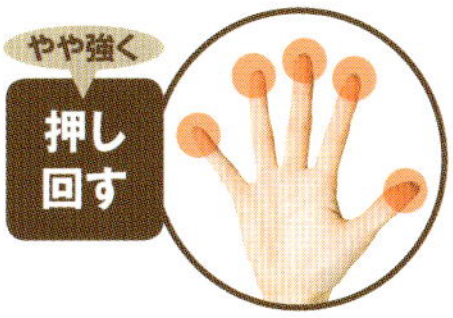
やや強く
押し回す

## 2 耳の後ろから鎖骨まで押し回す…5回

左右の耳の後ろに３本の指を置き、小さな円を描く。鎖骨まで少しずつ下にずらしてくり返す。

首すじの筋肉を刺激しながらリンパ節にはたらきかけ、流れを整える。

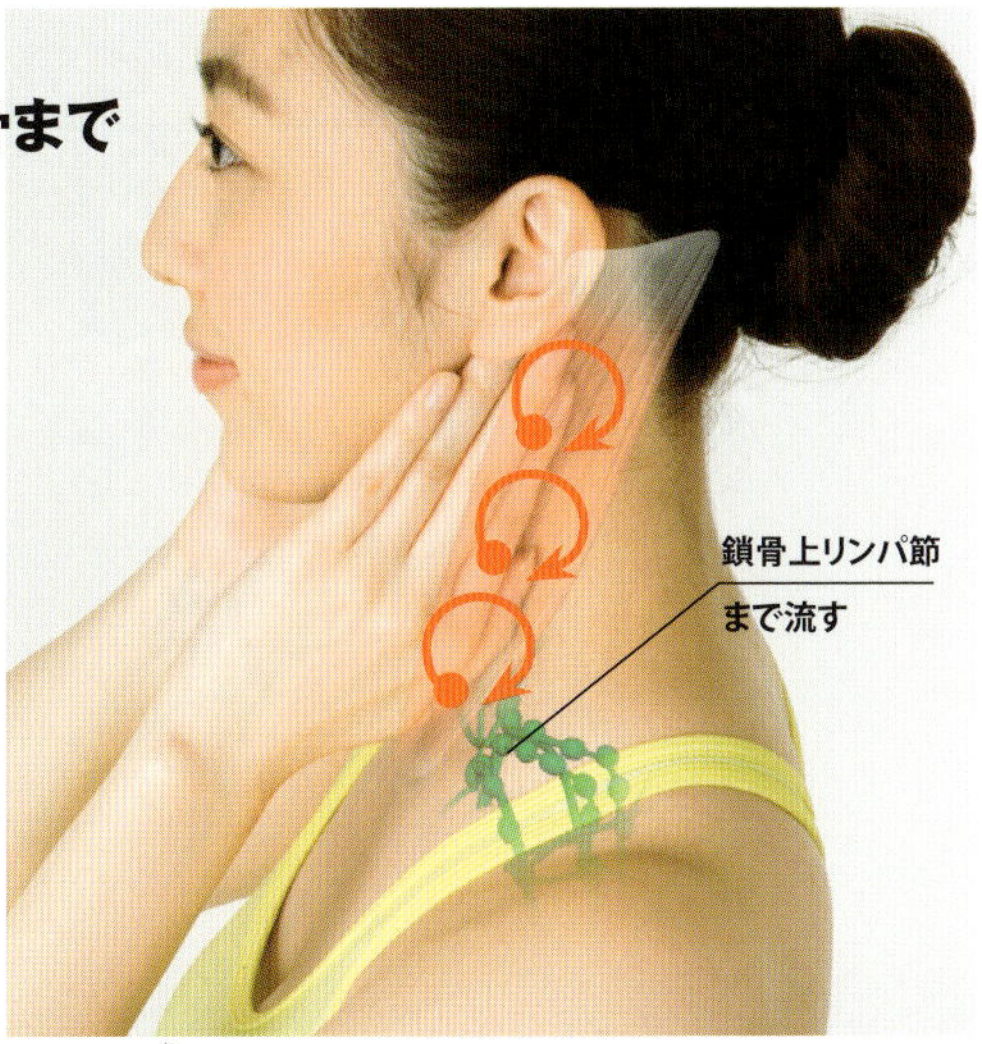
鎖骨上リンパ節
まで流す

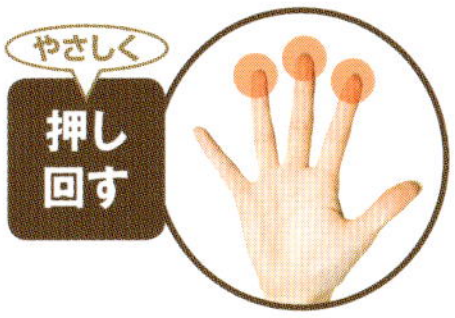
やさしく
押し回す

## 3 鎖骨を押して離す…5回

３本の指を左右の鎖骨上縁に当て、1・2・3とゆっくり数えながら押し、同様に1・2・3で離す。内側から外側へ少しずつずらしてくり返す。リンパが集合する鎖骨まわりはつまりやすくデリケートなので、ていねいに。

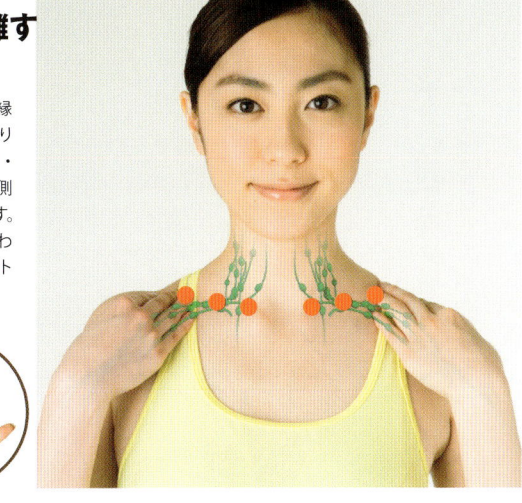

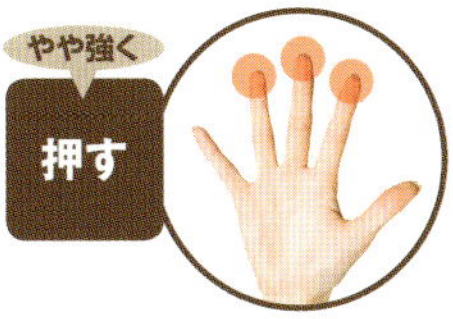
やや強く
押す

左足を終えたら右足も同様に。そのあとリンパマッサージへ

ましょう。意識して白湯をこまめに飲み、老廃物の排出を促すことも大切です。

また、よく眠ることも回復の助けに。寝る前にぬるめのお湯にゆっくり浸かると、脳や筋肉がリラックスします。湯圧と温熱効果で全身の末端までめぐりがよくなり熟睡できるので、翌朝の目覚めが爽快です。

パンパンに張って、夕方にはかなりだるい

# 脚のむくみ

リフレで崩す

## 排せつ器官の反射区を刺激し 水分代謝を促す

### 反射区 腎臓・輸尿管・膀胱《ぼうこう》を刺激 しごくように…5回

親指を重ねて足裏の真ん中あたりの腎臓を強く押し、輸尿管をなぞってかかと前の膀胱まで、力を抜かずに一気に刺激する。痛みや硬さを感じるところは念入りに。

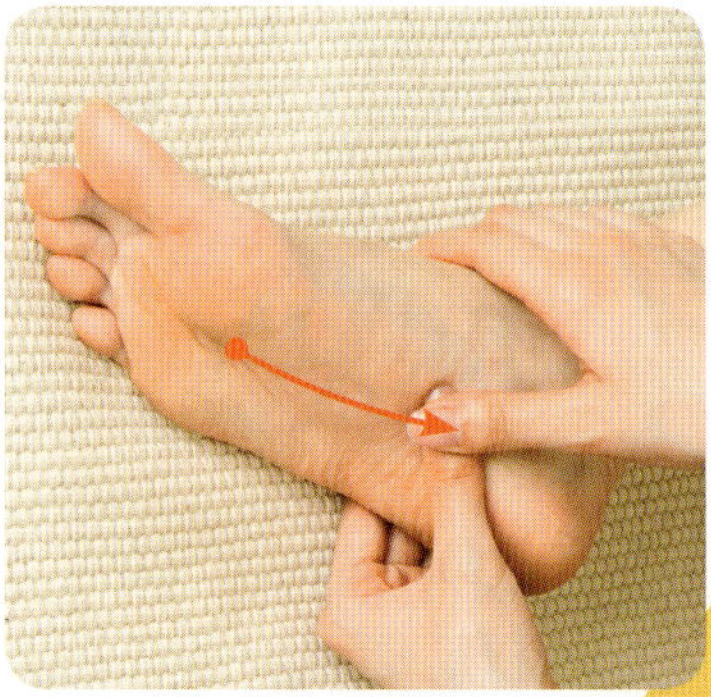

### 反射区 リンパ腺《せん》を刺激 しごくように…5回

①最初に、足首前部にある骨のキワを両手の親指で２か所同時に押す。②次に甲側の、第１趾《し》と第２趾のあいだの骨のくぼみに親指を重ねて入れ、足首に向かって圧をかけながらすべらせる。すべての趾《ゆび》のあいだも同様に行う。

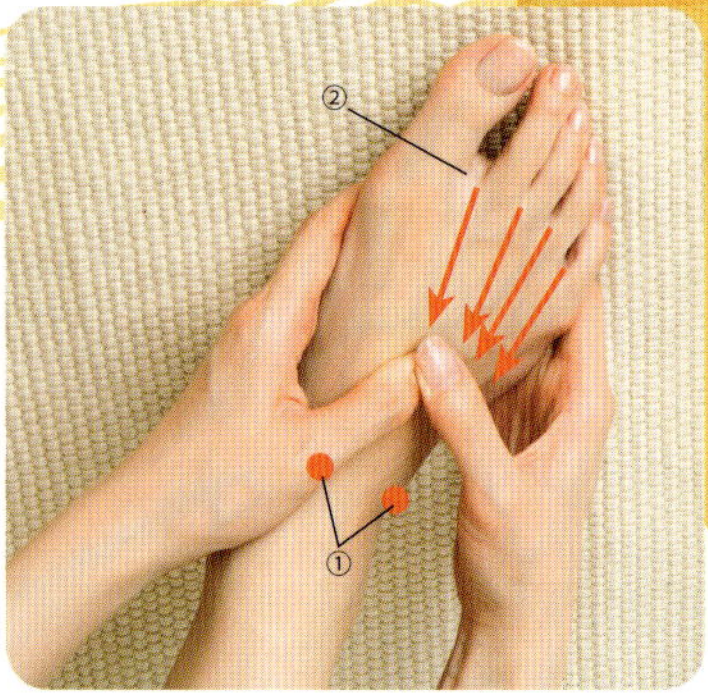


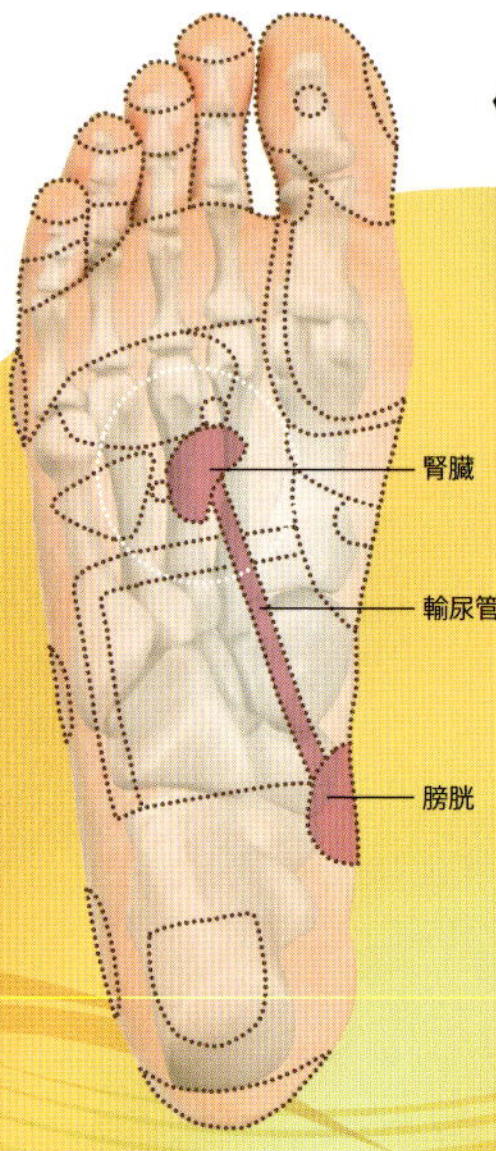


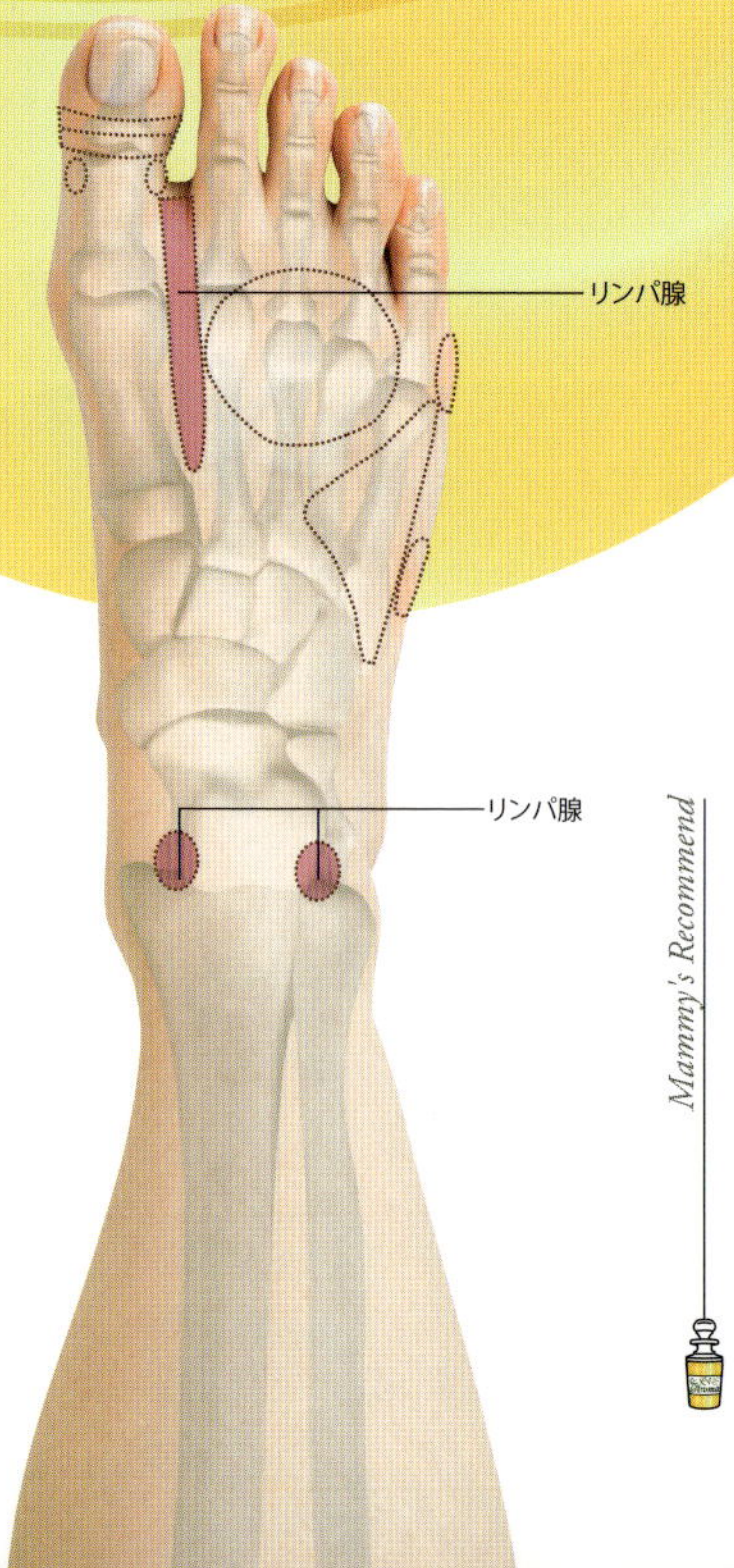


### 水分代謝を促すお手入れでみるみるむくみが取れる

脚のむくみの原因は、ほとんどが冷えからくるめぐりの悪さです。むくみを感じたら、足浴（Ｐ39参照）でくるぶしまで温めてから、マッサージでしっかり老廃物を流す習慣をつけましょう。

むくみやすい方は腎臓から膀胱までの反射区が硬くパンパンになっています。押すと痛みますが、しっかり刺激すると、徐々に硬さが崩れてやわらかくなり、痛

*Mammy's Recommend*

**おすすめマッサージオイル**

ジュニパー
2滴

**10ml の植物油に混ぜて使用**

循環不良によるむくみの解消にはジュニパーが最適です。リンパの流れを補い、過剰な水分を尿や汗として排出します。利尿作用が高いので、マッサージの前後は水分摂取を心がけて。

リンパで流す

# ひざ下の水分を回収し リンパの流れに乗せる

## 1 足の甲をほぐす …5回

両手で足をつかみ、板チョコを割るようなイメージで、真ん中から両端へ親指をすべらせて押し広げる。
老廃物がたまりやすい足先は強くもんで血流とリンパの流れを促す。

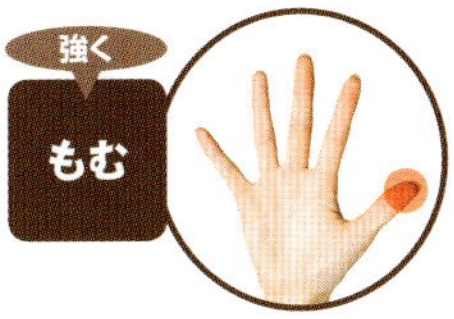


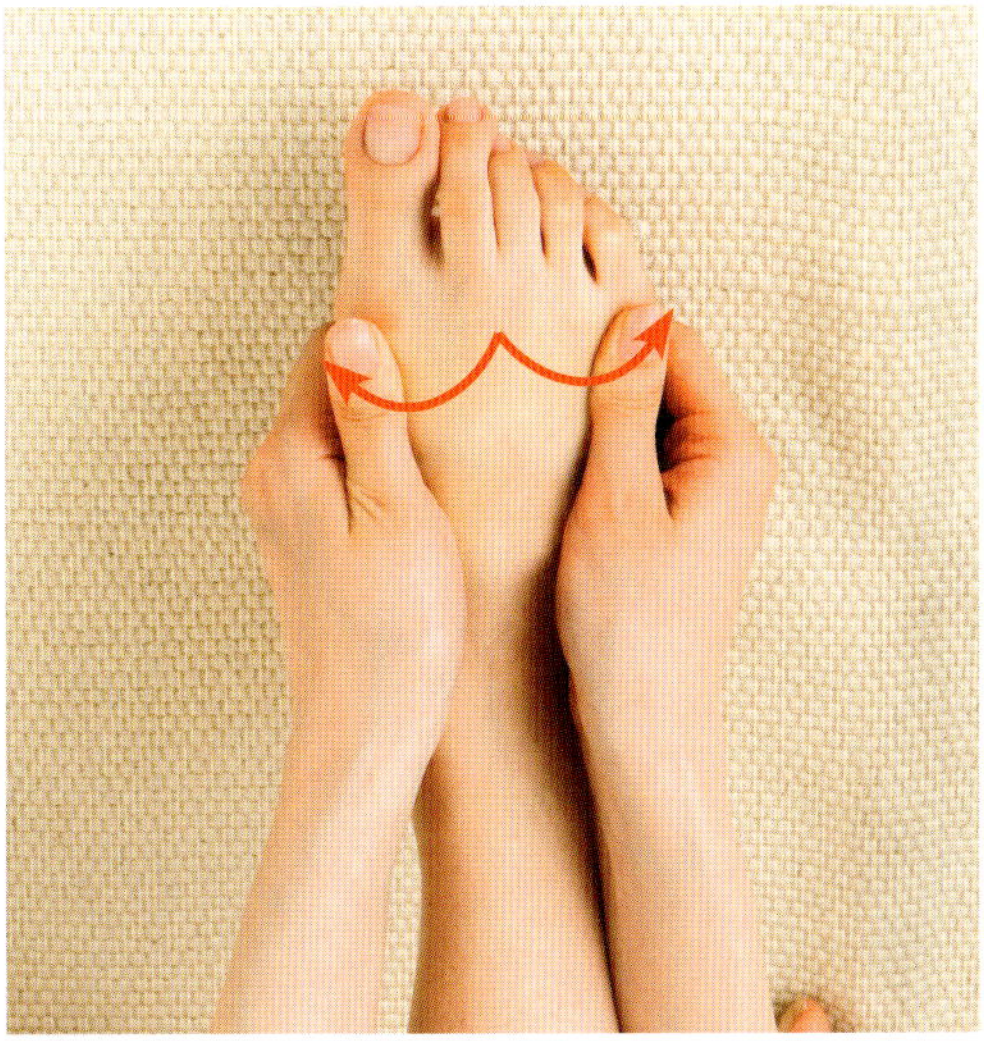

## 2 くるぶしをすり上げる …5回

３本の指をくるぶしのまわりに当て、前に回して下から強くすり上げる。
じん帯があってつまりやすい足首まわりは念入りにリンパを流す。

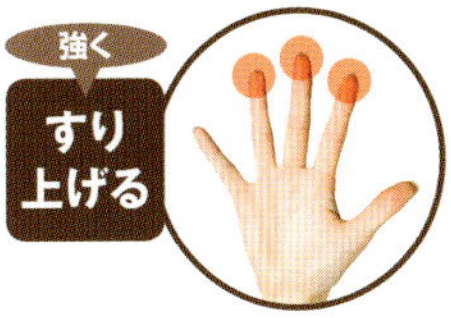


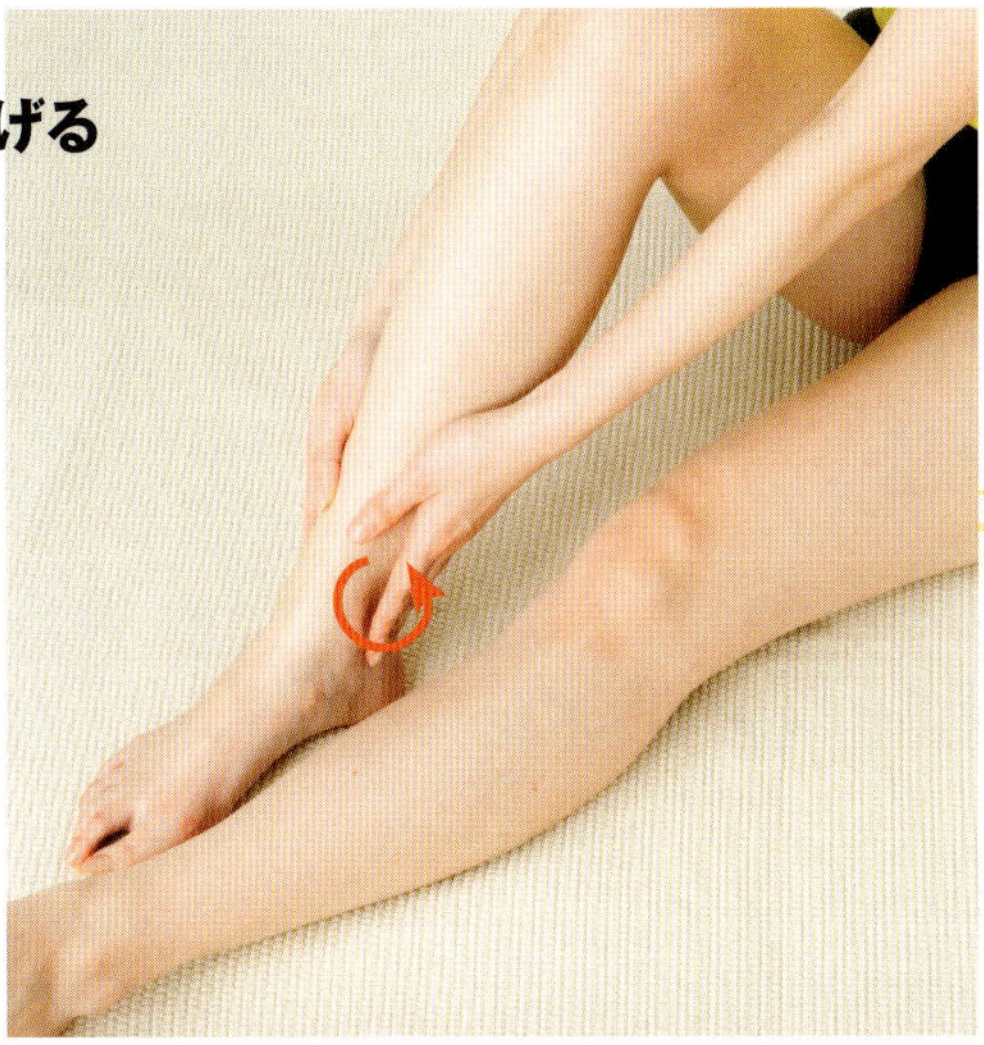

## 3 足首からひざ裏へ流す …5回

足首に両手のひらを密着させ、強めの力でひざ裏までしっかりすり上げる。
足首からひざ裏へ余分な水分や老廃物を流し込む。

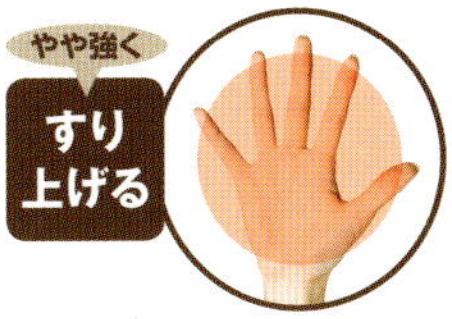


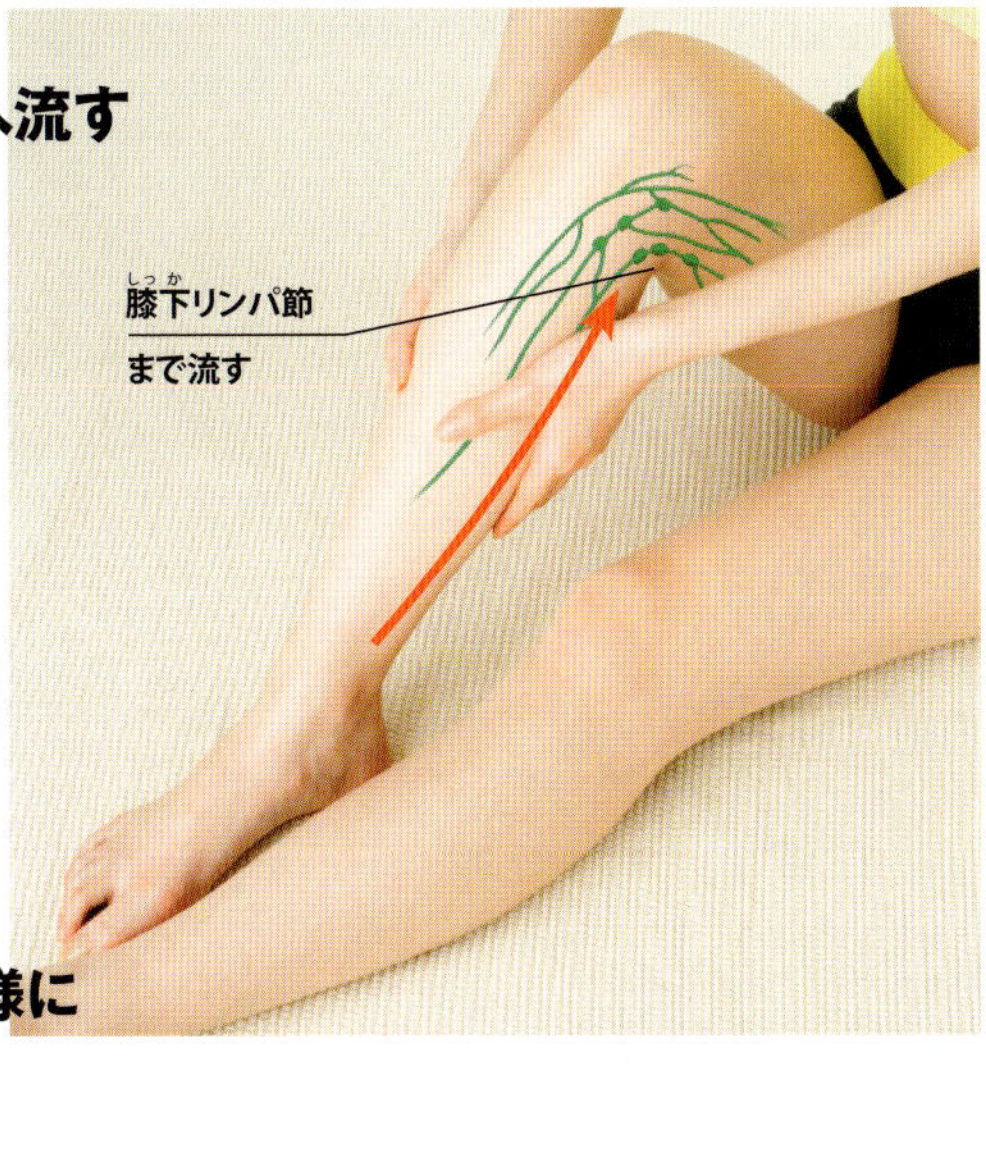


気持ちいい感覚に変わります。毎日続けると痛みはなくなり、足はいつでもポカポカ。お手入れのあとは白湯を飲んで、排出を促しましょう。
　また、合わない靴を履いていたり、食事の塩分が濃かったりするのもむくみの原因になるので注意しましょう。

**左足を終えたら右足も同様に**

風邪をひいたり、お腹を壊したりしやすい

# 免疫力の低下

リフレで崩す

## 免疫とかかわりの深い反射区をしっかり刺激

### 反射区 リンパ腺《せん》を刺激 しごくように…5回

①最初に、足首前部にある骨のキワを両手の親指で2か所同時に押す。②次に甲側の、第1趾《し》と第2趾のあいだの骨のくぼみに親指を重ねて入れ、足首に向かって圧をかけながらすべらせる。すべての趾《ゆび》のあいだも同様に行う。

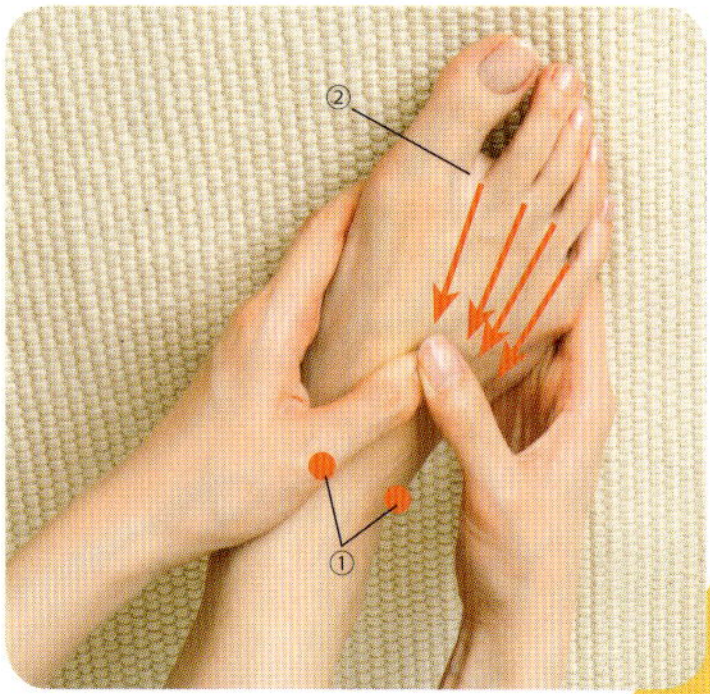


### 反射区 扁桃腺《へんとうせん》を刺激 つまむように…5回

甲側の、第1趾のつけ根を両手の親指でつまむように押す。

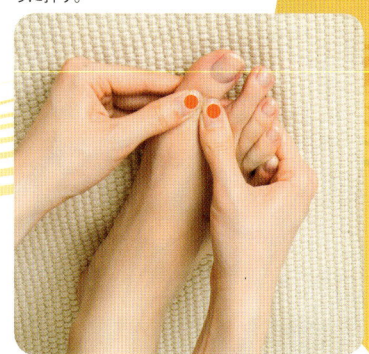

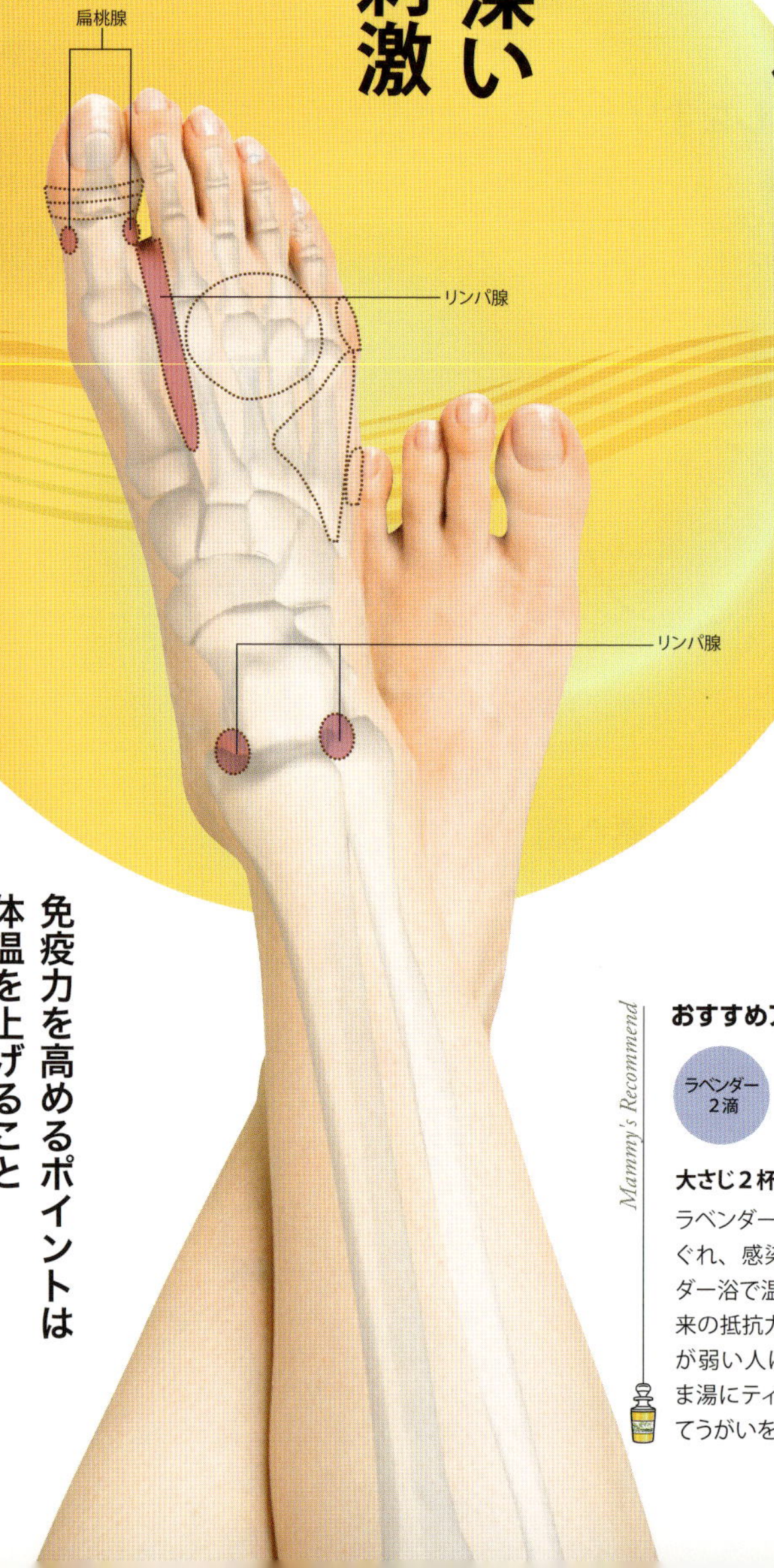


### 免疫力を高めるポイントは体温を上げること

免疫力が下がるとインフルエンザや風邪などの感染症にかかりやすくなったり、口内炎や肌荒れになりやすくなったりします。とくに平熱が35度台の低体温の人は免疫力が低いため、意識して体温を上げるよう努めましょう。

かんたんにできる対策は、食事内容の見直し。カラダを冷やす夏野菜やフルーツ、冷たい飲み物、食品添加物の摂取を

Mammy's Recommend

**おすすめアロマバス**

ラベンダー
2滴

**大さじ2杯の粗塩に混ぜて使用**

ラベンダーは抗ウイルス作用にすぐれ、感染予防に有効。ラベンダー浴で温まりながら、カラダ本来の抵抗力を高めましょう。のどが弱い人は、コップ1杯のぬるま湯にティートリーを1滴垂らしてうがいをしてみて。

リンパで流す

# リンパの密集する鎖骨まわりの流れを促進

## 1 耳の後ろから鎖骨まで押し回す…5回

左右の耳の後ろに３本の指を置き、小さな円を描く。鎖骨まで少しずつ下にずらしてくり返す。

首すじの筋肉を刺激しながらリンパ節にはたらきかけ、流れを整える。

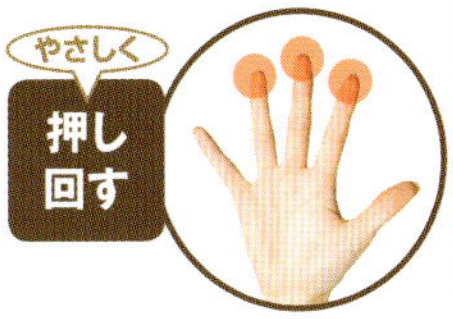
やさしく
押し回す

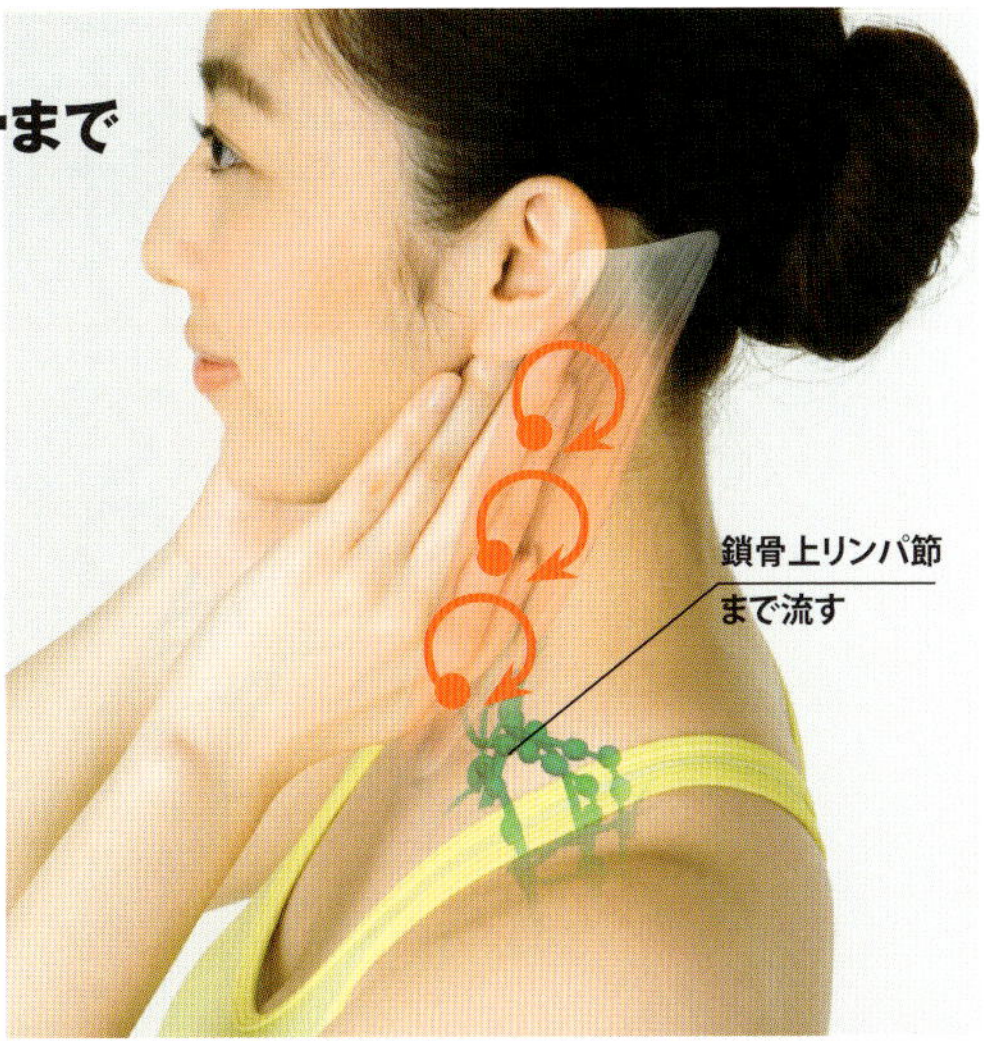
鎖骨上リンパ節
まで流す

## 2 鎖骨からわきの下へ流す…5回

手のひらを密着させ、鎖骨の下から反対側のわきの下へ向かってさする。左右同様に。

リンパの流れを整えながら胸の筋肉を伸ばし、呼吸を深くする。

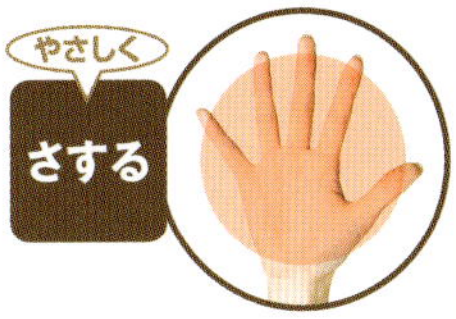
やさしく
さする

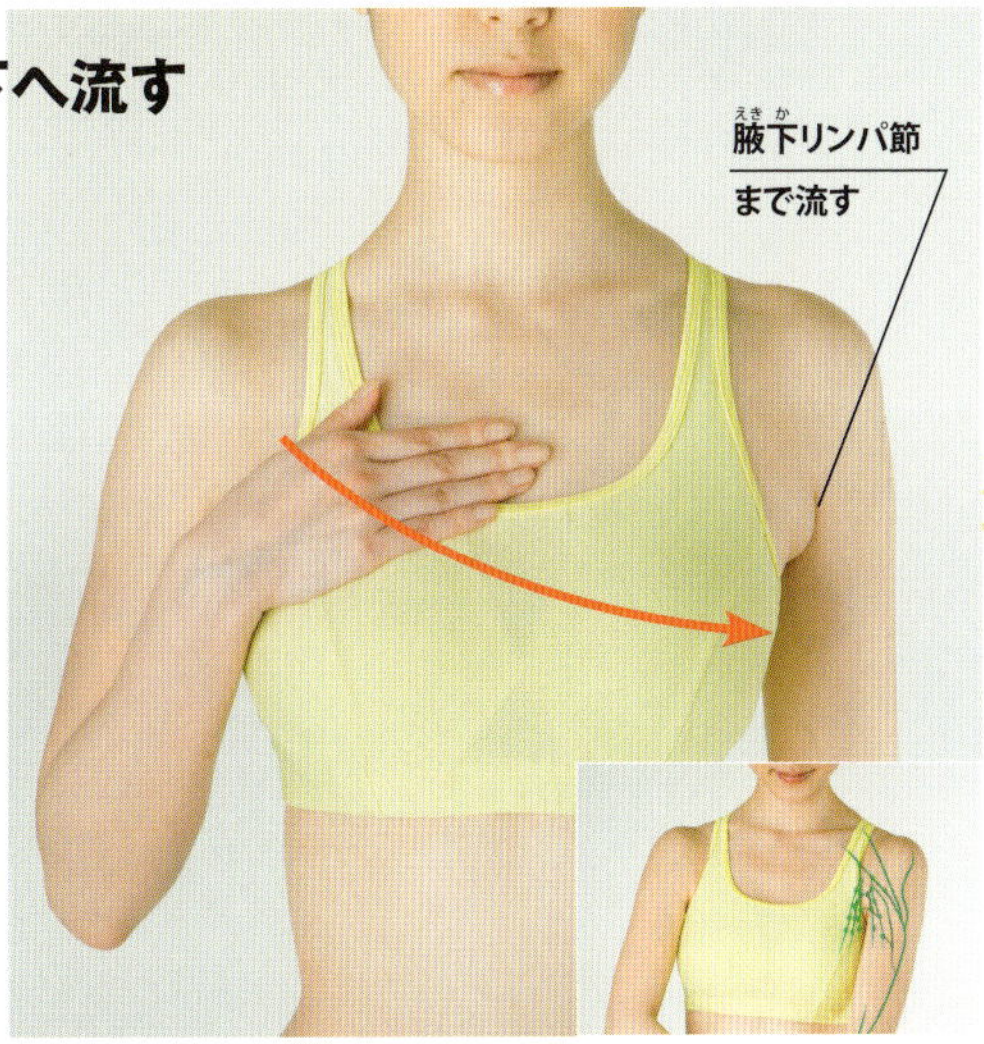
腋下《えきか》リンパ節
まで流す

左足を終えたら右足も同様に。そのあとリンパマッサージへ

## 3 鎖骨を押して離す…5回

３本の指を左右の鎖骨上縁に当て、１・２・３とゆっくり数えながら押し、同様に１・２・３で離す。内側から外側へ少しずつずらしてくり返す。

リンパが集合する鎖骨まわりはつまりやすくデリケートなので、ていねいに。

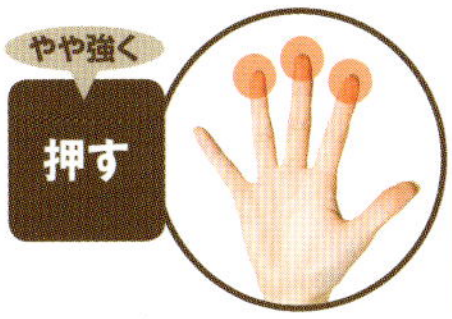
やや強く
押す

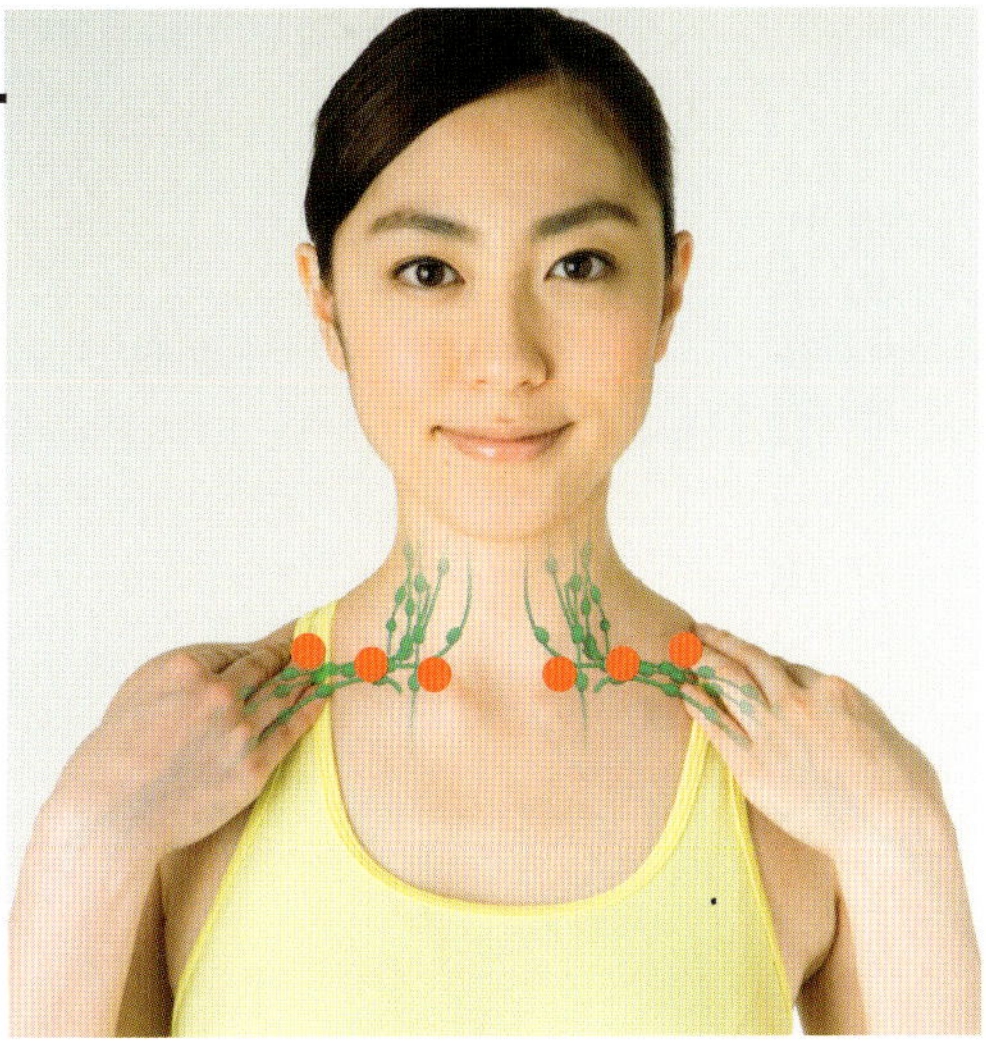

控えて、カラダの抵抗力を高めるビタミンBやCを積極的に取り入れましょう。
私はシナモンやカルダモン、クローブなどのスパイスをお茶にしたり、お料理に加えたりしてカラダの中から温め、全身の血液やリンパ液のめぐりをよくすることで抵抗力を高めるよう心がけています。

お腹が張って苦しくなることも

# 便秘

リフレで崩す

## 反射区での遠隔操作で腸を動かす

### 反射区 小腸・大腸を刺激 しごくように…5回

小腸は、足裏中央をまんべんなくかかとの方向へ刺激する。それから小腸を囲むように、少しずつ指をずらして大腸をしごく。左はコの字形、右は鍵形に。

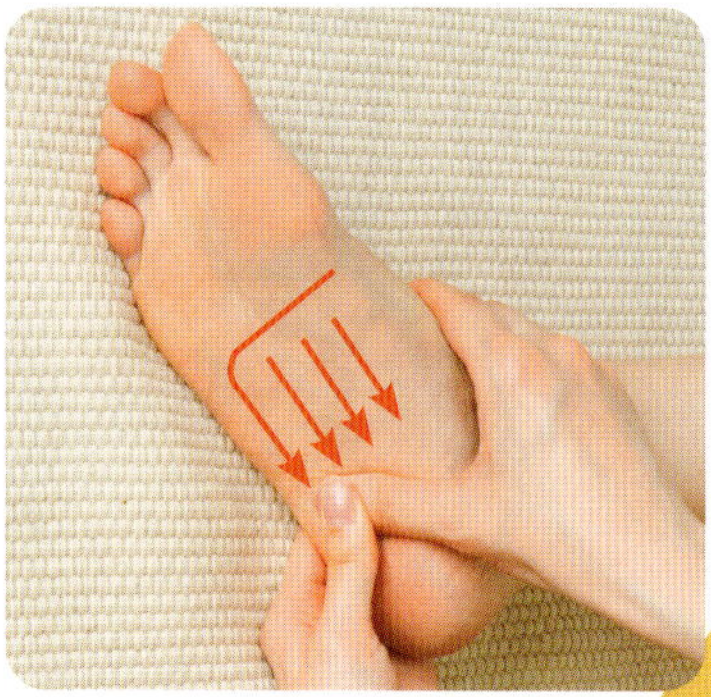

### 反射区 肝臓・胆のうを刺激 ななめ上に押す…5回

肝臓・胆のうがあるのは右足だけ。親指を重ねて、趾《ゆび》先の方向に押し上げる。

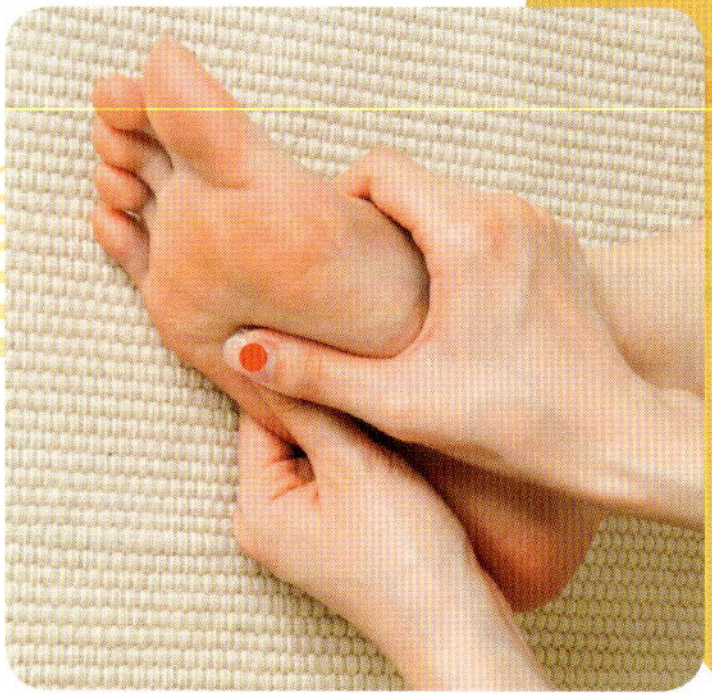

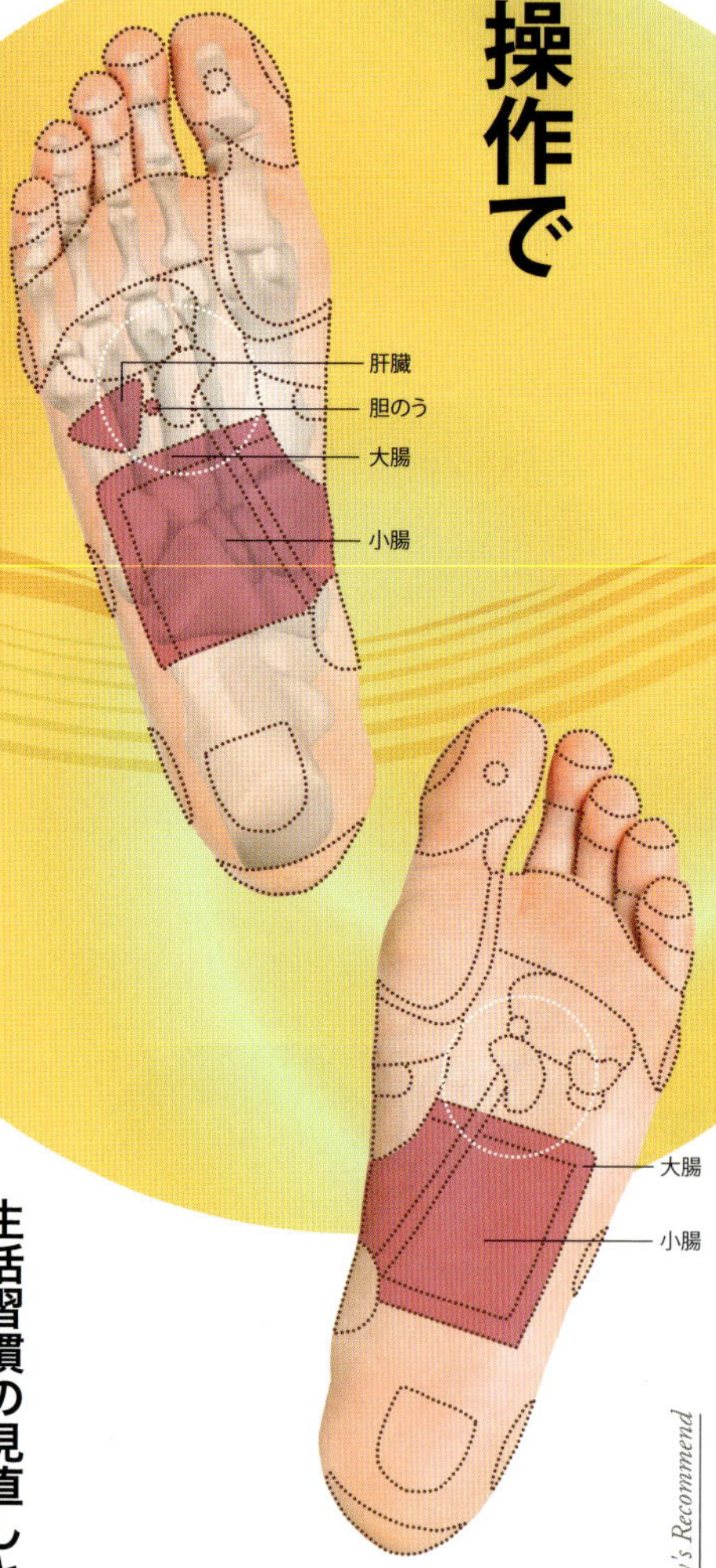


### 生活習慣の見直しと強めの刺激が有効

便秘の解消には、リフレクソロジーと腹部のリンパマッサージが効果的です。

便秘でお悩みの方の足裏を押すと、腸の反射区、なかでもかかと寄りのラインがとくに硬くなっています。深く押すと強い痛みがありますが、しっかりと崩して流すと、徐々にやわらかくなっていきます。サロンでこのお手入れを施すとトイレに行きたくなる人がいるほど即効性

*Mammy's Recommend*

**おすすめマッサージオイル**

オレンジ
2滴

**10mlの植物油に混ぜて使用**

甘くてフレッシュな香りのオレンジは消化機能を高め、排便リズムを整えるのに役立ちます。便秘で重苦しい腹部も、温めてめぐりをよくするとラクになります。

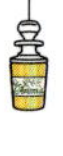

リンパで流す

# 強めのマッサージで腸の動きが活発に

のある反射区です。

次に、腹部のリンパマッサージ。あおむけになり、ひざを立てて行うと、腹部に指が届きやすくなり、大腸にアプローチしやすくなります。マッサージの前後に白湯を飲むのも効果的です。

反射区と腹部の両方を、しっかり刺激するのもコツです。

左足を終えたら右足も同様に。そのあとリンパマッサージへ

## 1 大腸を刺激する…5回

右のろっ骨のすぐ下に両手の指先を差し込み、大腸をつかんでもみほぐす。位置を少しずつ左へずらしていく。体内の大腸に届くよう、強めに行う。左の角はつまりやすいので念入りに。

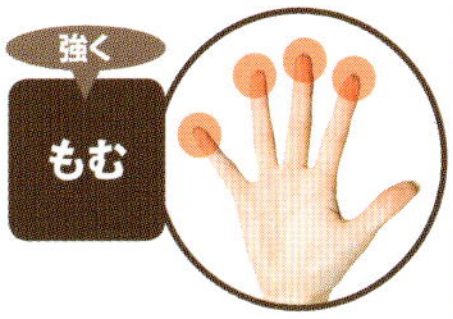
強く
もむ

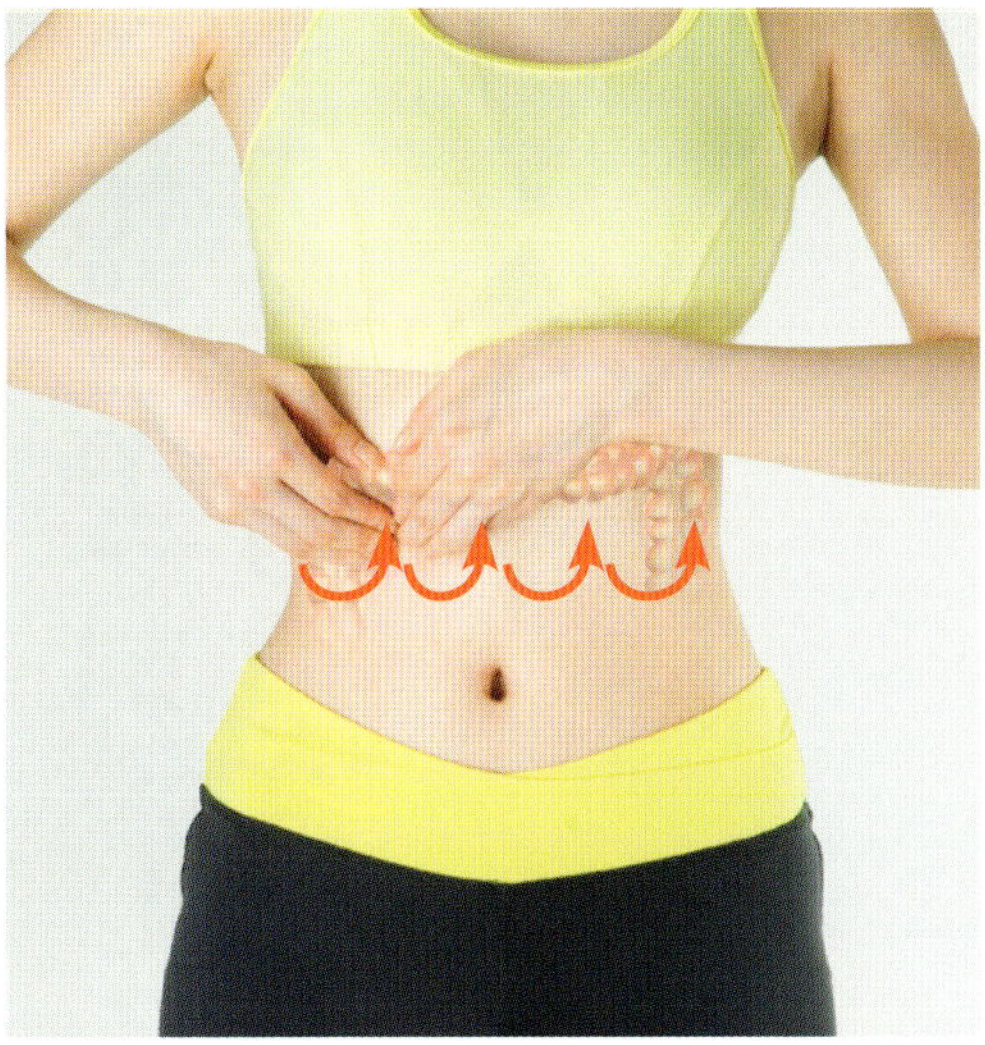

## 2 腰骨を押し回す…5回

左右の腰骨の上部に４本の指を当て、押しながら小さく回す。３か所ほど位置を変える。
強めに行うことで骨盤内と大腸への血流も高める。

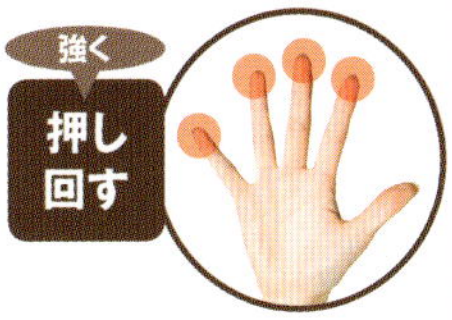
強く
押し回す

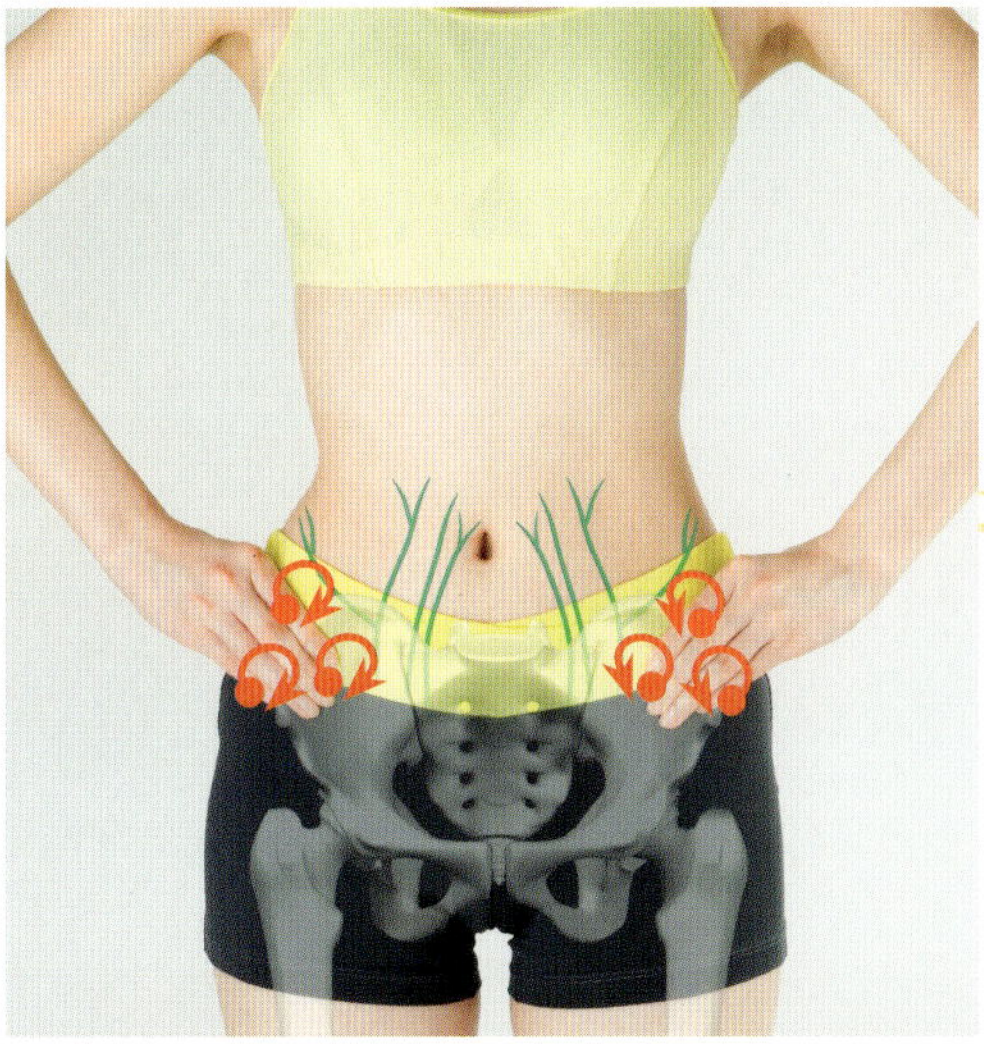

## 3 恥骨の上側を押す…5回

３本の指を重ねて恥骨に当て、指先を差し込むように押す。右から左へ、３か所に分けて押していく。
恥骨上部を刺激して直腸の動きを促す。

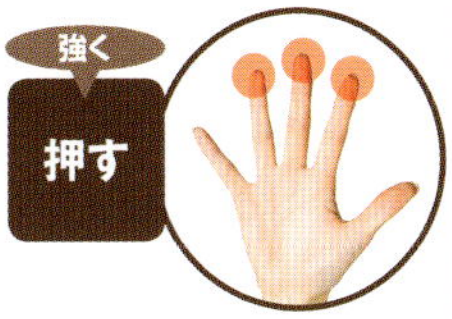
強く
押す

腸骨リンパ節
まで流す

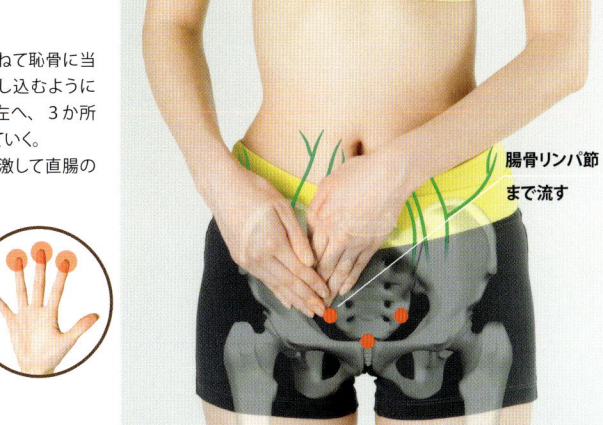

長時間の移動が不安に…

# 下痢

リフレで崩す

## 消化器系を刺激して腸のはたらきを正常に

### お腹を温めていたわる やさしいタッチのマッサージを

下痢は、単純な食あたりもあるでしょうが、ストレスで自律神経が乱れたり、腸内の水分コントロールがうまくいかなくなったりすることでも起こります。原因が何であれ、共通する症状は強い悪寒や冷汗です。脱水症状を防ぐために白湯で水分を補給し、腹部を中心にカイロなどで温めましょう。

慢性化している人は、食事の見直しも

### 反射区 胃・すい臓・十二指腸を刺激
### しごくように…5回

親指を重ねて土踏まず上部を強く押し、小さく半円を描きながら、全体を深くえぐるように刺激する。

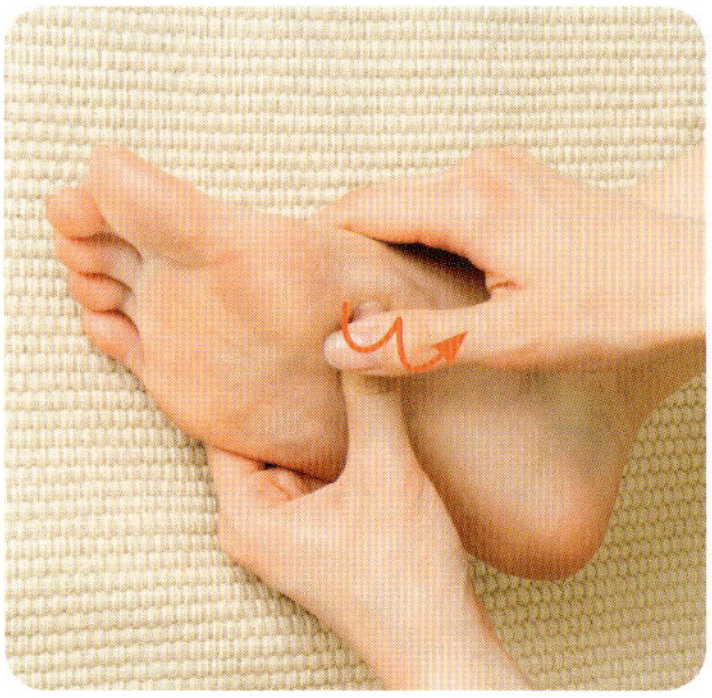

### 反射区 小腸・大腸を刺激
### しごくように…5回

小腸は、足裏中央をまんべんなくかかとの方向へ刺激する。それから小腸を囲むように、少しずつ指をずらして大腸をしごく。左はコの字形、右は鍵形に。

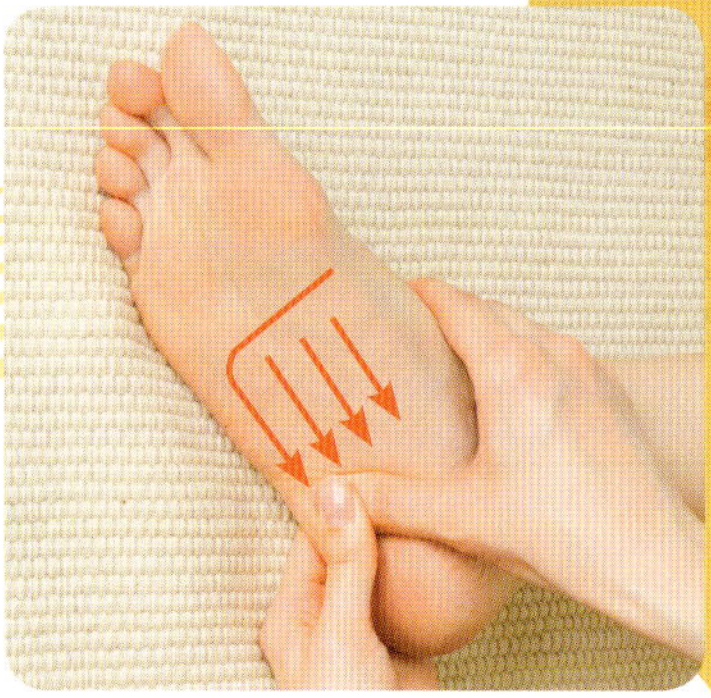

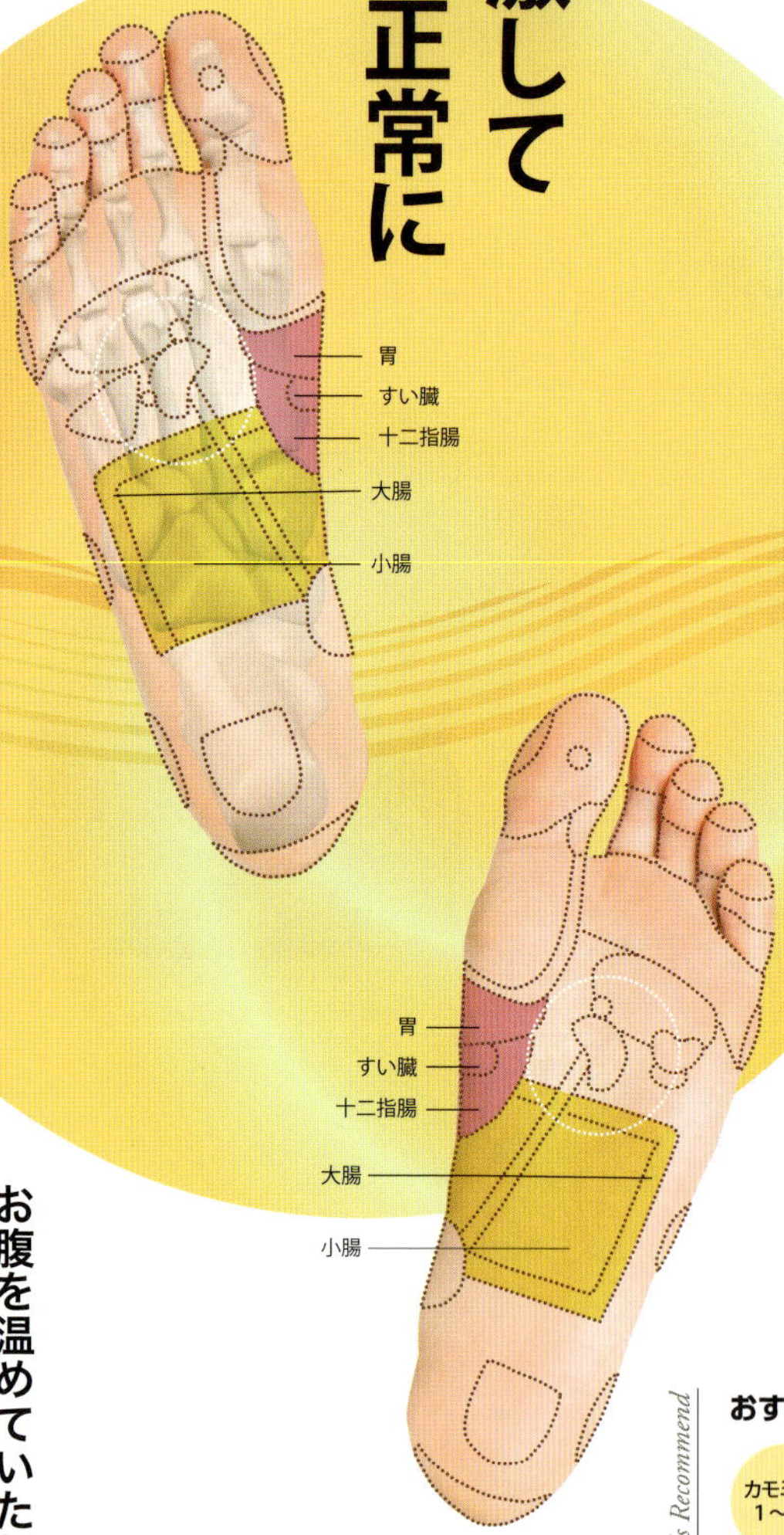


*Mammy's Recommend*

**おすすめアロマ温湿布**

カモミール 1～2滴

**お湯に垂らしタオルを浸してしぼる**

痛みをやわらげ、胃腸のぜん動運動をおだやかに整えるカモミール。腹部にくり返し温湿布して温めましょう。神経性の下痢なら、ネロリも有効です。

リンパで流す

# お腹をじんわり温めて回復を促す

必要です。アルコールやカフェイン類、冷たいもの、香辛料の摂りすぎに注意しましょう。

なお、ストレス性の場合、ストレス源を取りのぞくだけでけろっと治ることがあります。


左足を終えたら右足も同様に。そのあとリンパマッサージへ

## 1 みぞおちをさする…温まるまで

手のひらを重ねてみぞおちに当て、時計回りにゆっくりさする。

緊張や痛みをやわらげるようにやさしく温める。

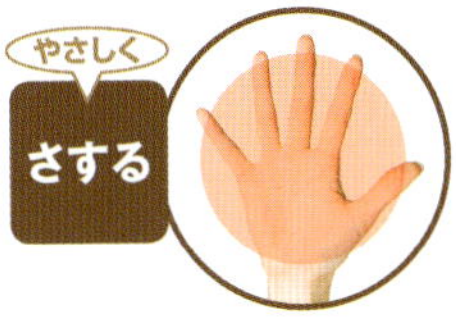
やさしく
さする

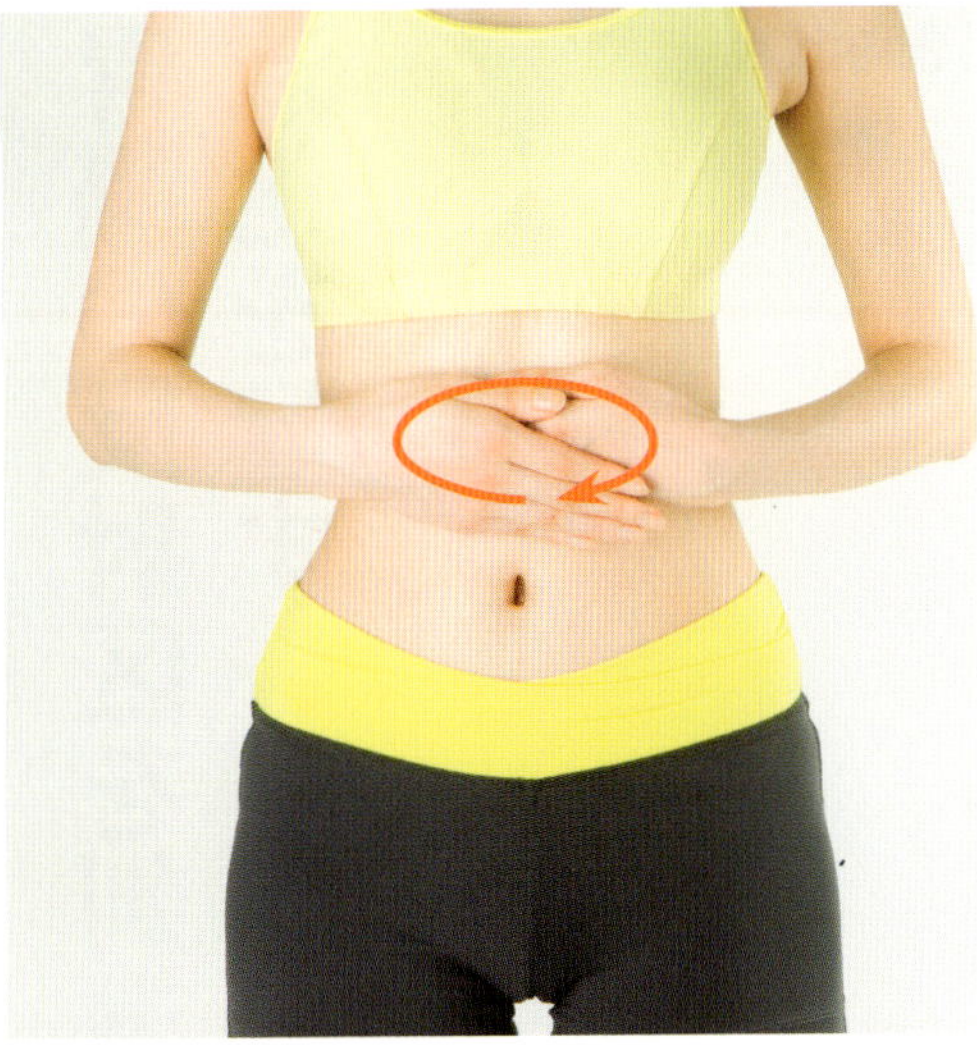

## 2 腰骨とおへその上を押し回す…5回

3本の指を重ね、右の腰骨、おへその上、左の腰骨の順に押しながら小さく回す。腰骨は3か所くらい位置を変える。

お腹のリンパをやさしく整えて痛みをやわらげる。

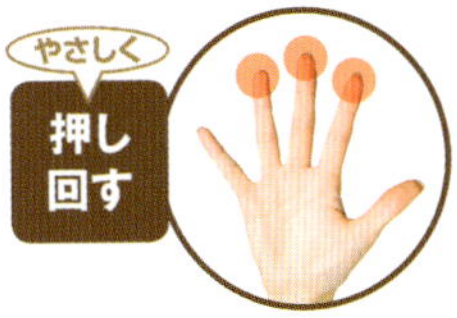
やさしく
押し回す

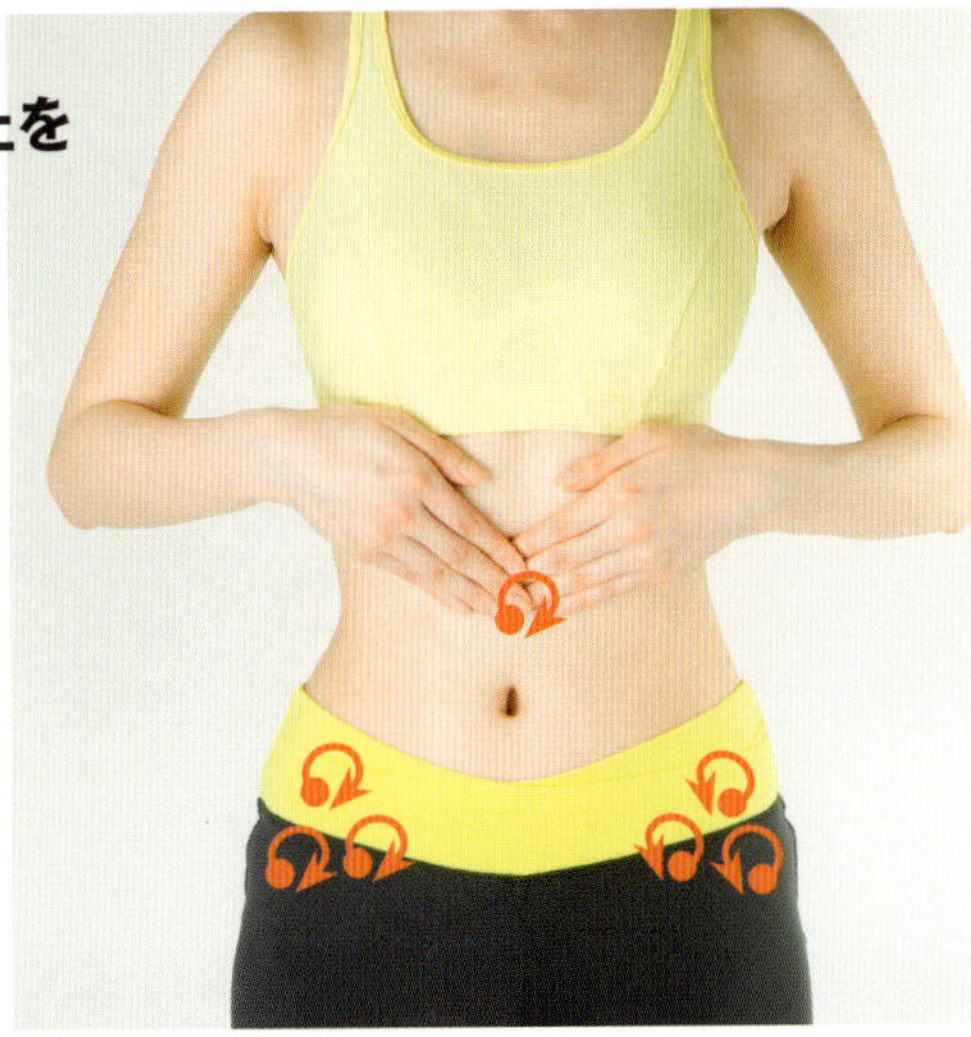

## 3 お腹をさする…10回

手のひらを重ねておへその下に当て、時計回りに大きくゆっくり回す。

お腹全体が温まるまでくり返す。

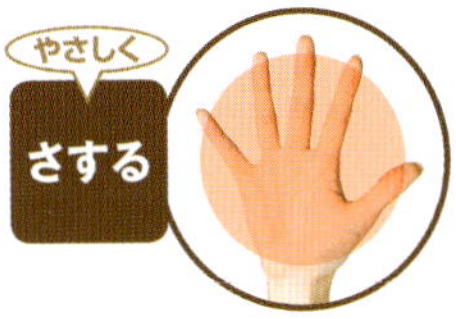
やさしく
さする

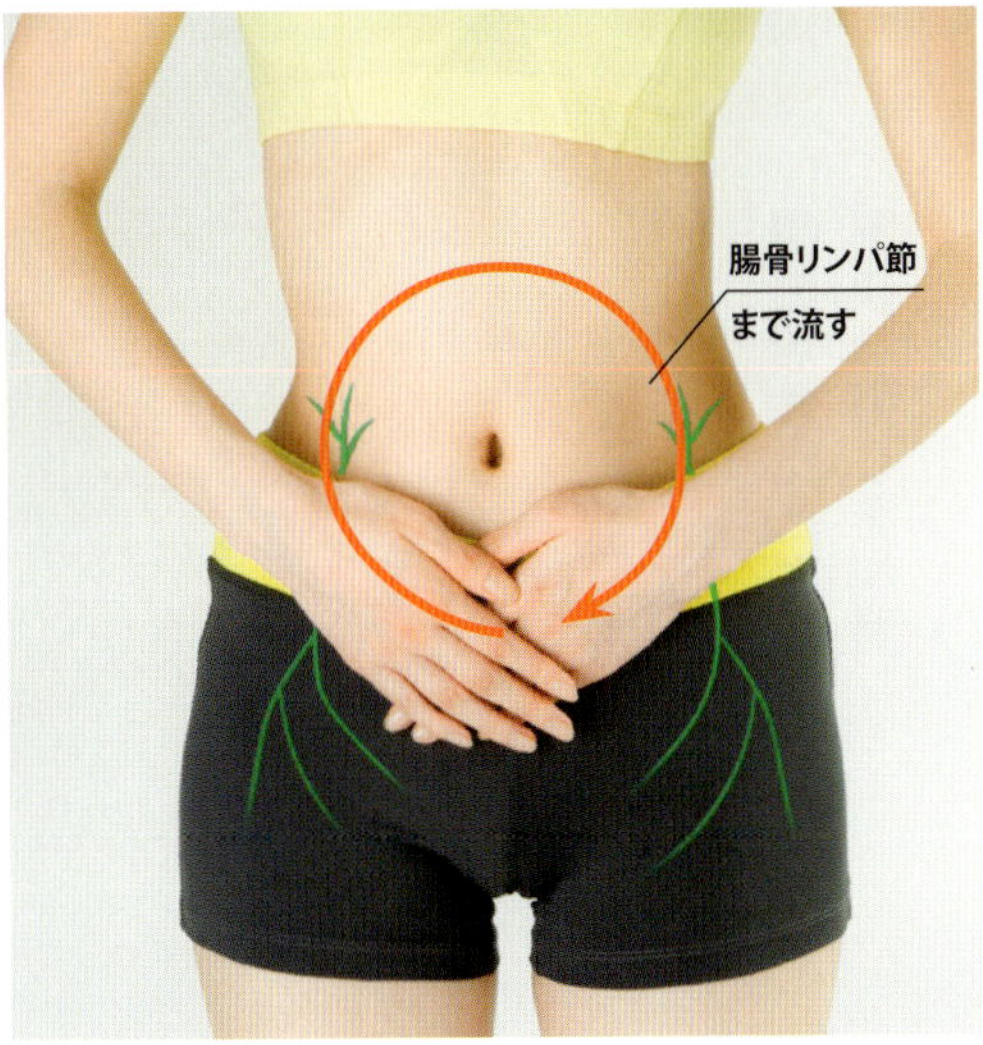
腸骨リンパ節
まで流す

食べすぎてもいないのにポッコリする

# お腹の膨満感

リフレで崩す

## 胃腸の反射区を刺激して消化を促す

### 反射区 胃・すい臓・十二指腸を刺激
### しごくように…5回

親指を重ねて土踏まず上部を強く押し、小さく半円を描きながら、全体を深くえぐるように刺激する。

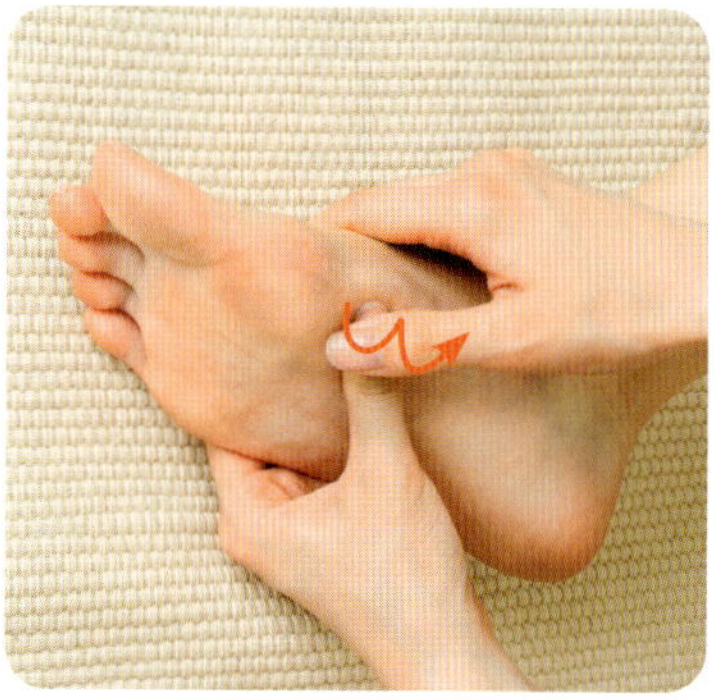

### 反射区 小腸・大腸を刺激
### しごくように…5回

小腸は、足裏中央をまんべんなくかかとの方向へ刺激する。それから小腸を囲むように、少しずつ指をずらして大腸をしごく。左はコの字形、右は鍵形に。

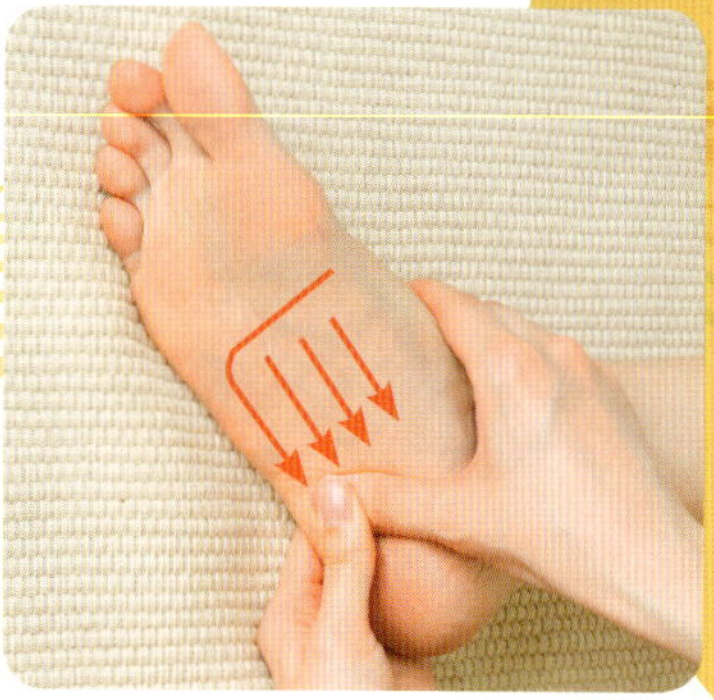

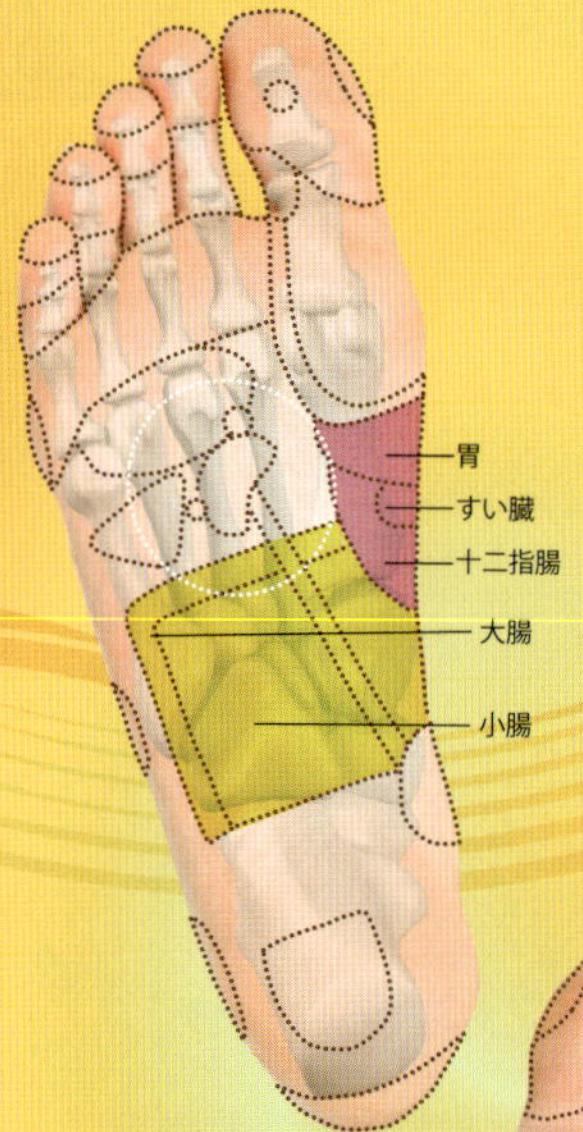


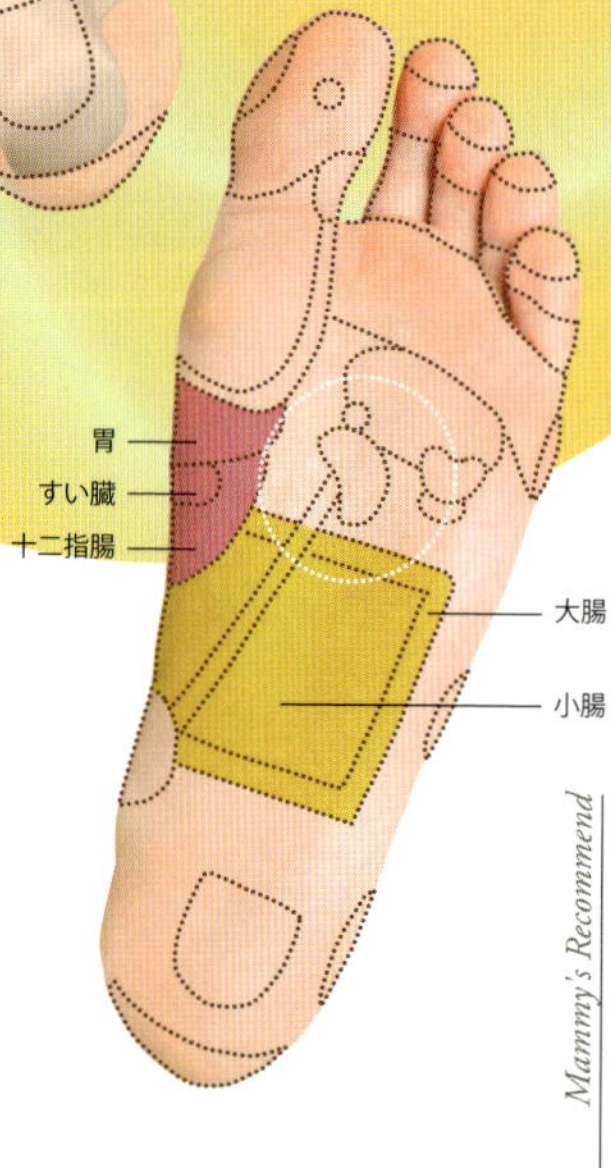


### 腸の活性化とガス抜きで不快な張りを解消

お腹の中で発生したガスは、通常はその大半が呼吸とともに排出されます。ところが腸のはたらきが鈍ると、ガスがうまく排出できなくなり、お腹にどんどんたまったりします。そして飲食に関係なくお腹が張り、おならやげっぷが出るのです。

腸が弱っているので、食事を摂るときはよく噛んで、唾液の分泌を促しましょう。おしゃべりしながらの食事も、空気

*Mammy's Recommend*

**おすすめマッサージオイル**

フェンネル
2滴

**10ml の植物油に混ぜて使用**

消化活動を活発にして、たまったガスの排出を促すフェンネル。腸内をキレイにクリーニングし膨満感やげっぷを解消します。また、食べすぎ防止にも有効です。

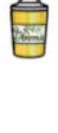

リンパで流す

# 下腹部のリンパを流して たまったガスを抜く

## 1 お腹をさする …10回

手のひらを重ねておへその下に当て、時計回りに大きくゆっくり回す。

息を吐きながらお腹全体をやさしく温める。

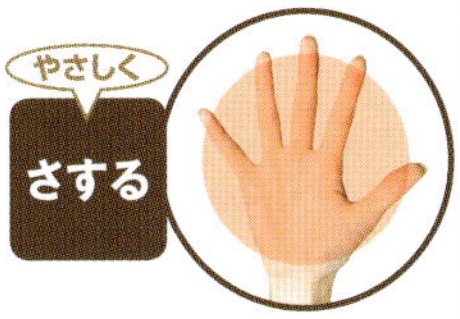

やさしく
さする


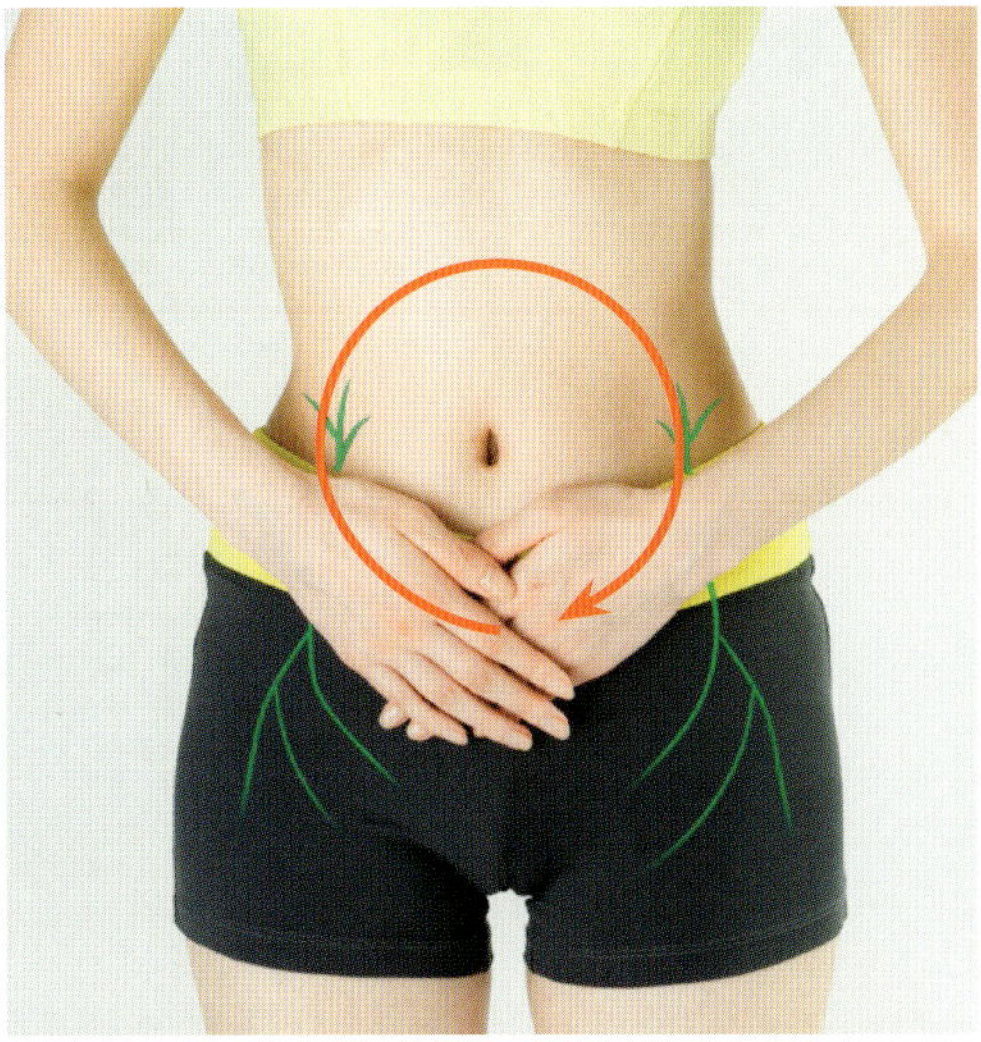

## 2 恥骨の上側を押す …5回

3本の指を重ねて恥骨に当て、指先を差し込むように押す。右から左へ、3か所に分けて押していく。

恥骨上部を刺激して下腹部の血流を促す。

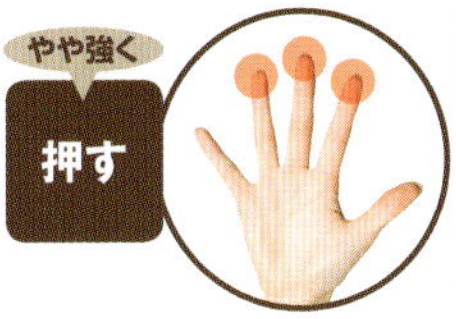

やや強く
押す


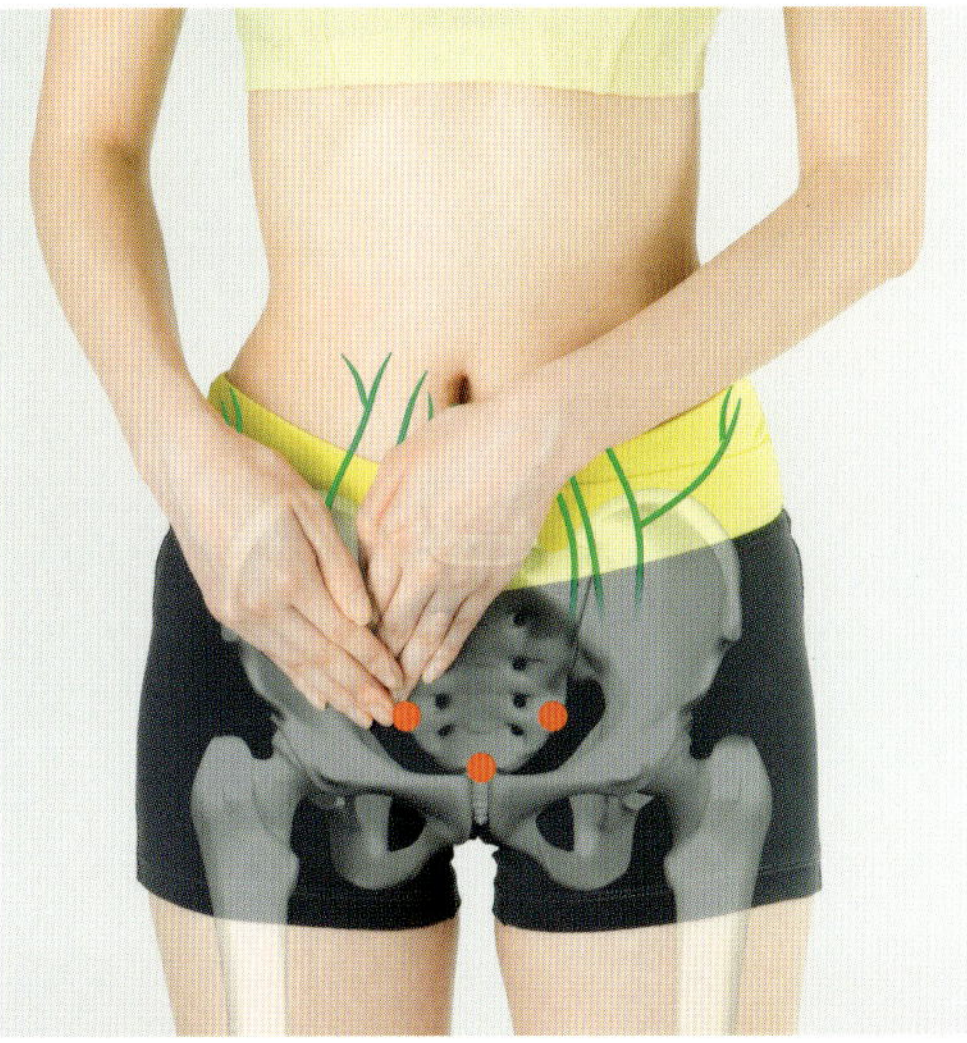

## 3 そけい部を押し回す …5回

3本の指を重ねて、そけい部を外側から内側へ、指先を入れるように押し回す。3か所に分けるとよい。左右同様に。

リンパ節のつまりを取りのぞき骨盤内の血流を促すため、指先で強めに行う。

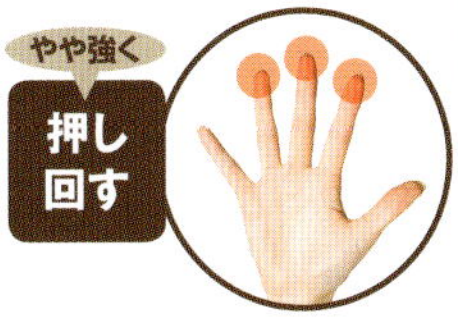

やや強く
押し
回す


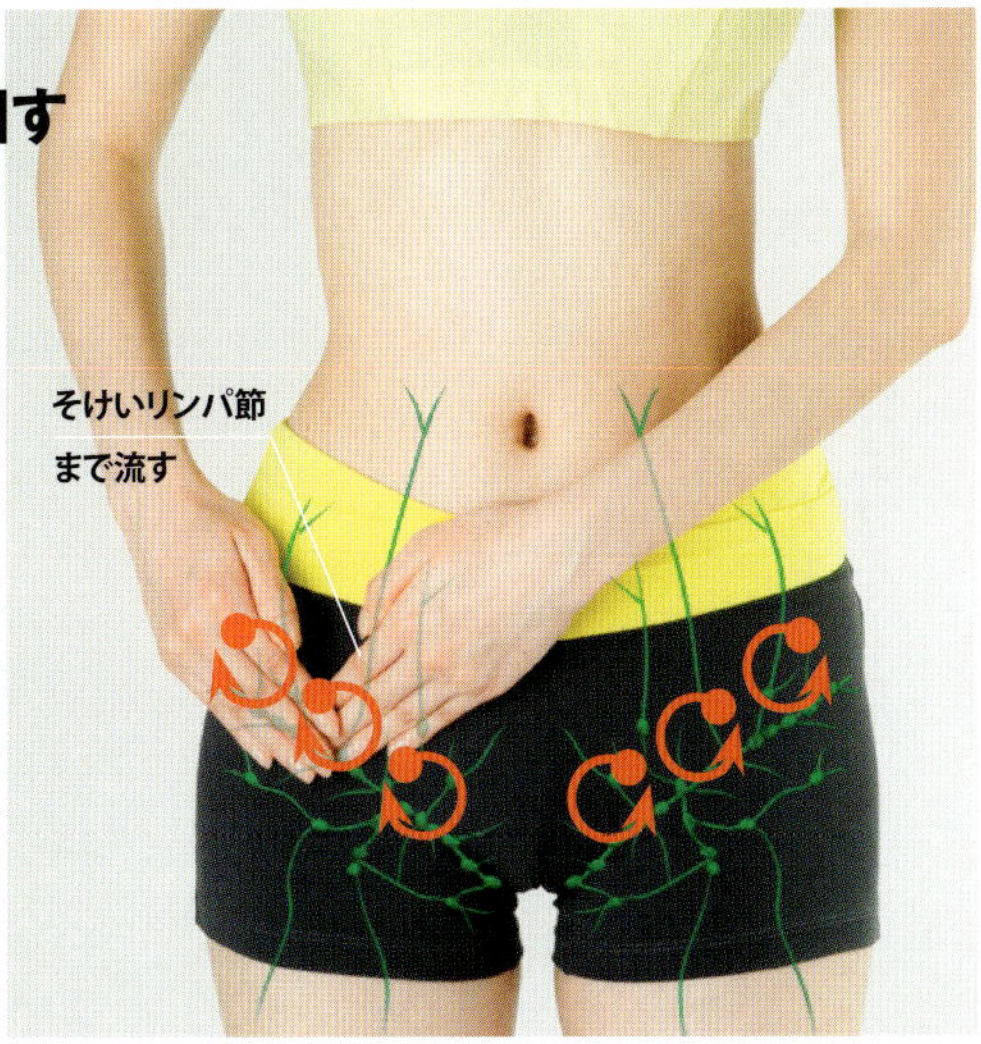

そけいリンパ節
まで流す


左足を終えたら右足も同様に。そのあとリンパマッサージへ

を飲み込みやすくなるのでひかえたほうがよさそうです。

また、便秘が原因で起こることもあるので、腹部を直接マッサージするのも効果的です。腸のぜん動運動を活性化して、ガスの排出を促します。

腸に空気がたまると痛みを感じることもあるので、やさしく行いましょう。

食欲がわかず、何をするのもおっくうに

# 胃腸の不快感

リフレで崩す

## 胃腸の反射区を痛くても強めに刺激

### 反射区 胃・すい臓・十二指腸を刺激 しごくように…5回

親指を重ねて土踏まず上部を強く押し、小さく半円を描きながら、全体を深くえぐるように刺激する。

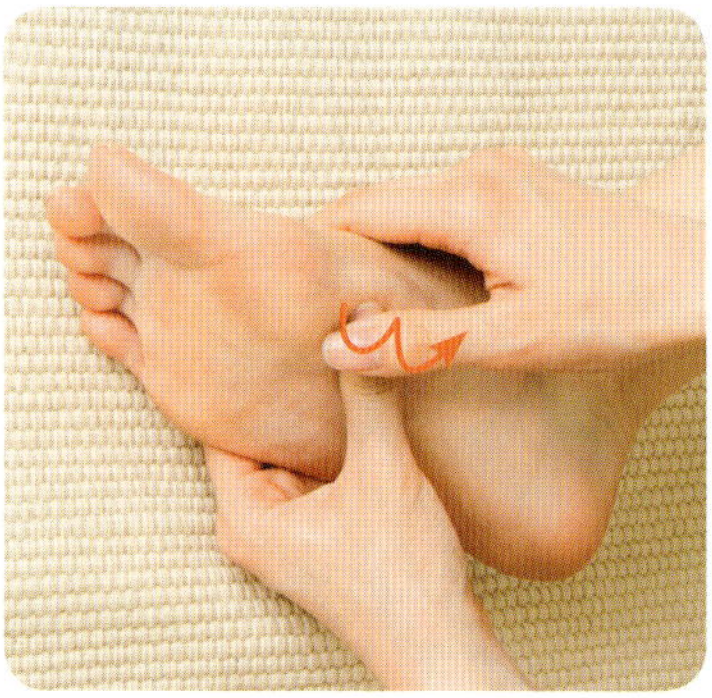

### 反射区 小腸・大腸を刺激 しごくように…5回

小腸は、足裏中央をまんべんなくかかとの方向へ刺激する。それから小腸を囲むように、少しずつ指をずらして大腸をしごく。左はコの字形、右は鍵形に。

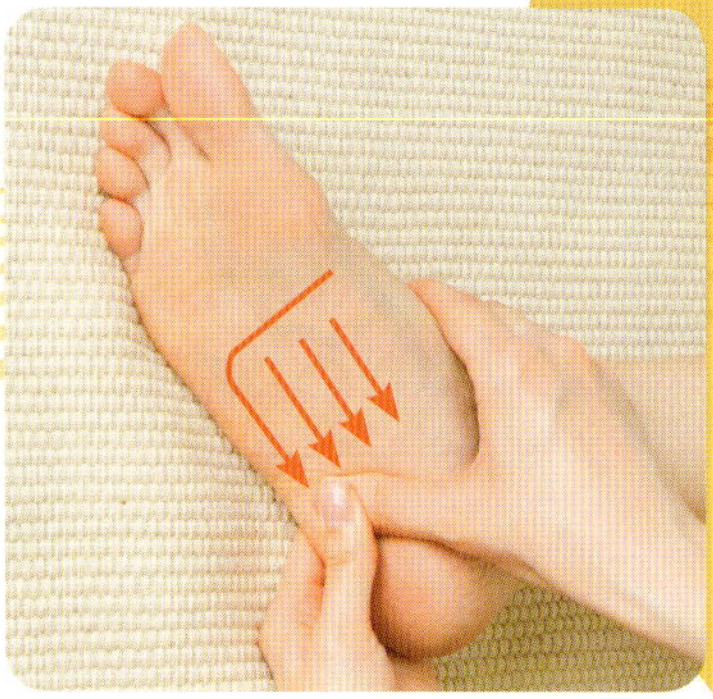

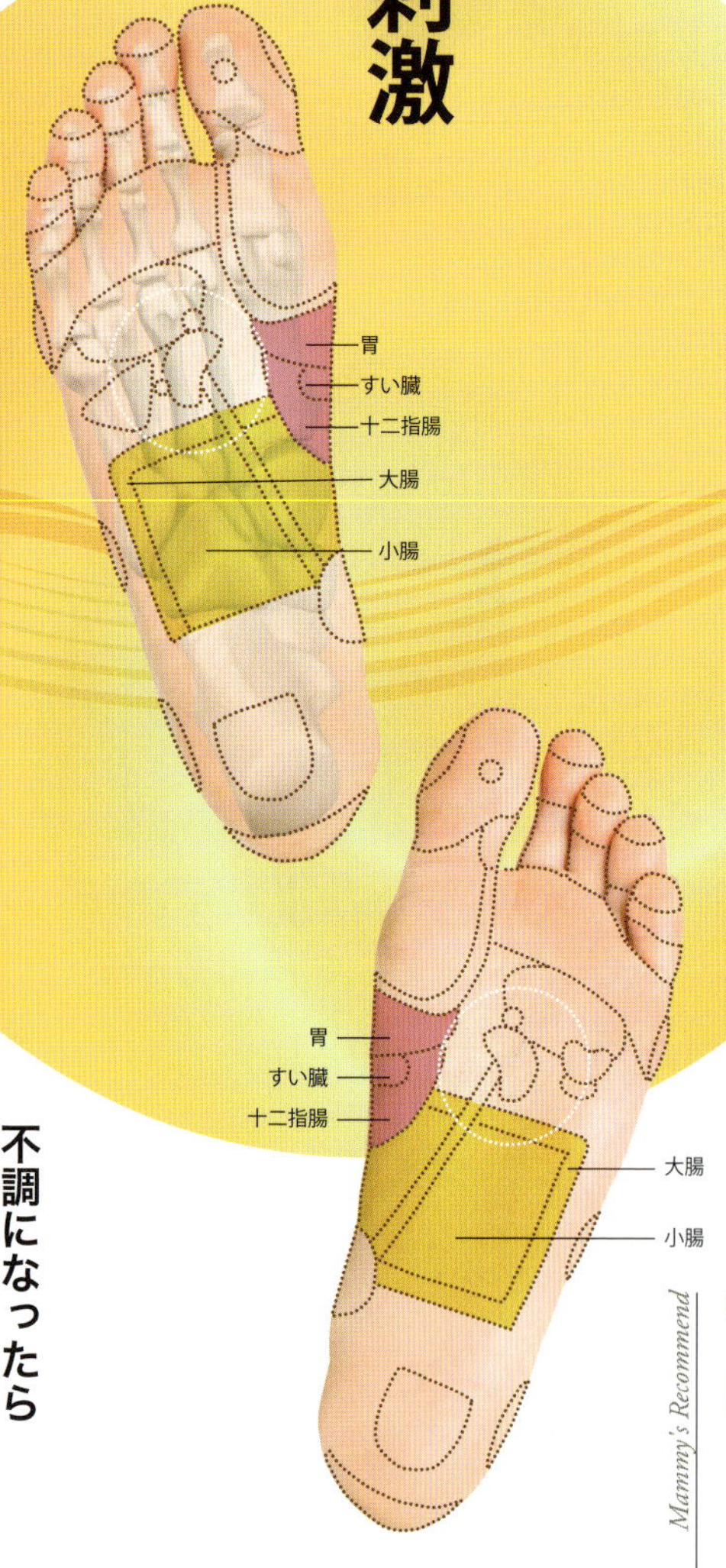


### 不調になったら まずは休ませること

胃腸の反射区を押すと、ほぼすべての方が痛みを訴えます。日本人の食生活が急速に欧米化し、消化器官への負担が増したからでしょう。日本人はもともと米食・菜食が、欧米人は肉食が中心。内臓を比べると消化液の量も質も、小腸の長さも違います。現在も食事内容の変化ほど、内臓は進化していません。ストレスが胃に表れやすい、食後にも

*Mammy's Recommend*

**おすすめマッサージオイル**

ペパーミント 2滴

**10ml の植物油に混ぜて使用**

ペパーミントが消化液の分泌を促して、胃腸への負担を軽減。消化吸収や排せつをスムーズにします。油分の多い食後には、ミントティーで胃もたれや胸やけを防止しましょう。

リンパで流す

# 消化を進ませるマッサージで胃腸のはたらきを回復

## 1 みぞおちをさする…10回

手のひらを重ねてみぞおちに当て、時計回りにゆっくりさする。
お腹を温めて胃腸への血流を促す。

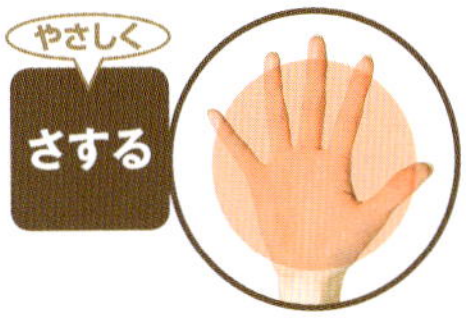
やさしく
さする

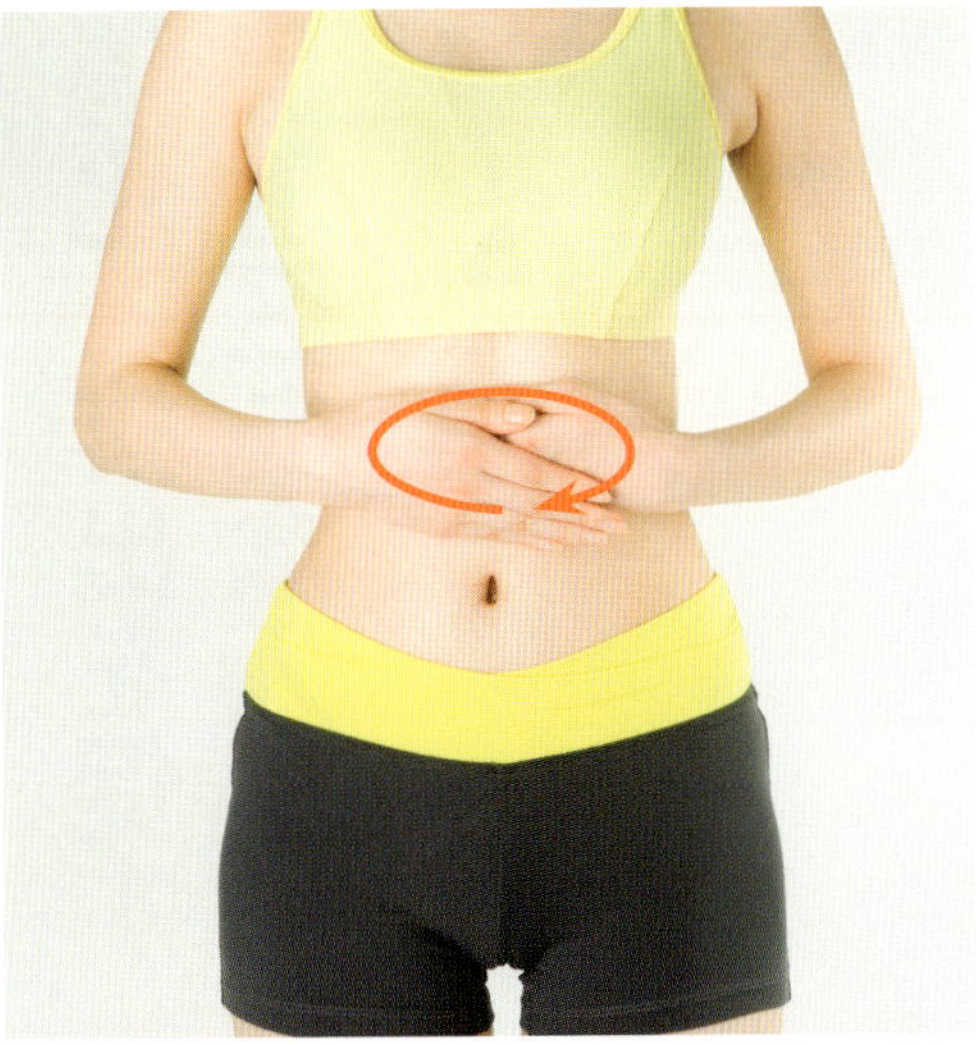

## 2 ウエストをさする…5回

くびれ部分に手のひらを当て、おへそに向けてさする。
親指の下部で、やや強めに。
脇腹も温めて胃腸のぜん動運動を高める。

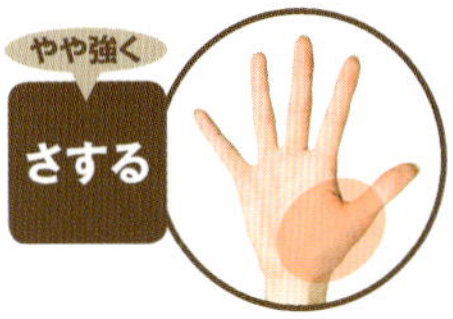
やや強く
さする

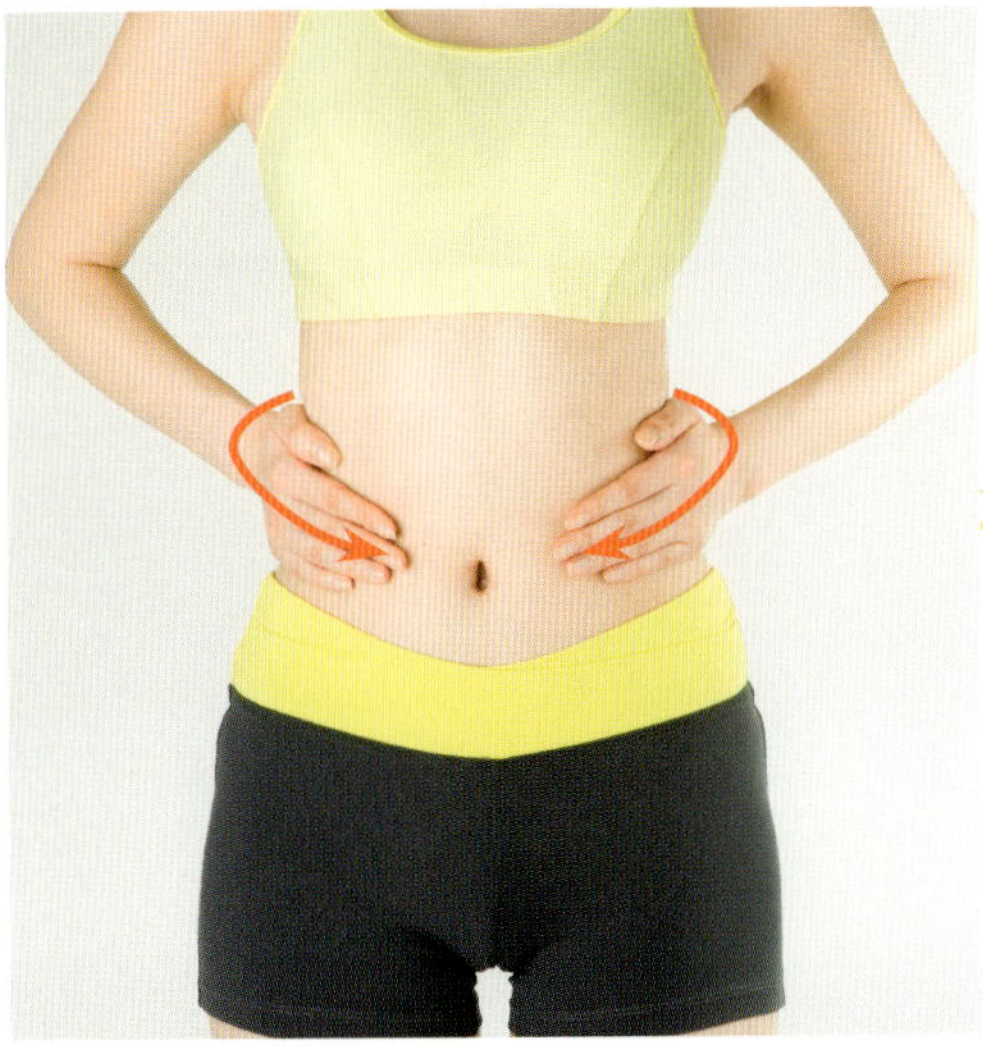

左足を終えたら右足も同様に。そのあとリンパマッサージへ

## 3 お腹をさする…10回

手のひらを重ねておへその下に当て、時計回りに大きくゆっくり回す。
お腹全体が温まるまでくり返す。

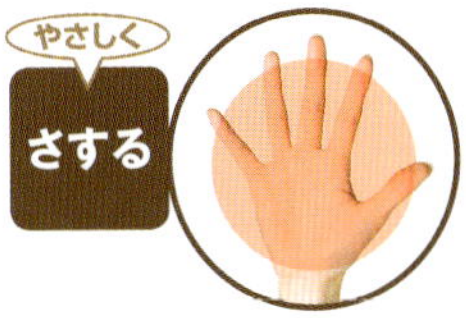
やさしく
さする

腸骨リンパ節まで流す

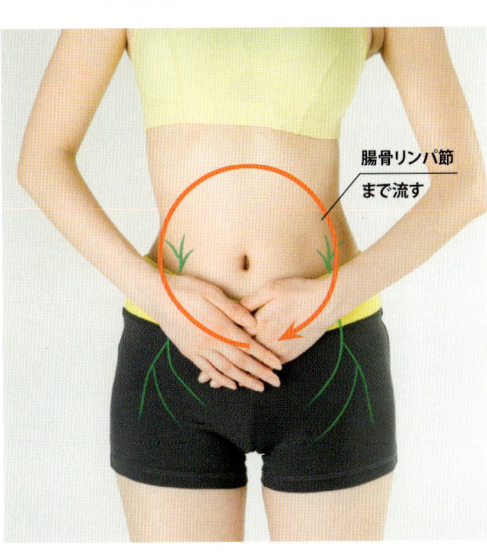

たれやすい方は、不調のとき消化しやすい食事に替えてみましょう。いつもよりよく噛んで、唾液の分泌を促すことも大事です。また、水を飲みながらの食事は胃酸を薄めてしまい、消化を妨げるので避けましょう。胃が不調なときに、私は2～3食抜いて胃腸を休ませ、回復を早めています。

# 腹痛

キリキリしたり鈍い痛みが生じたりする

リフレで崩す

## 消化と排出を促す反射区を念入りに

### 反射区 腎臓・輸尿管・膀《ぼう》胱《こう》を刺激 しごくように…5回

親指を重ねて足裏の真ん中あたりの腎臓を強く押し、輸尿管をなぞってかかと前の膀胱まで、力を抜かずに一気に刺激する。痛みや硬さを感じるところは念入りに。

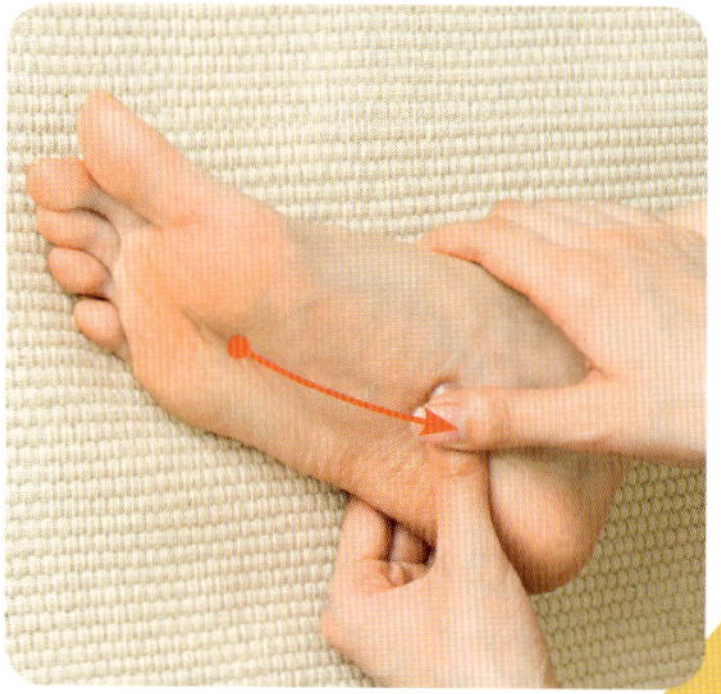

### 反射区 胃・すい臓・十二指腸を刺激 しごくように…5回

親指を重ねて土踏まず上部を強く押し、小さく半円を描きながら、全体を深くえぐるように刺激する。

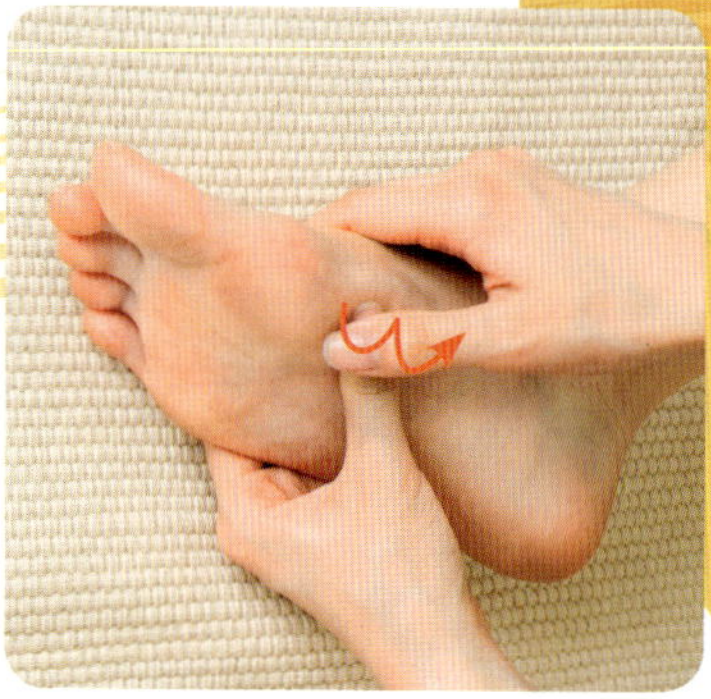

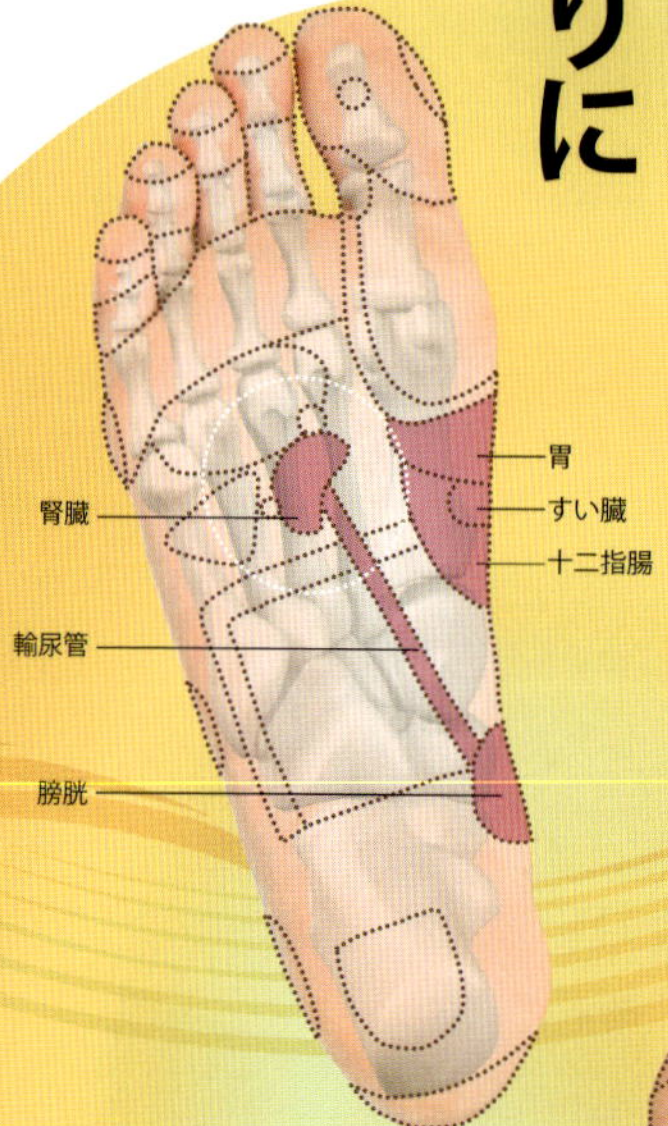


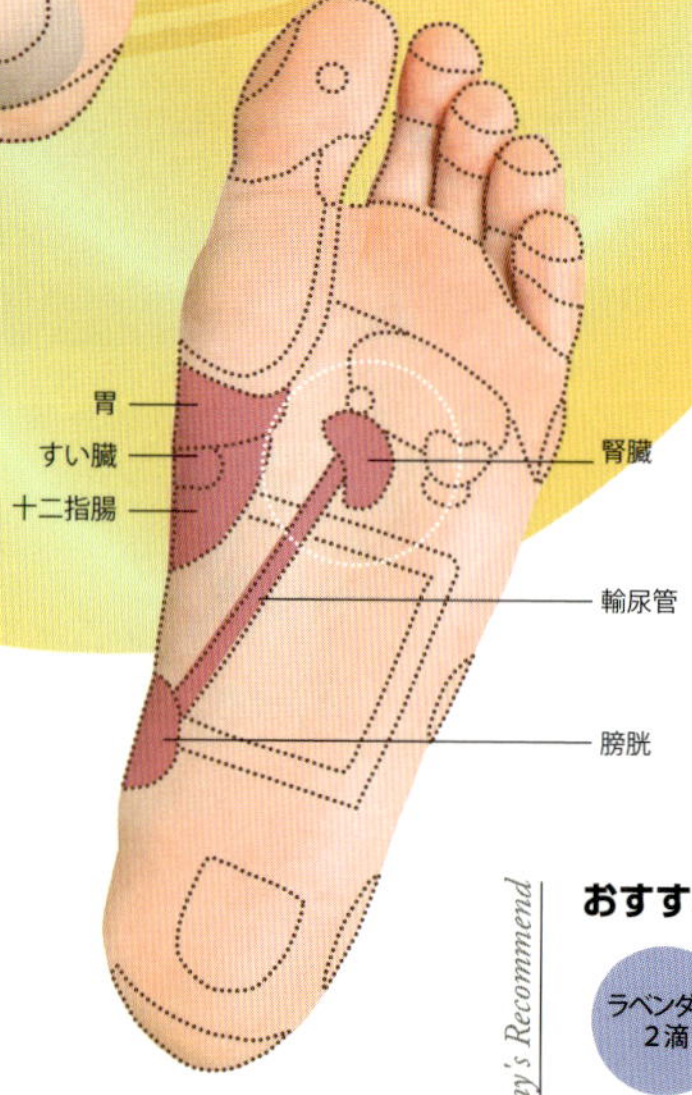


### 胃腸のはたらきを整え リンパとともに痛みを流す

食べすぎによる消化不良、冷えやストレス、疲れによる胃のはたらきの低下、下痢や生理痛など、腹痛の原因はさまざまです。便秘で腸にガスがたまり、痛みが生じることもあります。

いずれにせよお腹が痛むときには、カラダの表面が冷えていることが多いので、温めてあげましょう。レンジで温めるタイプのホットパックを、お腹や腰まわり

Mammy's Recommend

**おすすめアロマ温湿布**

ラベンダー 2滴

**お湯に垂らしタオルを浸してしぼる**

痛みをやわらげながら胃液の分泌を高め、消化不良を解消させるのがラベンダー。ストレス性の痛みや生理痛など、多くの痛みの緩和に使えます。

リンパで流す

# 腹部のマッサージで胃腸を温め痛みを軽減

## 1 みぞおちをさする…10回

手のひらを重ねてみぞおちに当て、時計回りにゆっくりさする。
緊張や痛みをやわらげるように、やさしく温める。

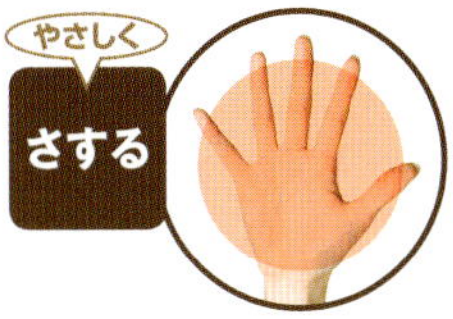
やさしく
さする

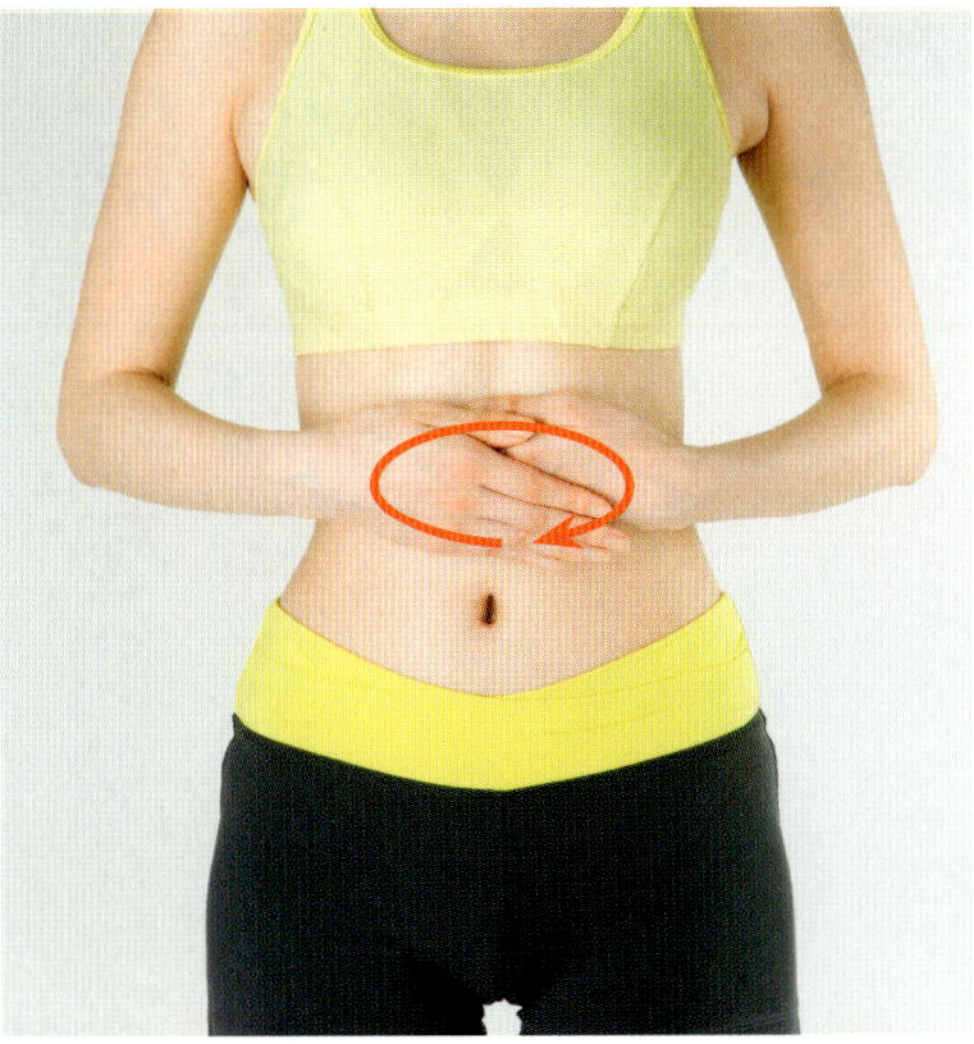

## 2 お腹をさする…10回

手のひらを重ねておへその下に当て、時計回りに大きくゆっくり回す。
息を吐きながらやさしくお腹を温める。

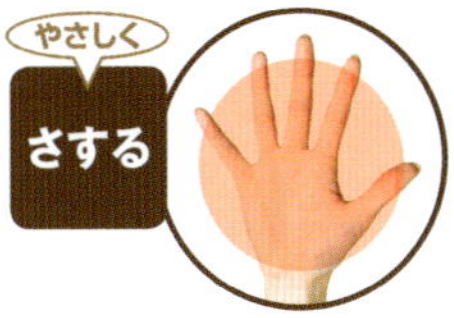
やさしく
さする

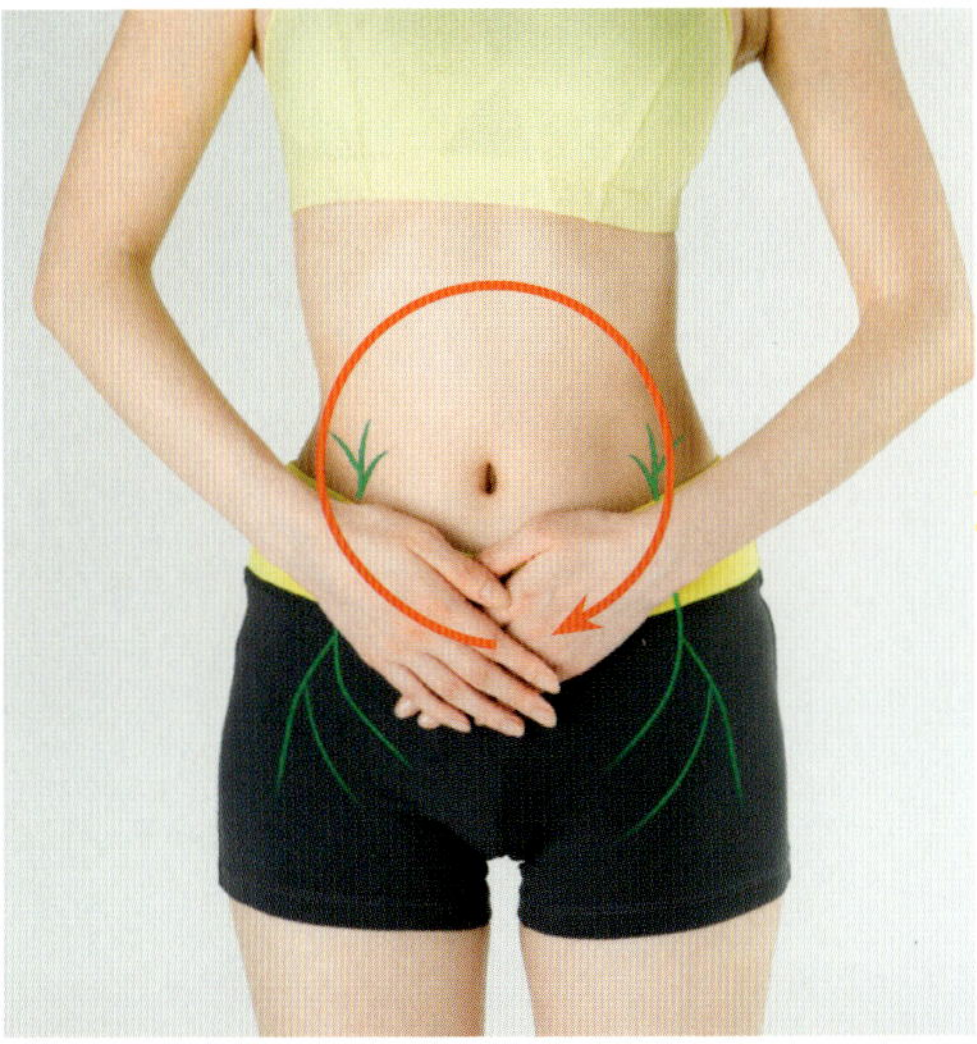

左足を終えたら右足も同様に。そのあとリンパマッサージへ

## 3 そけい部を押し回す…5回

３本の指を重ねて、そけい部を外側から内側へ、指先を入れるように押し回す。3か所に分けるとよい。左右同様に。

リンパ節のつまりを取りのぞき骨盤内の血流を促すため、指先で強めに行う。

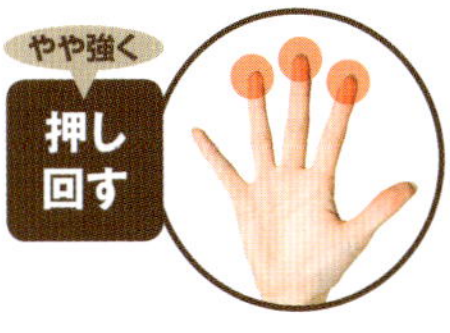
やや強く
押し回す

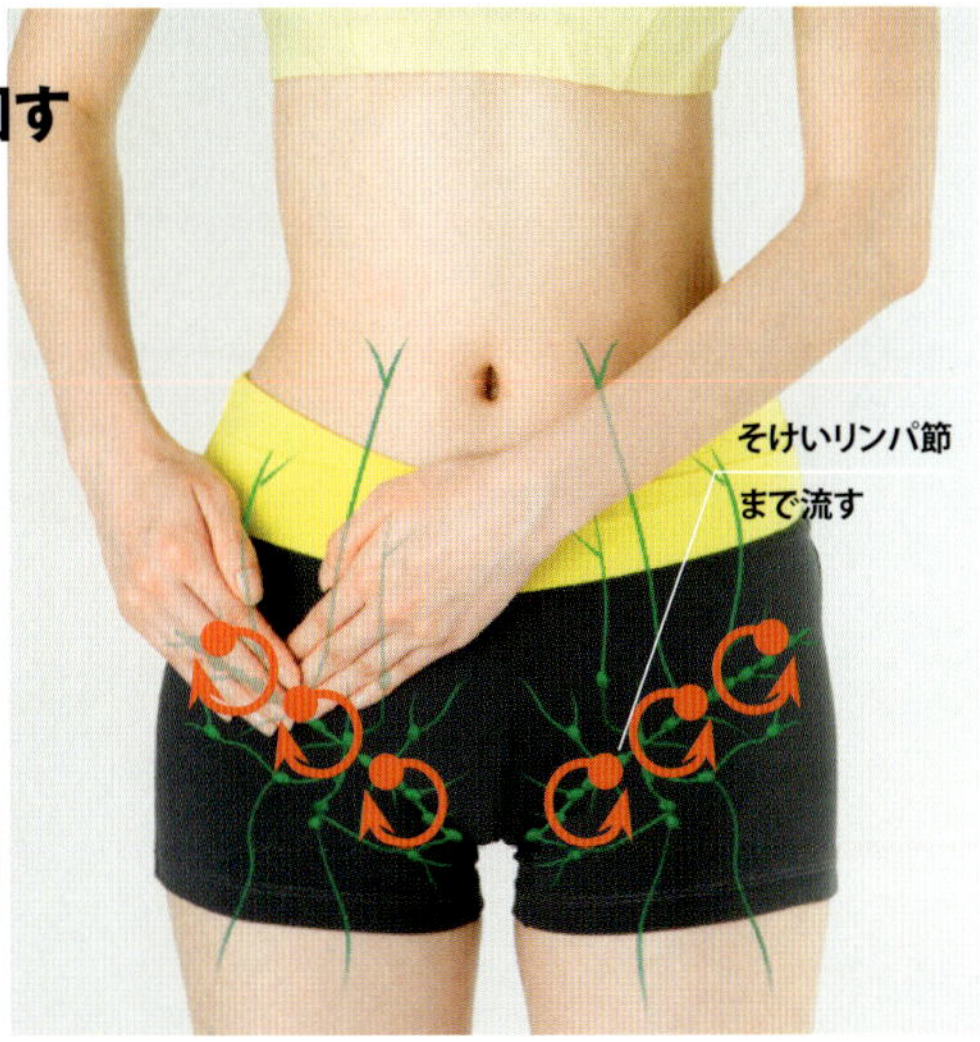
そけいリンパ節まで流す

に当てたり、マッサージで血流を促したりすると、カラダがじんわり温まり、痛みがやわらいでラクになるはずです。
　痛いときは過呼吸になりがちですが、少し落ち着いたら、深い呼吸を心がけてください。痛みによってパニックになった気持ちも落ち着くはずです。

つねに下腹部に不快感がある

# 頻尿《ひんにょう》・膀胱炎《ぼうこうえん》

リフレで崩す

## 泌尿器系を刺激して排せつ機能を高める

### 反射区 腎臓・輸尿管・膀胱《ぼうこう》を刺激 しごくように…5回

親指を重ねて足裏の真ん中あたりの腎臓を強く押し、輸尿管をなぞってかかと前の膀胱まで、力を抜かずに一気に刺激する。痛みや硬さを感じるところは念入りに。

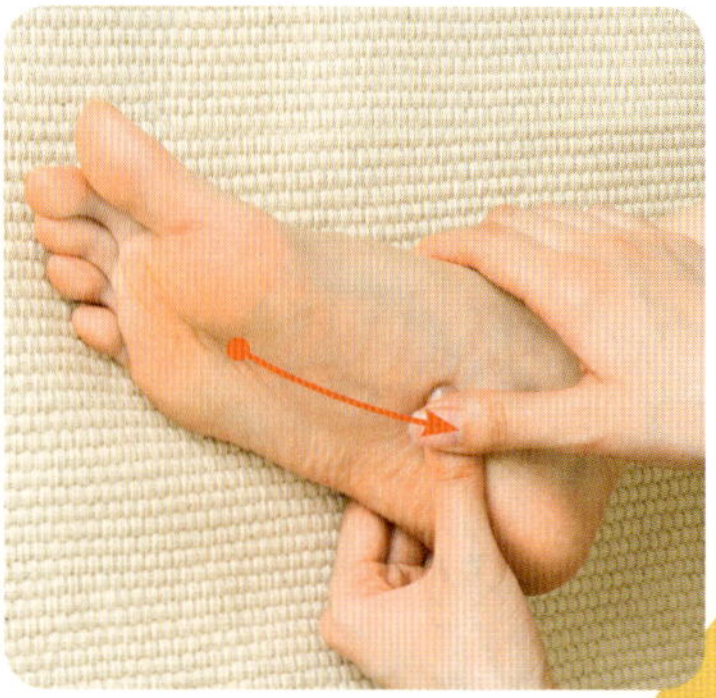

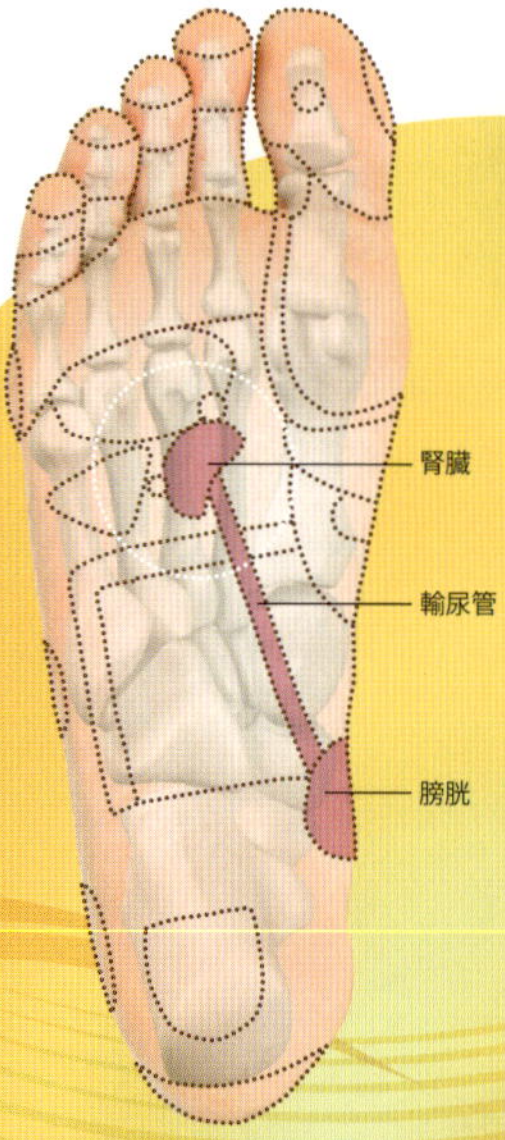


### 反射区 リンパ腺《せん》を刺激 しごくように…5回

①最初に、足首前部にある骨のキワを両手の親指で２か所同時に押す。②次に甲側の、第１趾《し》と第２趾のあいだの骨のくぼみに親指を重ねて入れ、足首に向かって圧をかけながらすべらせる。すべての趾《ゆび》のあいだも同様に行う。

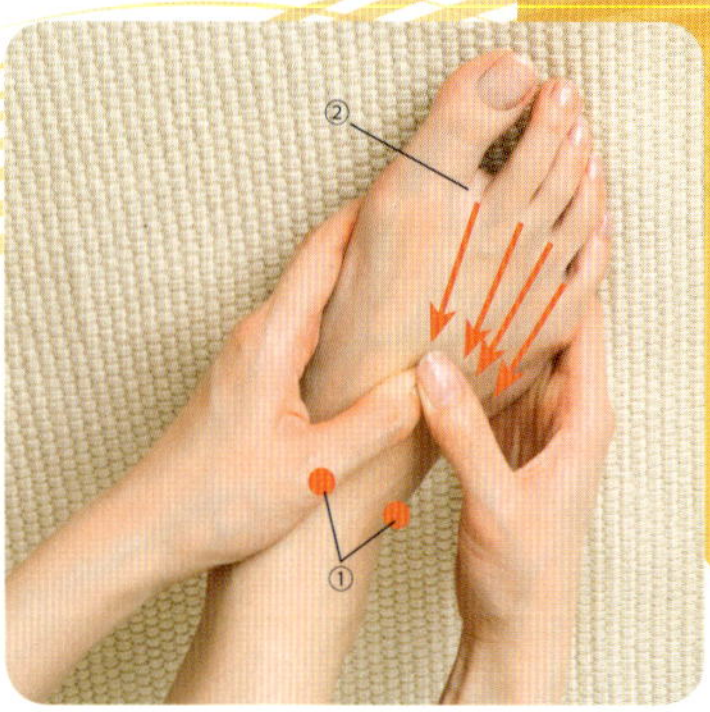


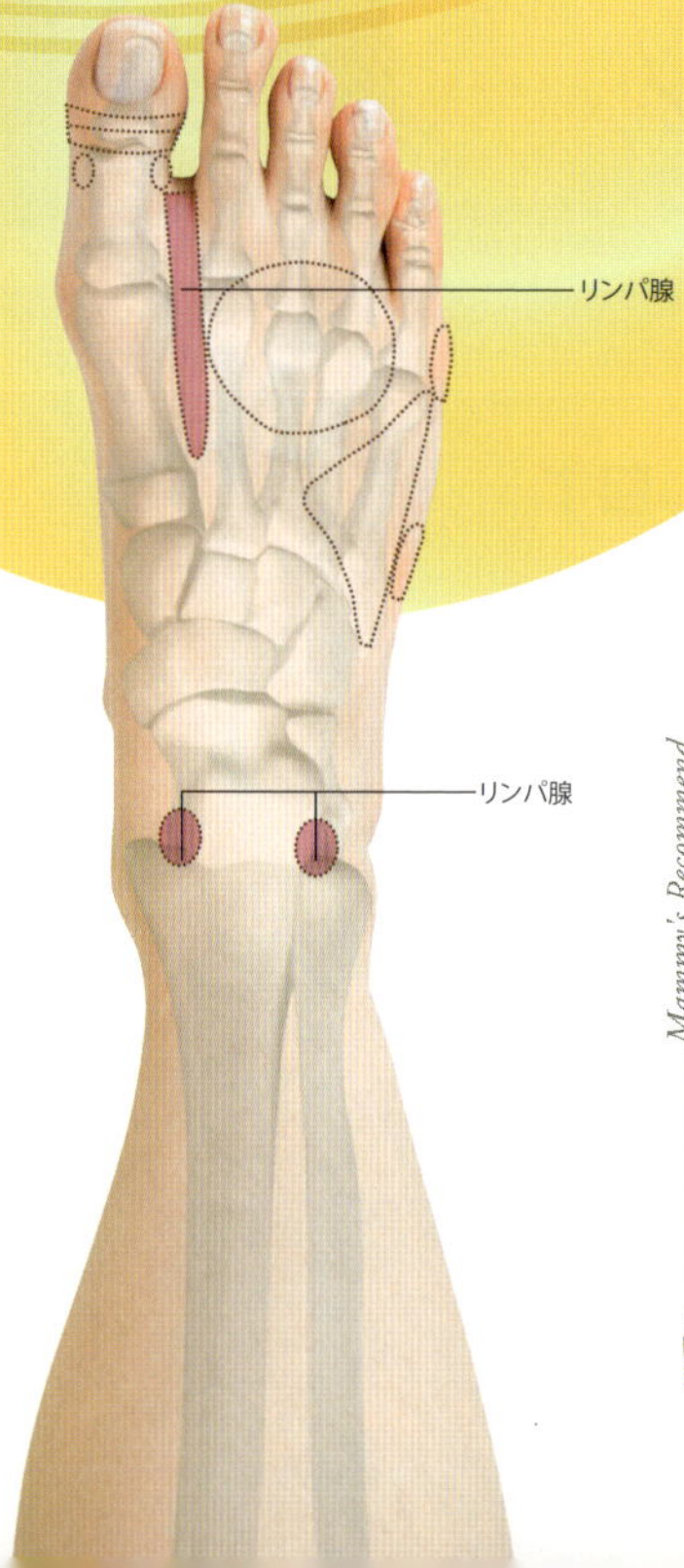


### やっかいな排尿トラブルは予防から

膀胱炎は菌によって膀胱の粘膜が炎症を起こしている状態です。とくに女性がかかりやすいのですが、それは尿道が短く、肛門付近の大腸菌が尿道に入りやすいから。その膀胱炎の代表的な症状が頻尿です。

膀胱炎の予防では、排便時に大腸菌が入らないよう前から後ろに拭いたり、不要な菌を増やしすぎないよう便秘を回避

*Mammy's Recommend*

**おすすめアロマバス**

ジュニパー 1滴　ラベンダー 1滴

**大さじ２杯の粗塩に混ぜて使用**

ジュニパーは腎臓のはたらきを高め、排尿を促します。抗菌作用のあるラベンダーと合わせて膀胱炎を予防しましょう。頻尿にはストレスの軽減が大切なので、自分がホッと安心できる香りを選ぶのがおすすめです。

リンパで流す

# 下腹部の血行を促進して泌尿器のはたらきを調整



## 1 そけい部を押し回す…5回

3本の指を重ねて、そけい部を内側から外側へ、指先を入れるように押し回す。3か所に分けるとよい。左右同様に。

リンパ節のつまりを取りのぞき骨盤内の血流を促すため、指先で強めに行う。

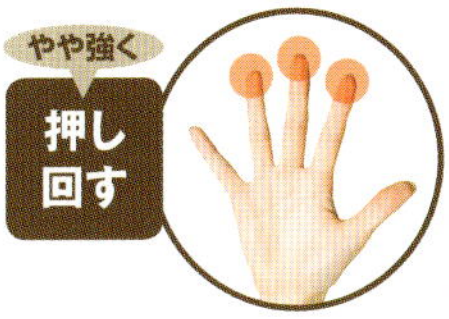
やや強く
押し回す

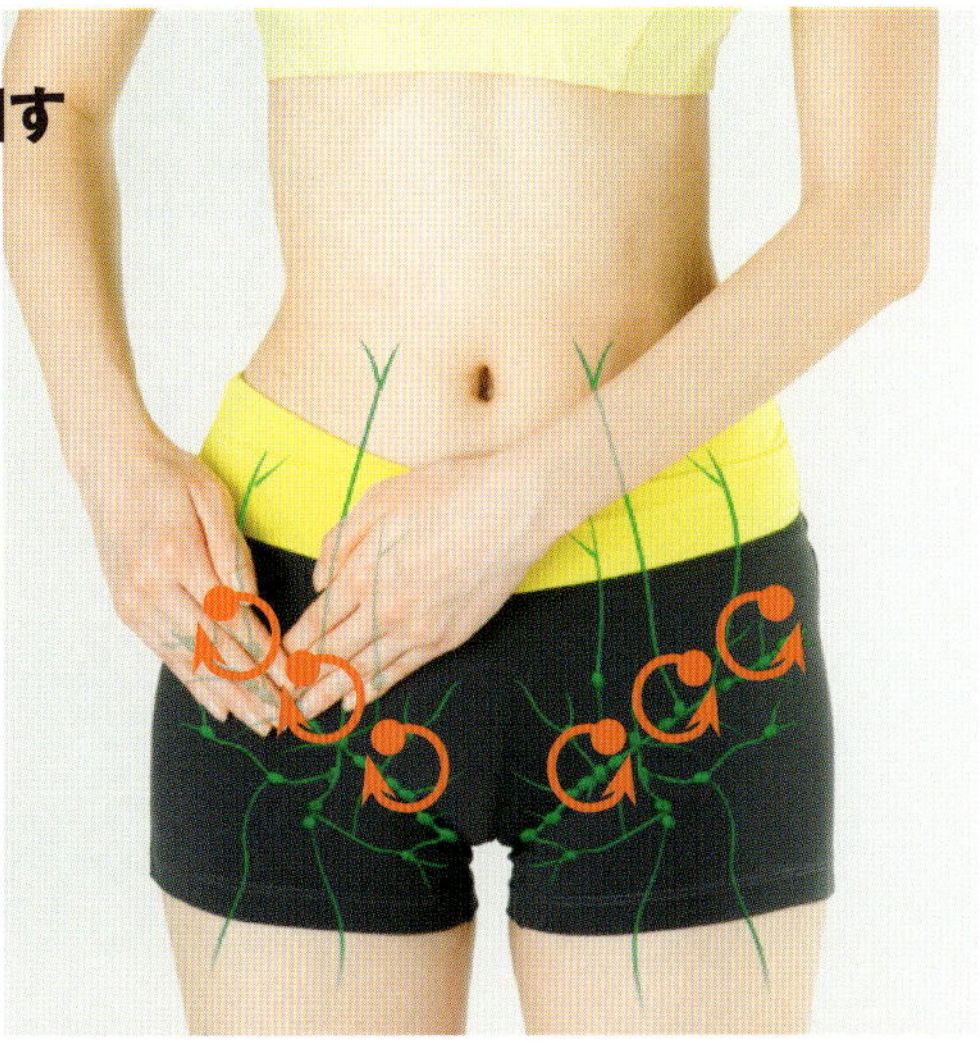

## 2 恥骨の上側を押す…5回

3本の指を重ねて恥骨に当て、指先を差し込むように押す。右から左へ、3か所に分けて押していく。

恥骨上部を刺激して下腹部の血流を促す。

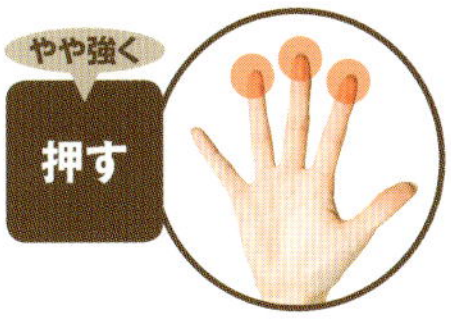
やや強く
押す

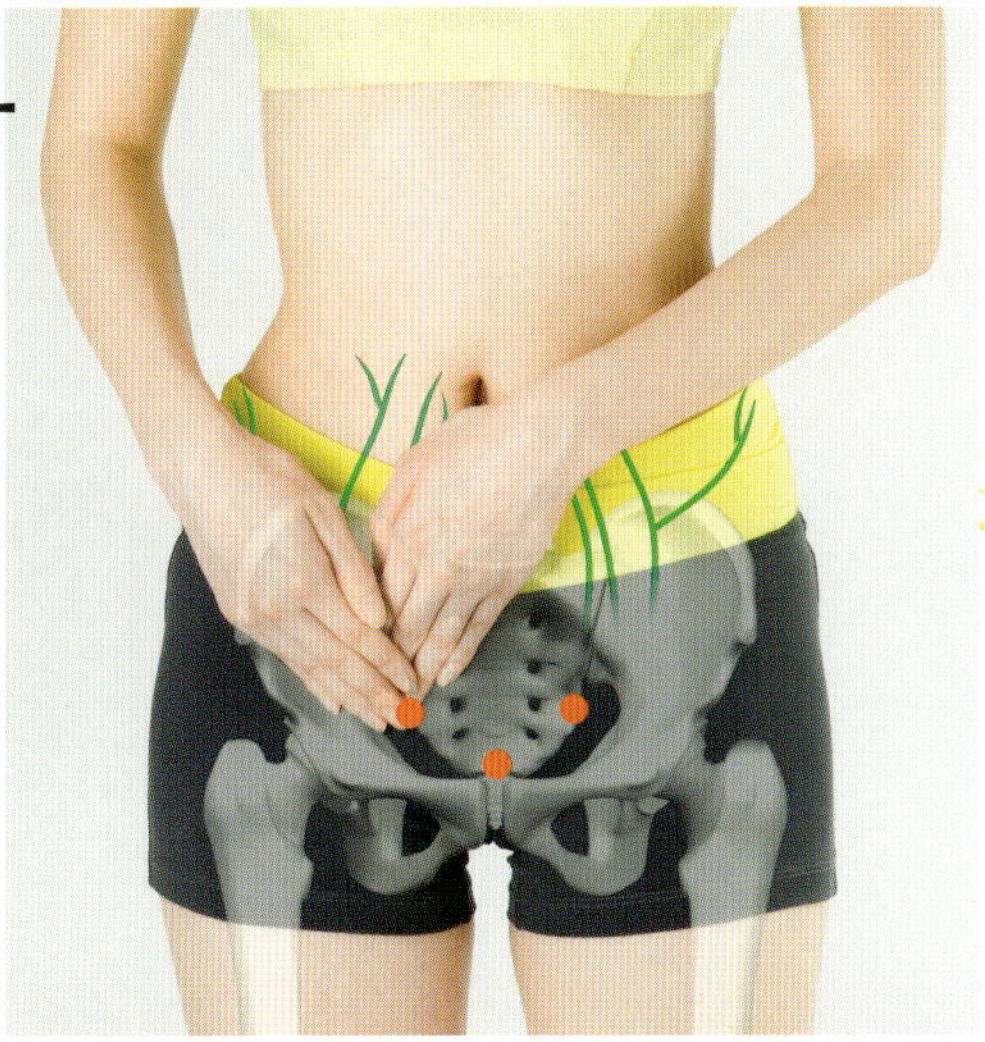

## 3 腰骨からそけい部へ流す…5回

手のひらを重ねて腰骨に当て、反対側のそけい部までさする。左右同様に。

下腹部のリンパの流れを促して冷えやむくみをやわらげる。

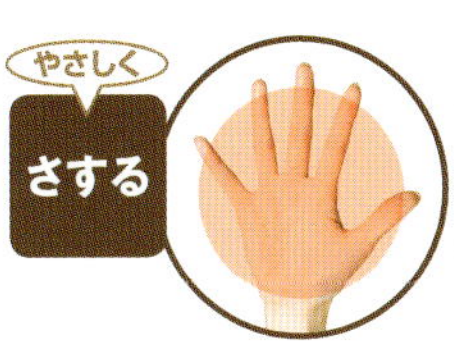
やさしく
さする

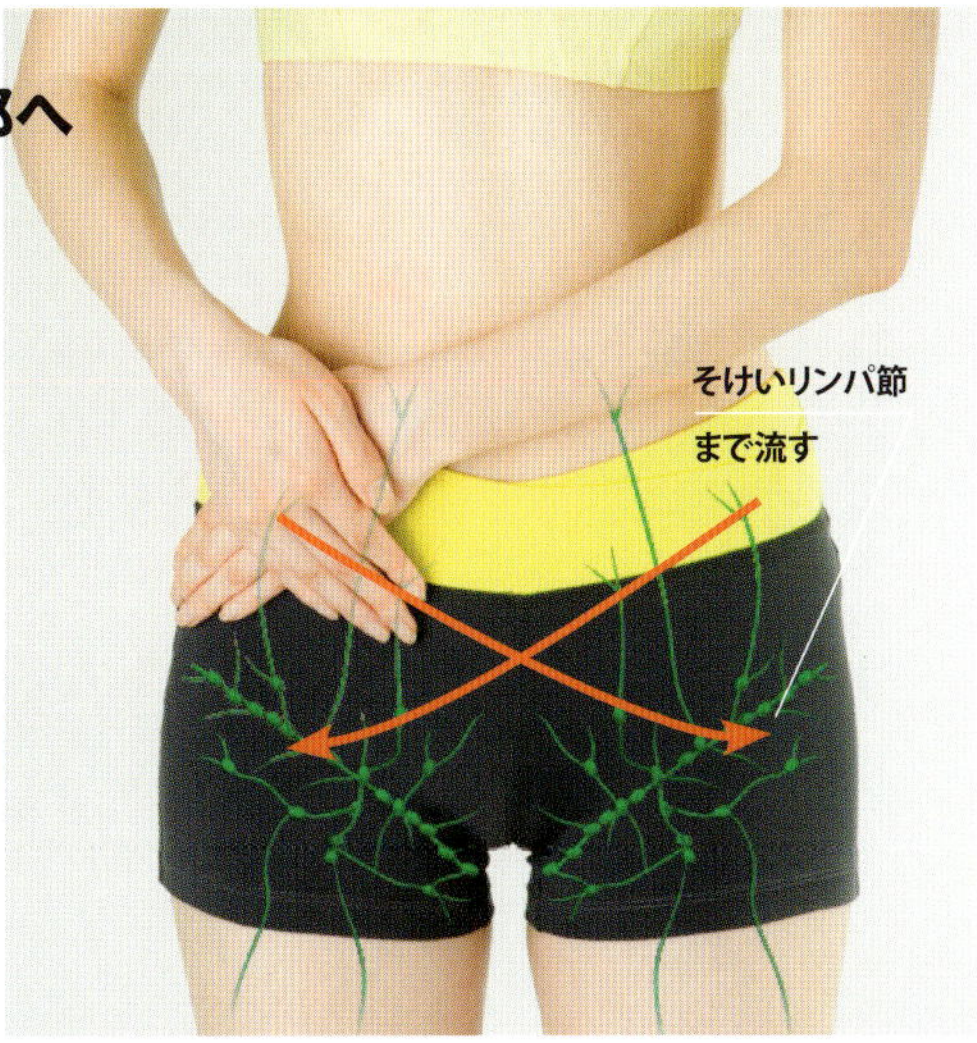
そけいリンパ節
まで流す

左足を終えたら右足も同様に。そのあとリンパマッサージへ

したりすることが大切。忙しさにかまけてトイレを我慢したり、ストレスや過労で免疫力が落ちていたりしてもかかりやすいので、気をつけましょう。

水分の摂りすぎでも頻尿になることがありますが、1日約1.5リットルの水分摂取は必要です。むやみに水分をひかえると排出力が低下するので注意しましょう。

# 痔

できれば病院に行かずにすませたい

リフレで崩す

## 腸内環境を整えて排せつをスムーズにする

### 反射区 小腸・大腸を刺激
### しごくように…5回

小腸は、足裏中央をまんべんなくかかとの方向へ刺激する。それから小腸を囲むように、少しずつ指をずらして大腸をしごく。左はコの字形、右は鍵形に。

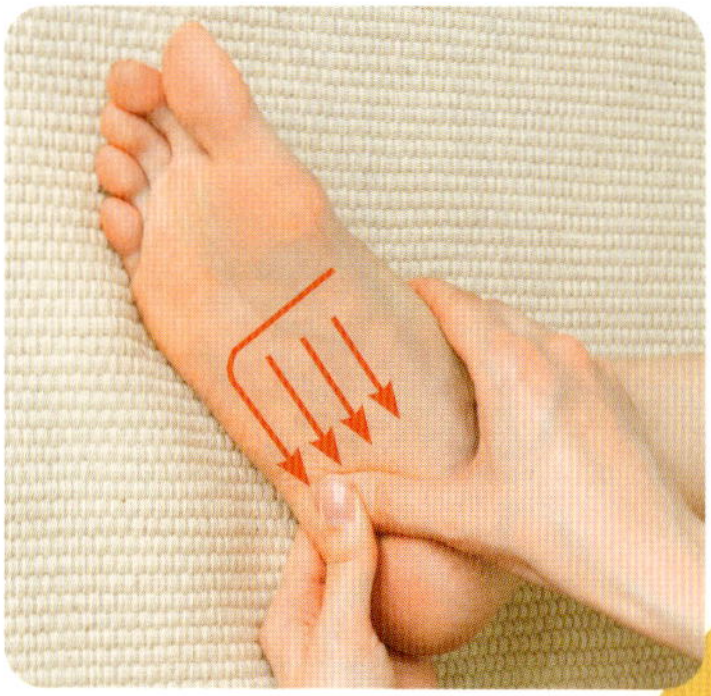

### 反射区 直腸筋を刺激
### しごくように…5回

後ろから足首をしっかりつかみ、親指で骨に沿って下からまっすぐ引き上げる。

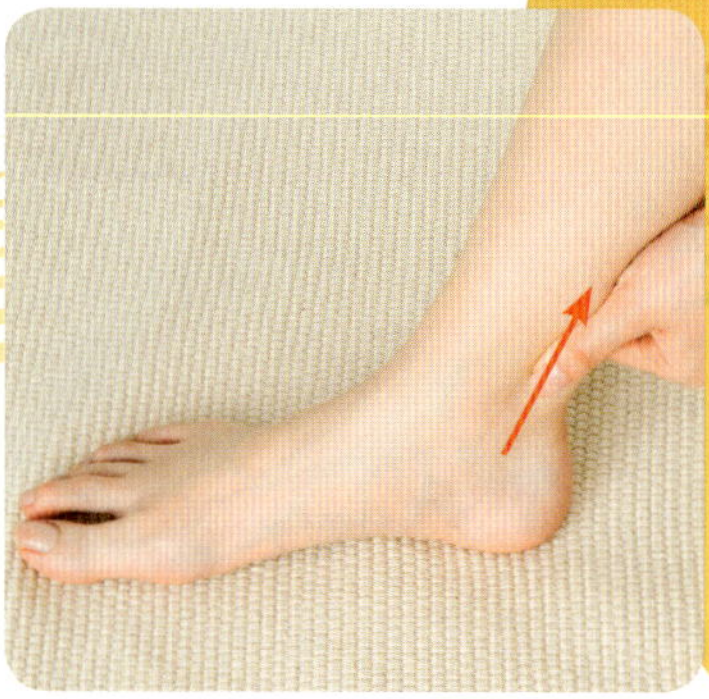

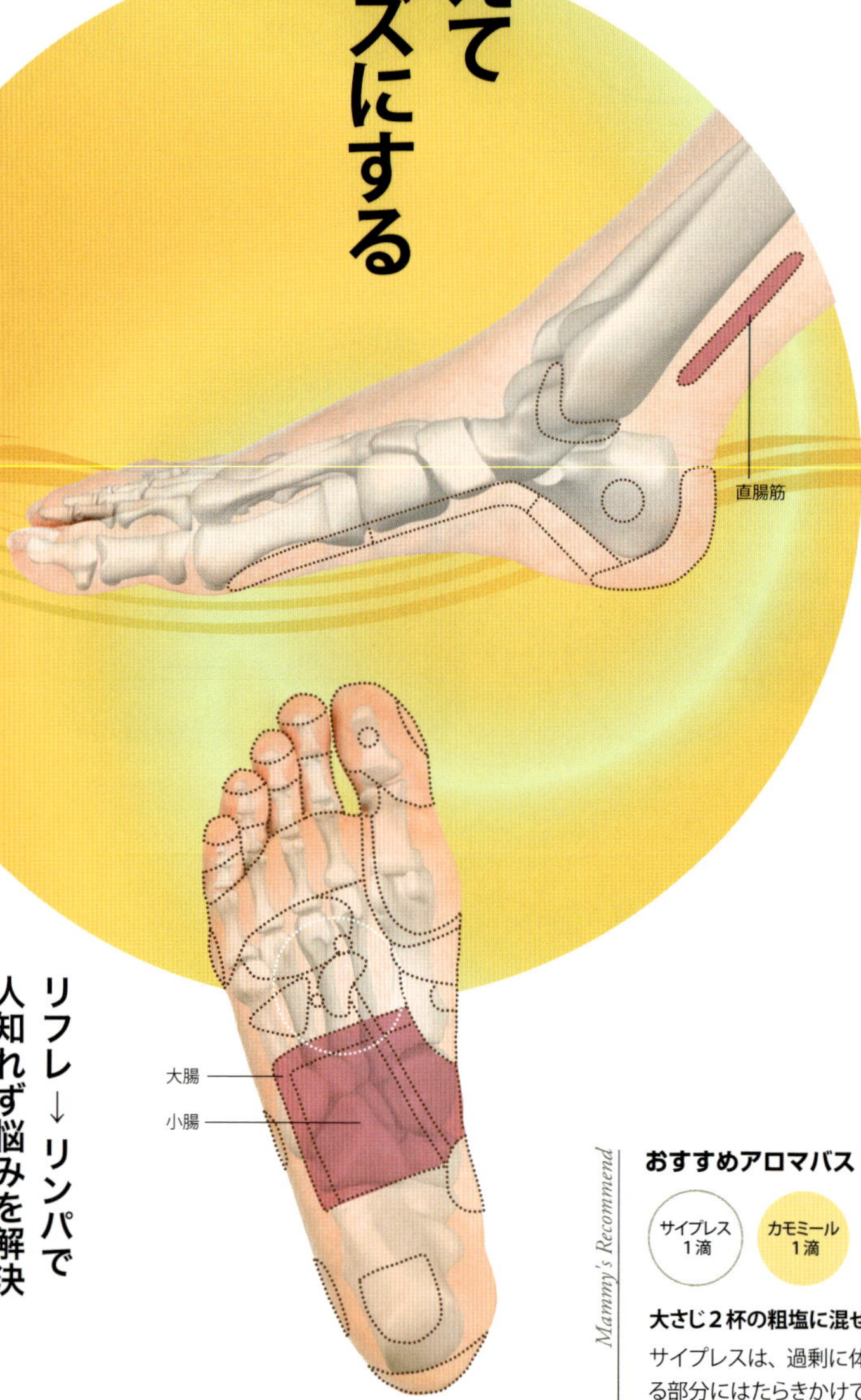


### リフレ→リンパで人知れず悩みを解決

女性が痔になる原因でもっとも多いのが便秘です。便秘がちの人は便が固いため、肛門が裂けて傷つく「切れ痔」が起こりやすくなります。また、妊娠・出産後に痔になってしまうこともめずらしくありません。痛みや出血がひどい場合は専門医の診察をおすすめします。

症状が軽いうちは患部を清潔に保ち、湯船にゆっくり浸かったり、仙骨まわり

Mammy's Recommend

**おすすめアロマバス**

サイプレス 1滴　カモミール 1滴

**大さじ２杯の粗塩に混ぜて使用**

サイプレスは、過剰に体液がたまる部分にはたらきかけて炎症を抑えます。カモミールとブレンドすると痛みをやわらげ、冷えを緩和して症状の悪化を防ぎます。

左足を終えたら右足も同様に。そのあとリンパマッサージへ

を温湿布で温めたりしましょう。また、痔の予防には便秘対策も欠かせないので、併せて50・51ページも参考にしてください。

リンパで流す

# 下腹部のめぐりをよくして痛みやうっ血をやわらげる

## 1 腰骨を押し回す …5回

左右の腰骨の上部に4本の指を当て、押しながら小さく回す。３か所ほど位置を変える。

強めに行うことで骨盤内と大腸への血流を高める。

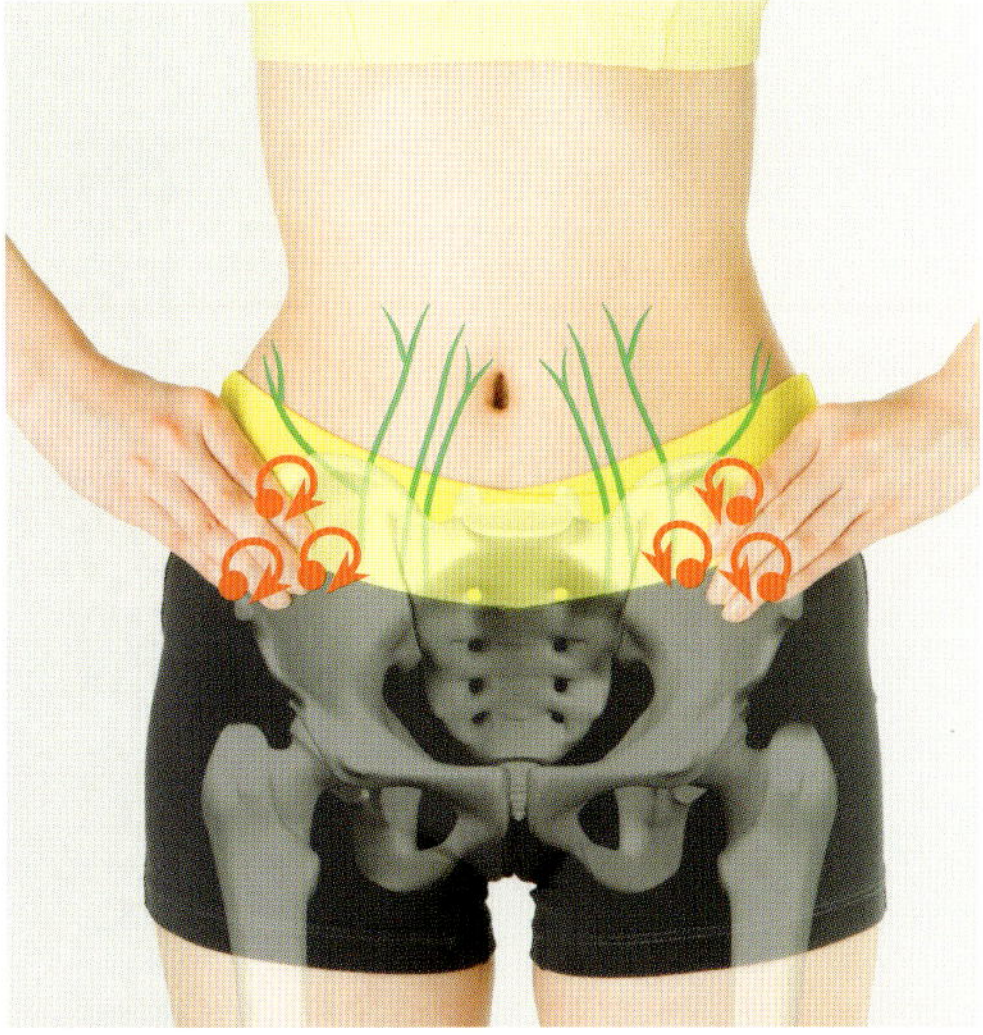

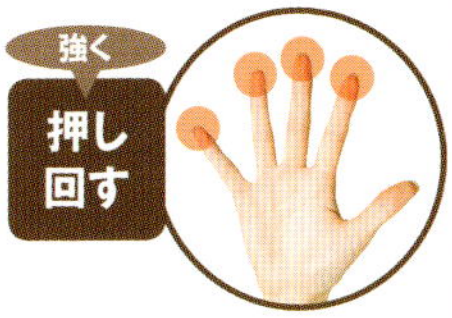
強く
押し回す

## 2 恥骨の上側を押す …5回

３本の指を重ねて恥骨に当て、指先を差し込むように押す。右から左へ、３か所に分けて押していく。

恥骨上部を刺激して下腹部の血流を促す。

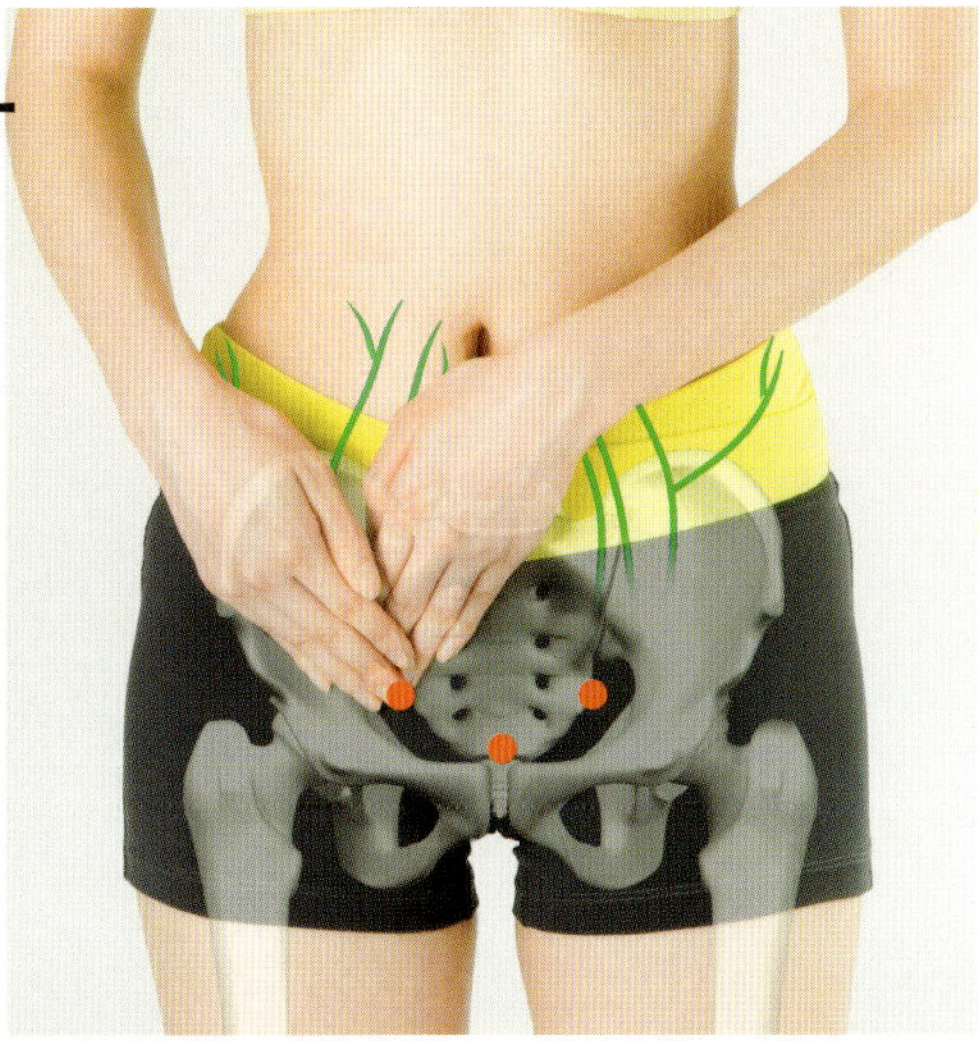

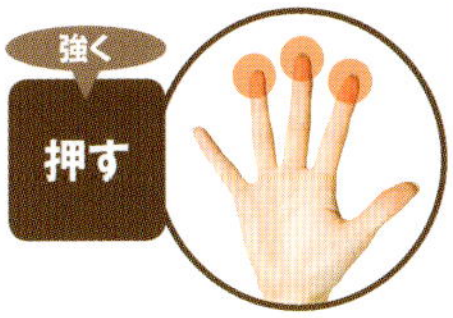
強く
押す

## 3 お腹をさする …10回

手のひらを重ねておへその下に当て、時計回りに大きくゆっくり回す。

息を吐きながらお腹を温め大腸のぜん動運動を活発にする。

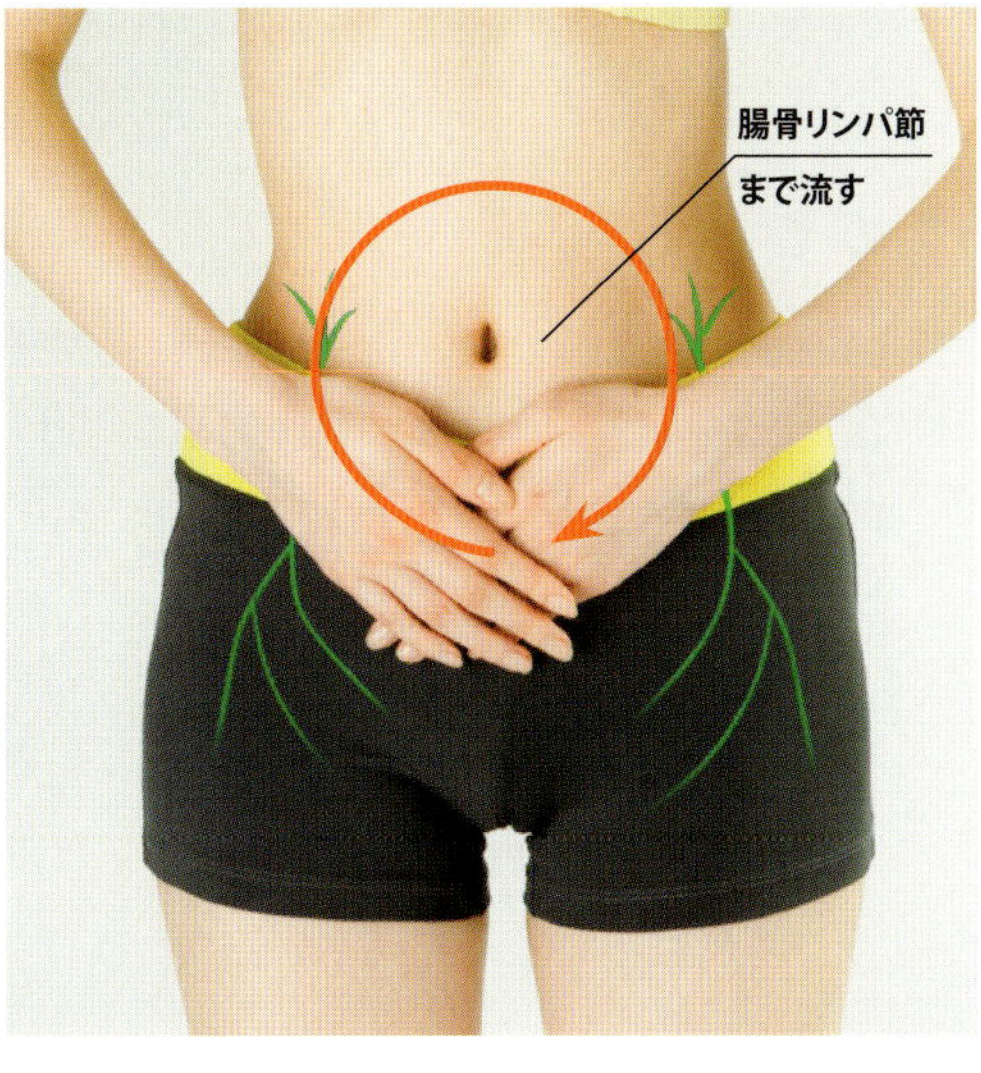
腸骨リンパ節
まで流す

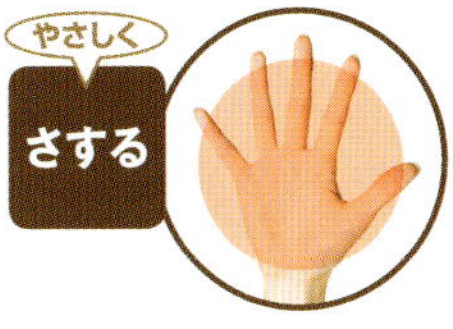
やさしく
さする

ひどいときは吐き気まで

# めまい

リフレで崩す

## 平衡感覚の調整に役立つ 耳と首の反射区を刺激

### 反射区 耳を刺激 つまむように…5回

第４趾《し》と第５趾のつけ根を、親指の腹で押してまんべんなくほぐす。

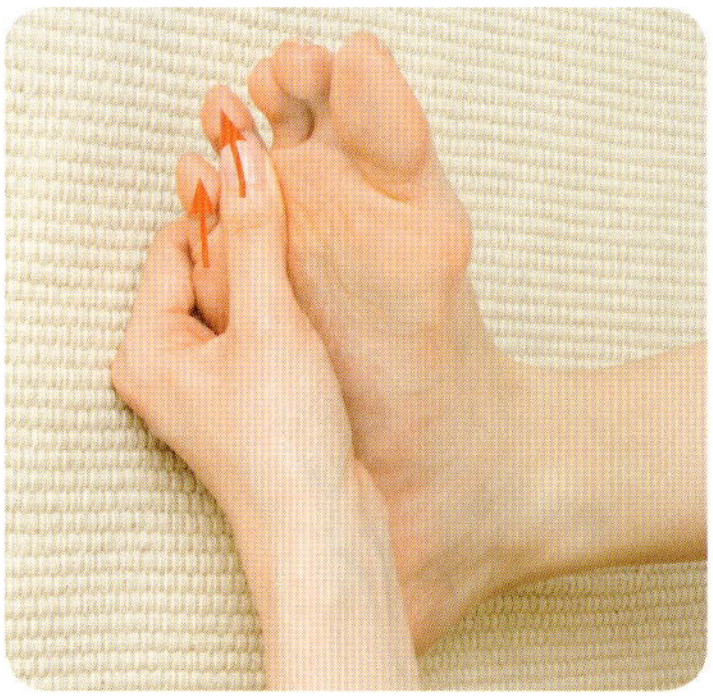

### 反射区 首を刺激 垂直に押す…5回

首があるのは第１趾のつけ根の内側（第２趾側）。甲側から親指の腹で押す。

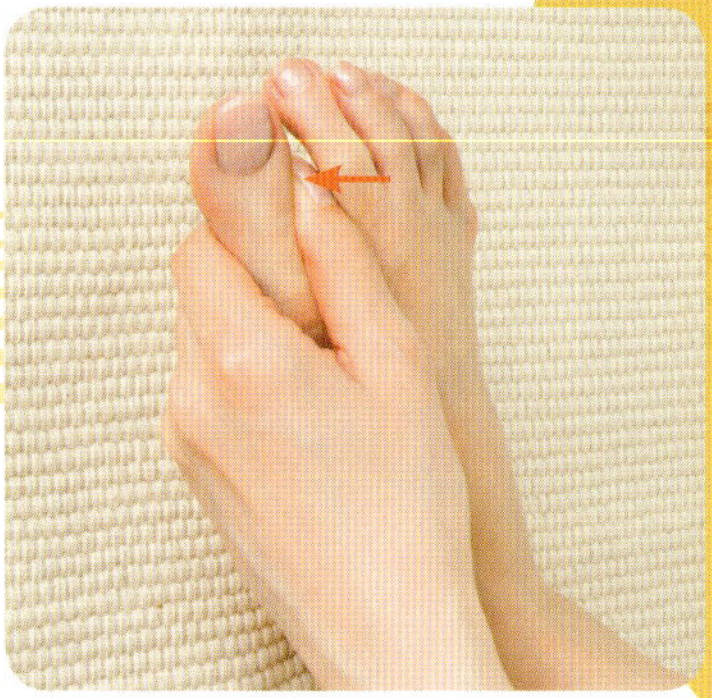

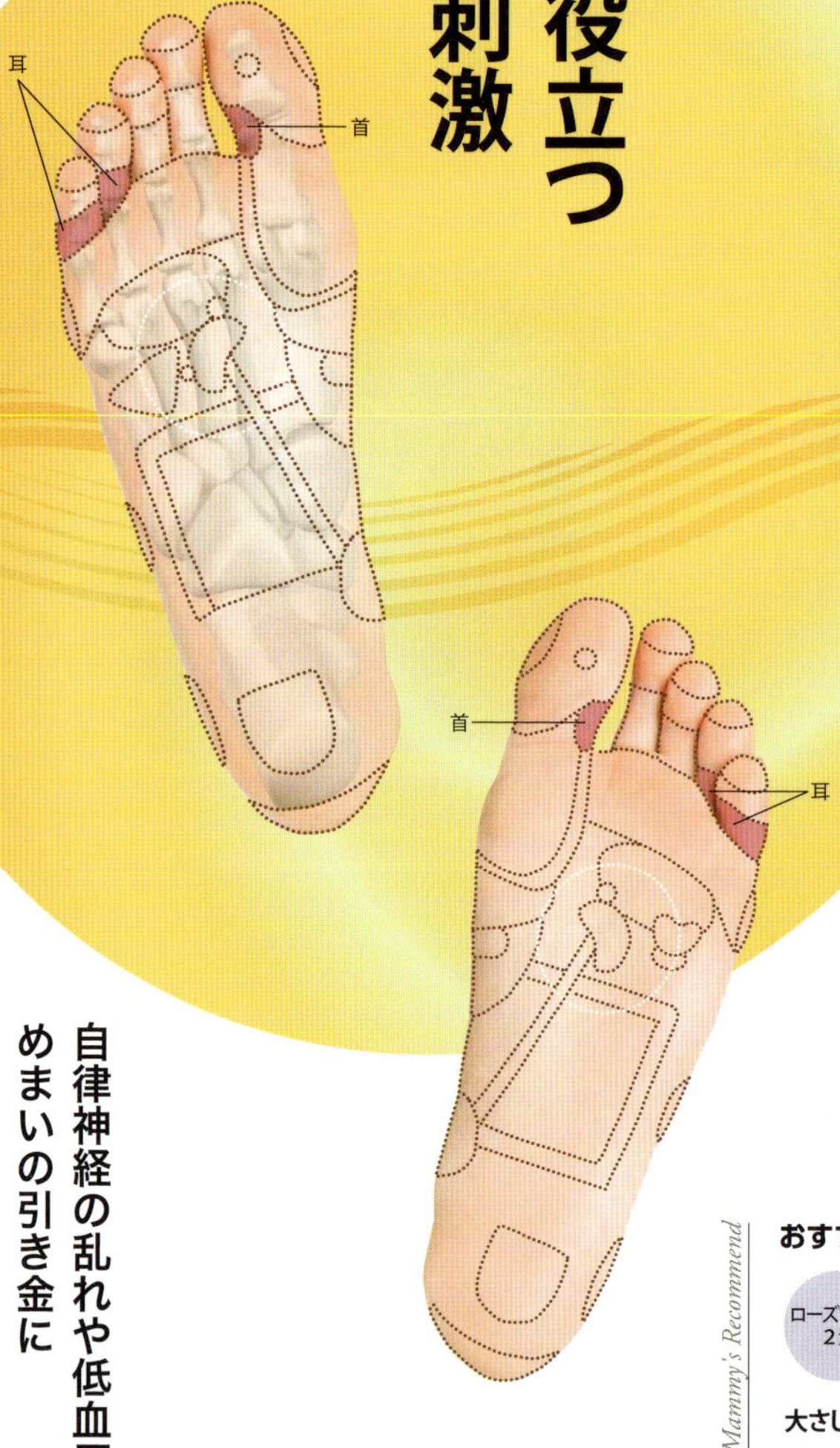


### 自律神経の乱れや低血圧がめまいの引き金に

めまいの原因はおもに二つあります。ひとつは、疲れや睡眠不足、ストレスによって自律神経のバランスが乱れ、平衡感覚を調整する三半規管のはたらきが低下することです。ストレス解消と安眠が大切になるため、夜はぬるめの湯船にゆっくり浸かるとよいでしょう。

もうひとつは低血圧です。この場合は、朝に熱いシャワーを浴びましょう。足先、

Mammy's Recommend

**おすすめアロマバス**

ローズマリー
２滴

**大さじ２杯の粗塩に混ぜて使用**

低血圧によるめまいには、さわやかに脳を活性化させるローズマリーの朝風呂で神経を目覚めさせましょう。ストレス性の場合は、ネロリで心の静けさを取り戻して。

リンパで流す

# 側頭部のめぐりをよくし症状を落ち着かせる

手先からカラダの中心に向かって浴びると、温熱マッサージ効果で全身の血流がアップします。さらに足先全体、とくに耳の反射区である4趾と5趾のつけ根を親指でよくもみましょう。

脳の病気が隠れていることもあるので、症状が続くようなら検査を受けて。

## 1 目のまわりをさする…温まるまで

手のひらをこすり合わせたらまぶたに乗せ、その場で小さく回す。
無理せず軽く行い、手の温かさで目のまわりの血流をよくする。

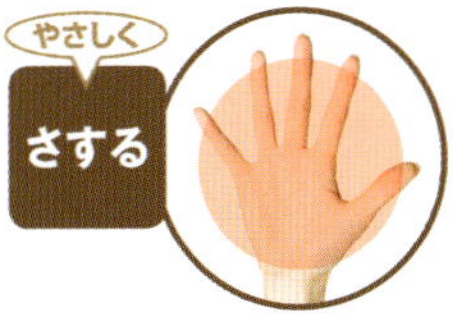
やさしく
さする

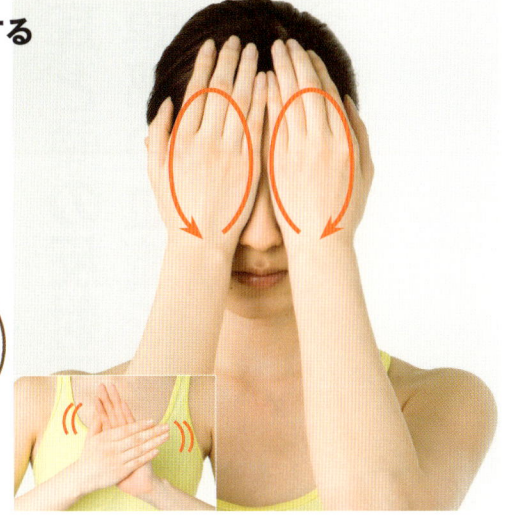

## 2 耳のまわりを押し回す…5回

左右の耳を囲むように両手の指を当て、その場で小さく回す。
指先で強めに押して側頭部のこわばりをほぐし、頭部の緊張をゆるめる。

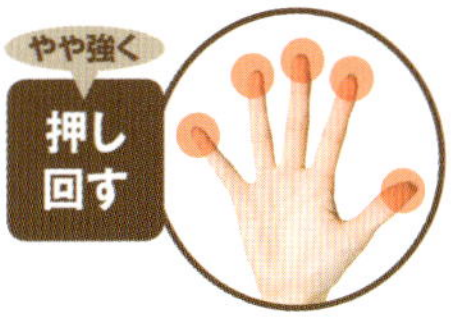
やや強く
押し回す

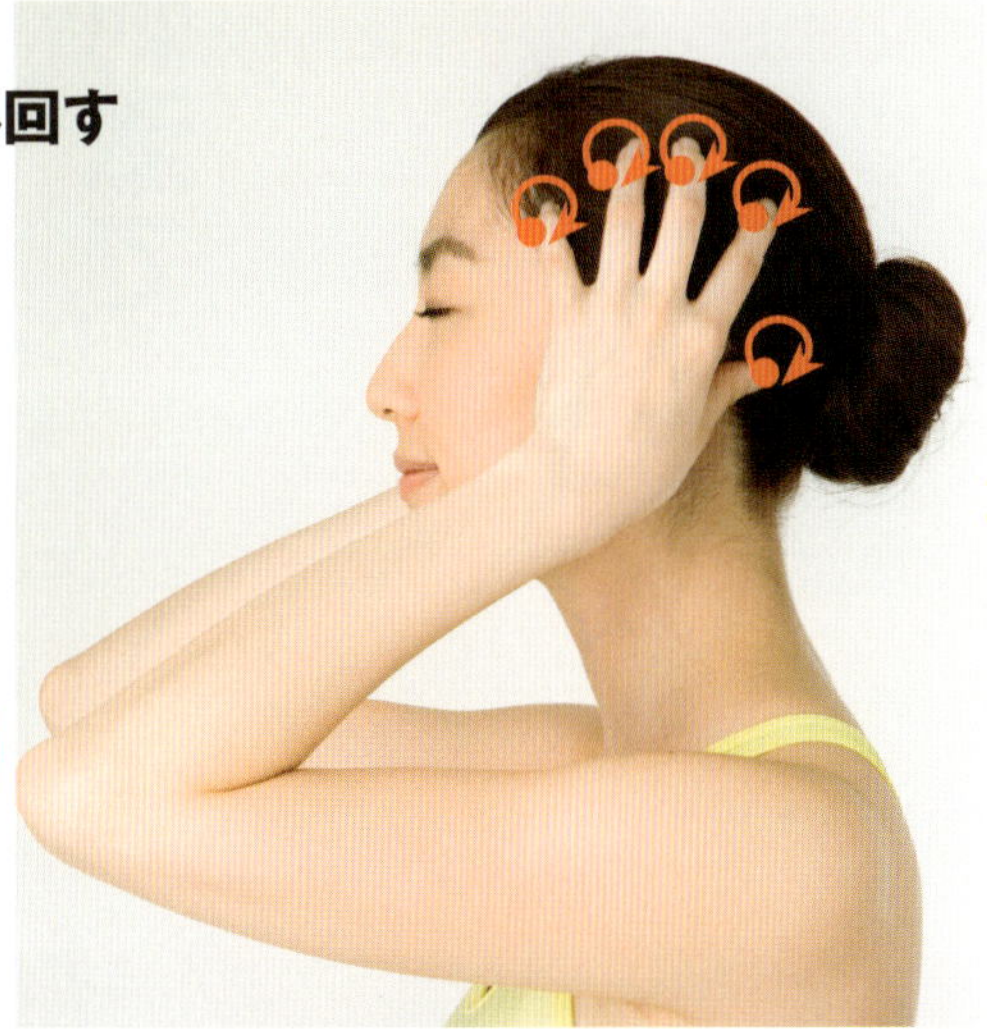

左足を終えたら右足も同様に。そのあとリンパマッサージへ

## 3 耳の後ろから鎖骨まで押し回す…5回

左右の耳の後ろに3本の指を置き、小さな円を描く。鎖骨まで少しずつ下にずらしてくり返す。
首すじの筋肉を刺激しながらリンパ節にはたらきかけ、流れを整える。

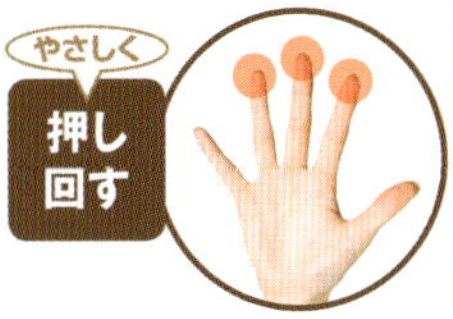
やさしく
押し回す

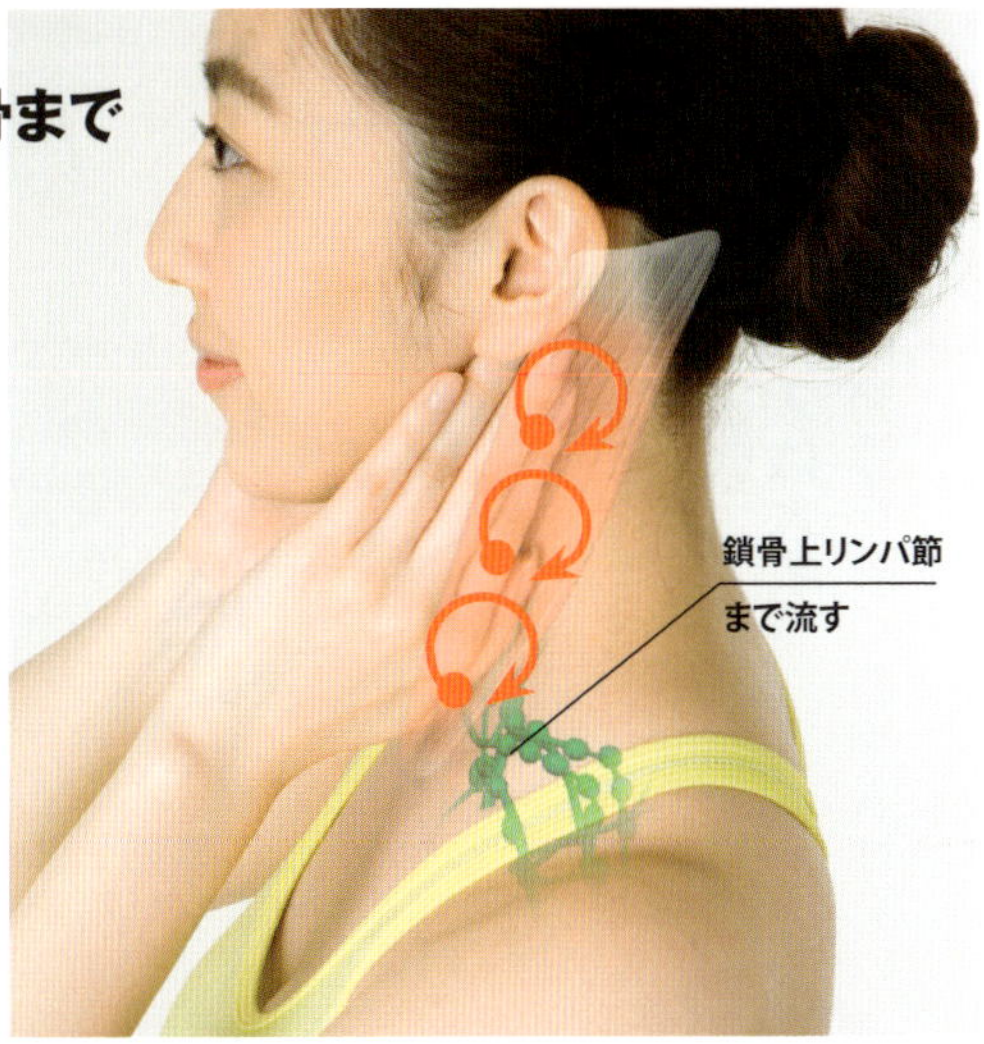
鎖骨上リンパ節
まで流す

仕事や勉強に集中できない

# 耳鳴り

リフレで崩す

## 耳と頭の反射区への刺激で頭部の血流を調整

### 反射区 耳を刺激 つまむように…5回

第４趾《し》と第５趾のつけ根を、親指の腹で押してまんべんなくほぐす。

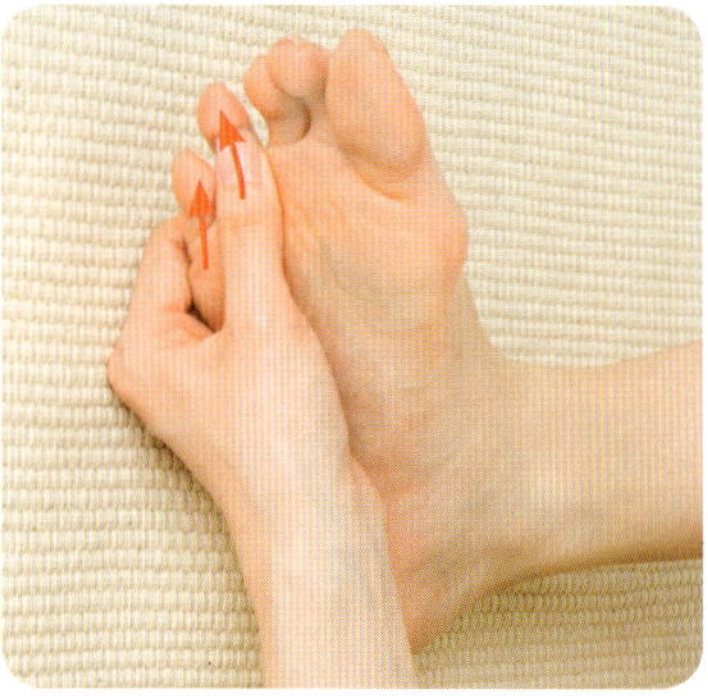

### 反射区 頭を刺激 つまむように…5回

頭に関係する反射区は、第１趾全体と、第２趾から第５趾の先におのおのある。親指で趾《ゆび》全体をていねいにもみほぐす。
ここを押すと頭部の血流が増えて、精神の安定につながる。

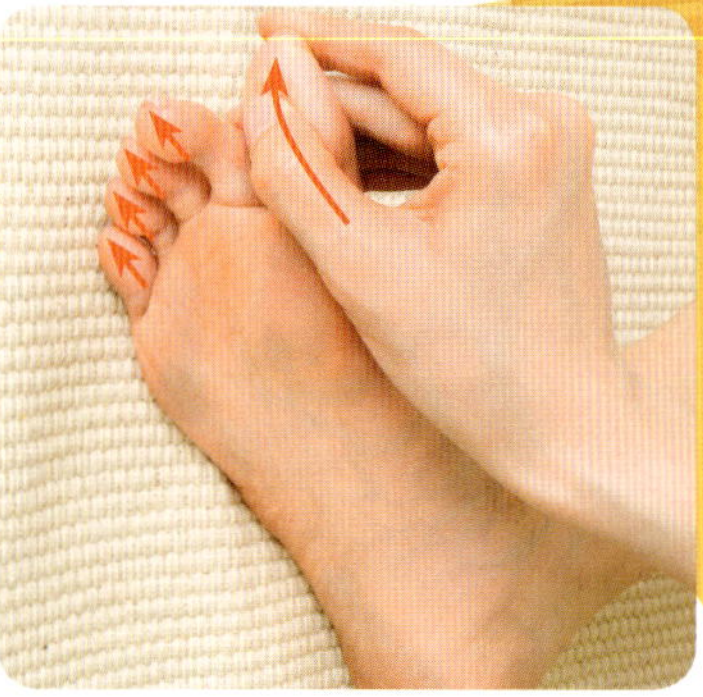

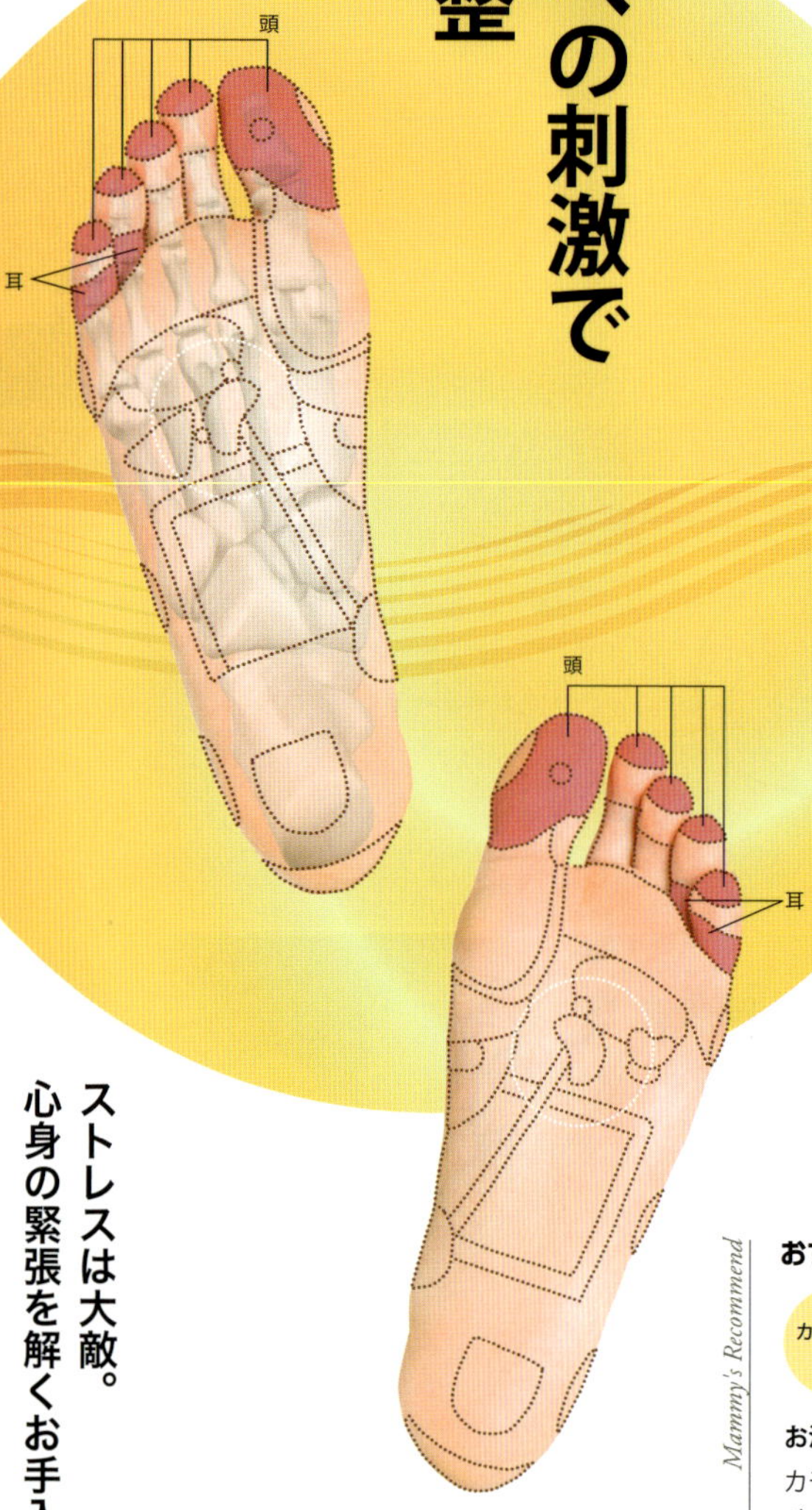


### ストレスは大敵。心身の緊張を解くお手入れを

耳鳴りは就寝時など、横になる際に聞こえる耳の奥の不快な異音や拍動です。原因は耳の問題というより、首や肩の強いこりや睡眠不足、片頭痛、ストレスなどが多いようで、更年期障害の症状として現れることもあります。

耳鳴りの解消には、首から肩にかけての筋肉の緊張をゆるめるのが効果的。左右にゆっくり頭を倒して、首の横の筋肉

Mammy's Recommend

**おすすめアロマ温湿布**

カモミール 2滴

**お湯に垂らしタオルを浸してしぼる**

カモミールは神経をリラックスさせ、痛みをやわらげます。肩の力を抜き、ふんわり漂う甘い香りを感じてみて。知らず知らず、蓄積された不安や緊張が解かれ、血流もおだやかになります。

リンパで流す

# 側頭部の緊張をすみやかに取りのぞく

を伸ばすストレッチと、ここで紹介する耳のまわりの側頭筋のマッサージを並行してみてください。また、カモミールのエッセンシャルオイルで蒸しタオルをつくり、耳のまわりを温めると症状が軽減することがあります。骨格のゆがみを調整して、解消するケースもあるようです。

左足を終えたら右足も同様に。そのあとリンパマッサージへ

## 1 耳をはさんで押し回す…5回

人差し指と中指で左右の耳をはさみ、耳のつけ根を動かすように後ろへゆっくり押し回す。

耳のまわりのリンパの流れをやさしく整えるように。

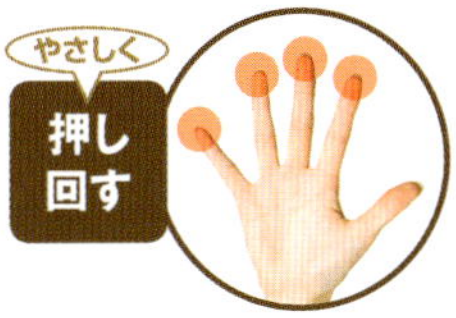
やさしく
押し回す

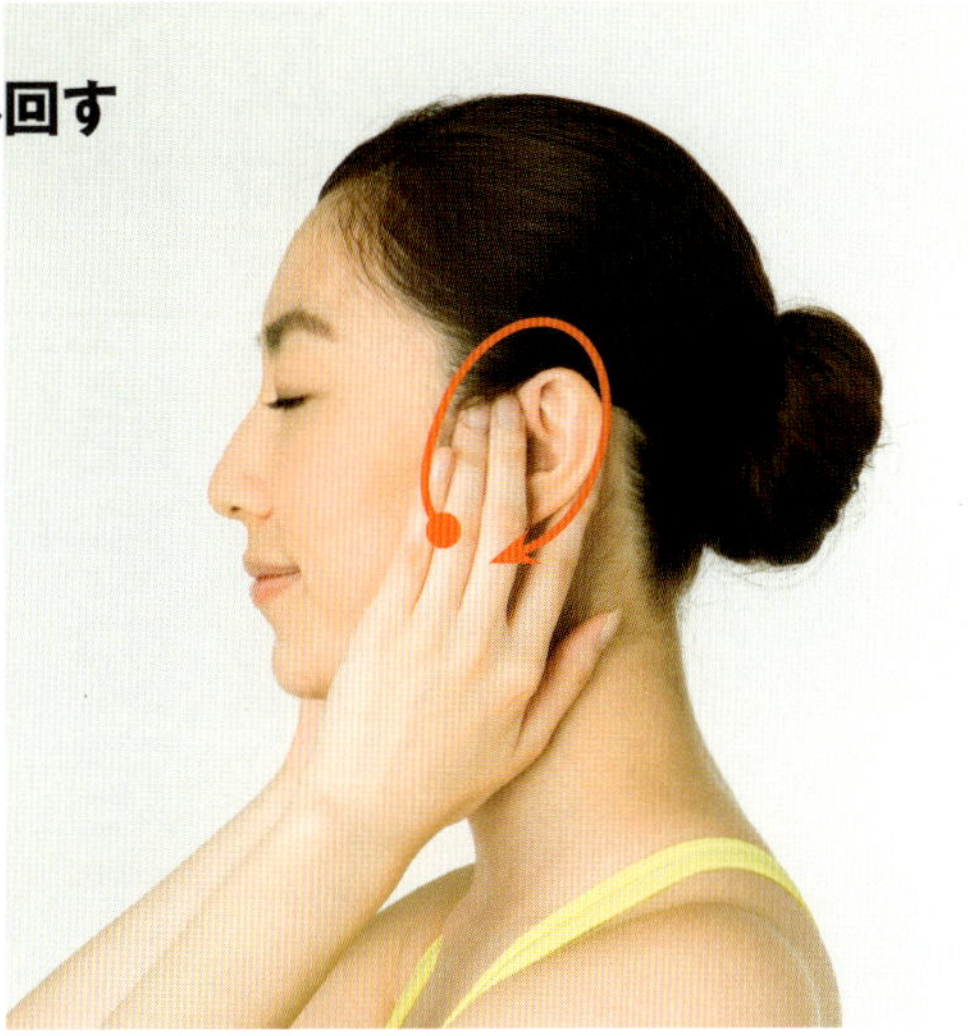

## 2 側頭部を押し回す…5回

手のひらで左右の耳の上を押し、真上に３秒くらいかけて引っ張りあげ、ゆっくり後ろへ押し上げる。

ガチガチにこわばった頭をほぐすようにゆっくり刺激する。

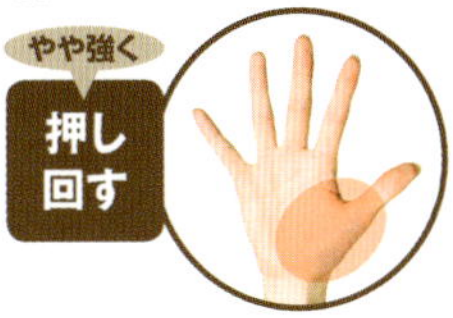
やや強く
押し回す

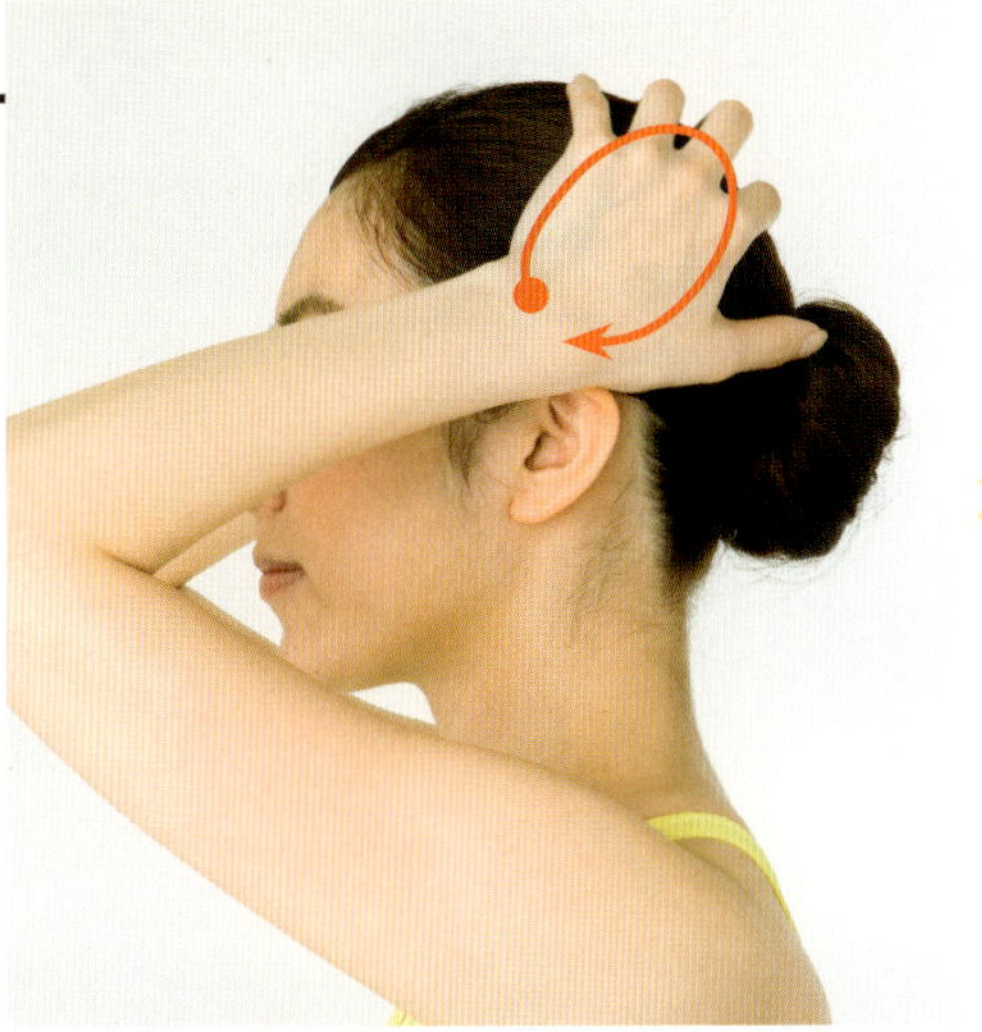

## 3 耳の後ろから鎖骨へ流す…5回

左右の耳の後ろに手のひらを密着させ、鎖骨までさする。

耳の下から鎖骨上リンパ節に向けてリンパを流し込む。

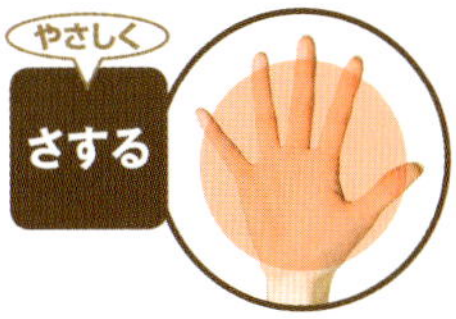
やさしく
さする

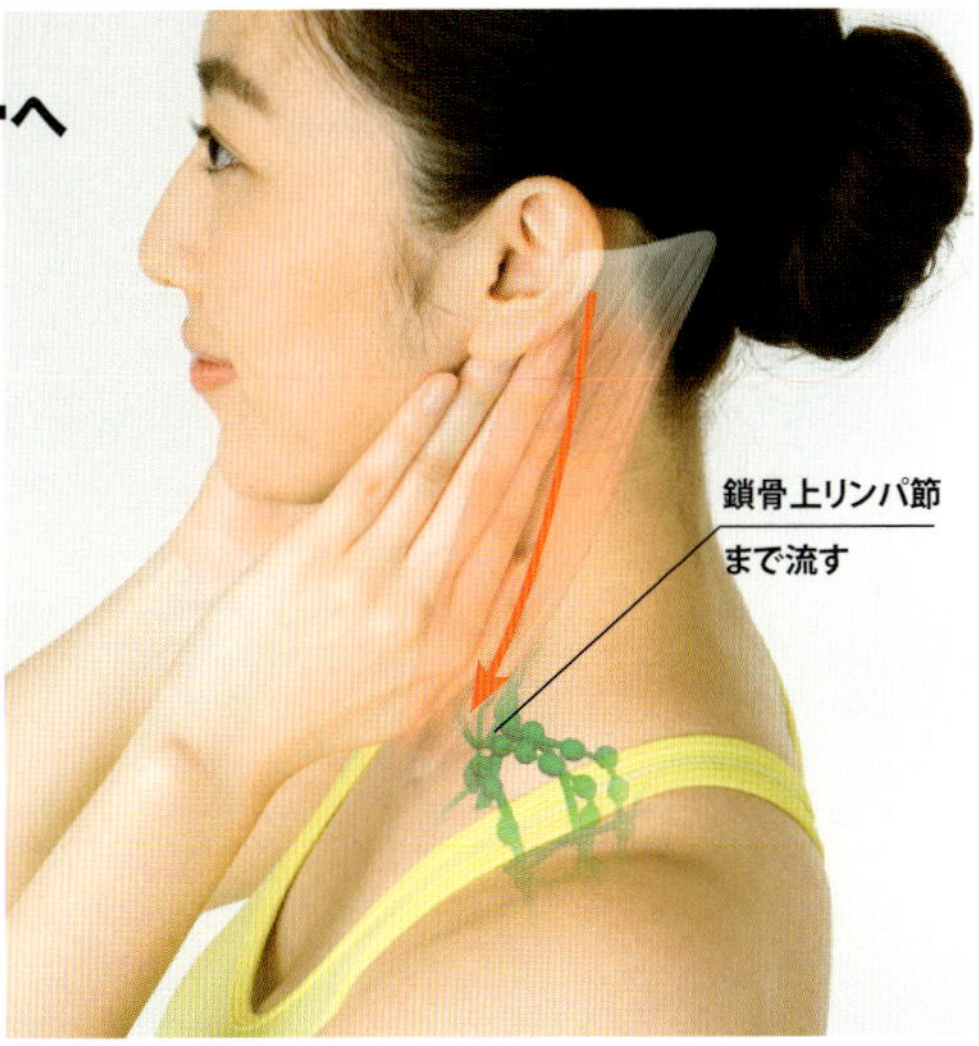
鎖骨上リンパ節
まで流す

急に心臓が鳴り響く、息苦しくなる

# 動悸《どうき》・息切れ《いきぎれ》

リフレで崩す

## 心肺機能を安定させる反射区を刺激

### 反射区 甲状腺《せん》を刺激 しごくように…5回

第1趾《し》と第2趾のつけ根のあいだに親指を当て、力を入れたまま骨のまわりに半円を描くようになぞって押す。

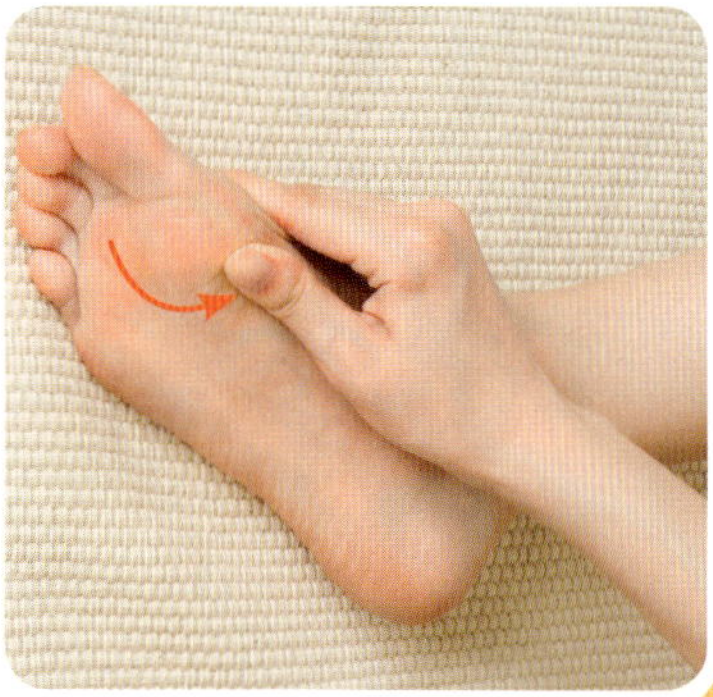

### 反射区 心臓を刺激 ななめ上に押す…5回

心臓があるのは左足だけ。親指を重ねて当て、足先に向けて1・2・3とゆっくり数えながら押し上げ、同様に1・2・3で離す。

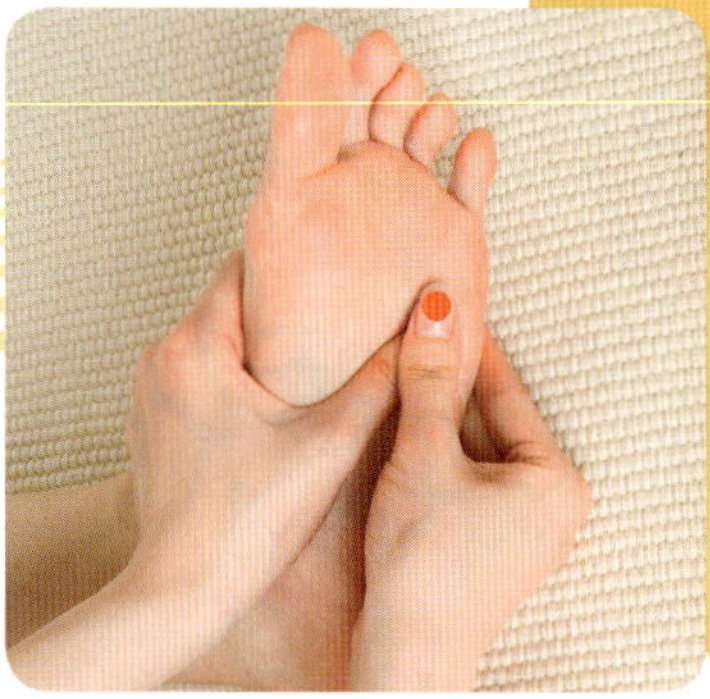

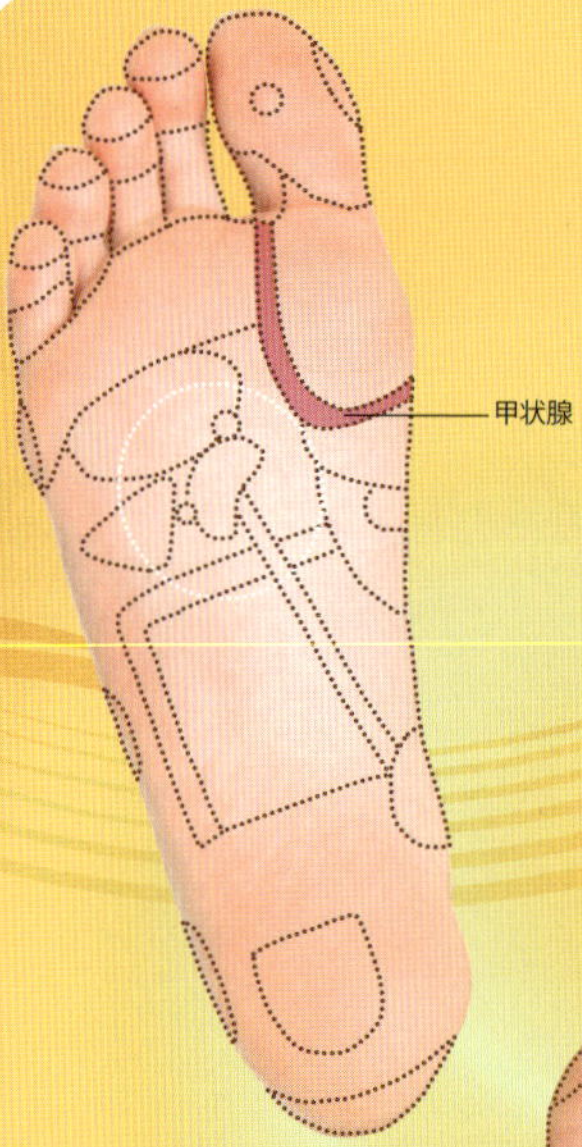


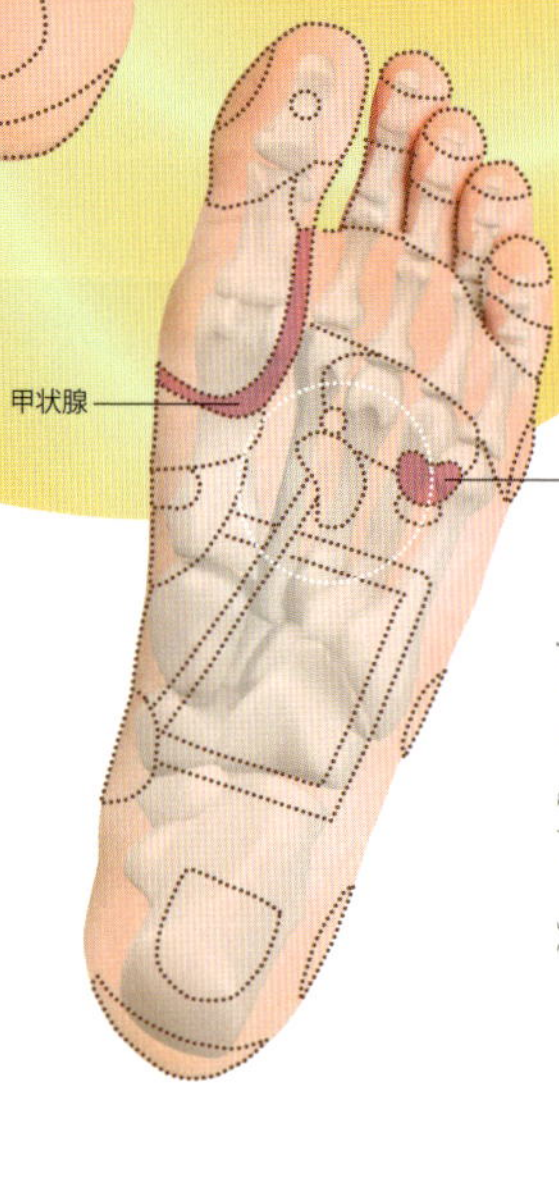


### 深呼吸しながらのリフレ→リンパが効く

階段を上ったり、急いで歩いたりして動悸、息切れを起こすなら、原因は運動不足であることがほとんど。ただし、女性ホルモンのアンバランスやストレスが続くことによって、脈拍を調整している自律神経が乱れ、動悸が起こることもあります。日々の生活での運動量を見直してみましょう。

心肺機能を高めるにはウオーキングや

Mammy's Recommend

**おすすめマッサージオイル**

ラベンダー 1滴

**10ml の植物油に混ぜて使用**

ラベンダーは心拍をスローダウンさせて、心臓への負担を軽減させるようにはたらきかけます。また、有酸素運動の効果を高め、心肺機能を高めたいときには、ローズマリーやユーカリがおすすめです。

リンパで流す

# 胸とお腹のリンパを流し脈拍・呼吸を落ち着ける

## 1 胸の下からわきの下までさする…5回

手のひらで下から胸の内側をくるみ、わきの下までさする。左右同様に。
息を吐きながら心を落ち着かせるようにやさしくさする。

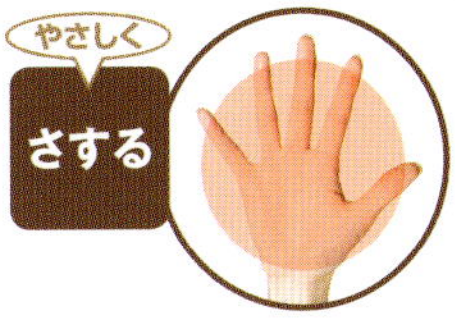
やさしく
さする

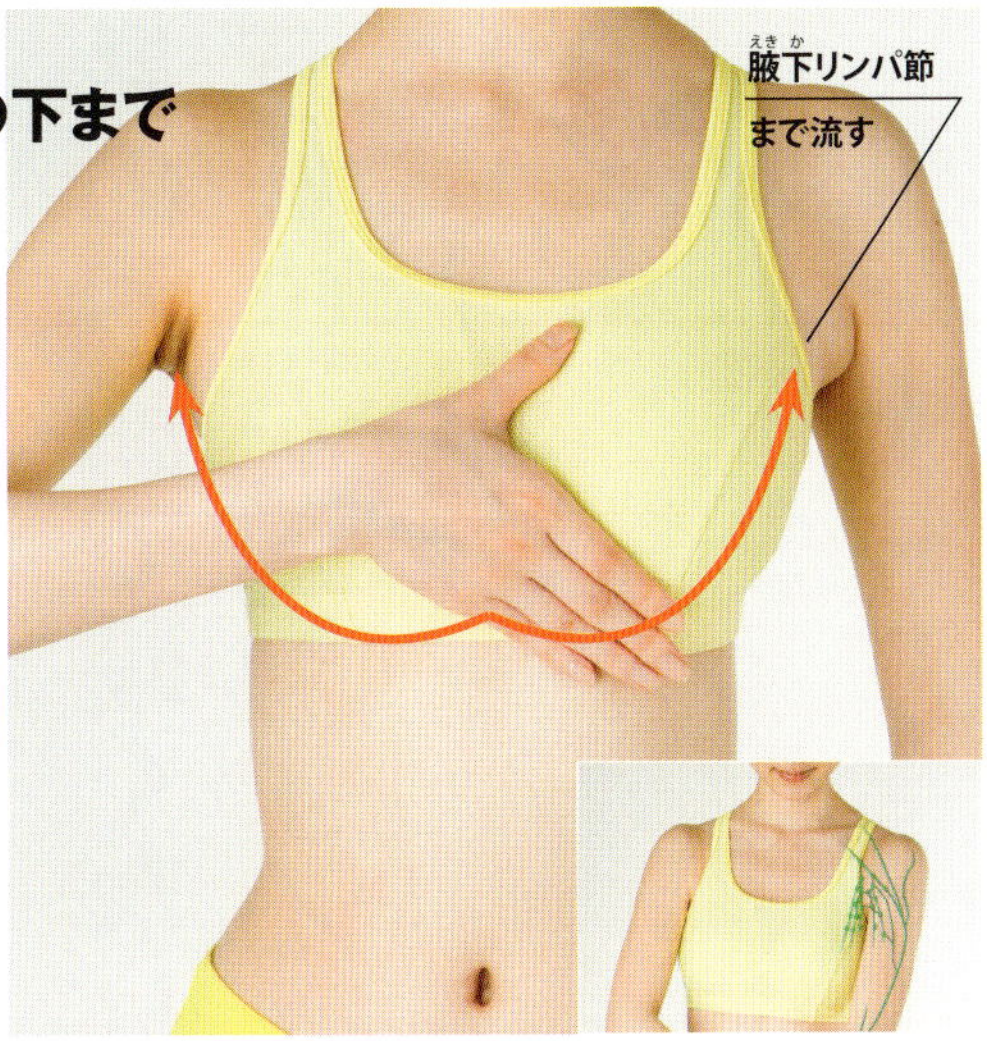
腋《えき》下《か》リンパ節
まで流す

## 2 みぞおちをさする…10回

手のひらを重ねてみぞおちに当て、時計回りにゆっくりさする。
やさしくさすることで緊張やストレスをやわらげ、呼吸を整える。

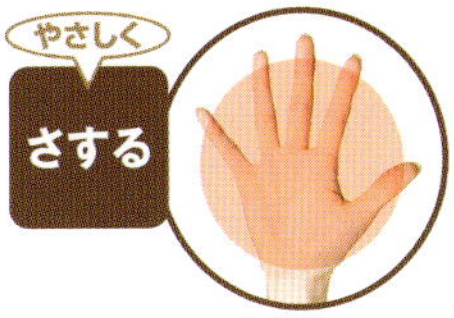
やさしく
さする

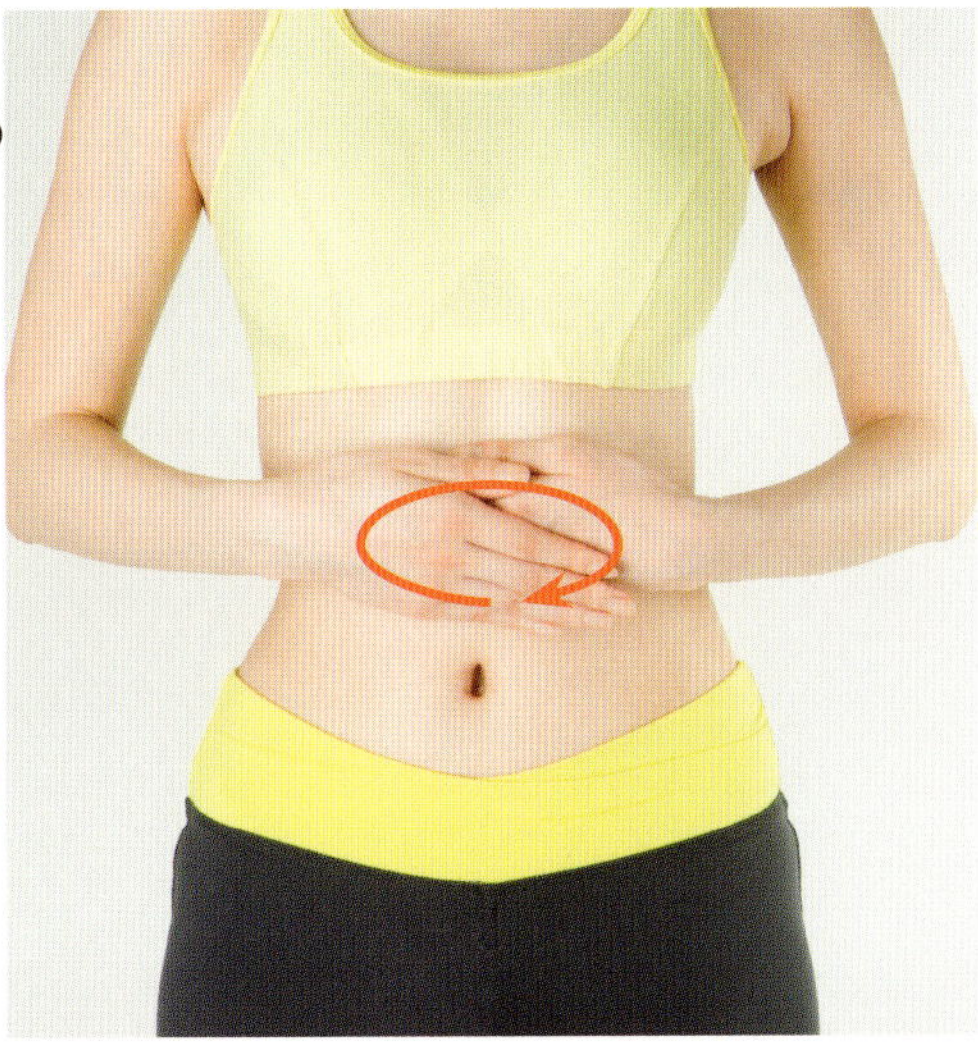

左足を終えたら右足も同様に。そのあとリンパマッサージへ

## 3 お腹をさする…10回

手のひらを重ねておへその下に当て、時計回りに大きくゆっくり回す。
息を吐きながら、お腹全体をやさしく温める。

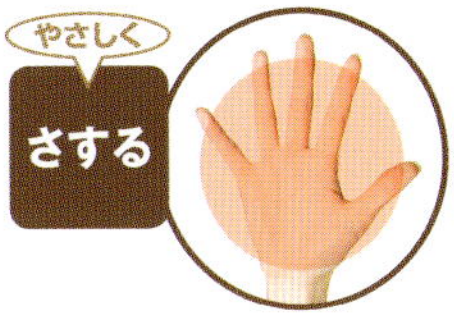
やさしく
さする

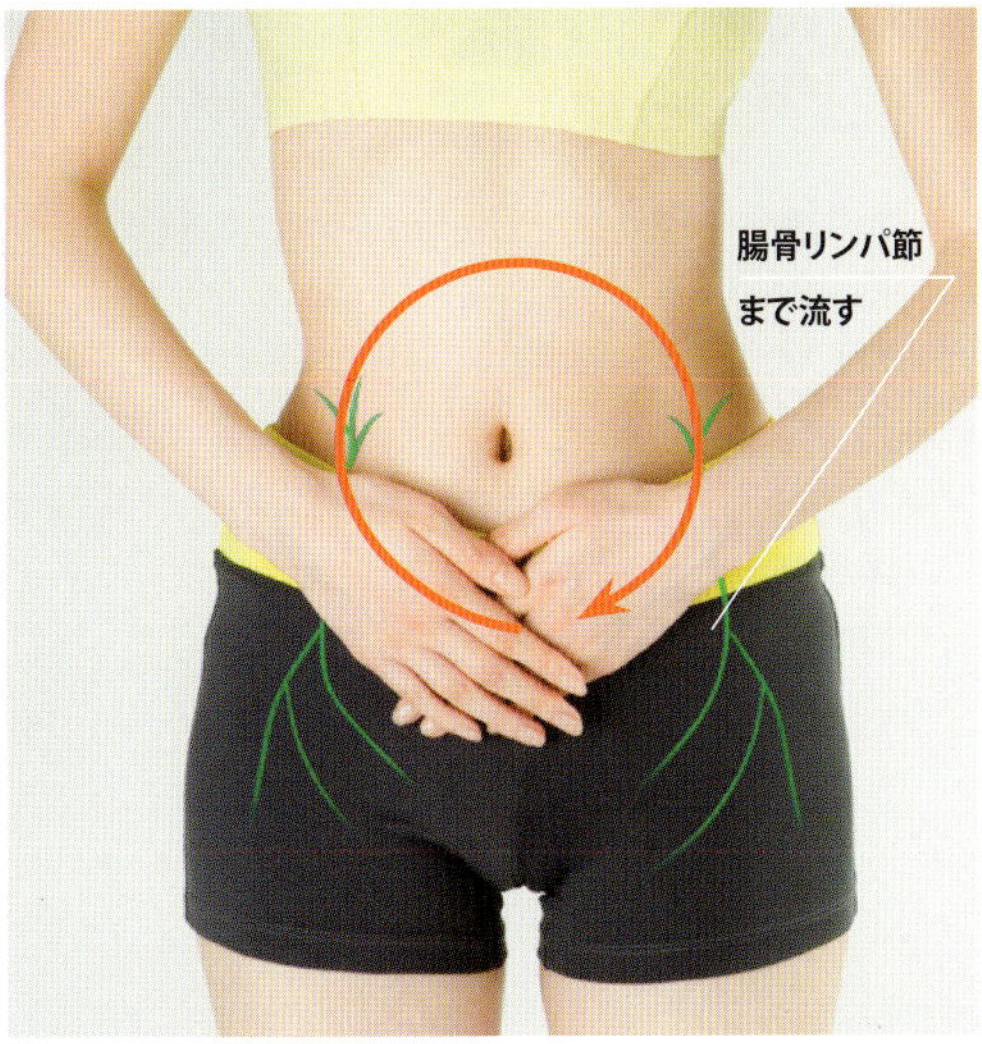
腸骨リンパ節
まで流す

水泳、ジョギングなどの有酸素運動が効果的。無理のない程度に行いましょう。運動が習慣になると疲れにくく、自律神経も乱れにくくなります。さらに、甲状腺、肺、心臓の反射区を刺激しましょう。

パニック障害や低血糖症、甲状腺機能亢《こう》進《しん》といった病気のおそれもあるので、気になる場合は医療機関へ。

息苦しくて集中できない

# 鼻づまり・花粉症

リフレで崩す

## 鼻の不調で硬くなりやすい反射区を刺激する

反射区 **鼻を刺激**

**しごくように…5回**

第１趾《し》の外側をつまみ、親指で足先に向けてしごくようにすべらせる。

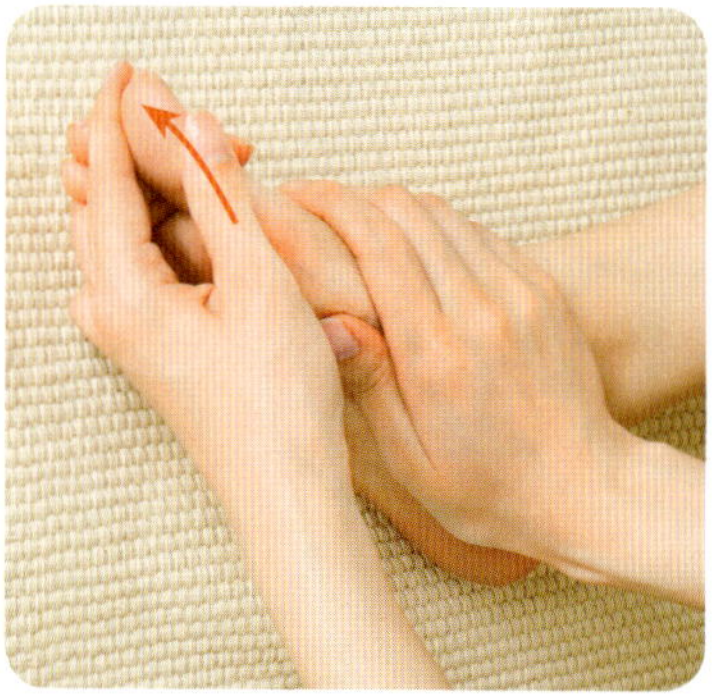

反射区 **副腎を刺激**

**垂直に押す…5回**

親指を重ねて、足裏の真ん中よりやや上を、皮膚に対し垂直に押す。

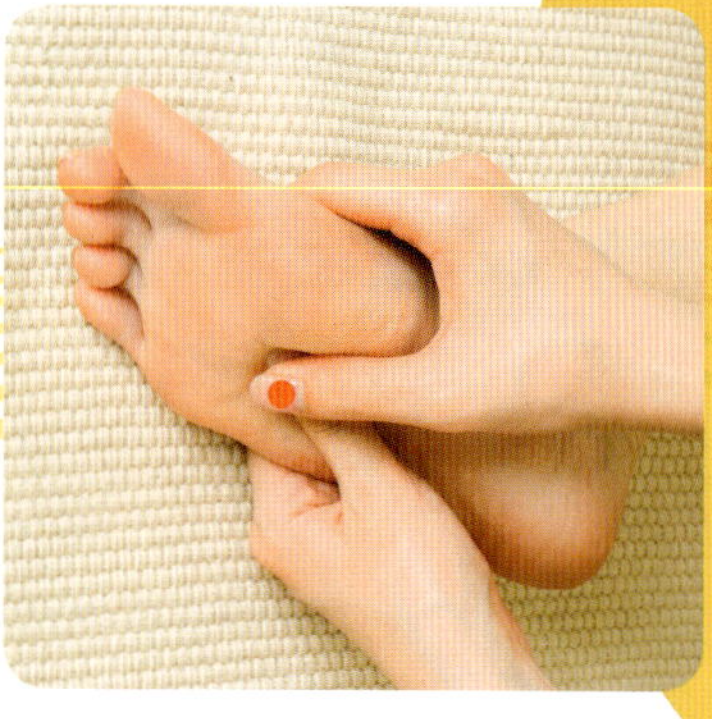

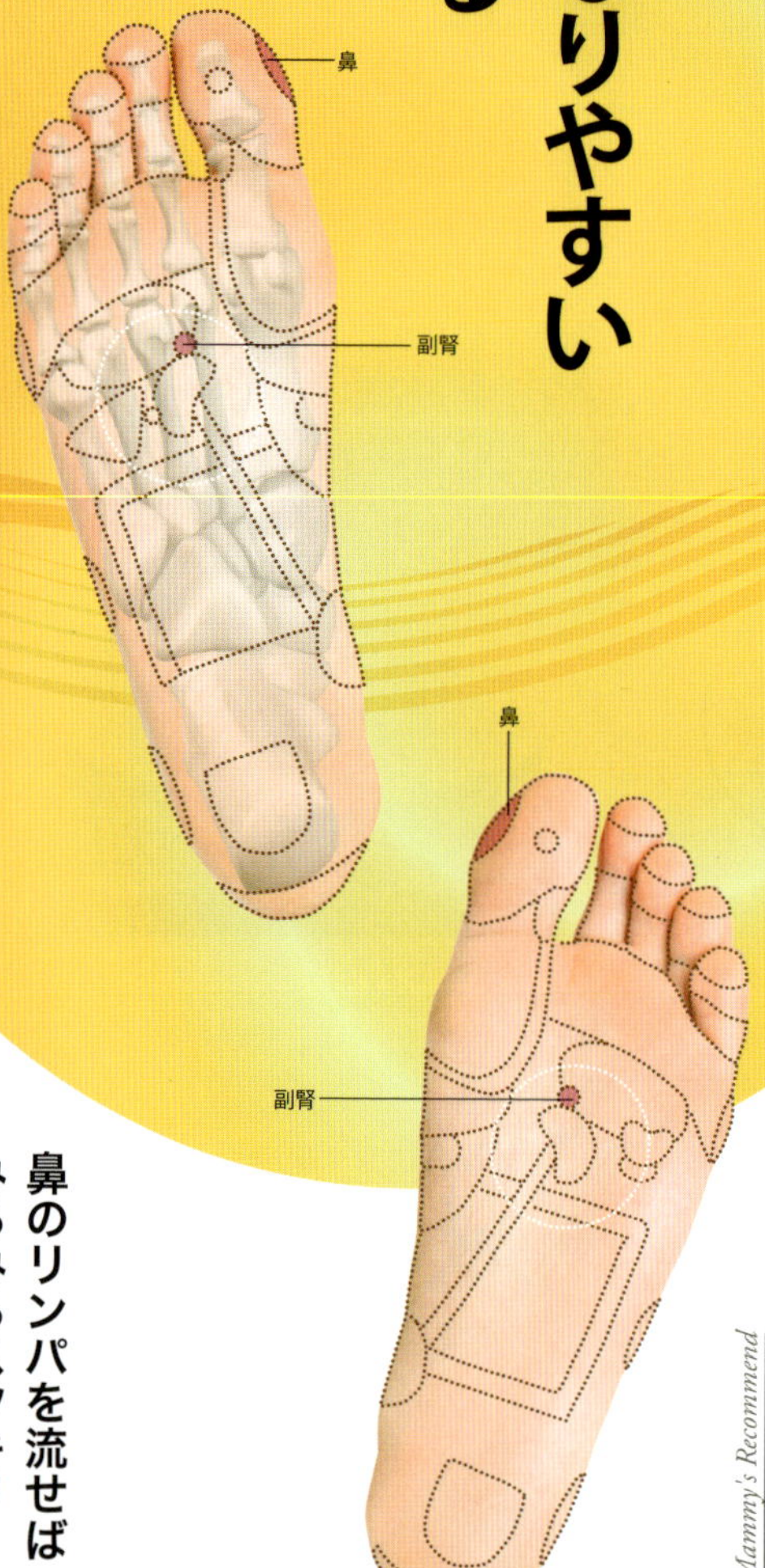


### 鼻のリンパを流せばみるみるスッキリ

花粉症の症状はさまざまですが、どれもつらく、不快です。鼻の炎症を起こすと、息苦しさで熟睡できずだるくなったり、匂いや味を感じにくくなって食欲がなくなったりします。

この症状は、定期的なアロマケアでデトックスすれば軽減できます。私がお手入れさしあげているお客様方は、ご来店当初からの花粉症の症状が、年々軽くな

Mammy's Recommend

**おすすめアロマ芳香浴**

ユーカリ
2〜3滴

**アロマポットなどでたく**

神経が目覚めるようなユーカリの香りが、鼻粘膜の炎症をやわらげ、呼吸をラクにします。花粉症の人は、ラベンダーとブレンドして入浴やマッサージに使うことを習慣にしましょう。

リンパで流す

# 鼻のまわりを押して滞ったリンパをめぐらせる

## 1 鼻の両脇を押す…5回

目頭のすぐ下あたりに中指を当て、鼻を高くするようなイメージで、中央へ寄せながら押し上げる。小鼻のほうへ少しずつずらしていく。

しっかりめのタッチでリンパのつまりを取りのぞく。

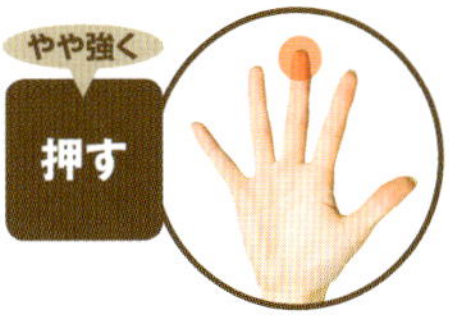


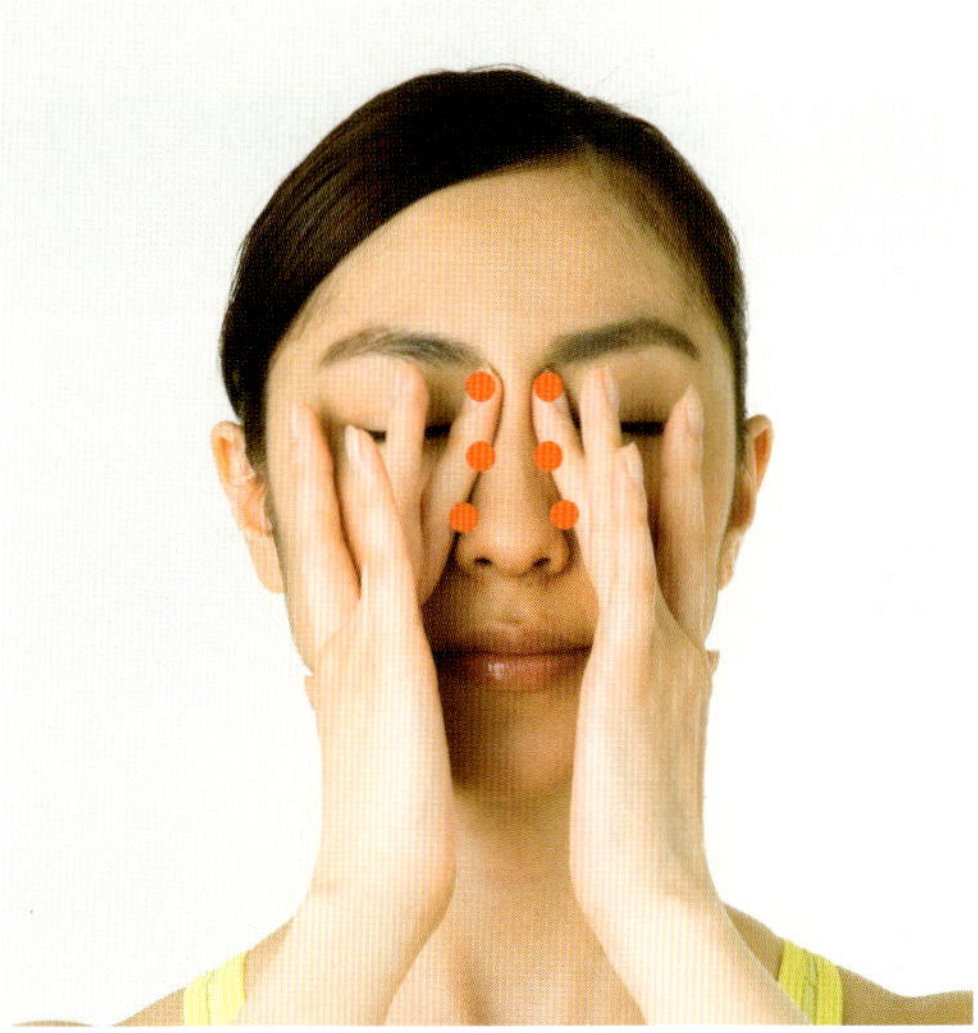

## 2 頬骨を押す…5回

小鼻の両脇に中指を当て、骨を左右に広げるように押す。耳のほうへ少しずつずらしていく。

リンパのつまりを取りのぞき、耳の下までの流れを促す。

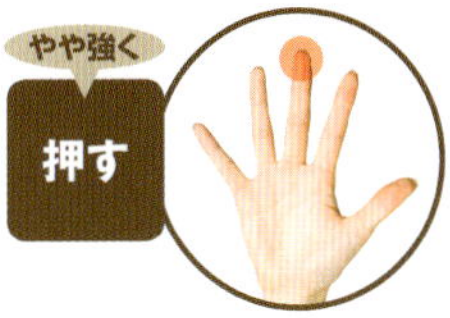


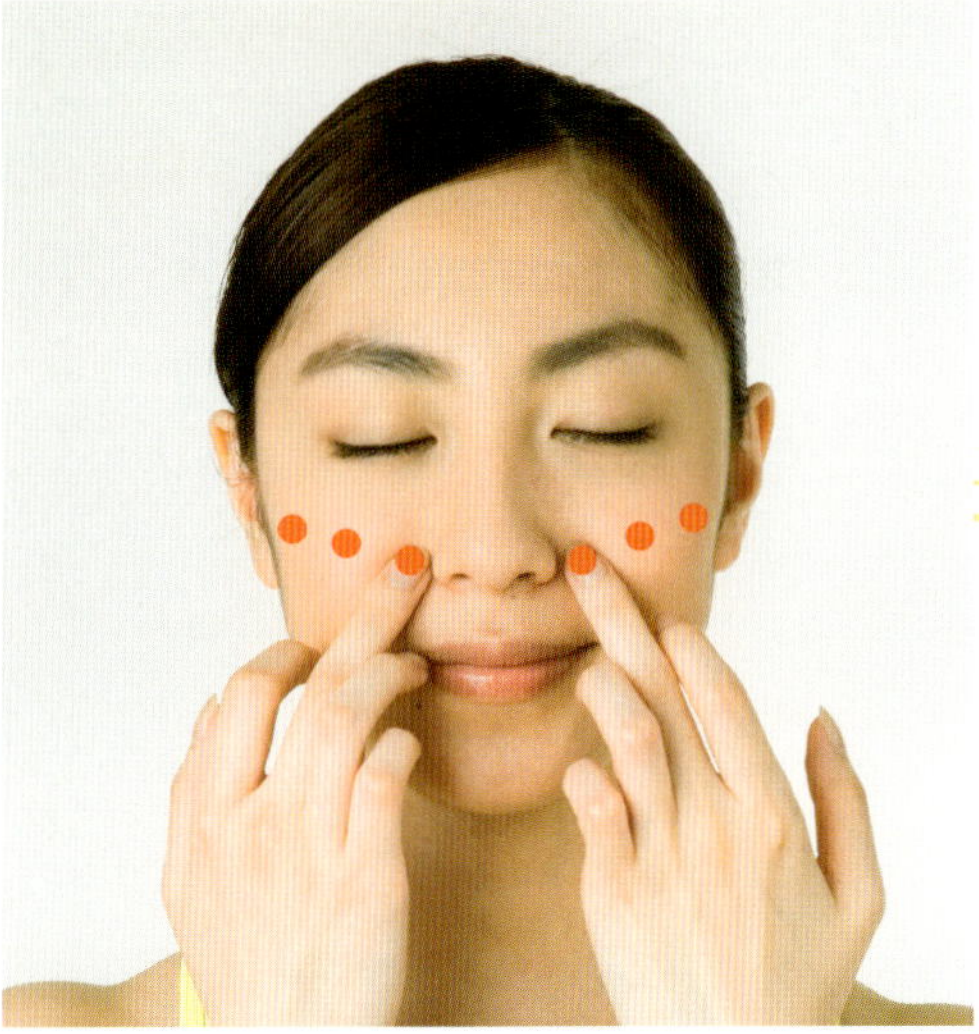

## 3 顔をさする…5回

両手で顔を覆い、手のひら全体を使って、耳へ向けてやさしくさする。

耳の下に向けてリンパの流れを整える。

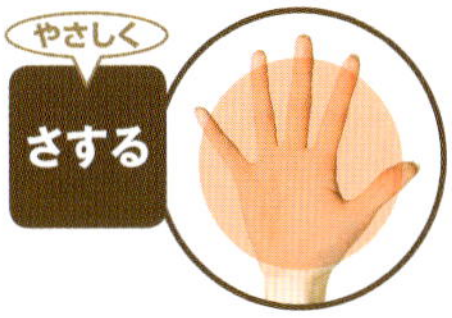


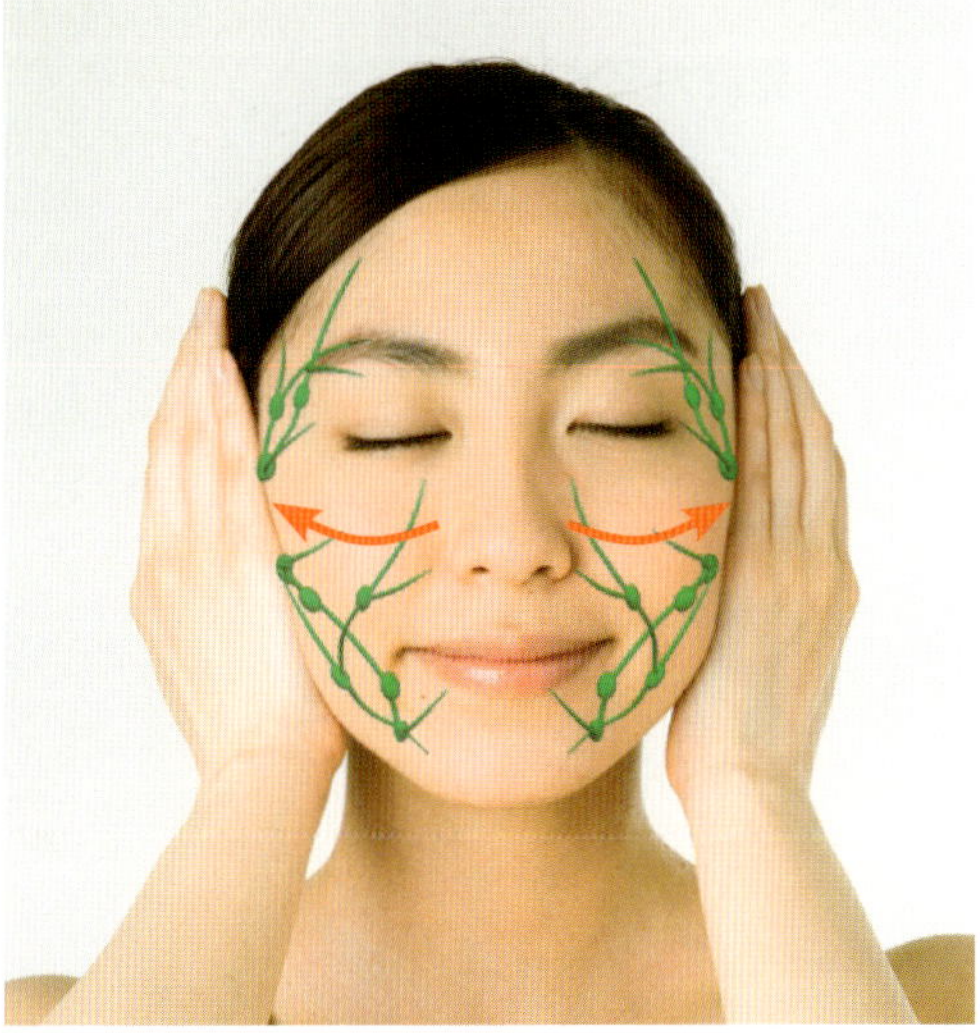

耳までさすったあと、首すじを通り、鎖骨までさすると、よりリンパが流れて good！

左足を終えたら右足も同様に。そのあとリンパマッサージへ

っています。アロマが免疫力を高めてくれるのでしょう。

「ユーカリやペパーミントの芳香浴」「アロマバス」「セルフマッサージ」「食事を見直す」「スパイスでカラダを温めて免疫アップ」など、すぐに取り入れられるセルフケアもたくさんあります。

あきらめずに続けてみてください。

# 雰囲気だけではない、本当に効くアロマを

鼻から吸い込んだ、あるいは肌から吸収したエッセンシャルオイルは血液に乗って全身に送られ、心身にダイレクトな効果をもたらします。そんなアロマの力を余すところなく実感してほしくて開発したのが、サロン発の「アロマドゥース」です。

かんたんに生活に取り入れられるよう、入浴剤・マッサージクリーム・アロマオイルで構成されています。エッセンシャルオイルのブレンドはすべてサロンでの経験にもとづいた、オリジナル処方。

アロマの力を必要とされる方は、ぜひお試しください。

### 疲労回復に
**●バスエッセンス1（流）**

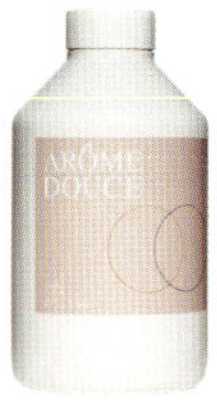

アトラスシダー、サイプレス、タイム、シナモンなど8種のエッセンシャルオイルと海藻成分の相乗効果で、血液やリンパの流れがスムーズになります。

容量 500ml　¥8,800

### ストレス性の不調に
**●バスエッセンス2（温）**

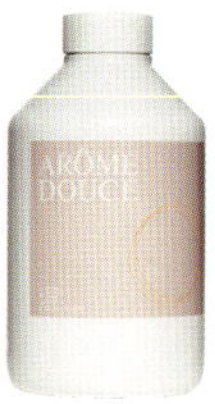

クラリセージ、ゼラニウム、ローズマリーなど5種のエッセンシャルオイルと海藻成分を配合したバスエッセンス。おだやかに、まんべんなくカラダを温めます。

容量 500ml　¥8,800

### 疲れやすい脚のために
**●ボディクリーム（流）**

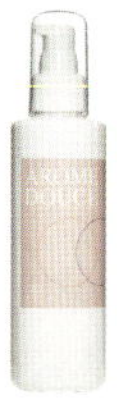

アトラスシダー、サイプレス、カユプテ、グレープフルーツなどリンパの流れを整え水分代謝を高めてくれる9種のエッセンシャルオイルを配合しています。

容量 190ml　¥5,200

### 部分やせの効果アップに
**●ボディエッセンス（溶）**

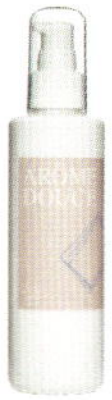

レモン、カユプテ、ユーカリ、ラベンダーなど脂肪分解効果の高い11種のエッセンシャルオイルを配合。冷えて硬くこわばる筋肉や脂肪をやわらかくします。

容量 190ml　¥5,500

### 免疫力アップに
**●グリーンドロップス**

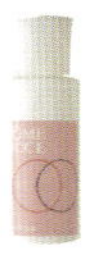

ローズマリー、ユーカリ、ティートリーなど8種のエッセンシャルオイルを配合したアロマオイル。スッキリした香りと清涼感が呼吸を深くし、免疫力を高めます。

容量 30ml　¥3,000

### 活力あるカラダづくりを
**●クエン酸2000**

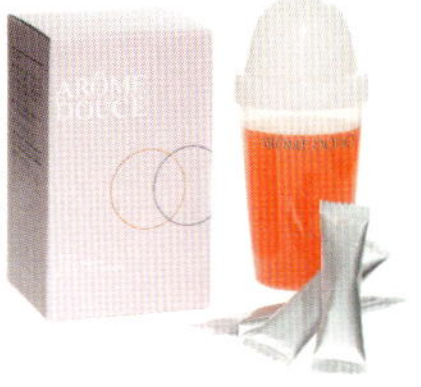

血行不良、筋肉疲労に効果的なクエン酸2000mgを、またクエン酸サイクルを効率よくはたらかせるアミノ酸やビタミン、ミネラルなどを配合した美容飲料。

1箱30本入り　¥3,900

ご注文・お問い合わせ先
**http://www.aromedouce.com**
**☎ 03-3470-9854**（午前11時〜午後5時／不定休）

※価格はすべて税別

PART

# 3

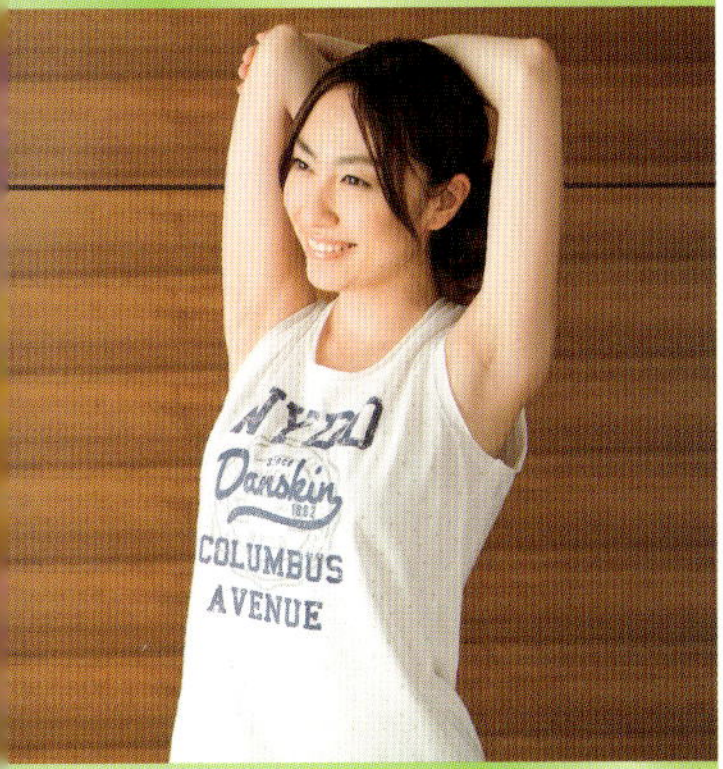


# カラダの痛みを緩和するマッサージ

急性、慢性、どちらの痛みにも効果バツグン。
つらい症状をやわらげるとともに
痛みの出にくいカラダづくりにも役立ちます。

頭の両側が締めつけられるように痛む

# 頭痛（こり性）

リフレで崩す

## 頭部の血流を整え こわばりやこりを解消

### 反射区 頭を刺激 つまむように…5回

頭に関係する反射区は、第１趾《し》全体と、第２趾から第５趾の先におのおのある。親指の腹で趾《ゆび》全体をていねいにもみほぐす。

ここを押すと頭部の血流が増えて、精神の安定につながる。

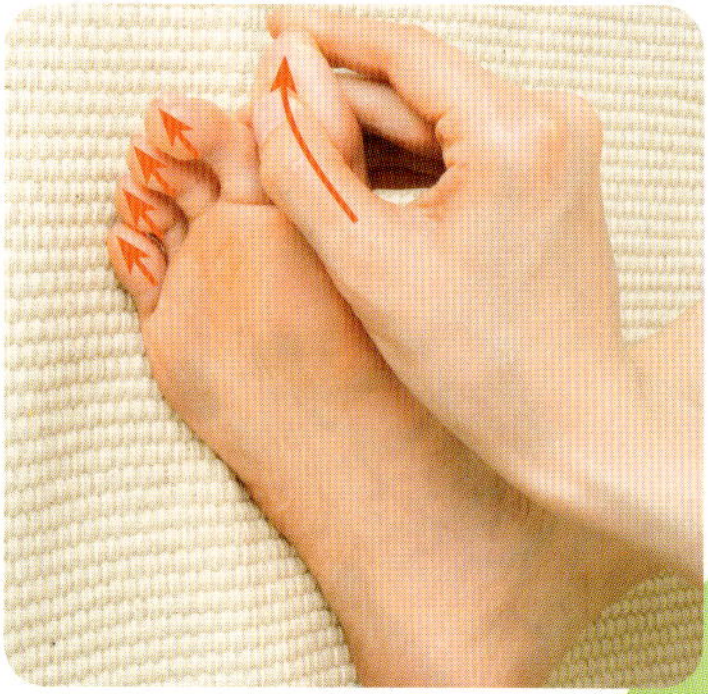

### 反射区 僧帽筋《そうぼうきん》を刺激 しごくように…5回

僧帽筋があるのは第２趾から第５趾のつけ根。足を両手でつかんで固定し、親指の腹で内側から外側へずらしながら押す。

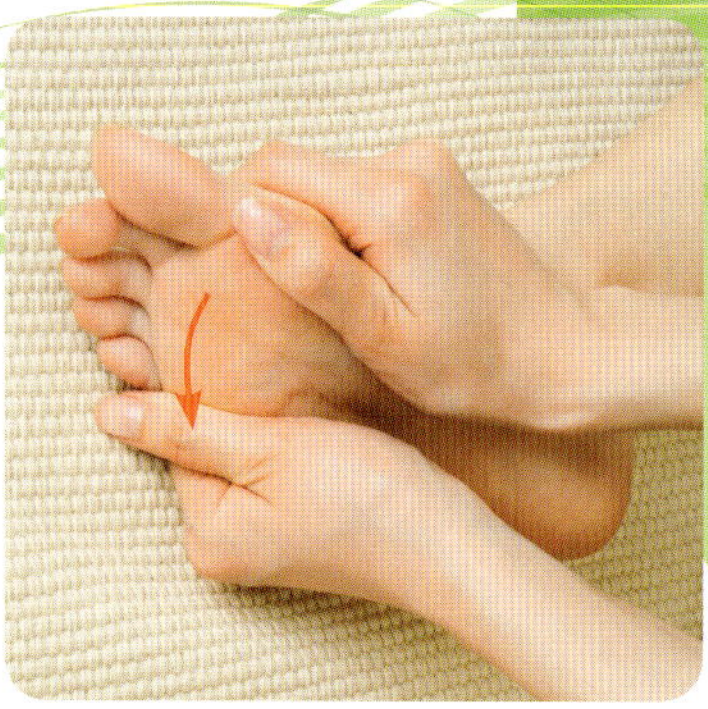

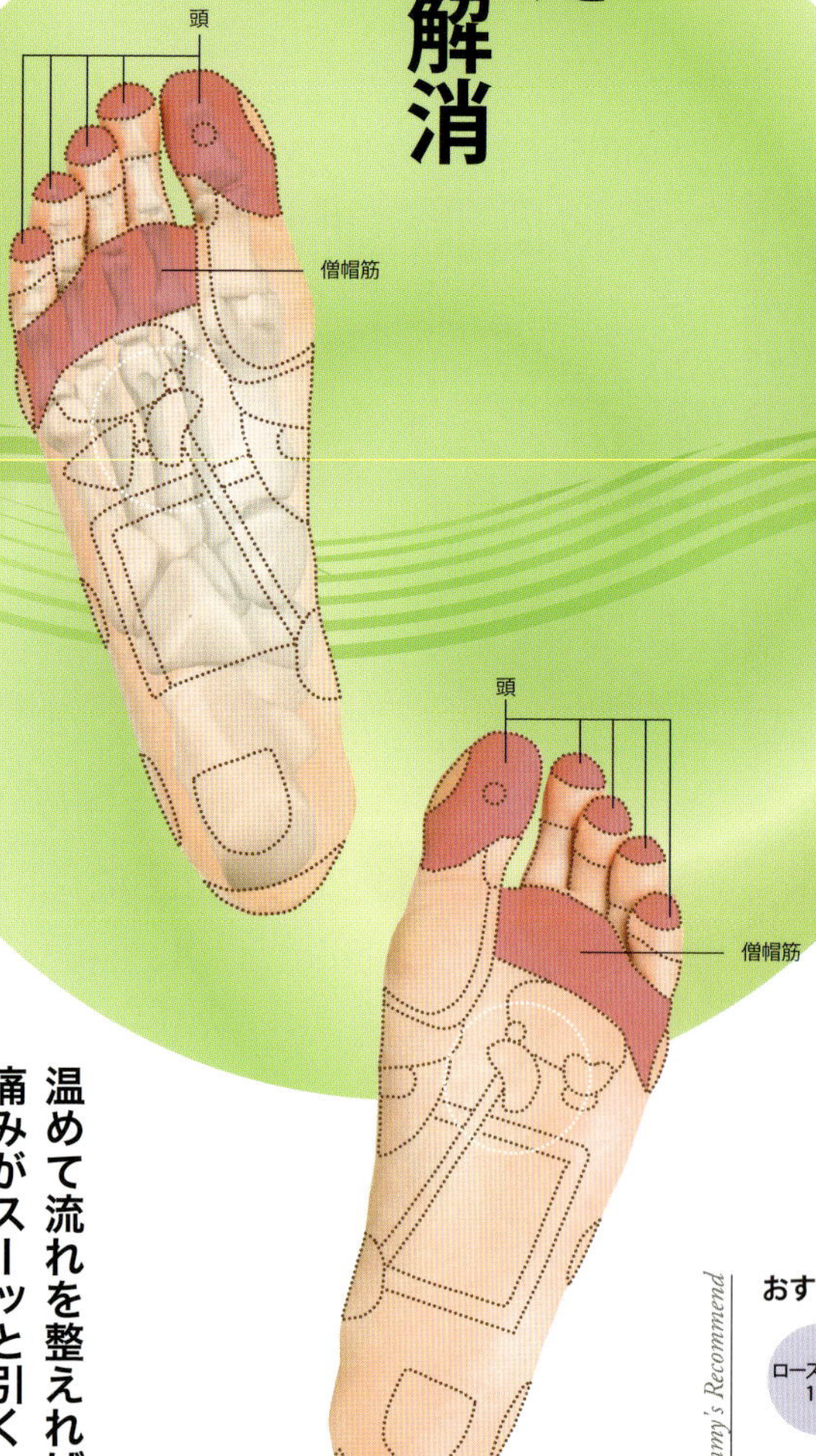


### 温めて流れを整えれば 痛みがスーッと引く

頭全体が、重く締めつけられるような痛みの原因は、首や肩のこりにあることが多いようです。

この痛みをやわらげるには、首から肩の筋肉の緊張をほぐし、滞っているリンパの流れを整えるのがポイント。洗面器に熱めのお湯をはり、ローズマリーなど血行を促進するエッセンシャルオイルを入れて温湿布をつくり、首に2〜3分当

*Mammy's Recommend*

**おすすめアロマ温湿布**

ローズマリー
1滴

**お湯に垂らしタオルを浸してしぼる**

ローズマリーの温湿布を肩や首、後頭部に静かに当てて温めます。パンパンに張った筋肉がやわらかくなれば、脳への血流も回復し、頭がスッキリ軽くなります。

リンパで流す

# 首から上のリンパの流れをスムーズに

左足を終えたら右足も同様に。そのあとリンパマッサージへ

てます。そのあとでこのリンパマッサージを行うと血流がよくなって、こりからくる頭痛が軽減します。

パソコン操作などで、同じ姿勢を続けたり目を酷使したりする方は、定期的に首や腕のストレッチを行いましょう。入浴時に熱めのシャワーを、首から肩に3分程度浴びるのもおすすめです。

## 1 こめかみを前後に押し回す…5回

手のひらをこめかみに当て、大きく息を吐きながら、前後に押し回す。
気持ちいい強さで、こめかみの筋肉の疲れをほぐす。

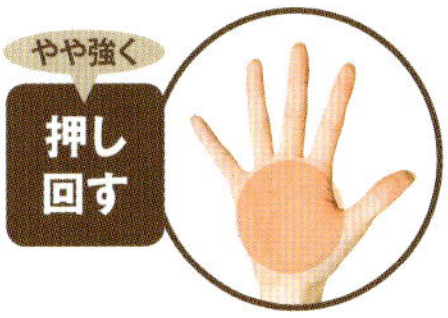
やや強く
押し回す

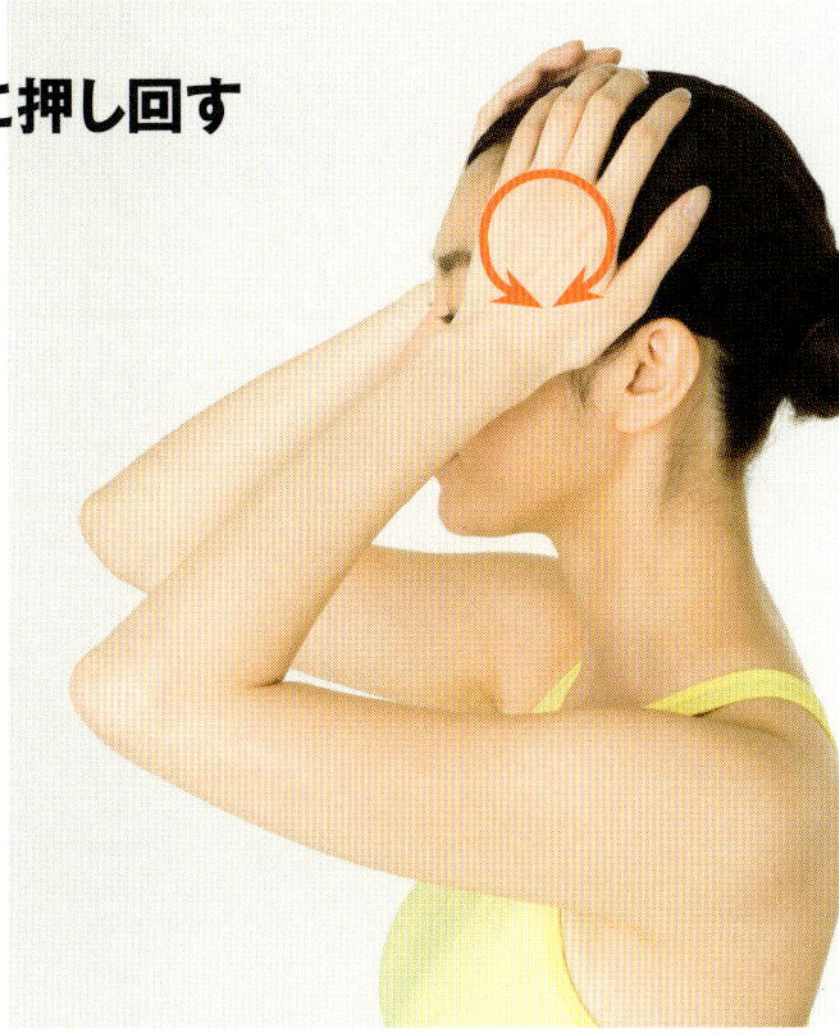

## 2 後頭部を押し回す…5回

頭をつかむようにしてぼんのくぼの両脇に親指を当て、後頭部に向けて小さな円を描きながら押し回す。頭を後ろに倒すと力が入りやすい。後頭部全体の筋肉をほぐして、血流アップ。

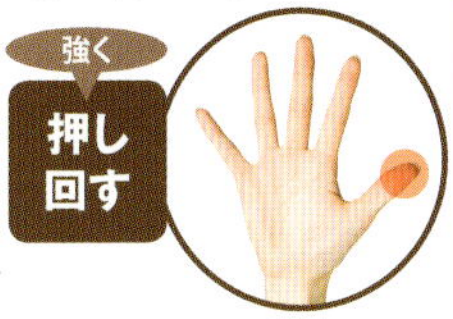
強く
押し回す

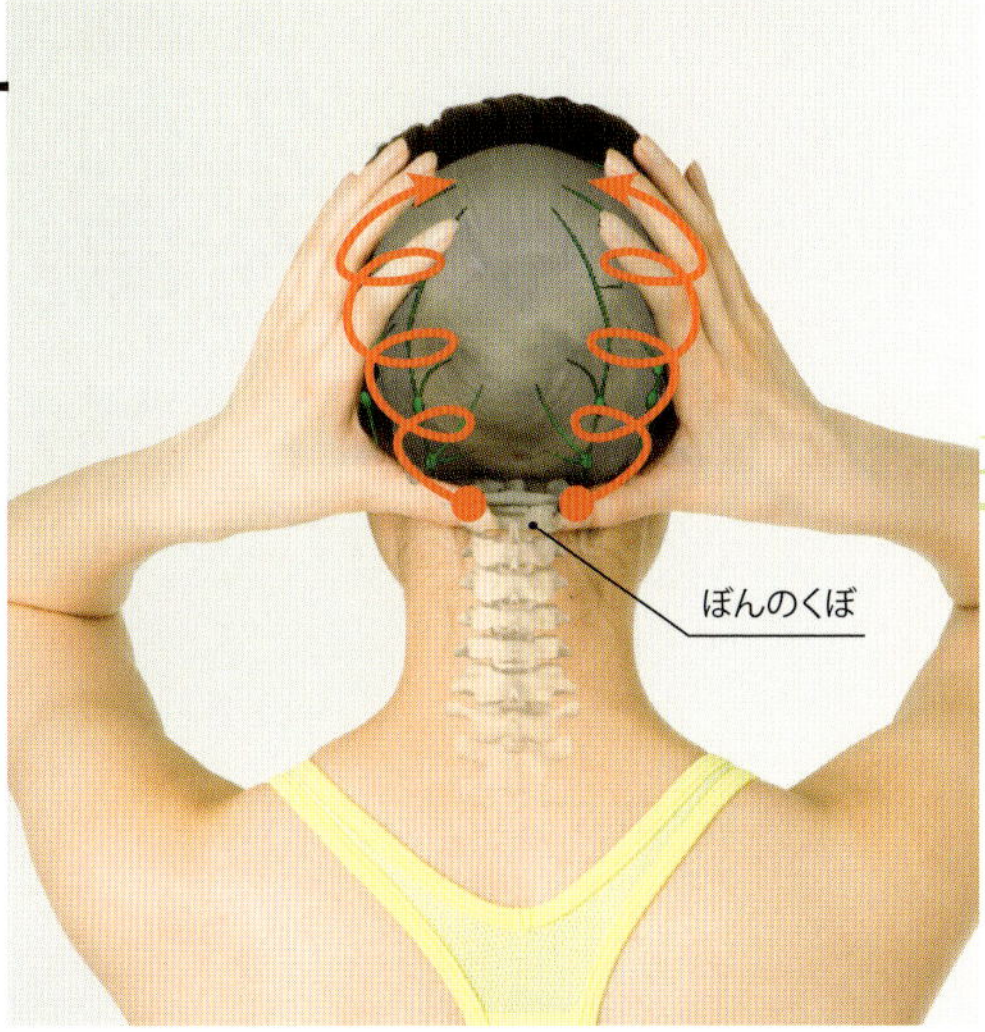
ぼんのくぼ

## 3 ひたいから鎖骨までさする…5回

4本の指をひたいに当て、頭頂に向かってさする。そのまま後頭部、首筋を通って鎖骨のくぼみまでさする。頭部のリンパ管に沿ってさすることでリンパの流れを整える。

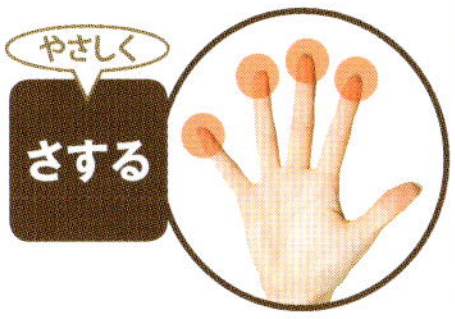
やさしく
さする

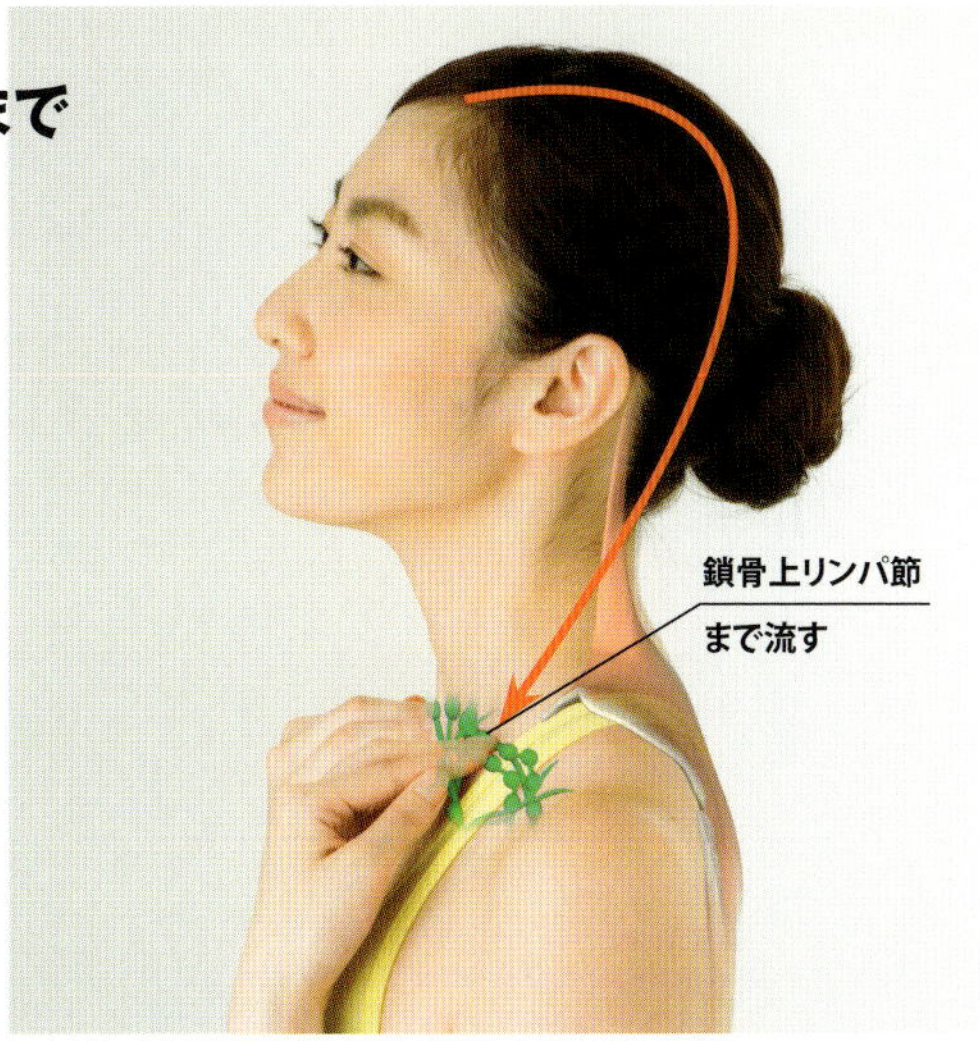
鎖骨上リンパ節
まで流す

ズキズキと響くように痛む

# 頭痛（緊張性）

## こり固まった頭を遠隔刺激しお腹の反射区でリラックス

リフレで崩す

### 反射区 頭を刺激 つまむように…5回

頭に関係する反射区は、第１趾《し》全体と、第２趾から第５趾の先におのおのある。親指の腹で趾《ゆび》全体をていねいにもみほぐす。
ここを押すと頭部の血流が増えて、精神の安定につながる。

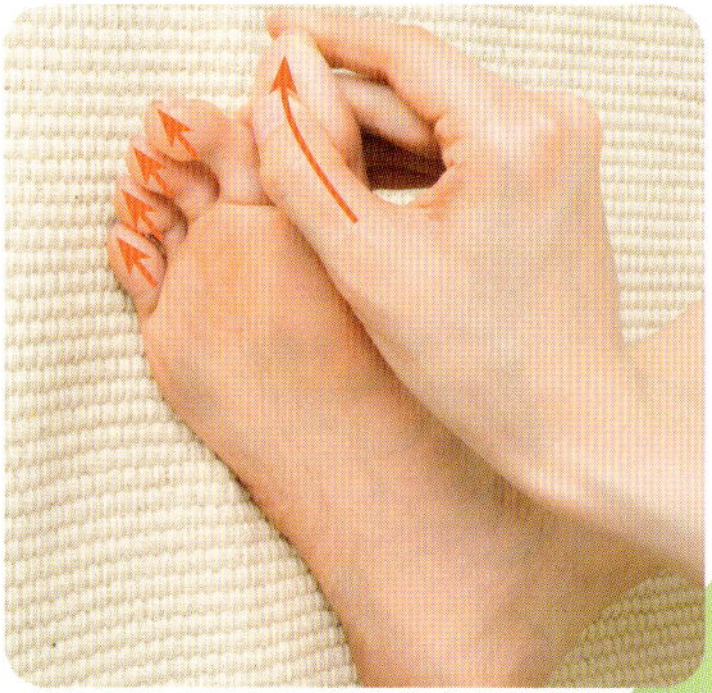

### 反射区 腹腔神経叢《ふっこうしんけいそう》を刺激 しごくように…5回

腹腔神経叢があるのは足裏のほぼ真ん中にある広いところ。親指を重ねて、すべらせるようにして全体をまんべんなく押す。

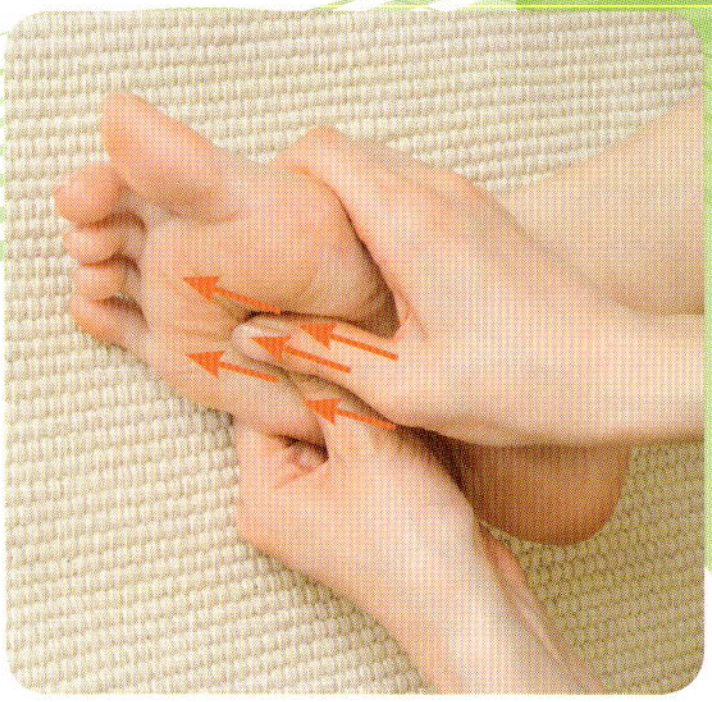

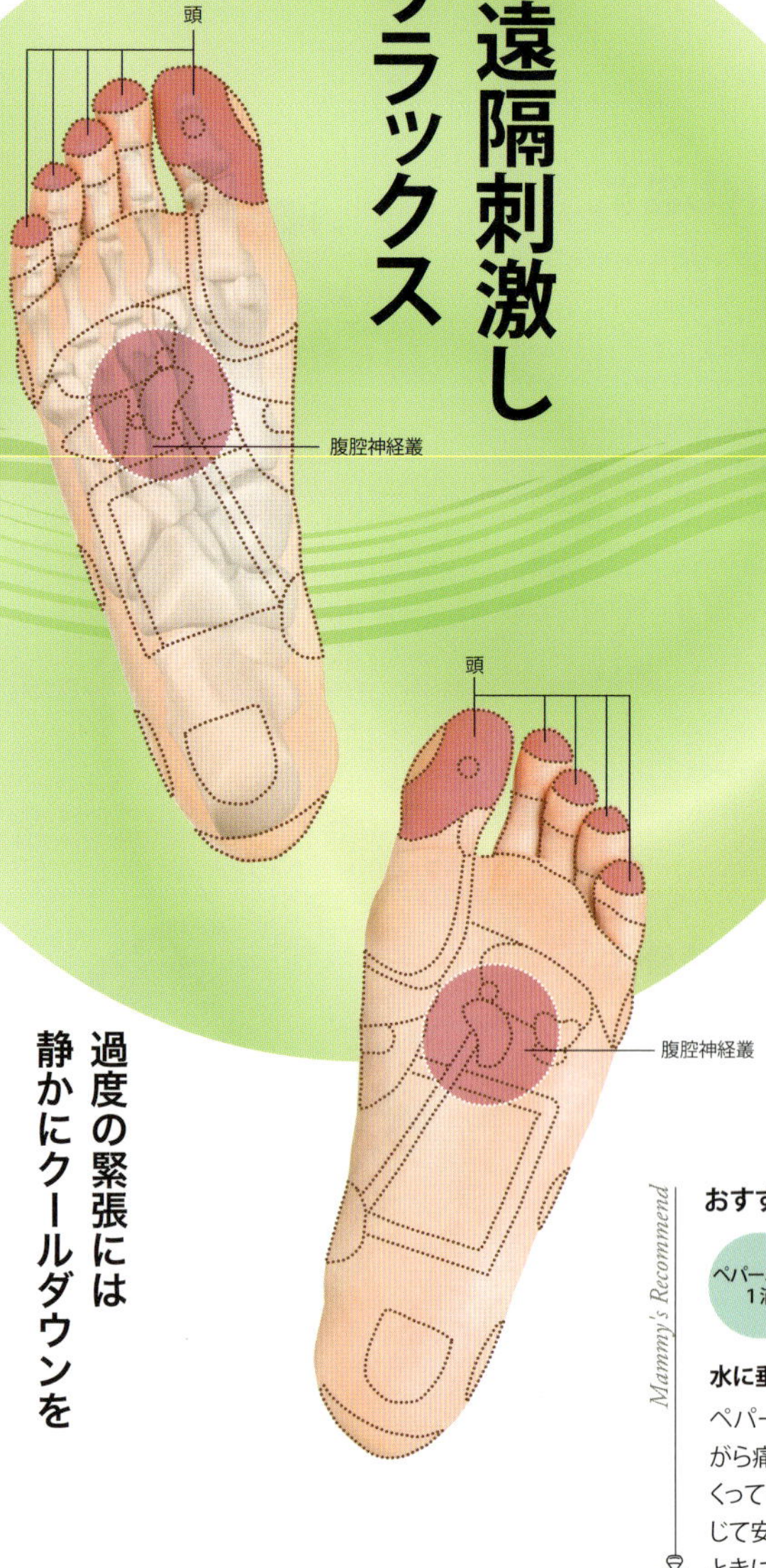


### 過度の緊張には静かにクールダウンを

時間に追われて作業したり、神経を集中させたりしたあとなどに生じる頭痛。これは過度の緊張から解放されて血管が拡張し、急激に血流がよくなることで起こります。

この場合は、頭を冷やして安静にするのが大切。洗面器に水をはり、ラベンダーなど鎮痛作用のあるエッセンシャルオイルを入れて冷湿布をつくり、後頭部に当てます。できれば横になり、ラクな姿

*Mammy's Recommend*

**おすすめアロマ冷湿布**

ペパーミント
1滴

**水に垂らしタオルを浸してしぼる**

ペパーミントがカラダを冷却しながら痛みを鎮めます。冷湿布をつくって首や後頭部に当て、目を閉じて安静にしましょう。時間がないときにはラベンダーを１滴、頭のつけ根やこめかみに塗布しても。

勢で休みましょう。ズキズキしているときに、強いマッサージは禁物です。

自律神経の乱れから悪化する頭痛なので、規則正しい生活を心がけるのも大切。

また、足の親指が硬くなっていることが多いため、リフレクソロジーで、頭の反射区にあたる親指全体をしっかりもみほぐすことを習慣にしましょう。


左足を終えたら右足も同様に。そのあとリンパマッサージへ

リンパで流す

# 疲れた脳をいやし つらい痛みをやわらげる

## 1 こめかみを前後に押し回す…3回

手のひらをこめかみに当て、大きく息を吐きながら、前後に押し回す。

こめかみの疲れを、ゆったりとしたリズムでほぐす。

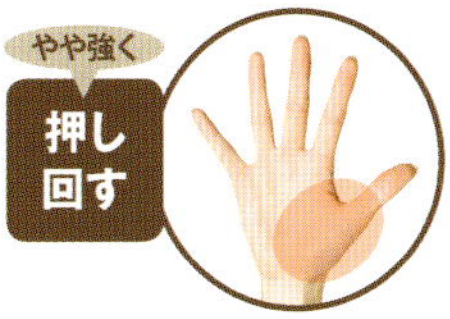
やや強く
押し回す

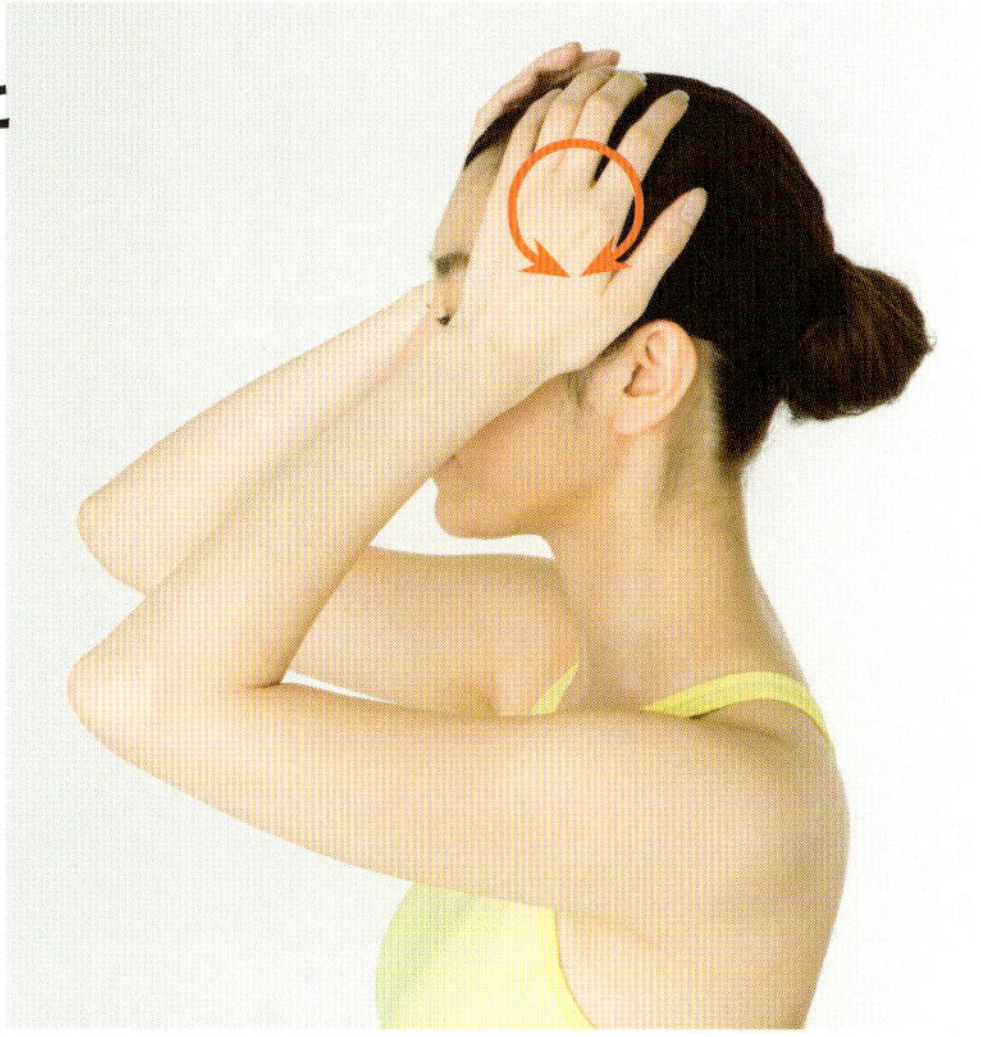

## 2 耳の後ろを押し回す…5回

左右の耳の後ろに３本の指を当て、大きく息を吐きながらその場で押し回す。

頭蓋骨のラインに沿ってやさしくさすり、つまりを取りのぞく。

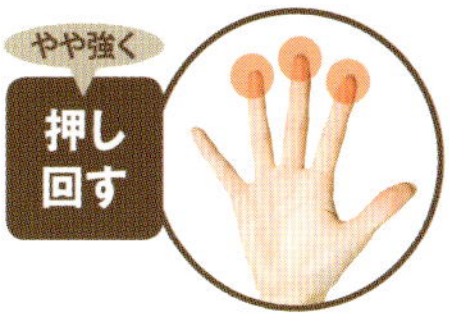
やや強く
押し回す

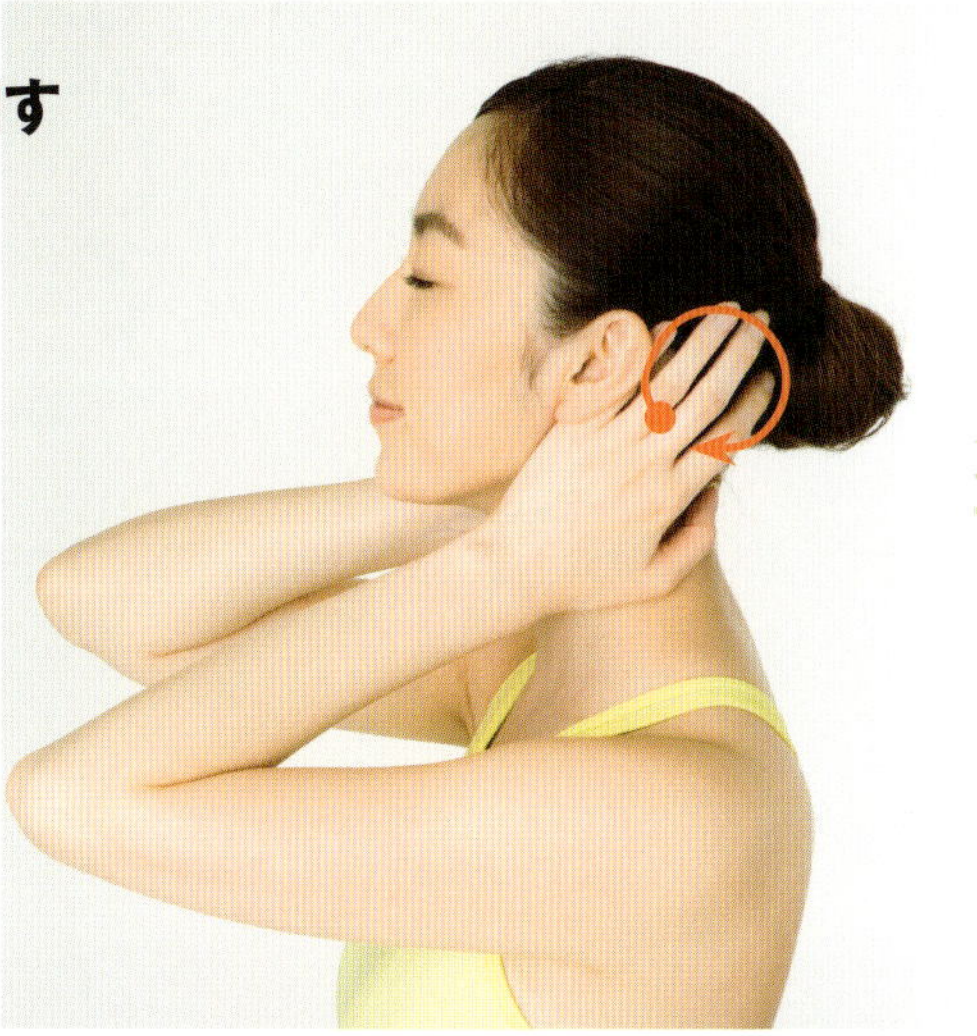

## 3 耳の後ろから鎖骨までさする…5回

左右の耳の後ろから鎖骨まで、手のひら全体を密着させてさする。

リンパの流れを整えて、排出を促す。

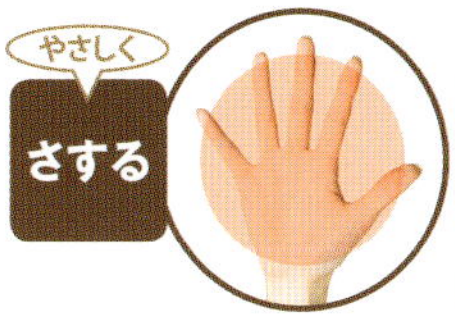
やさしく
さする

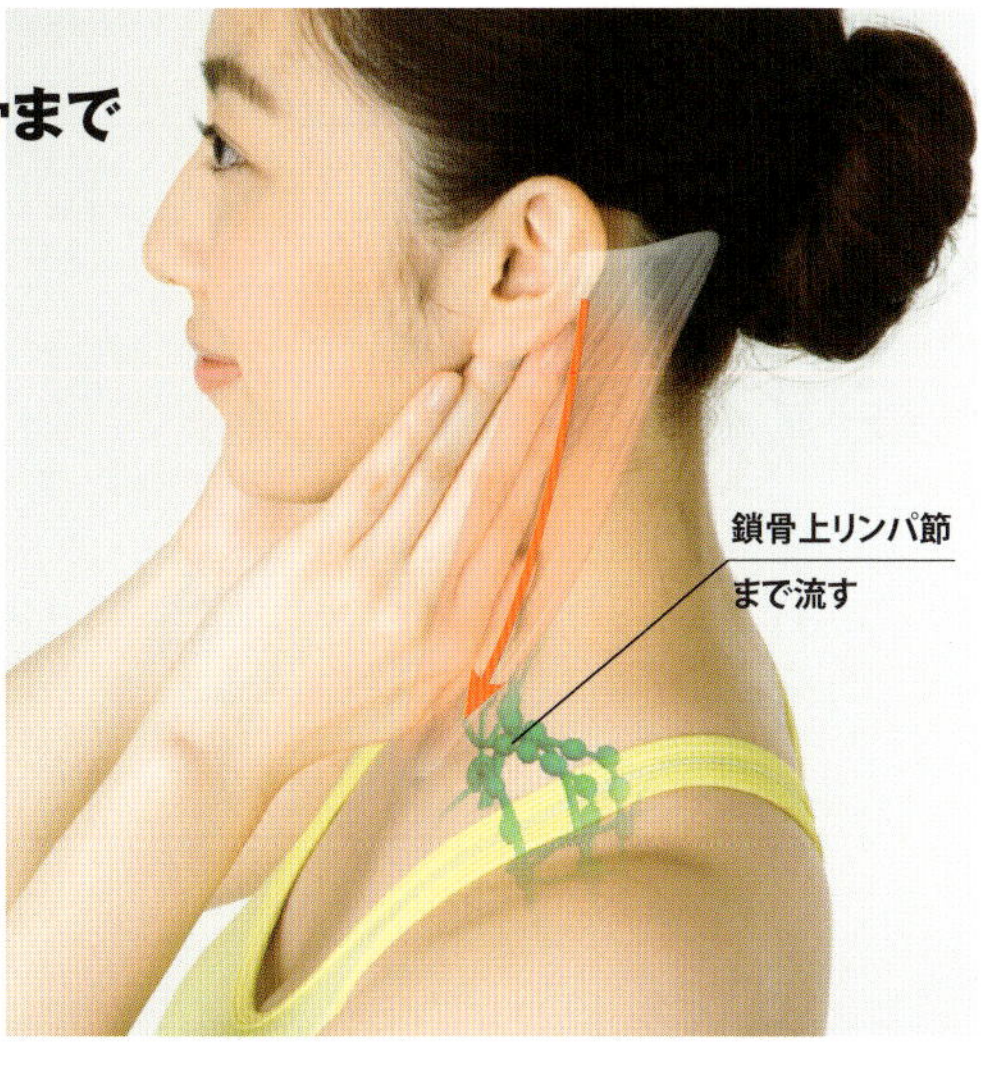
鎖骨上リンパ節
まで流す

ひどくなると痛みが生じるケースも

# 首こり

リフレで崩す

## 首と肩の反射区を刺激して つまりを取りのぞく

### 反射区 首を刺激 垂直に押す…5回

首があるのは第１趾《し》のつけ根の内側（第２趾側）。甲側から第１趾をつかみ、親指の腹で押す。

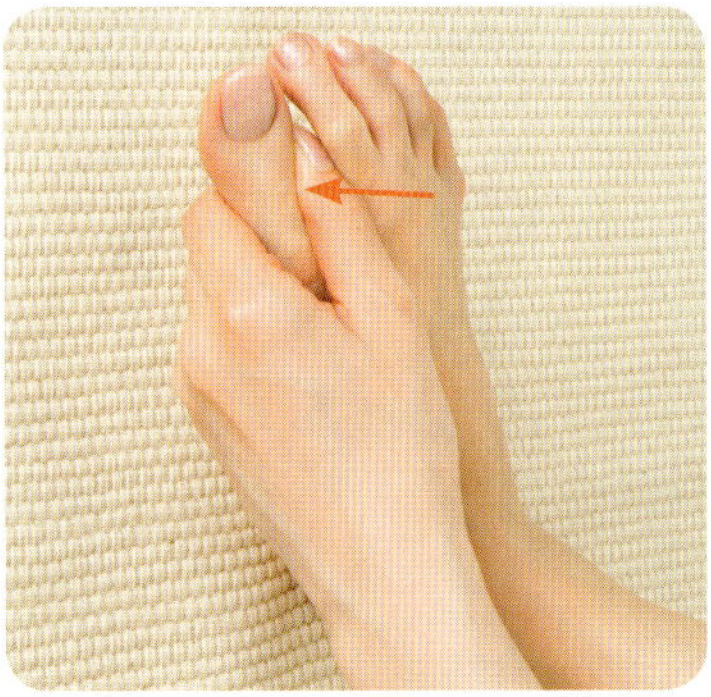

### 反射区 僧帽筋《そうぼうきん》を刺激 しごくように…5回

僧帽筋があるのは第２趾から第５趾のつけ根。足を両手でつかんで固定し、親指の腹で内側から外側へずらしながら押す。

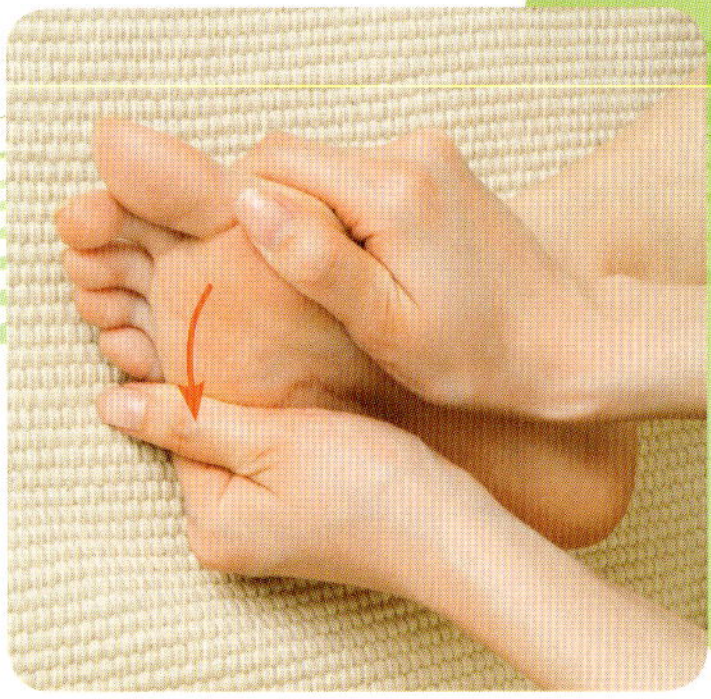

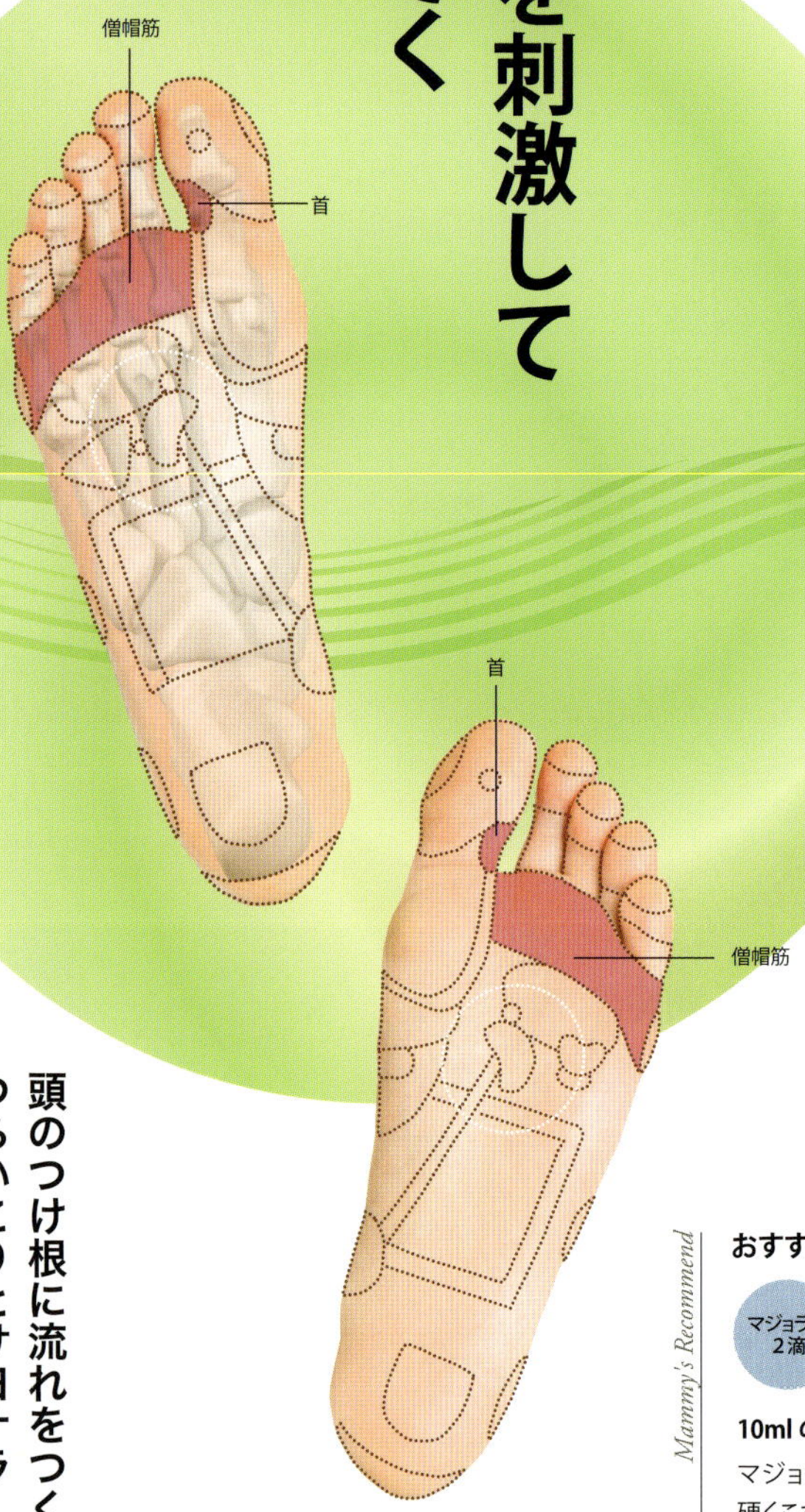


### 頭のつけ根に流れをつくり つらいこりとサヨナラ

血管や神経がめぐる首は、全身のリンパ液も集まる大切な部位。ここがこるとリンパの流れが滞り、全身の不調につながります。また、女性らしさの象徴であるうなじのくぼみもなくなり、太く短く見えてしまいます。顔もむくみやすくなって肌色がくすむので、美容にも悪影響が出ます。

有効なのは、頭のつけ根を集中的にも

*Mammy's Recommend*

**おすすめマッサージオイル**

マジョラム
2滴

**10ml の植物油に混ぜて使用**

マジョラムが、過労やストレスで硬くこわばる首の緊張を解き、血流を整えます。鎖骨まわりのつまりを取りのぞき、美しいデコルテラインへ。頭部への血流もよくなりお肌の透明感も増します。

リンパで流す

# 首の根元を集中的にマッサージ

## 1 後頭部を押し回す…5回

頭をつかむようにしてぼんのくぼの両脇に親指を当て、後頭部に向けて小さな円を描きながら押し回す。頭を後ろに倒すと力が入りやすい。後頭部全体の筋肉をほぐして、首の緊張をやわらげる。

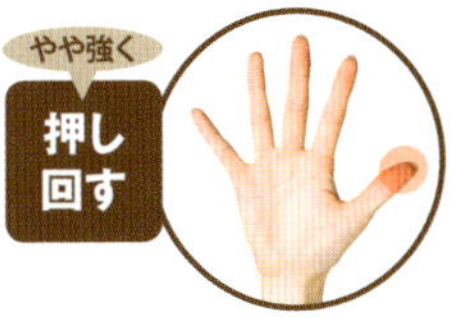
やや強く
押し回す

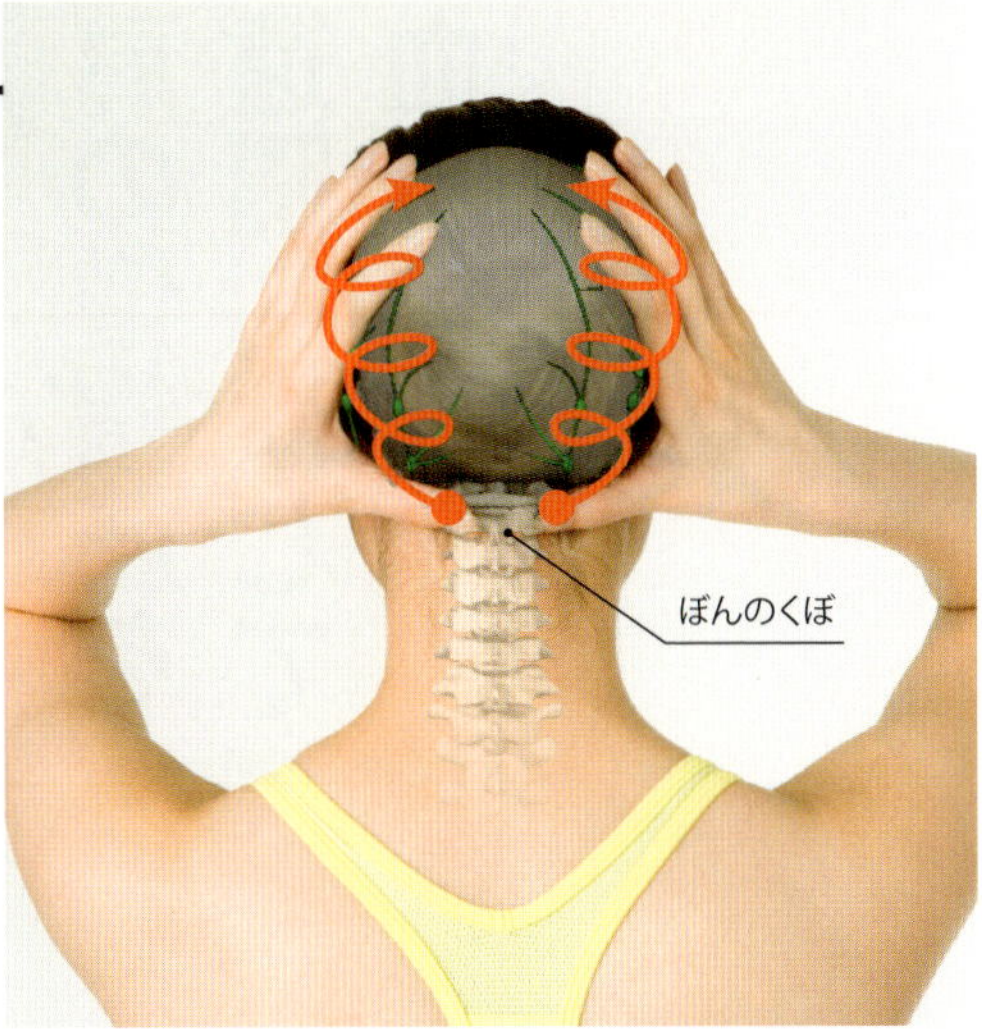
ぼんのくぼ

## 2 耳の後ろから鎖骨まで押し回す…5回

左右の耳の後ろに3本の指を置き、小さな円を描きながら、少しずつ下にずらしていく。

首すじの筋肉を刺激しながらリンパ節にはたらきかけ、流れを整える。

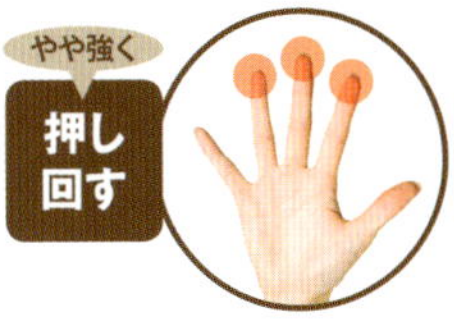
やや強く
押し回す

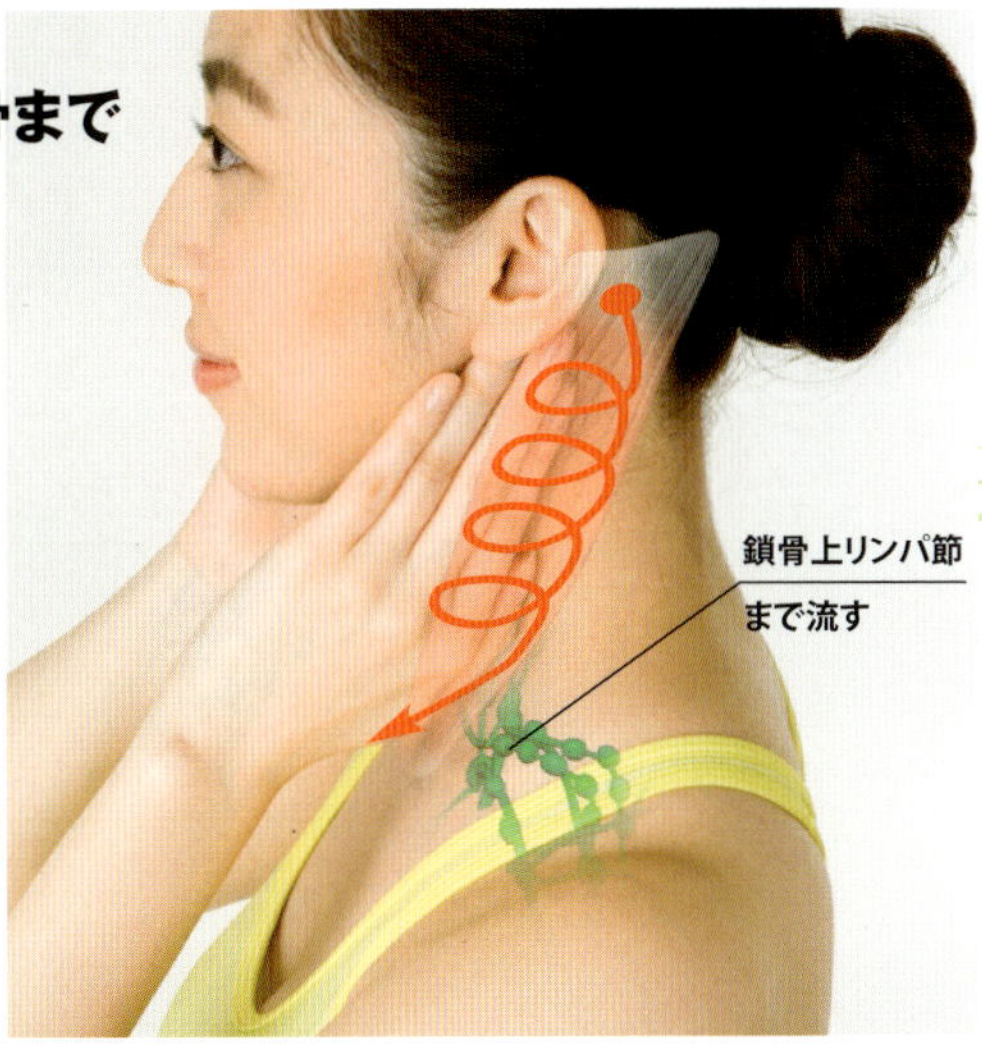
鎖骨上リンパ節
まで流す

左足を終えたら右足も同様に。そのあとリンパマッサージへ

## 3 鎖骨を押して離す…5回

3本の指を左右の鎖骨上縁に当て、1・2・3とゆっくり数えながら押し、同様に1・2・3で離す。内側から外側へ少しずつずらしてくり返す。リンパが集合する鎖骨まわりはつまりやすくデリケートなので、ていねいに。

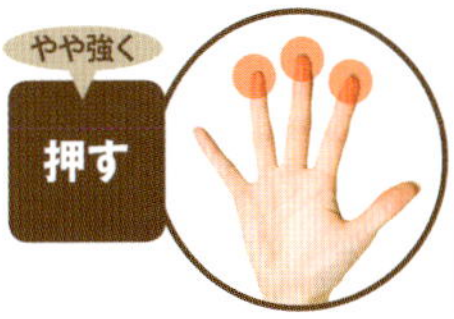
やや強く
押す

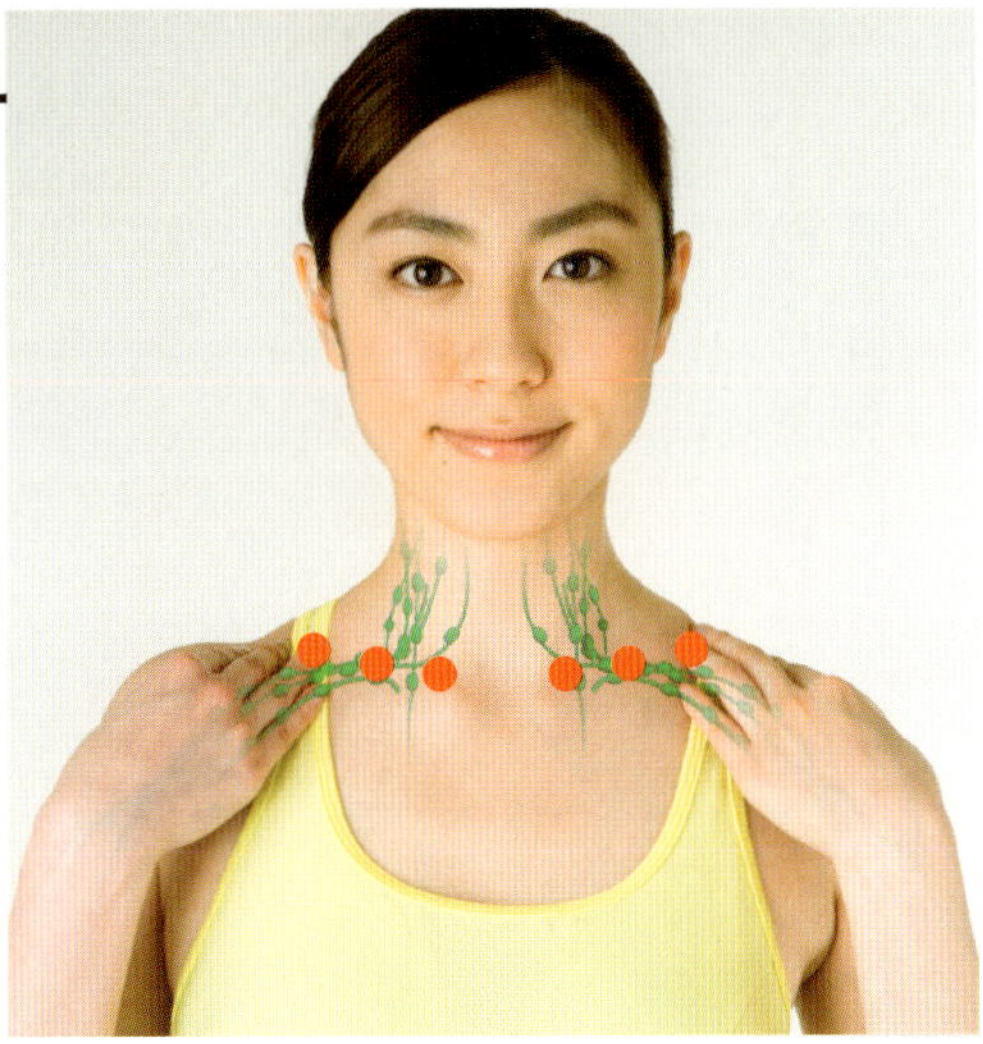

みほぐしたあとにリンパマッサージを行うこと。痛みがつらくて押しにくいときは蒸しタオルを数分、首の後ろに当てると血流がよくなってラクになります。
首には大切な神経が集まっているので、強いマッサージは避けましょう。慢性のこりに悩まされているなら、枕の高さや噛み合わせもチェックして。

重だるさが続いてつらい

# 肩こり

リフレで崩す

## 肩の僧帽筋《そうぼうきん》を遠隔刺激して血行促進

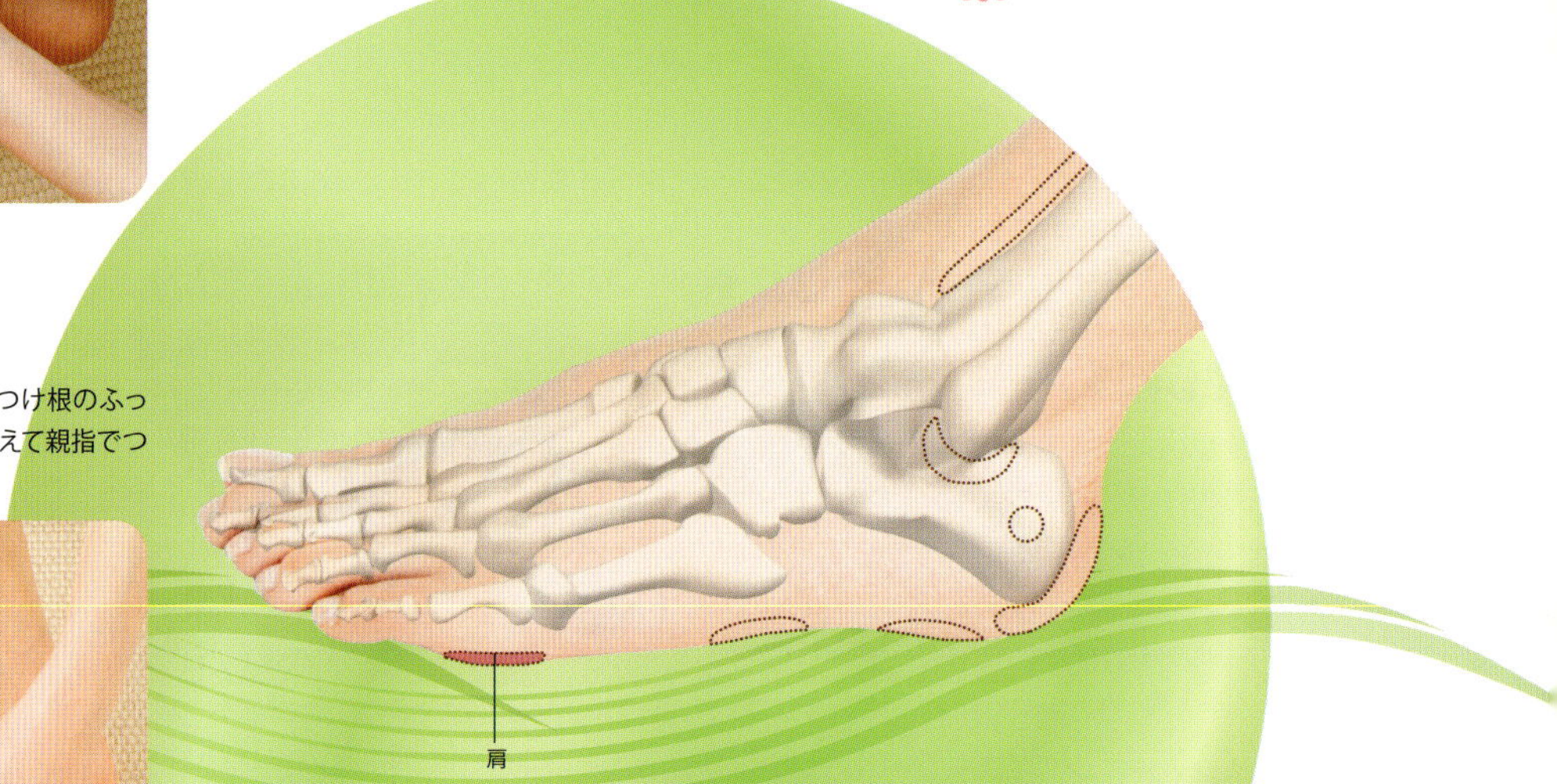


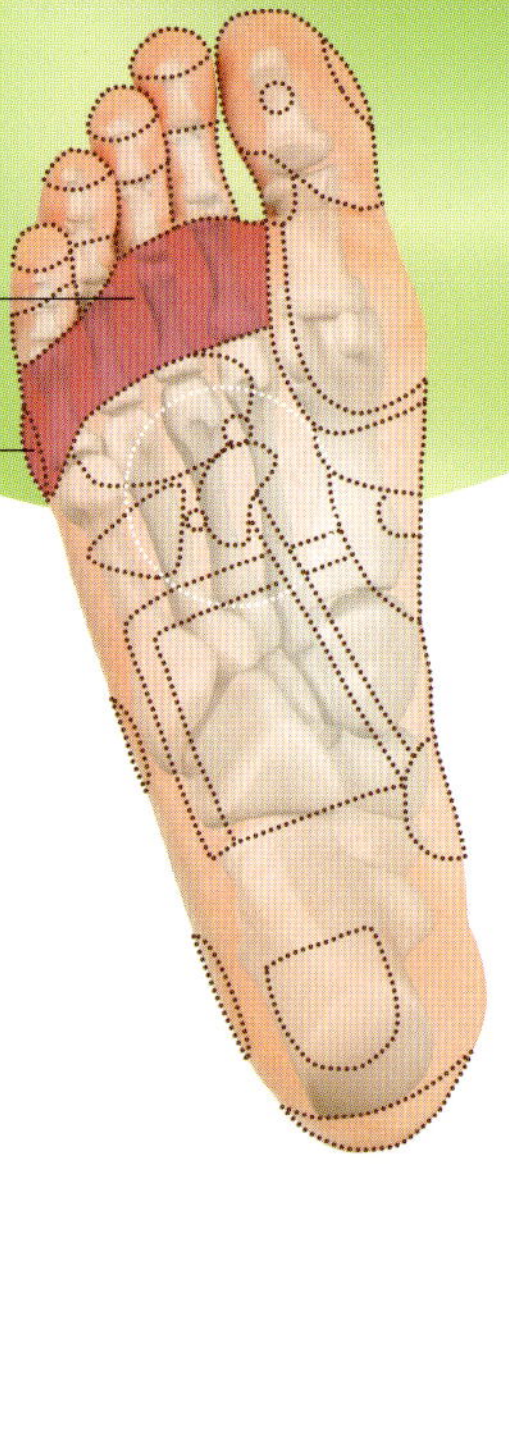


### めぐりを改善して見た目もキレイに

肩こりのおもな原因は、血行が悪くなって首から肩につながる僧帽筋に疲労物質の乳酸などがたまることです。こりがひどくなると女性らしい肩のラインがなくなり、顔色も悪くなります。

改善のポイントは酸素を取り込み、めぐりをよくすること。パソコン操作や家事の合間に、口から「フッフッ」と息を短く吐きながら肩を20回上下し、大きく

### 反射区 僧帽筋を刺激 しごくように…5回

僧帽筋があるのは第2趾《し》から第5趾のつけ根。足を両手でつかんで固定し、親指の腹で内側から外側へずらしながら押す。

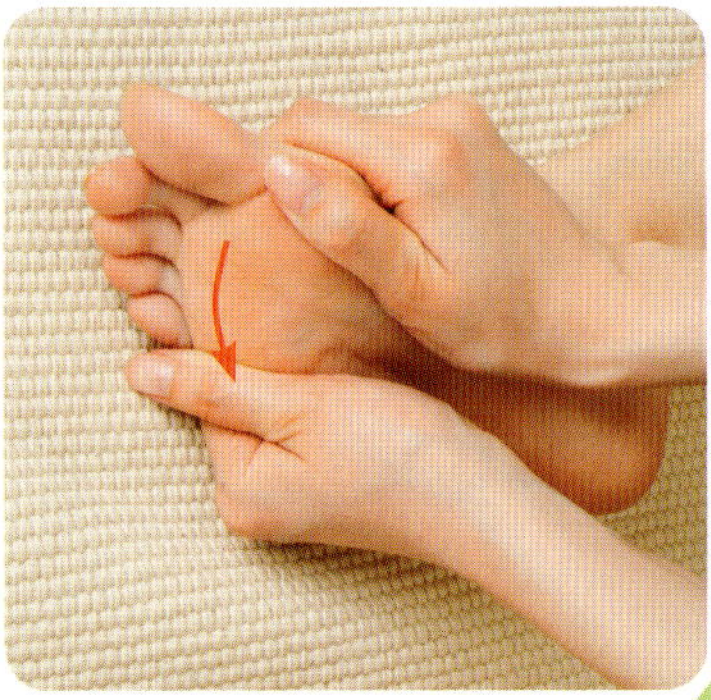

### 反射区 肩を刺激 つねるように…5回

肩があるのは、外側側面の第5趾つけ根のふっくらした部分。足裏を手のひらで支えて親指でつねるようにして押す。

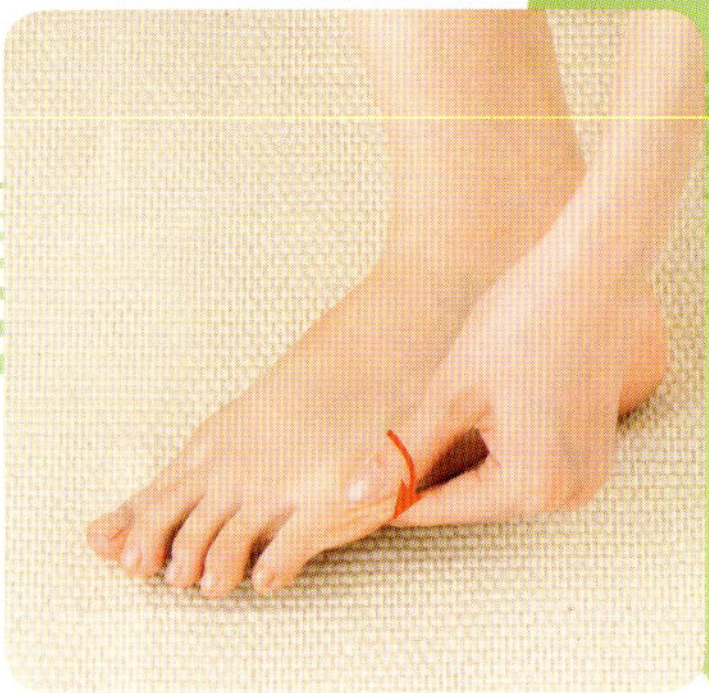

*Mammy's Recommend*

**おすすめマッサージオイル**

ローズマリー 1滴

ジュニパー 1滴

**10mlの植物油に混ぜて使用**

ローズマリーとジュニパーのブレンドは体内を温めやすく、乳酸などの排出を早めます。足裏の肩や僧帽筋の反射区もしっかりと崩して、やわらかくしましょう。

リンパで流す

# リンパの流れを整え 硬くなった筋肉をほぐす

## 1 肩を後ろから前へ強く流す…5回

手のひらで肩の後ろをつかみ、指の腹を使って前へ引っ張るようにさする。
気持ちいい強さで僧帽筋を温め、もみほぐす。

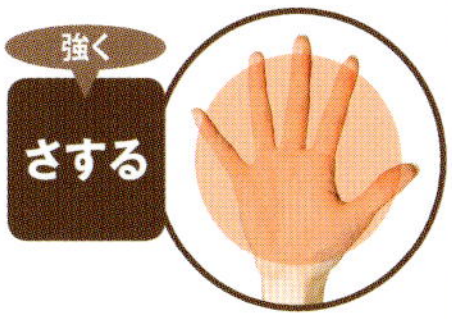
強く
さする

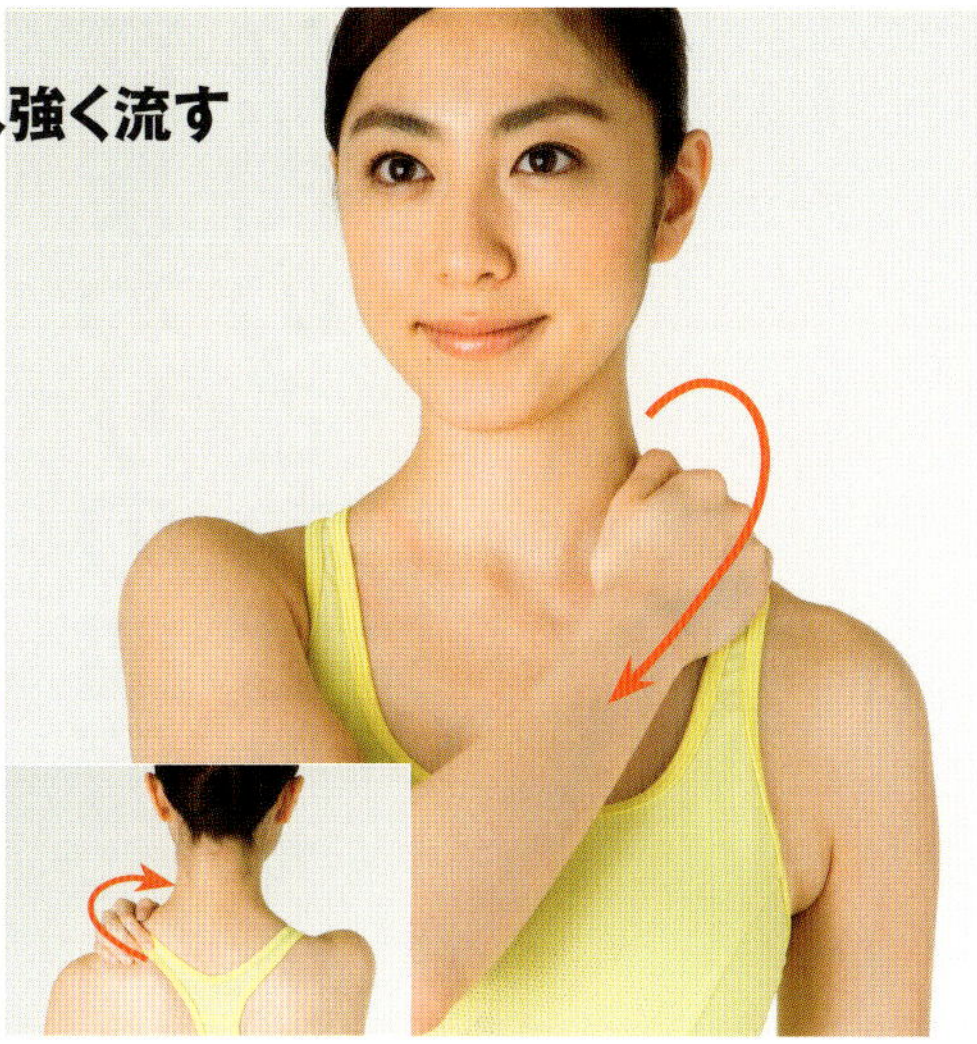

## 2 鎖骨からわきの下へ流す…5回

手のひらを密着させ、鎖骨の下から反対側のわきの下へ向かってさする。
大胸筋を伸ばすようにして呼吸を深くする。

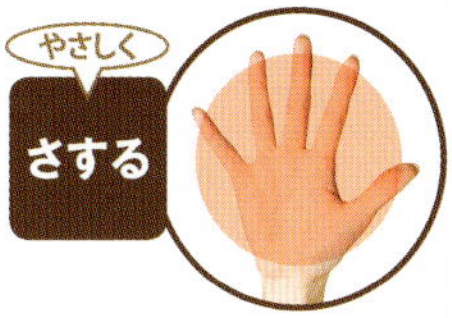
やさしく
さする

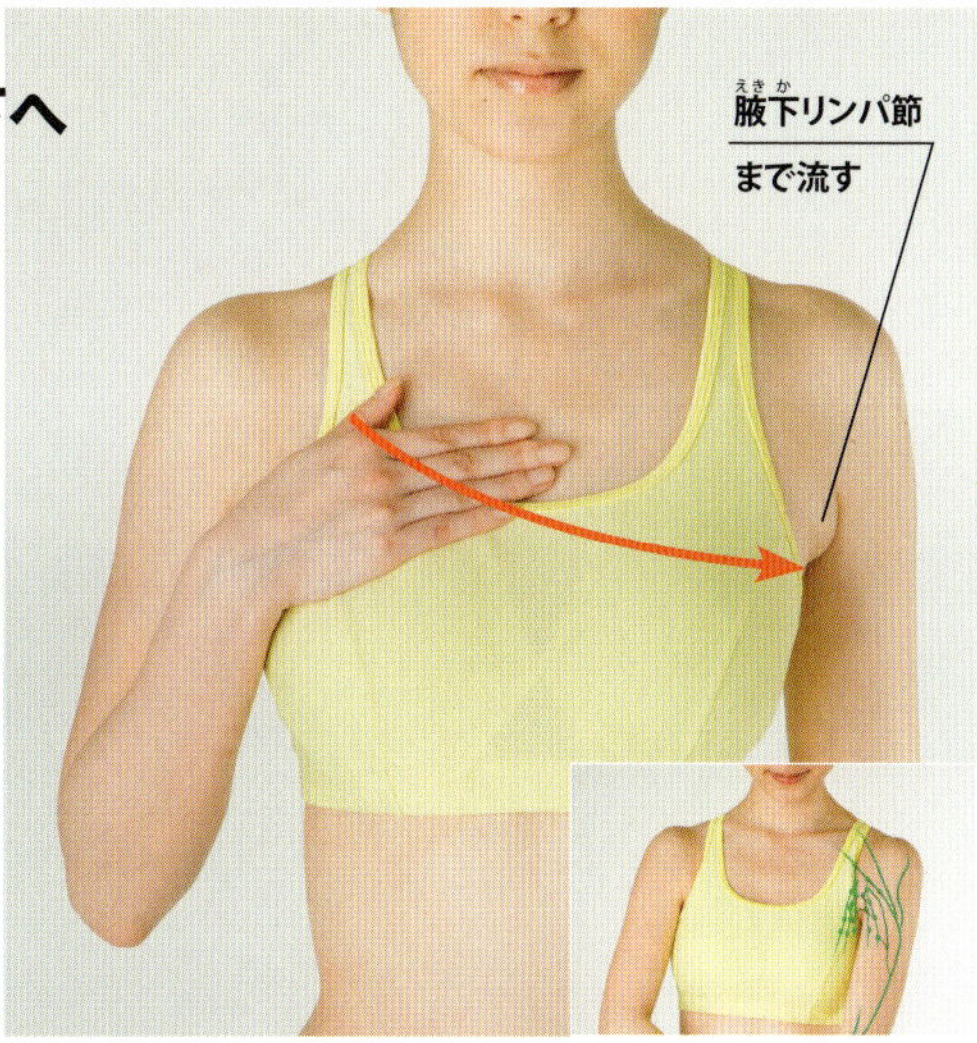
腋《えき》下《か》リンパ節
まで流す

左足を終えたら右足も同様に。そのあとリンパマッサージへ

## 3 わきの前と後ろをほぐす…5回

４本の指をわきの下に入れて、親指で前側をもむ。次に親指をわきの下に入れ、４本の指で後ろ側を扇形に下ろす。

強めにもんでリンパ節を刺激し、老廃物の排出を促す。

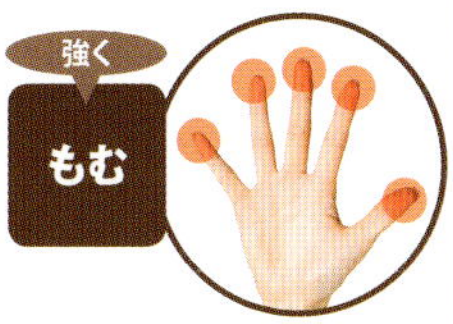
強く
もむ

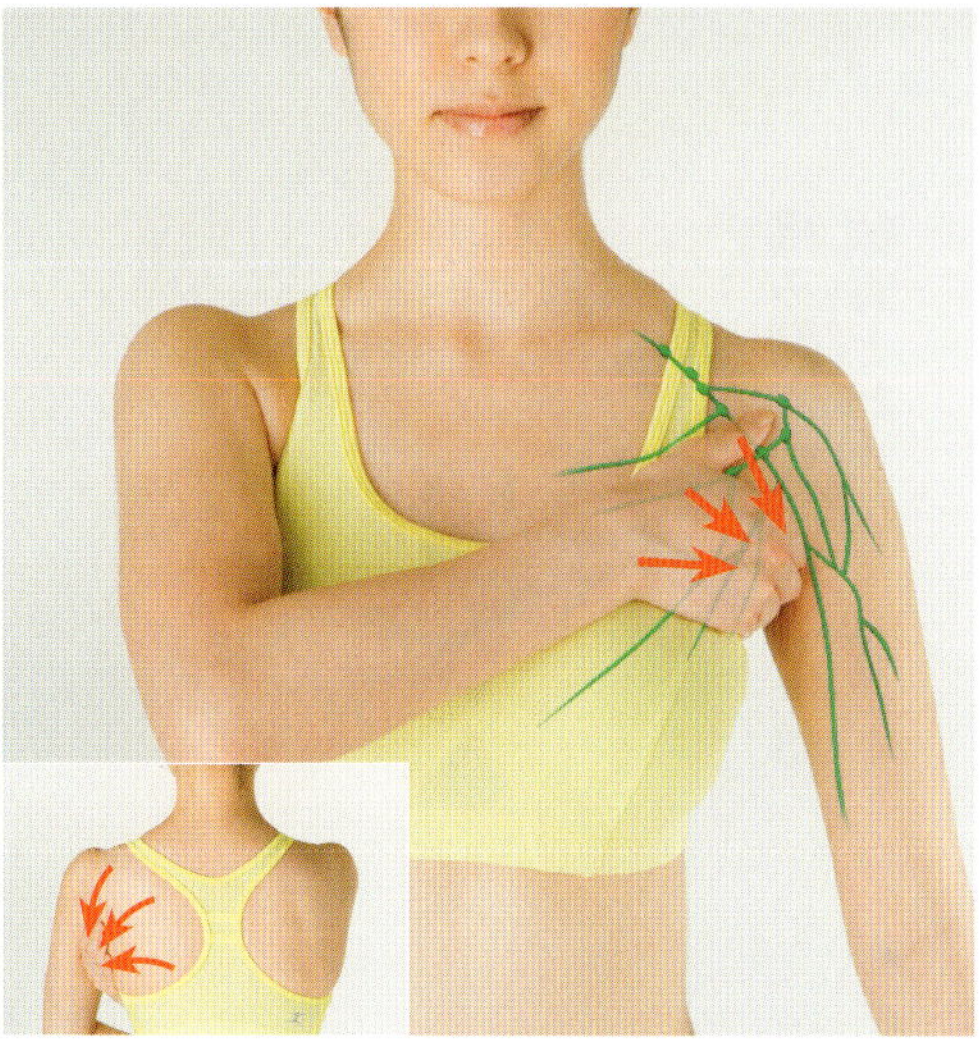

左を終えたら右も同様に

呼吸しながらゆっくり首を回します。わきの下のリンパ節もつまっているので、よくもみましょう。入浴後のリンパマッサージには、血行をよくして排出を促すエッセンシャルオイルを使うと、効果アップ。肩こりの解消で、首が2センチは長く見えるでしょう。また、乳酸の排出を助けるクエン酸飲料もおすすめです。

上げようとすると激痛が

# 腕が上がらない（五十肩）

リフレで崩す

## 肩まわりの血流を促し筋肉のこわばりをほぐす

### 反射区 僧帽筋《そうぼうきん》を刺激 しごくように…5回

僧帽筋があるのは、第２趾《し》から第５趾のつけ根。足を両手でつかんで固定し、親指の腹で内側から外側へずらしながら押す。

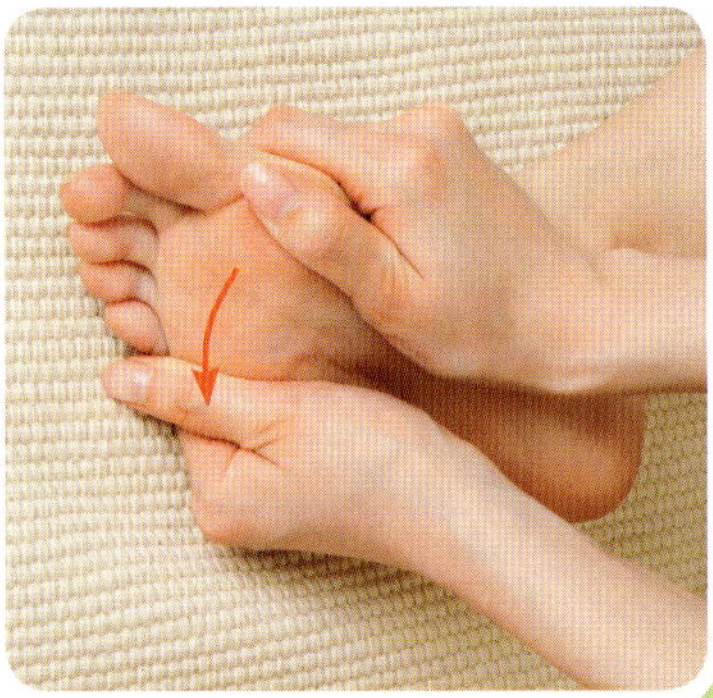

### 反射区 肩を刺激 つまむように…5回

肩があるのは、外側側面の第５趾つけ根のふっくらした部分。足裏を手のひらで支えて、親指でつねるようにして押す。
ここを押すと、肩関節の緊張がゆるむ。

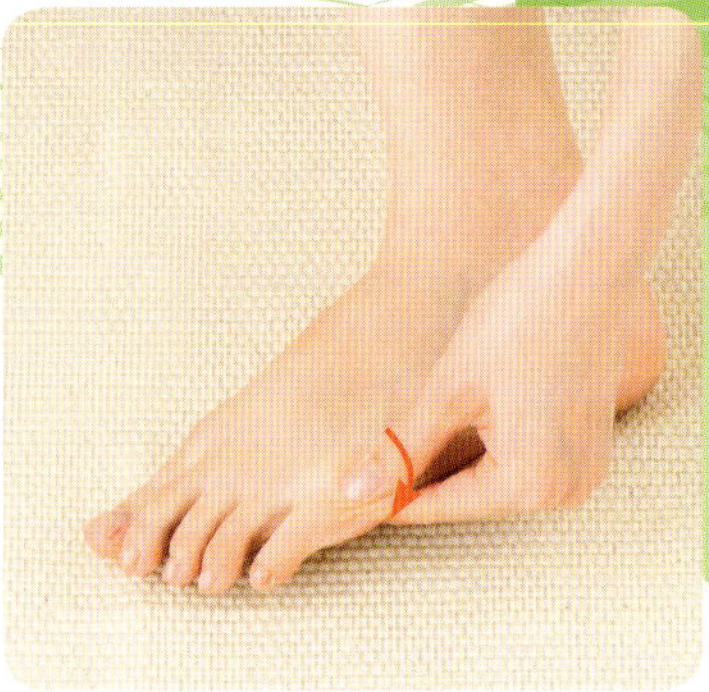

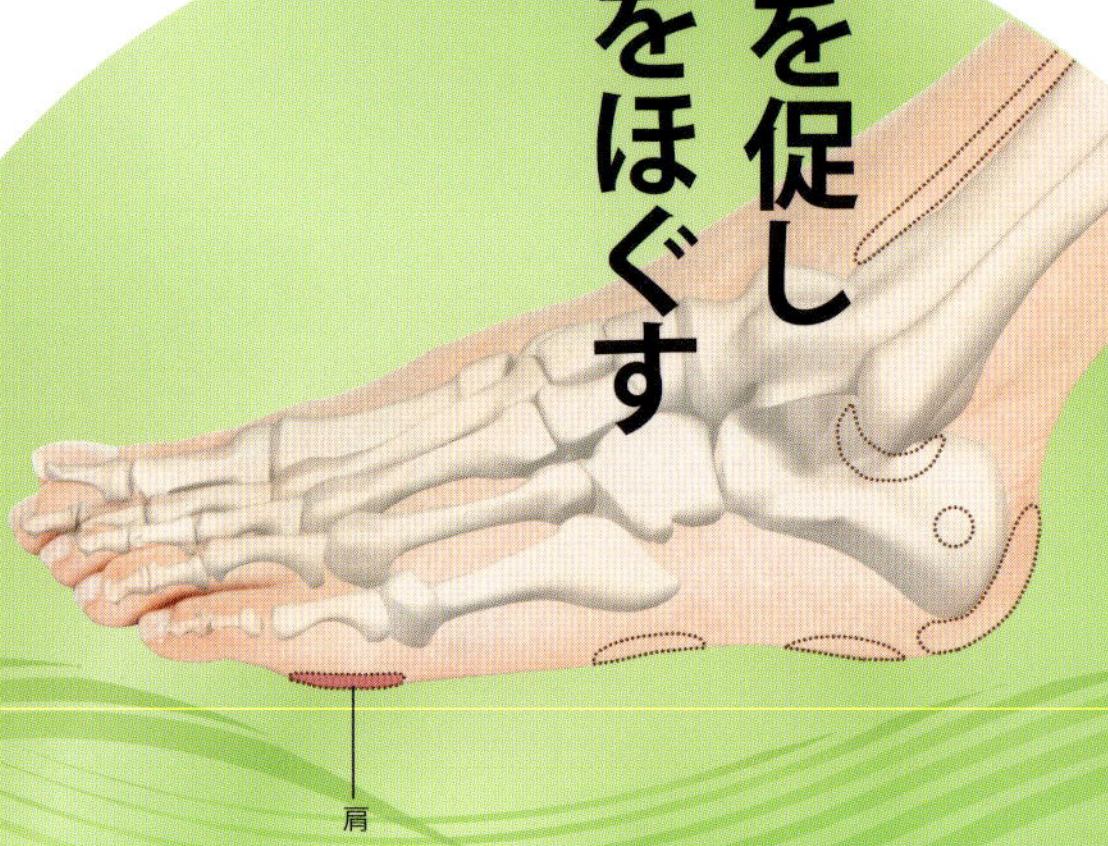


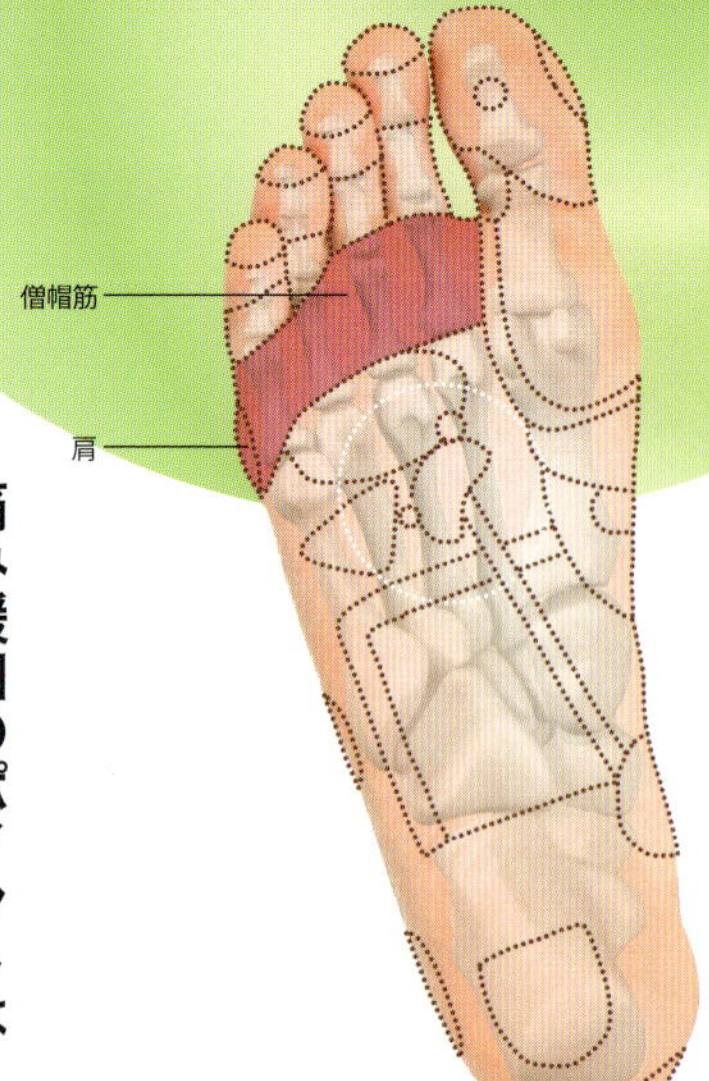


### 痛み緩和のポイントは鎖骨とわきの下

「五十肩」とも呼ばれる名前のとおり、この症状は40代～50代の方にとって身近なトラブルです。いちばんの原因は肩まわりの筋肉のこわばり。着替えや棚の上の物を取るなど、日常のちょっとした動作もつらくなり、動かさないと、ますます筋肉がこわばって痛みが増すという悪循環にはまってしまいます。

これを防ぐには、「何となく違和感が

Mammy's Recommend

**おすすめマッサージオイル**

ローズマリー
２滴

**10ml の植物油に混ぜて使用**

ローズマリーは筋肉内の血流をよくして、収縮をスムーズにします。マッサージで関節をよくもみほぐしたり腕を回したりして柔軟性を高め、可動域を広げるよう意識しましょう。

リンパで流す

# 鎖骨と腕のつけ根をほぐし わきの下へ老廃物を流す

あるかな」と感じた時点で対処することが肝心。お手入れのポイントは鎖骨とわきで、この症状に悩まされている方のほとんどは、ここがつまっています。しっかりほぐして、痛みのもとになる老廃物を流してあげましょう。

関節のこわばりが悪化しないよう無理のない程度に肩を動かす習慣も大事です。

左足を終えたら右足も同様に。そのあとリンパマッサージへ

## 1 鎖骨を押して離す…5回

3本の指を左右の鎖骨上縁に当て、1・2・3とゆっくり数えながら押し、同様に1・2・3で離す。内側から外側へ少しずつずらしていく。リンパが集合する鎖骨まわりはつまりやすくデリケートなので、ていねいに。

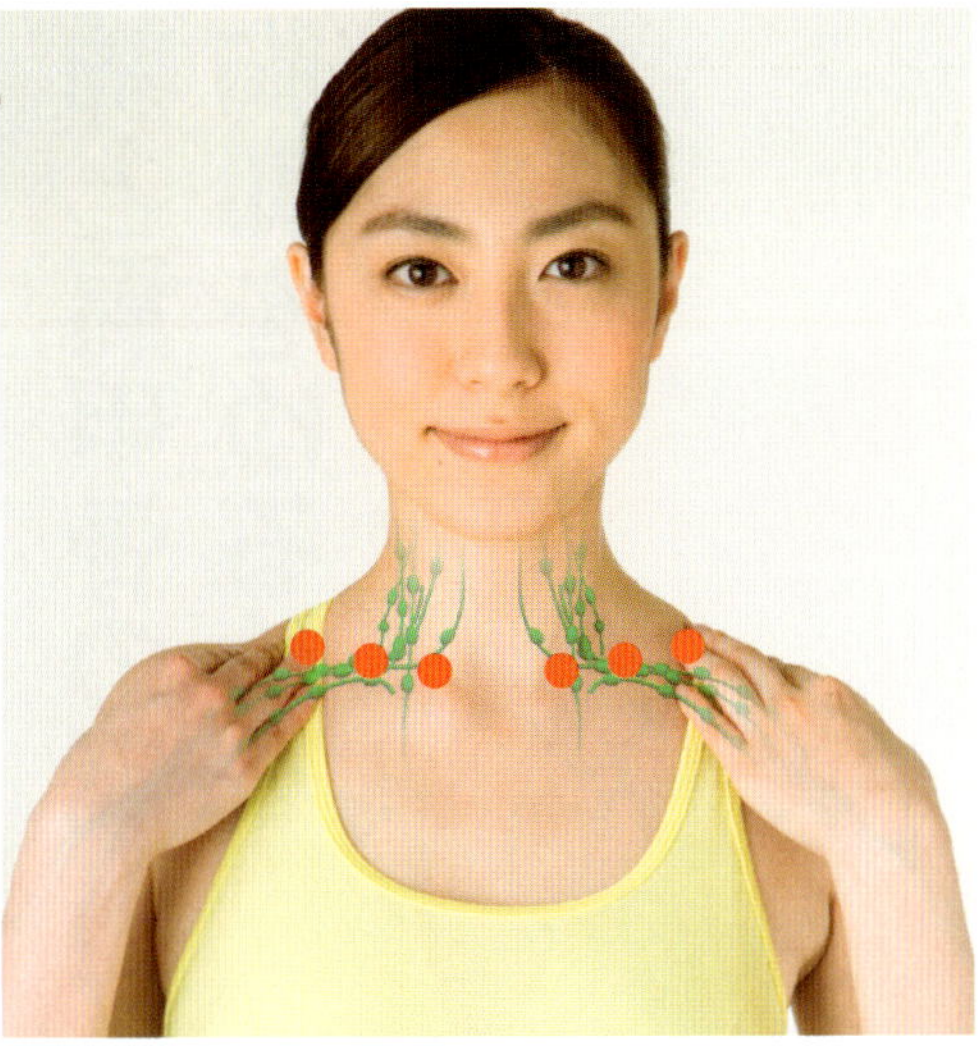

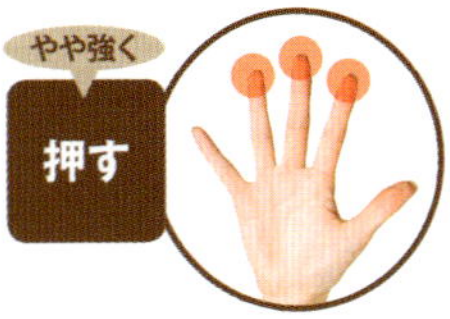
やや強く
押す

## 2 わきの前と後ろをほぐす…5回

4本の指をわきの下に入れて、親指で前側をもむ。次に親指をわきの下に入れ、4本の指で後ろ側を扇形に下ろす。
強めにもんでリンパ節を刺激し、老廃物の排出を促す。

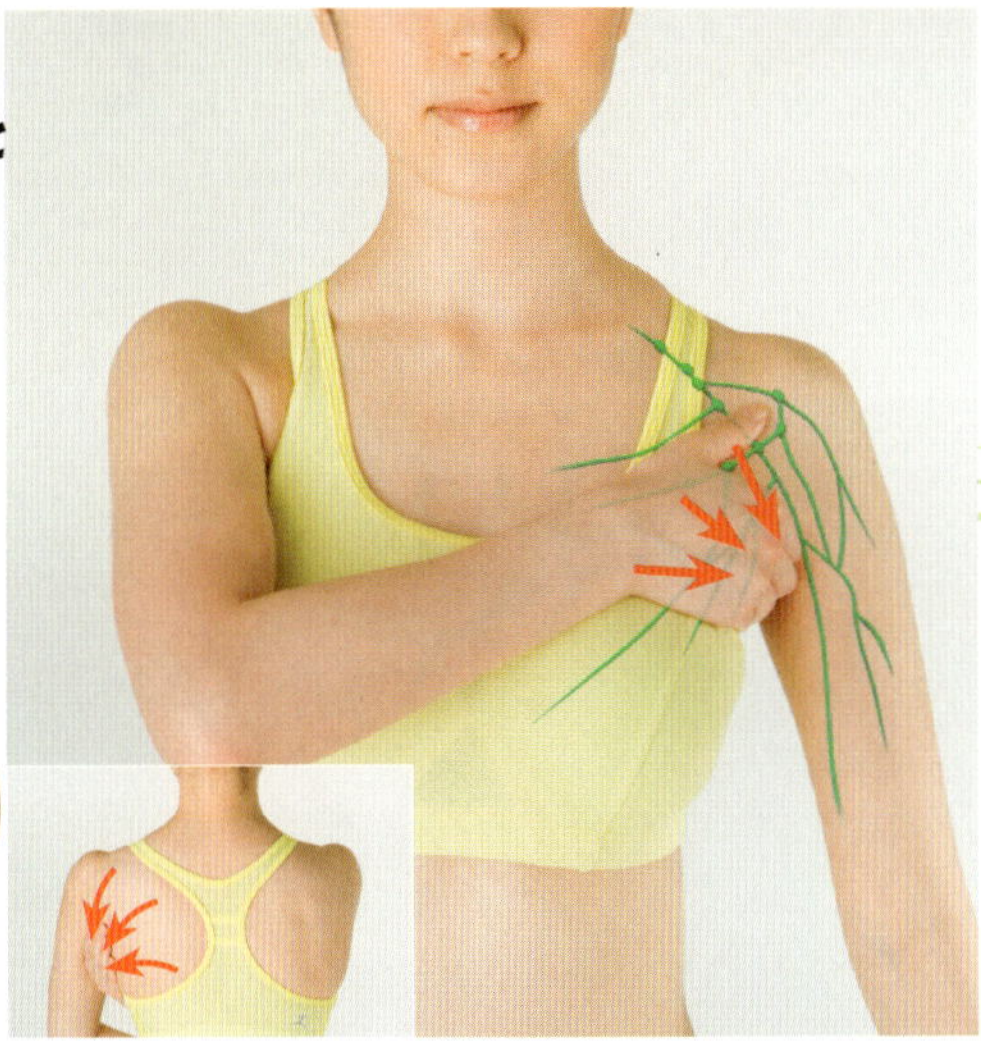

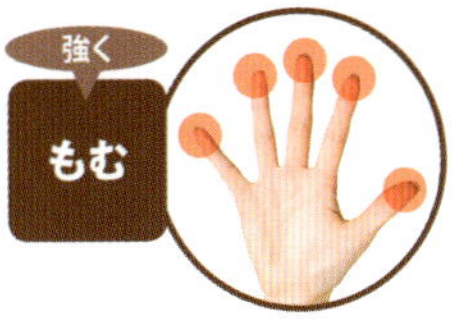
強く
もむ

## 3 ひじからわきの下まですり上げる…5回

手のひらを密着させて、ひじの関節からわきの下まで、内側、外側をそれぞれしっかりすり上げる。
上腕を温めてこわばりをやわらげ、痛みを軽減する。

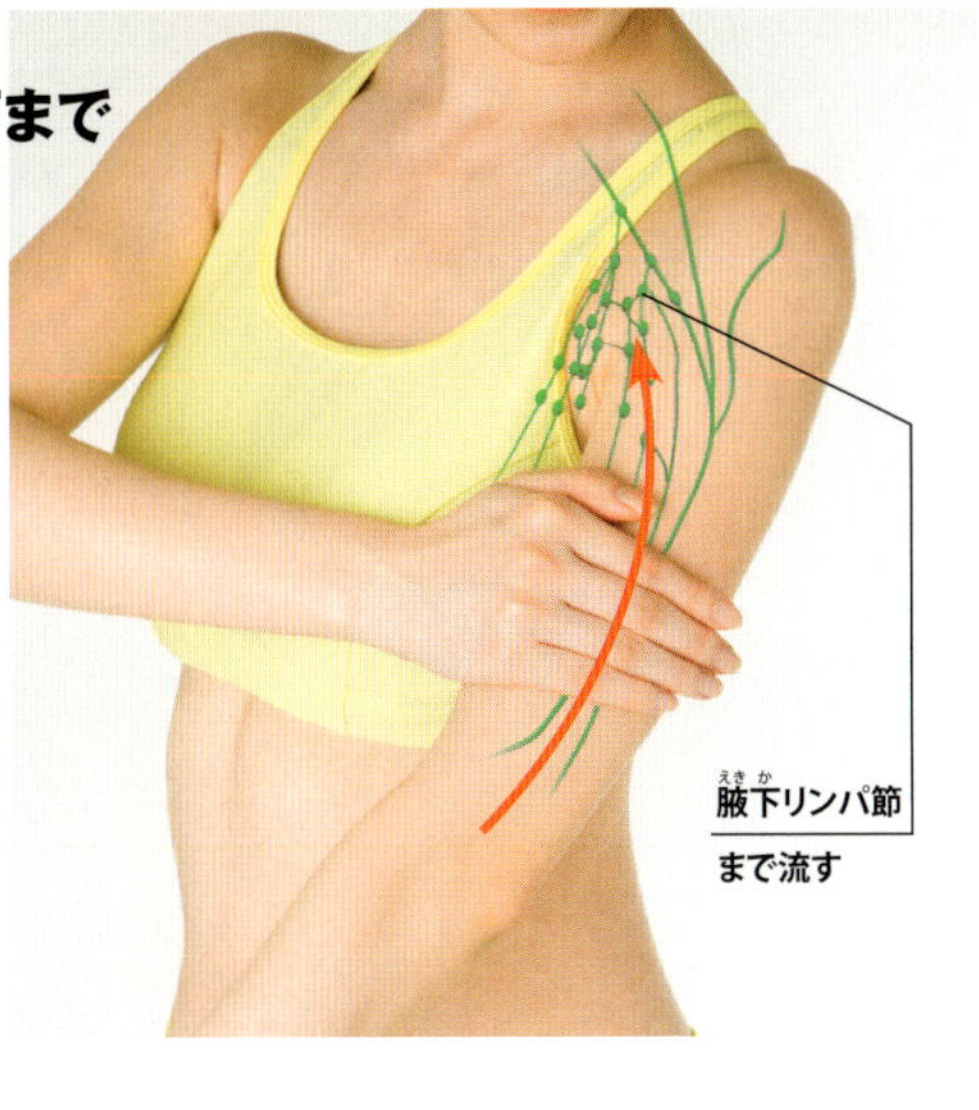
腋下《えきか》リンパ節
まで流す

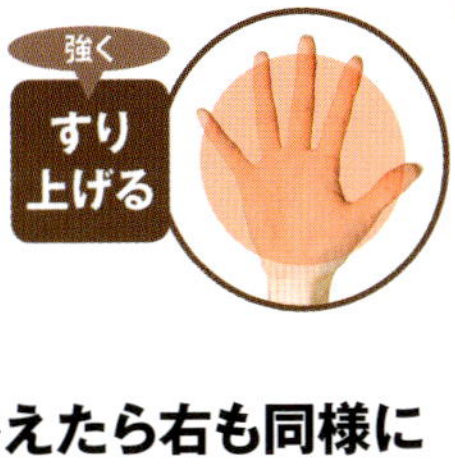
強く
すり上げる

**左を終えたら右も同様に**

肩甲骨のあいだが痛み、だんだん猫背に

# 背中の痛み

リフレで崩す

## 肺と肩甲骨の反射区で胸郭をゆるめる

### こりが取れたら見た目もほっそり

背中のつらさを訴える方のほとんどは、肩甲骨の内側に頑固なこりが見られます。なかには肩甲骨より盛り上がっている方や、肺の裏側のため、こりすぎて呼吸が浅くなり、息苦しいという方もいます。原因としては同じ姿勢での作業、運動不足などが考えられます。

自分ではマッサージしにくい部位なので、入浴による温め、こまめなストレッチ、

### 反射区 肺を刺激 しごくように…5回

肺があるのは足の裏側の第２趾《し》から第５趾の下部。親指を重ねて、内側から外側へ向けて押す。ここを押すと呼吸がラクになり、気持ちが落ち着いてくる。

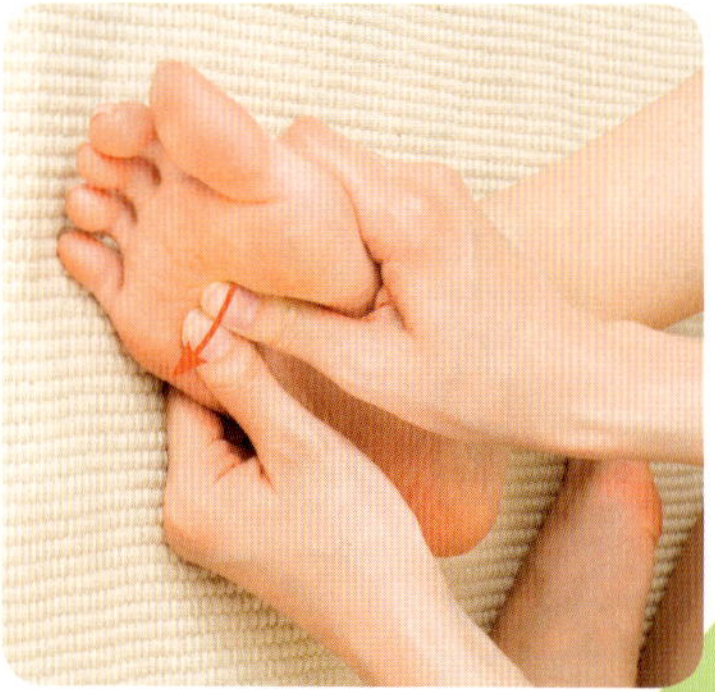

### 反射区 肩甲骨を刺激 しごくように…5回

肩甲骨腺は、甲側の第４趾と第５趾の延長線上にあり、肩甲骨と同じ三角形をしている。足裏を手のひらで支えて、親指を外側へすべらせる。

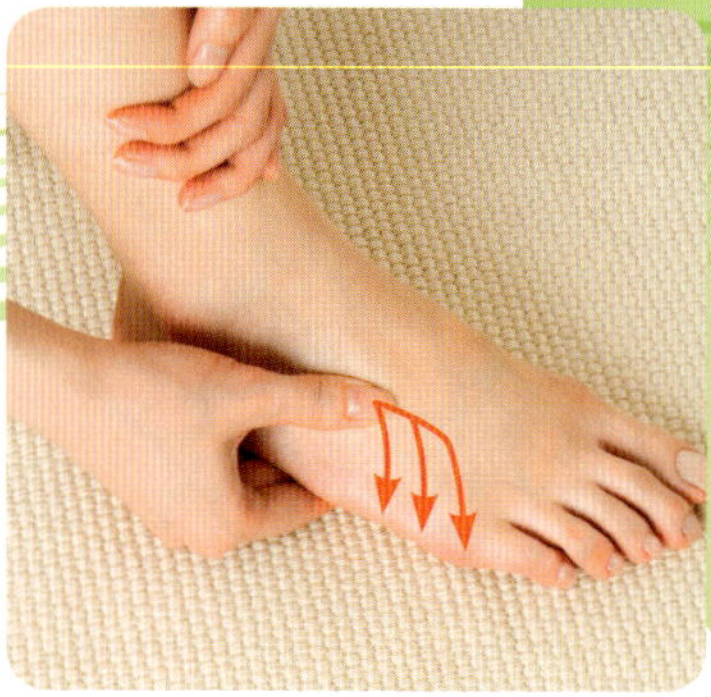

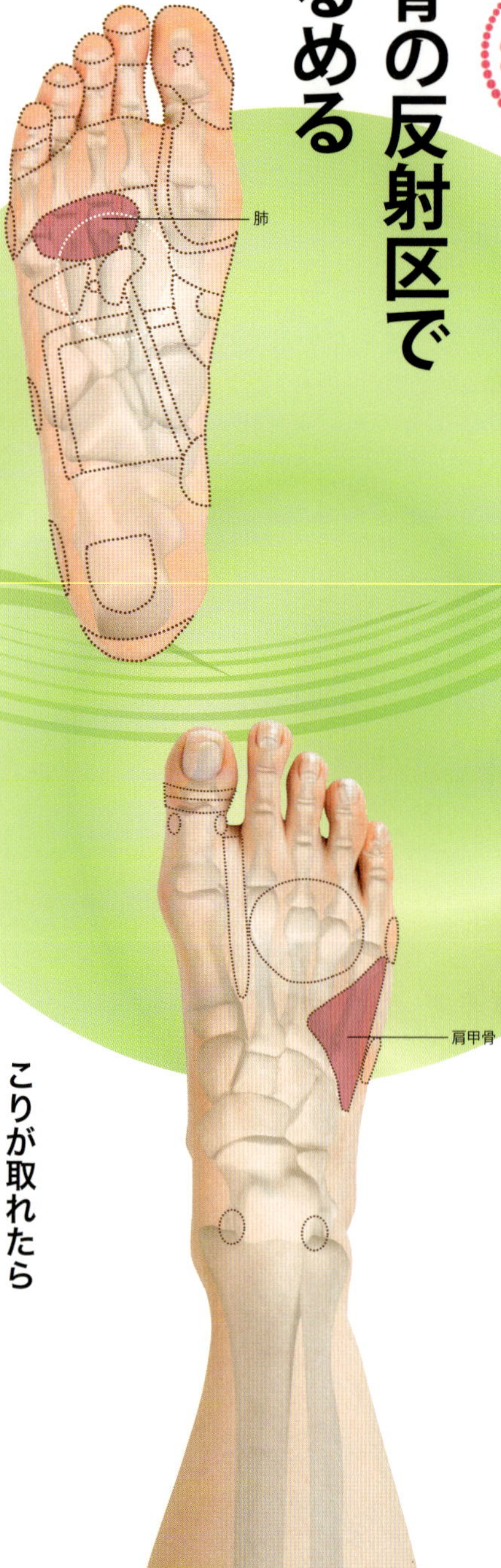


Mammy's Recommend

**おすすめアロマバス**

ユーカリ 1滴

カモミール 1滴

**大さじ２杯の粗塩に混ぜて使用**

呼吸を深めるユーカリと鎮痛作用のあるカモミールは、緊張したままの背中の筋肉を温め、呼吸を深めて疲れを取りのぞきます。入浴のあとはストレッチをして、筋肉を動かす習慣を。

リンパで流す

# 腰まわりのリンパを流して さらに背中をゆるめる

## 1 背骨の両脇を押す …5回

両手を腰にまわし、背骨の両脇に親指を当てて、押し上げる。少しずつ背中のほうへ位置をずらす。

気持ちいい強さの刺激で血流を促し、筋肉のこわばりをゆるめる。

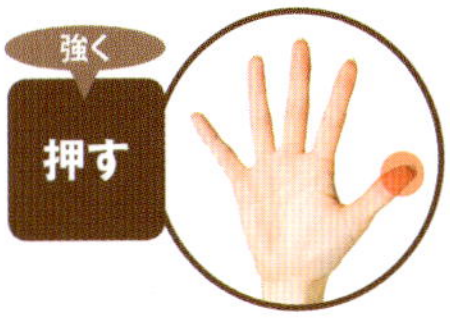
強く
押す

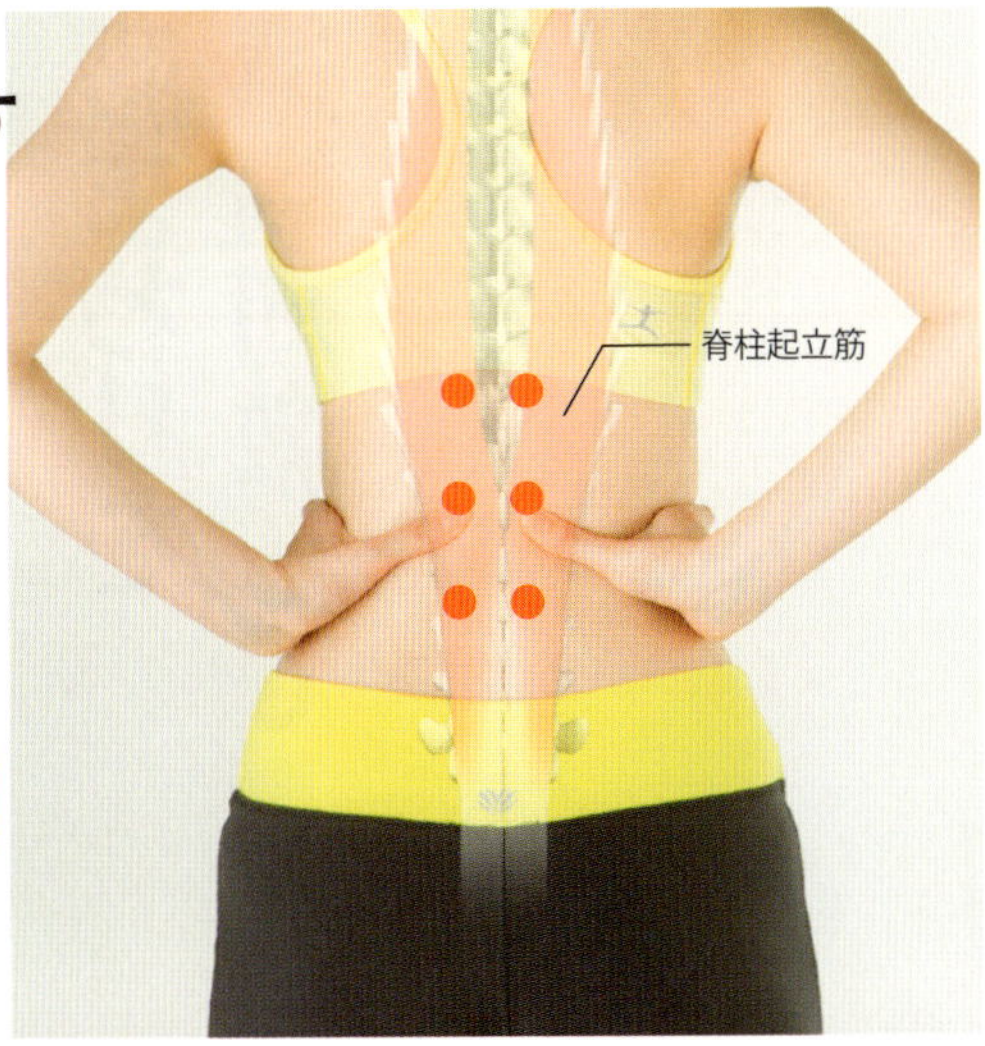
脊柱起立筋

## 2 腰をもむ …5回

腰に両手を置き、親指で背骨の横から前へと強めにもむ。

脊柱起立筋のこわばりをもみほぐす。

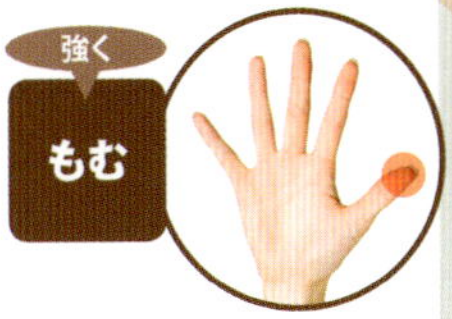
強く
もむ

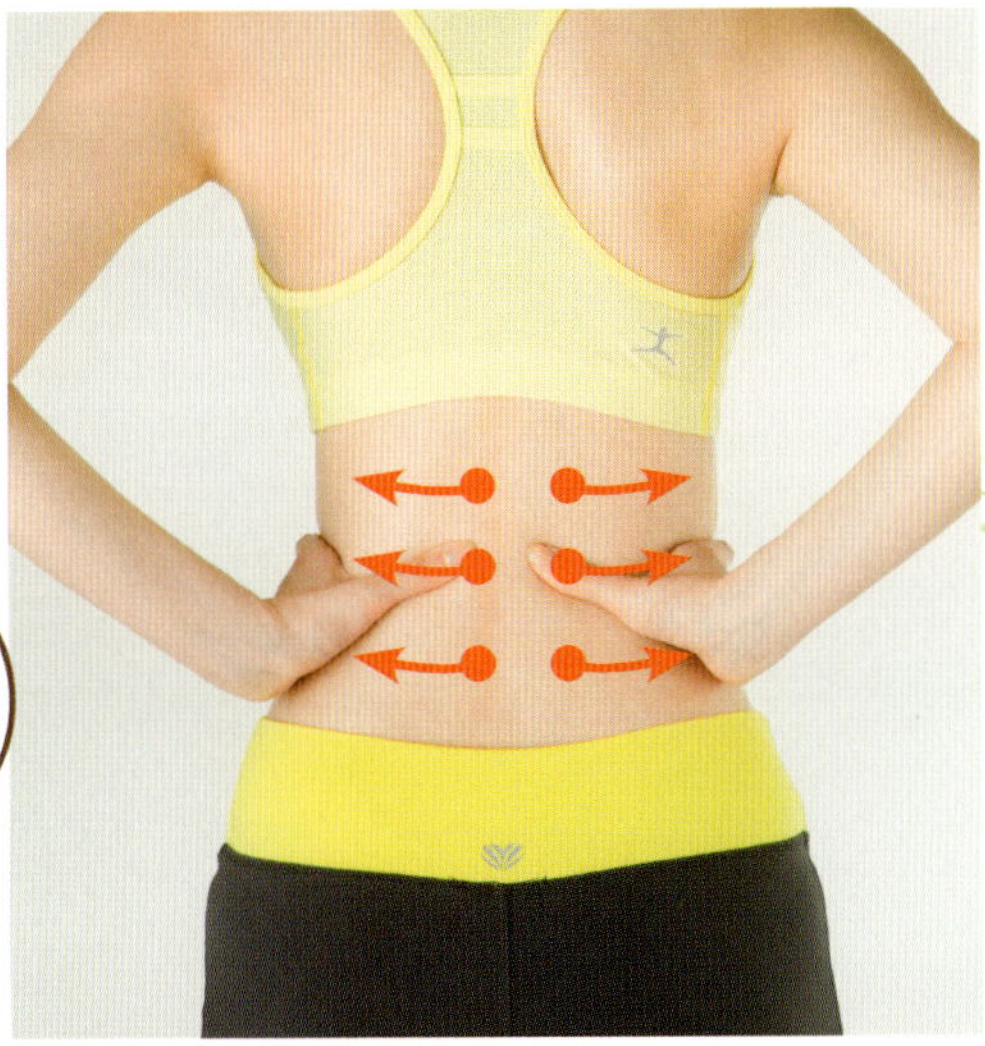

左足を終えたら右足も同様に。そのあとリンパマッサージへ

## 3 腰から腰骨までさする …5回

背骨の両脇に手のひらを当てて、腰骨までさする。

リンパの流れをよくして老廃物の排出を促す。

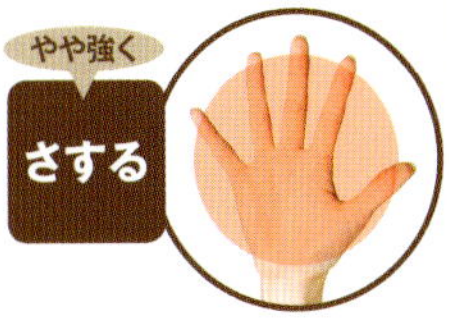
やや強く
さする

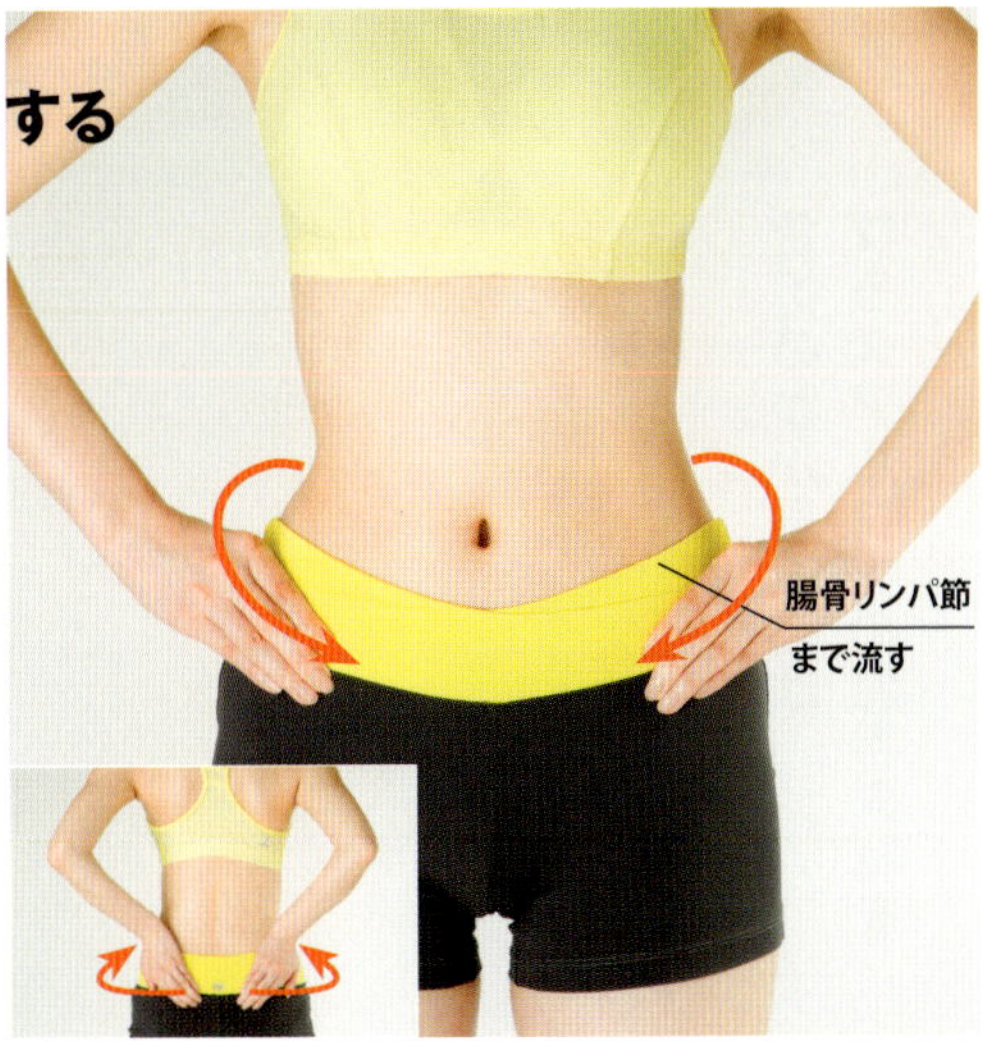
腸骨リンパ節
まで流す

姿勢の矯正などが緩和のポイントです。

おすすめは、バスタオルを丸めて背骨に沿って置き、その上に寝て両手を頭上に伸ばすストレッチ。深い呼吸とともに10分ほどその姿勢を続けると、背中がラクになります。また、足の甲にある肩甲骨の反射区が痛むはずなので、しっかりもんでほぐしましょう。

# 腰痛

顔を洗ったり靴ひもを結んだりするときの前かがみがつらい

リフレで崩す

## 腰まわりを遠隔刺激して血流を促す

### 反射区 腰椎を刺激 しごくように…5回

腰椎は、内側側面の、真ん中からかかと前まで骨に沿って延びている。親指を重ねて骨のキワに当て、力を抜かずにしごく。

ここを押すと腰、お尻の血行がよくなり、腰まわりのこりや疲れがやわらぐ。

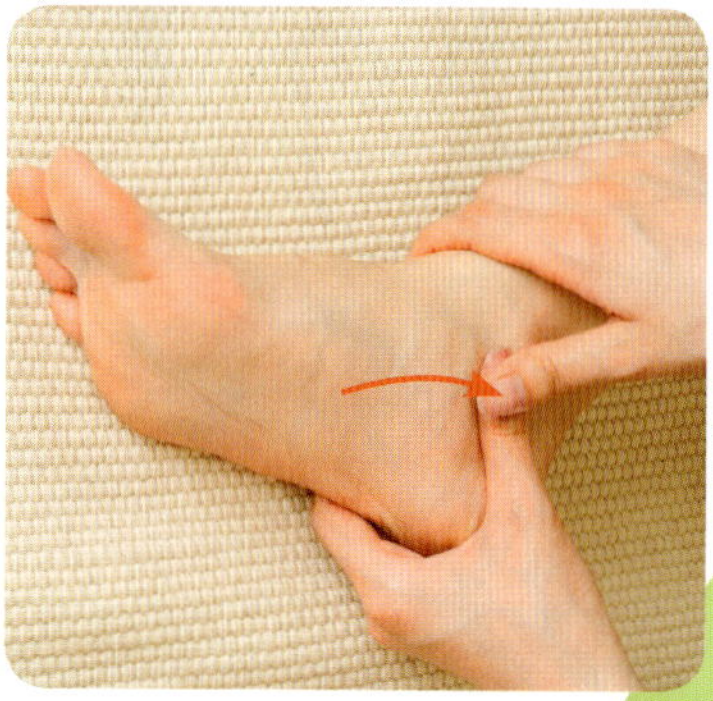

### 反射区 仙骨・尾骨を押す…5回

仙骨はかかとの骨の内側に沿っており、尾骨はかかとの後ろを取り巻いている。

親指を重ねて骨のキワをしごく。そしてかかとの内側と外側をほぐす。

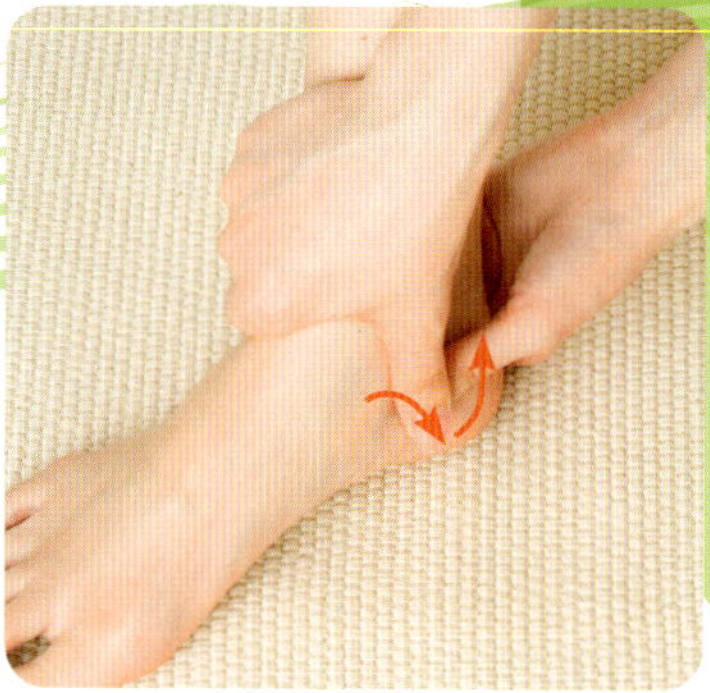

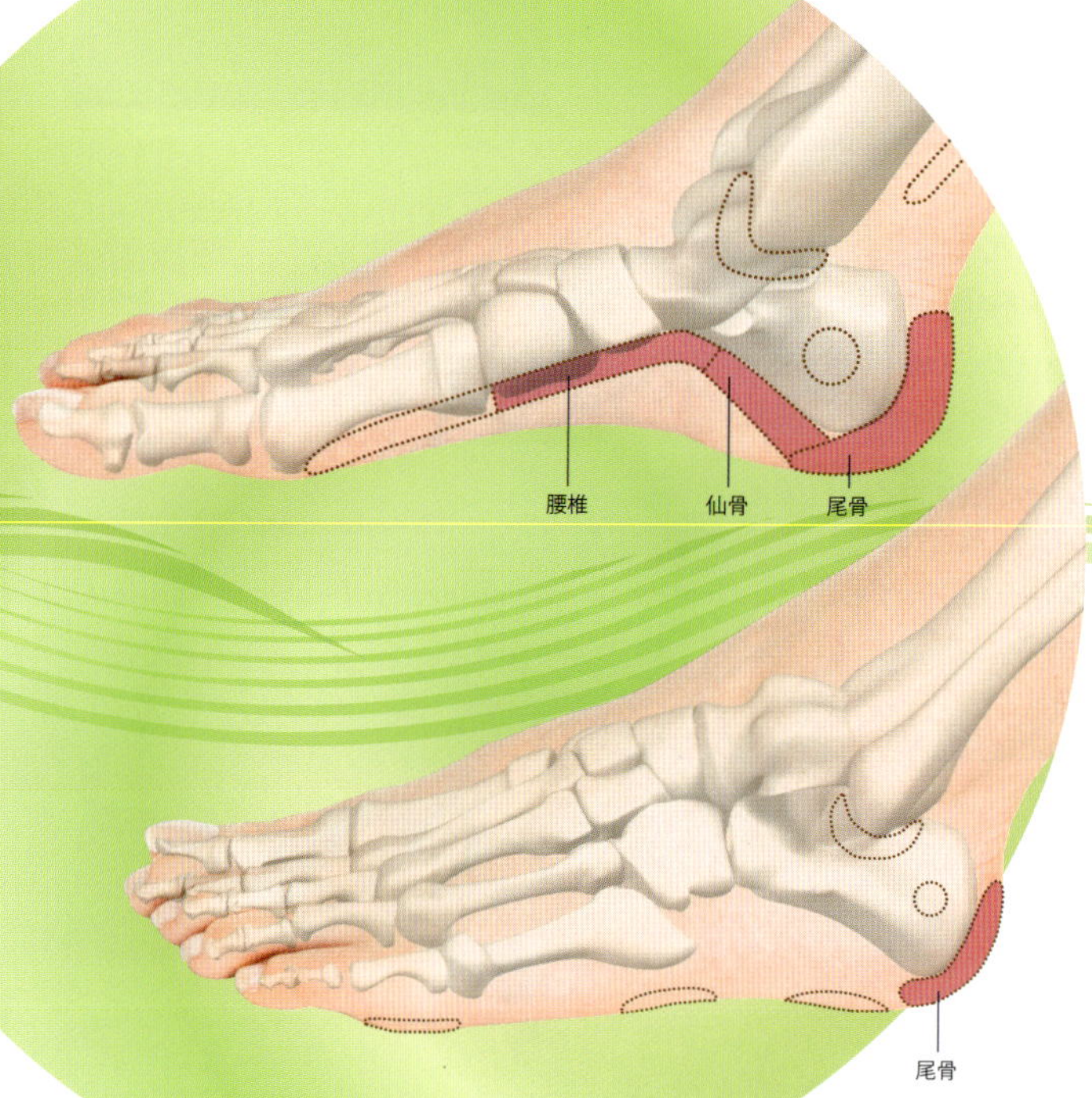


### 負担のかかる腰には プラスアルファのお手入れを

腰は、立っているだけでも上半身の重さを支えるため、相当な負担がかかっています。また、どんな動きをするのにもカラダの要になる、大事な部位です。

急な運動や歩きすぎなど、酷使による筋疲労の腰痛には、まず入浴で温め、仙骨の周囲とお尻のくぼみをよくもみほぐすとラクになります。姿勢の悪さが原因の腰痛には、かんたんな腰の矯正を。

*Mammy's Recommend*

**おすすめマッサージオイル**

ローズマリー 1滴　ジュニパー 1滴

**10mlの植物油に混ぜて使用**

めぐりをよくするローズマリーと老廃物の排出を促すジュニパーのブレンドが、崩して流すマッサージ効果を引き上げ、筋肉のこわばりを解消する手助けをします。

リンパで流す

# 骨盤まわりを温め筋肉のこわばりを解く

## 1 仙骨と尾骨を押す …5回

3本の指で仙骨から尾骨に向かって指の位置をずらしながら押す。

指先でピンポイントに仙骨まわりを刺激して血流を促す。

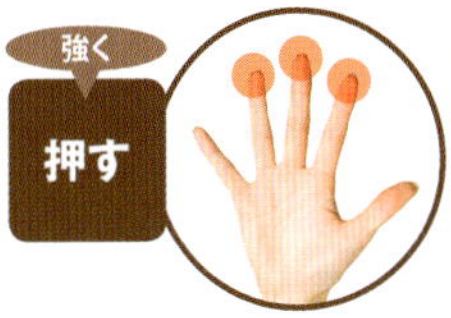
強く
押す

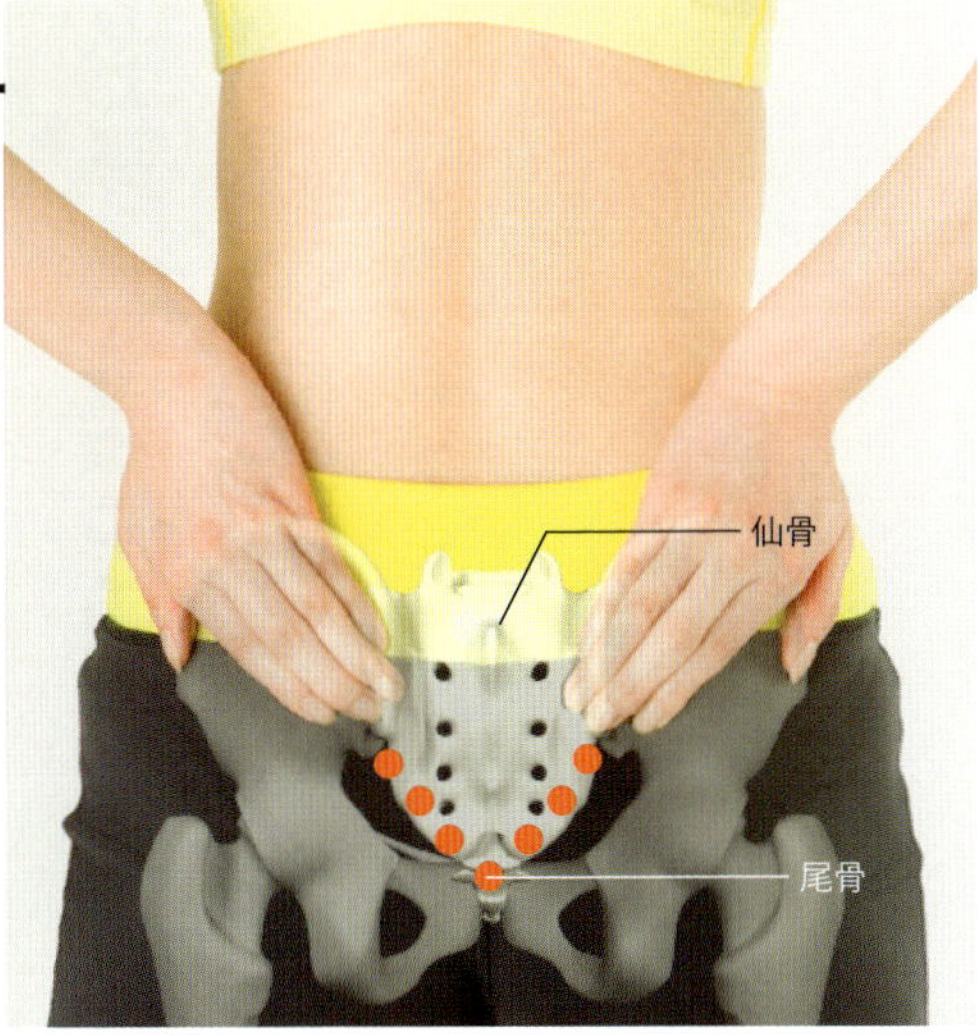
仙骨
尾骨

## 2 腰全体をさする …5回

手のひらを背骨の両脇に当て、腰全体の血行がよくなるように大きくさする。

腰まわり全体を温めて、筋肉の緊張をゆるめる。

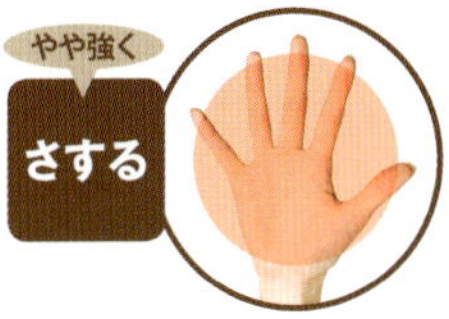
やや強く
さする

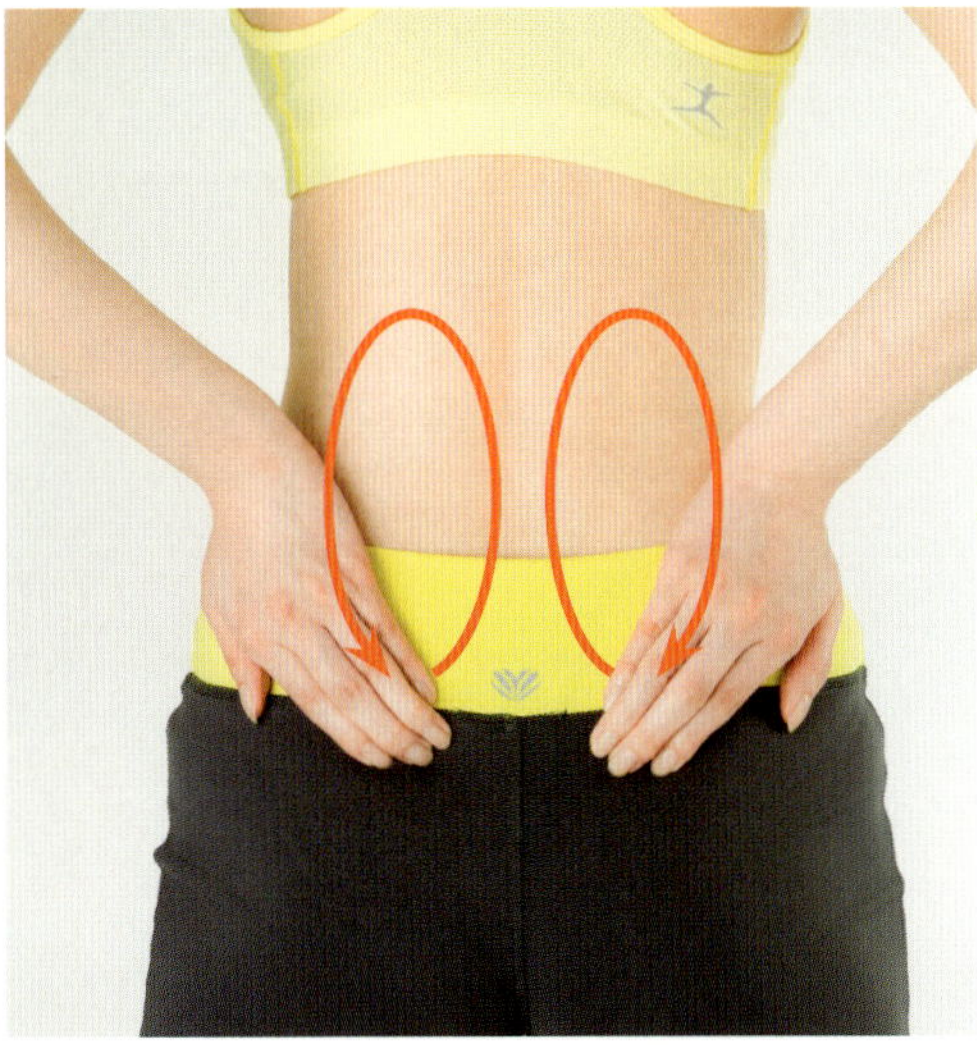

左足を終えたら右足も同様に。そのあとリンパマッサージへ

## 3 腰骨を押し回す …5回

左右の腰骨の上部に4本の指を当て、押しながら小さく回す。3か所ほど位置を変える。

リンパ節に届くよう強めに押し、つまりを取りのぞいて老廃物の排出を促す。

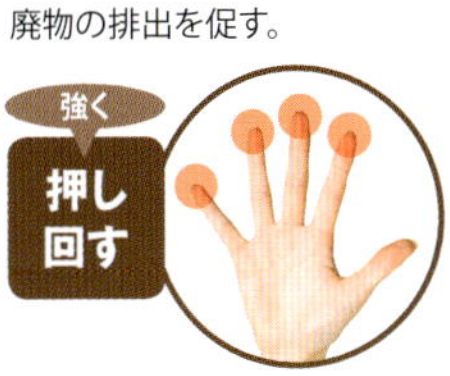
強く
押し回す

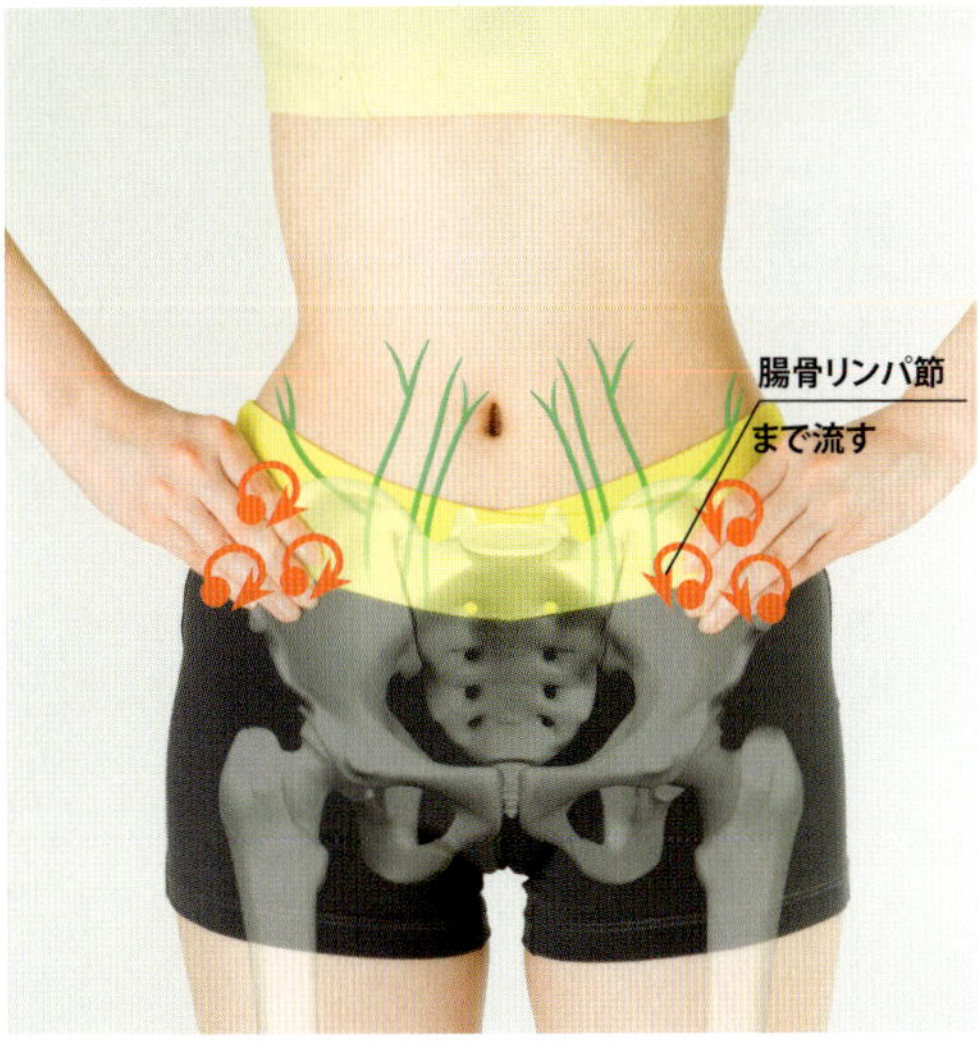
腸骨リンパ節
まで流す

バスタオルを高さ10㎝くらいに折り重ね、あおむけになった腰の下に入れ、アーチをつくってあげましょう。紹介したリンパマッサージはどの原因の痛みにも有効です。リフレクソロジーは、かかとまわりを重点的に押すとよいでしょう。

生理前に骨盤内のうっ血から起こる腰痛は、アロマバスで温めるのもおすすめ。

お尻や太ももの後ろがしびれるように痛む

# 坐骨神経痛《ざこつしんけいつう》

リフレで崩す

## 坐骨神経を刺激して神経の圧迫を取りのぞく

反射区 **坐骨神経を刺激 しごくように…5回**

坐骨神経は、腓骨《ひこつ》に沿って縦長に延びている。親指を重ねて腓骨のキワに当て、ほかの指でふくらはぎを締める。そのまま力を入れてしごき上げる。

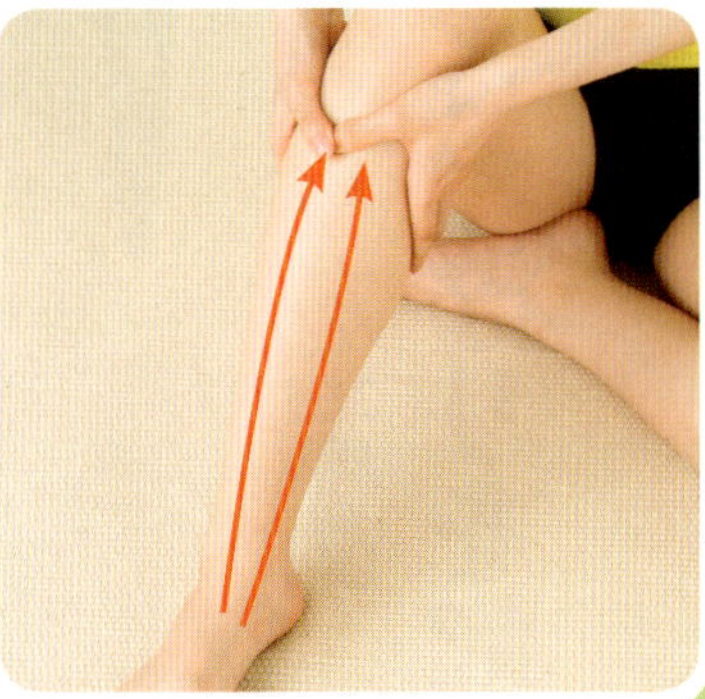

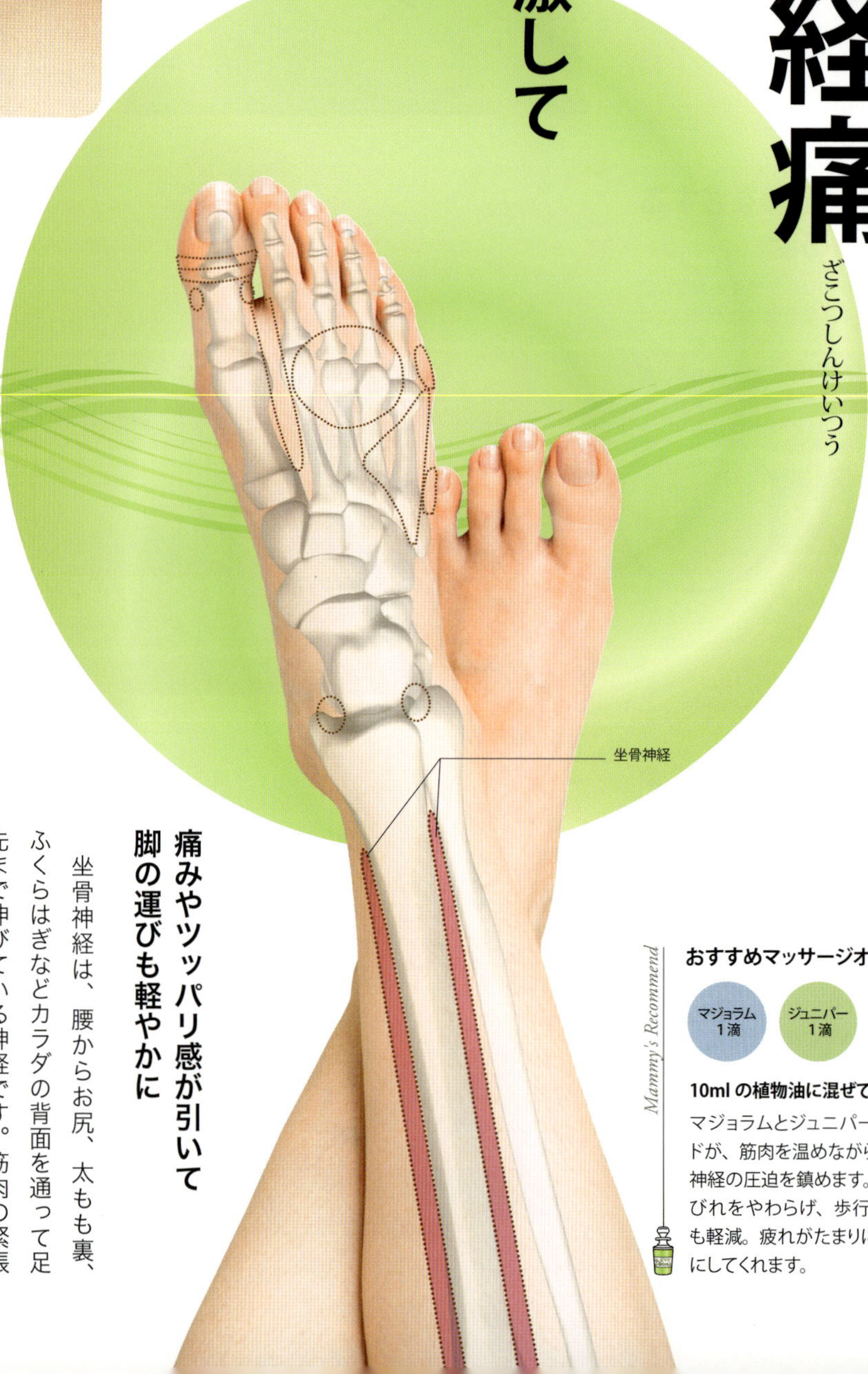


### 痛みやツッパリ感が引いて脚の運びも軽やかに

坐骨神経は、腰からお尻、太もも裏、ふくらはぎなどカラダの背面を通って足先まで伸びている神経です。筋肉の緊張や疲れ、骨盤のゆがみ、股関節のずれなどによってこの神経が圧迫されると、お尻から下の広い範囲で痛みやしびれが生じます。症状が悪化すると足先まで痛みが響いて、歩くことさえ難しくなってしまう場合もあります。

Mammy's Recommend

**おすすめマッサージオイル**

マジョラム 1滴　ジュニパー 1滴

**10ml の植物油に混ぜて使用**

マジョラムとジュニパーのブレンドが、筋肉を温めながらゆるませ、神経の圧迫を鎮めます。また、しびれをやわらげ、歩行時の苦痛も軽減。疲れがたまりにくい状態にしてくれます。

リンパで流す

# 坐骨神経に沿って下半身全体のめぐりを整える

そんな痛みを解消する鍵は、下半身全体の血流を促し、マッサージで筋肉疲労のもとになる老廃物を運ぶリンパの流れをサポートすること。血流促進の効果も加わって、お尻から下の筋肉のこわばりがほぐれ、不快な症状がやわらぎます。

　冷えの解消と痛みの緩和には、毎日のアロマバスもおすすめです。

## 1 くるぶしからふくらはぎまですり上げる…5回

くるぶし下からアキレス腱《けん》の両側をつかんですり上げる。温めながら、腓骨に沿って親指で引っ張るように刺激する。

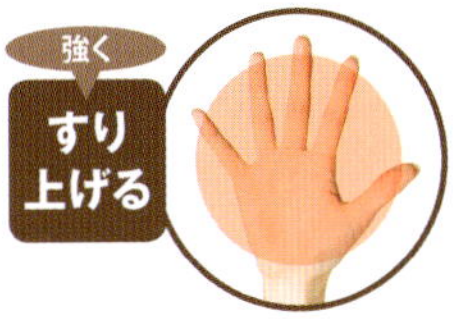
強く
すり上げる

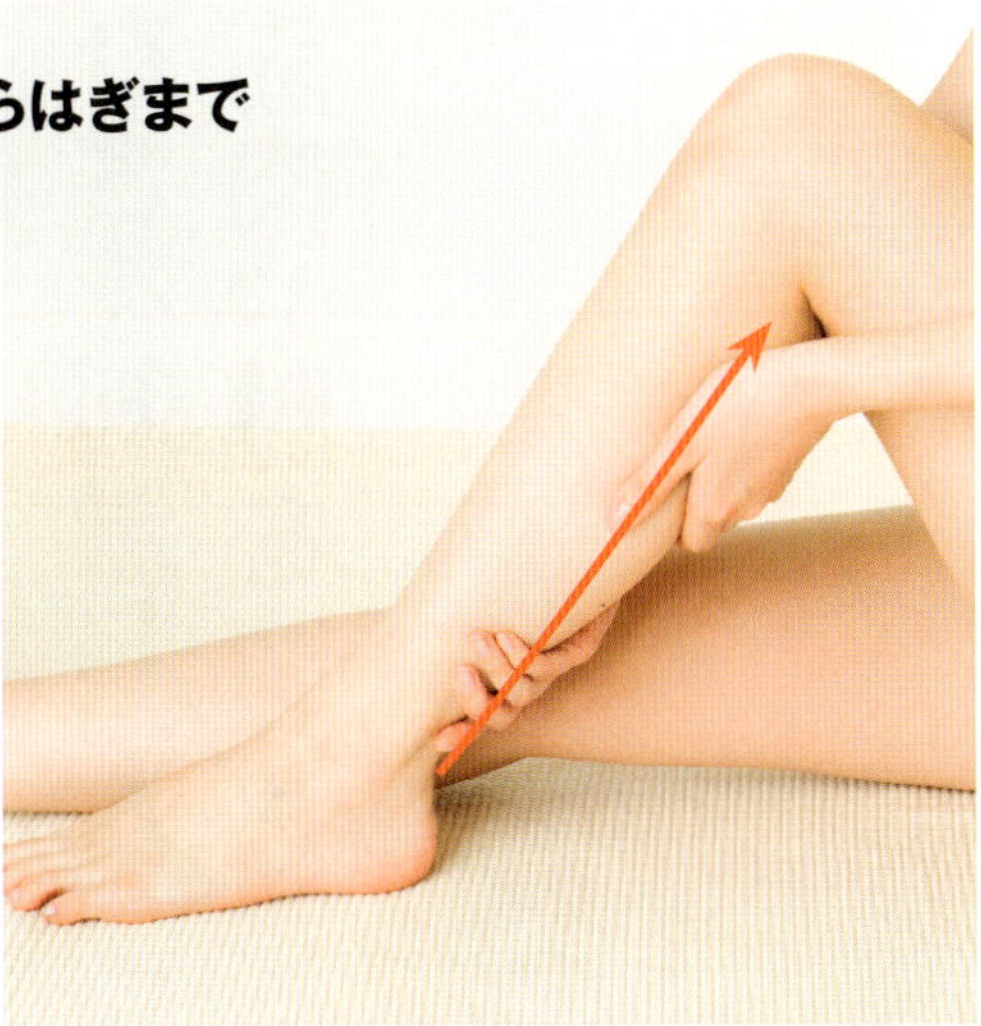

## 2 太ももの外側をすり上げる…5回

手のひらを交互に動かしながら、ひざからそけい部に向かって太ももの外側をすり上げる。

手首のつけ根にしっかりと圧をかけ、温めて伸ばすように行う。

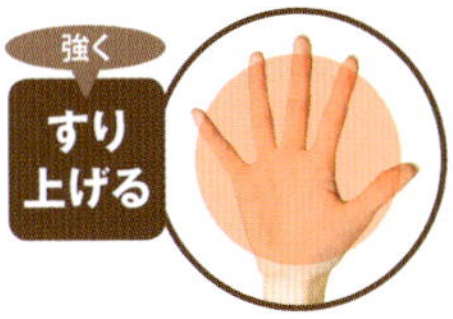
強く
すり上げる

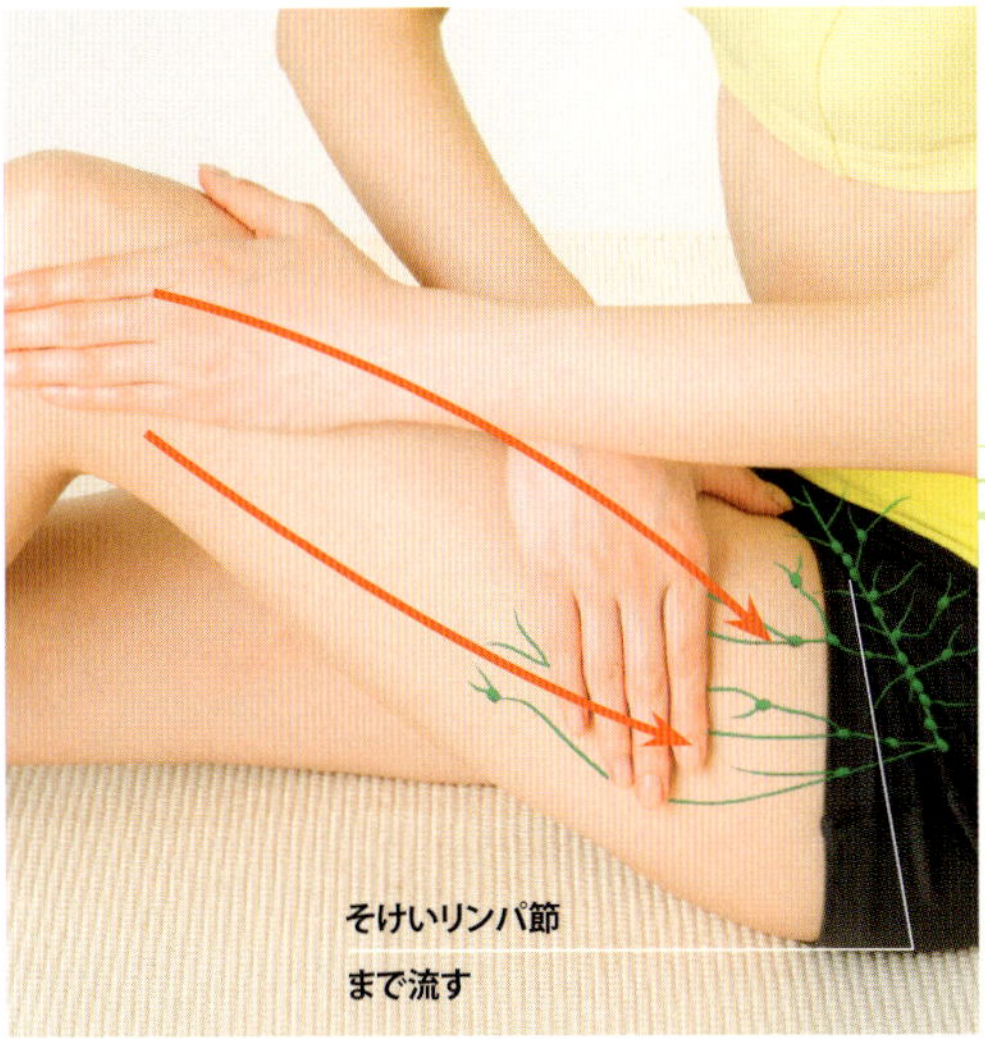
そけいリンパ節まで流す

## 3 お尻を押す…5回

3本の指で、お尻の真ん中あたりのくぼみを押す。

坐骨神経の入り口となる梨状筋のこわばりをゆるめるため、強めに押す。

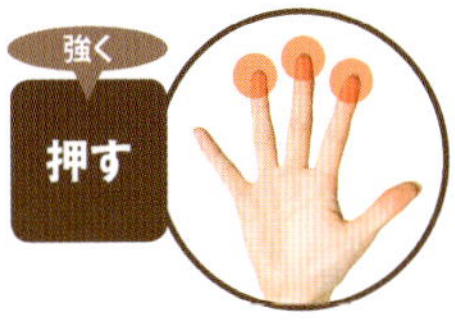
強く
押す

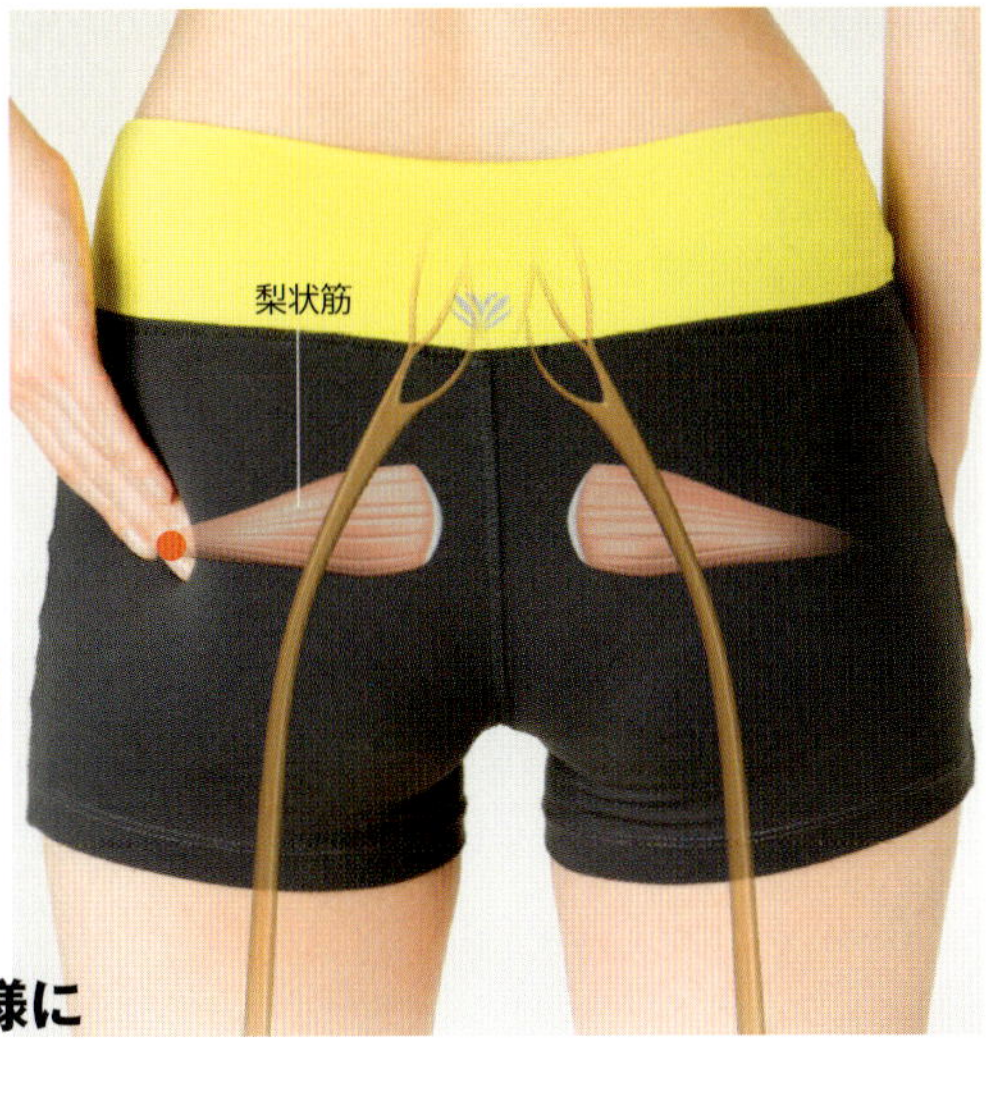
梨状筋

**左足を終えたら右足も同様に**

階段の上り下りで響くように痛む

# ひざの痛み

リフレで崩す

## ひざを刺激して筋肉や腱をゆるめる

反射区 **ひざを刺激**

**つまむように…5回**

ひざがあるのは、外側側面のかかと。かかとを手のひらで支え、親指で外に向かってつねる。ここを押すと、ひざの関節のつまりが取れる。

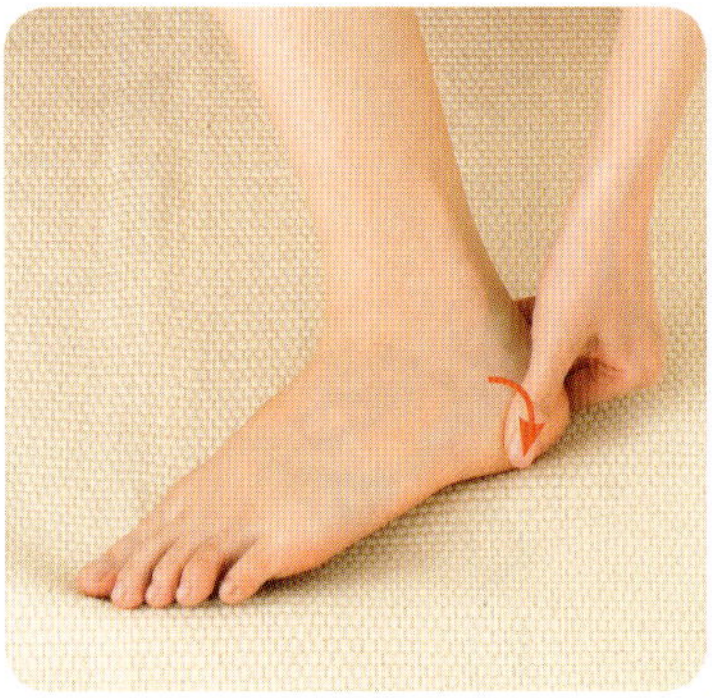

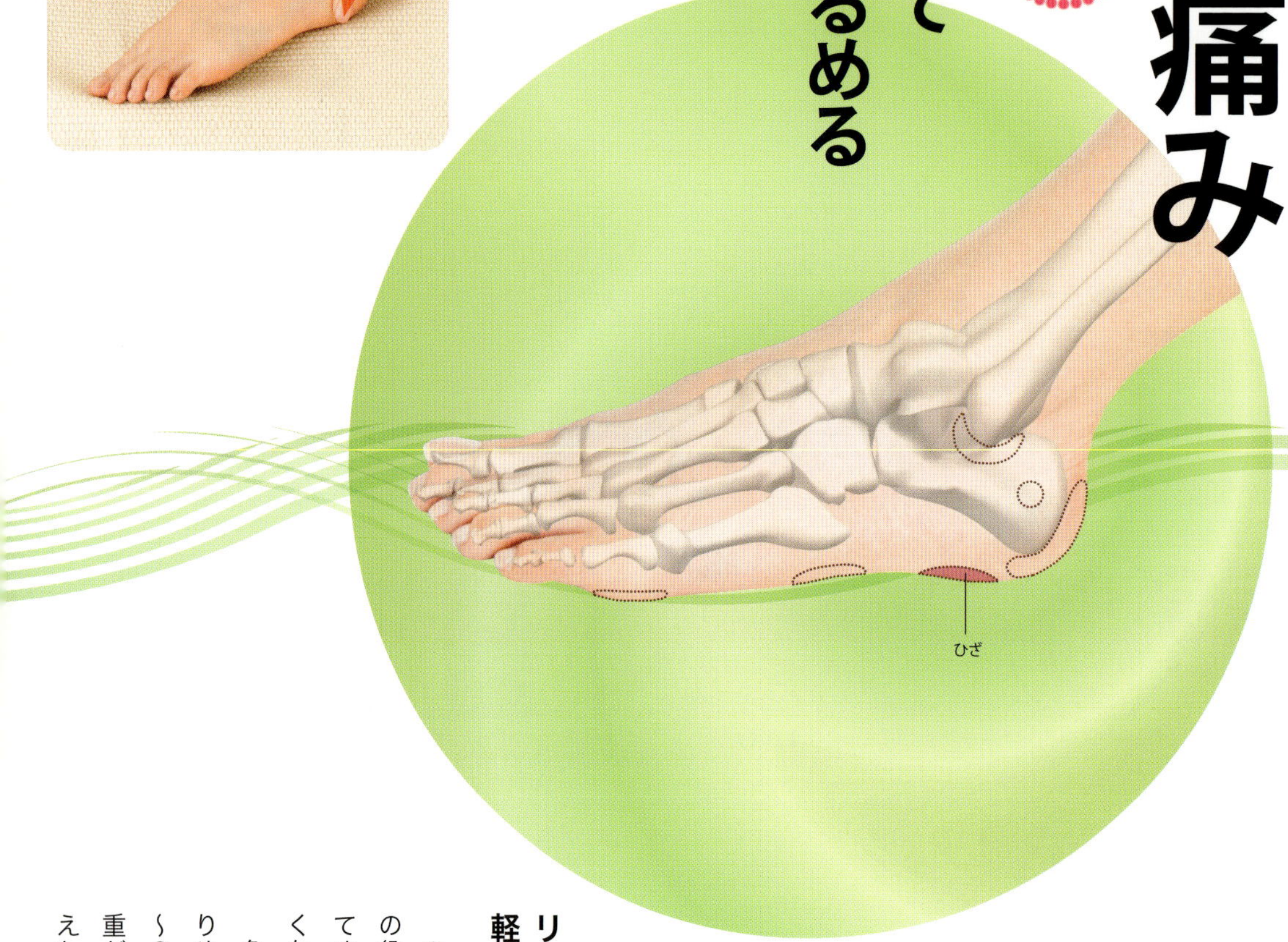


### リンパがめぐる効果で軽快な動きを取り戻せる

ひざの痛みは、ひざ関節でクッションの役目を果たしている軟骨が加齢によってすり減ったり、関節内の潤滑液が少なくなったりすることで起こります。

急な体重の増加もひざの痛みにつながりやすいでしょう。歩くときは体重の2～3倍、走るときは同じく7～10倍の加重がひざにかかるため、たった1キロ増えただけでも、かなりの負担になってし

*Mammy's Recommend*

**おすすめアロマバス**

ユーカリ 1滴

ローズマリー 1滴

**10ml の植物油に混ぜて使用**

ユーカリとローズマリーのブレンドは、関節まわりの炎症を抑えながら周囲の筋肉のこわばりをやわらげます。ひざのまわりを温めながらもみほぐしましょう。

リンパで流す

# 痛みのもとになる老廃物や水分を流す

まうのです。

骨の損傷は自分で治せませんが、痛み緩和にはリンパマッサージがとても有効です。ひざ裏のリンパ節のつまりを流せば、関節がスムーズに動かせるようになります。また、関節の老化防止にはグルコサミンやコンドロイチンのサプリメントも効果的です。

## 1 ひざを押し広げる …5回

両手でひざ上を左右からつかみ、親指を真ん中から両端へすべらせて押し広げる。ひざ関節まわりの血流を整えて、こわばりをやわらげるため強めにもむ。

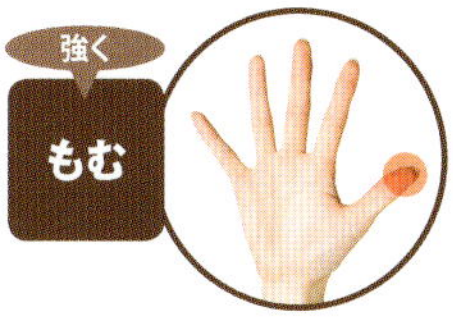


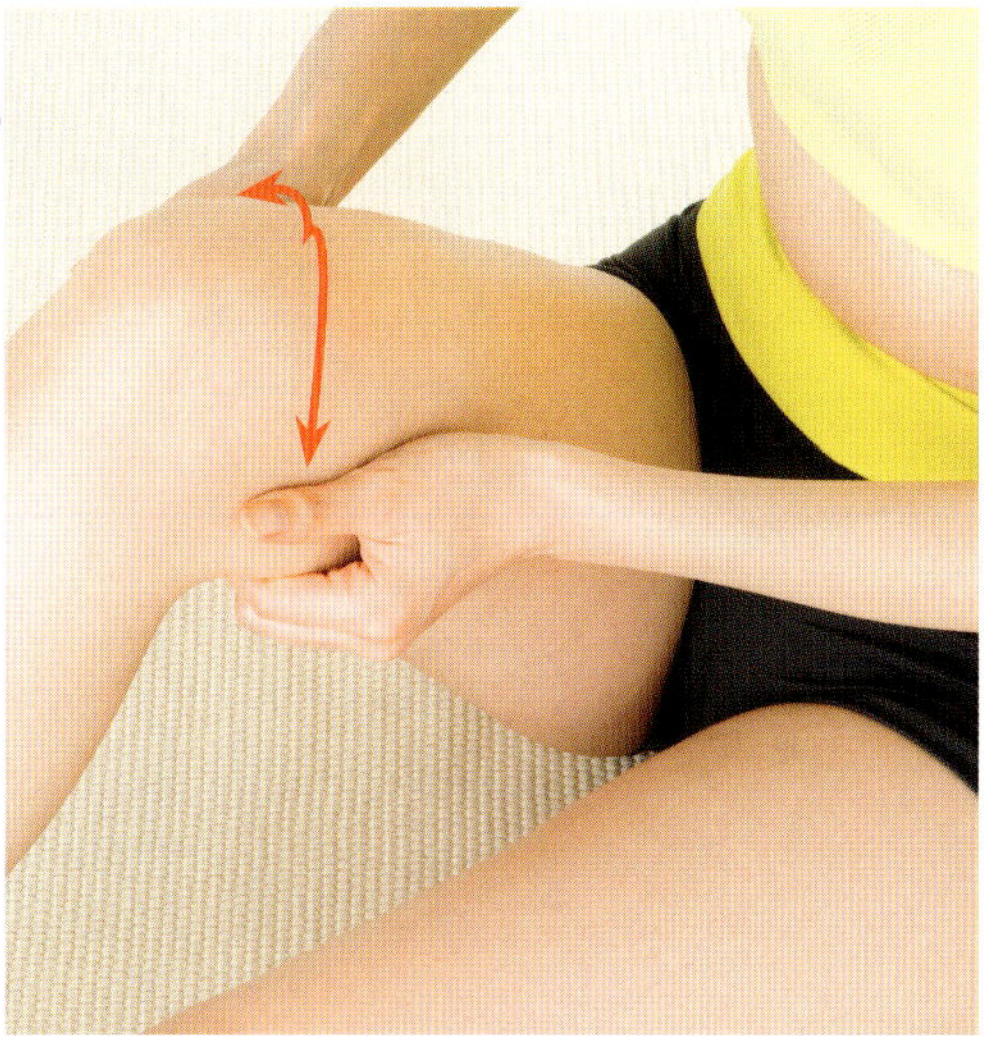

## 2 ひざ裏を押す …5回

両手の４本の指でひざ裏を押す。
指先で刺激してリンパ節のつまりを押し出すように。

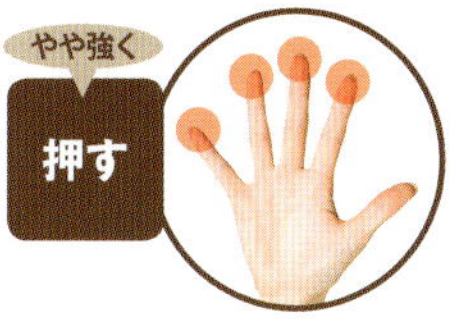


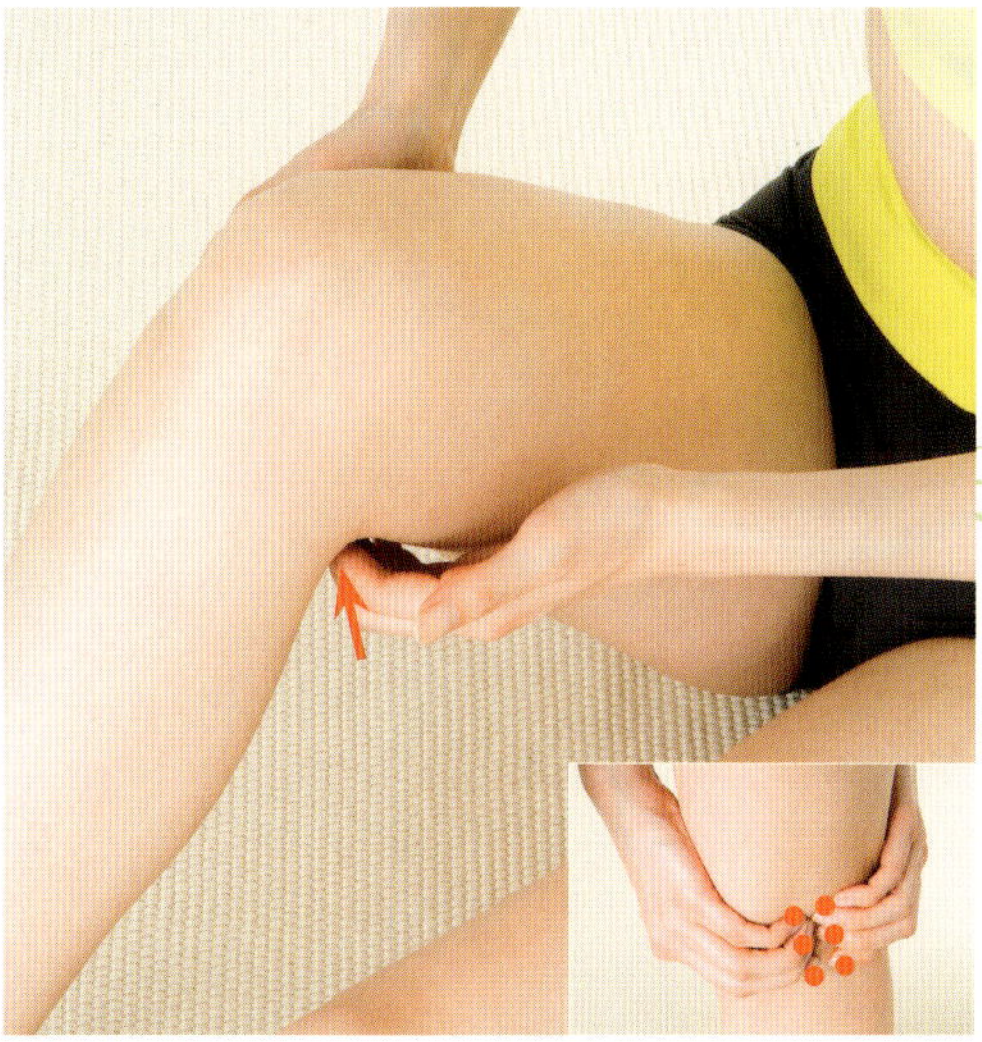

## 3 ひざからそけい部へ流す …5回

手のひらでひざからそけい部に向かって太もも全体をさする。
そけいリンパ節に向けてさすることで、リンパの流れを整える。

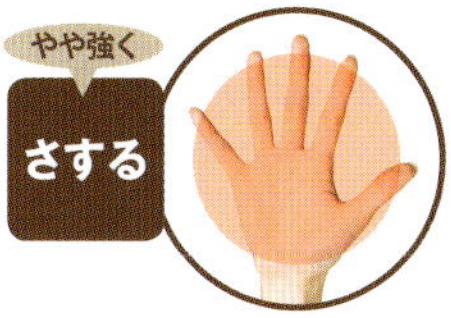


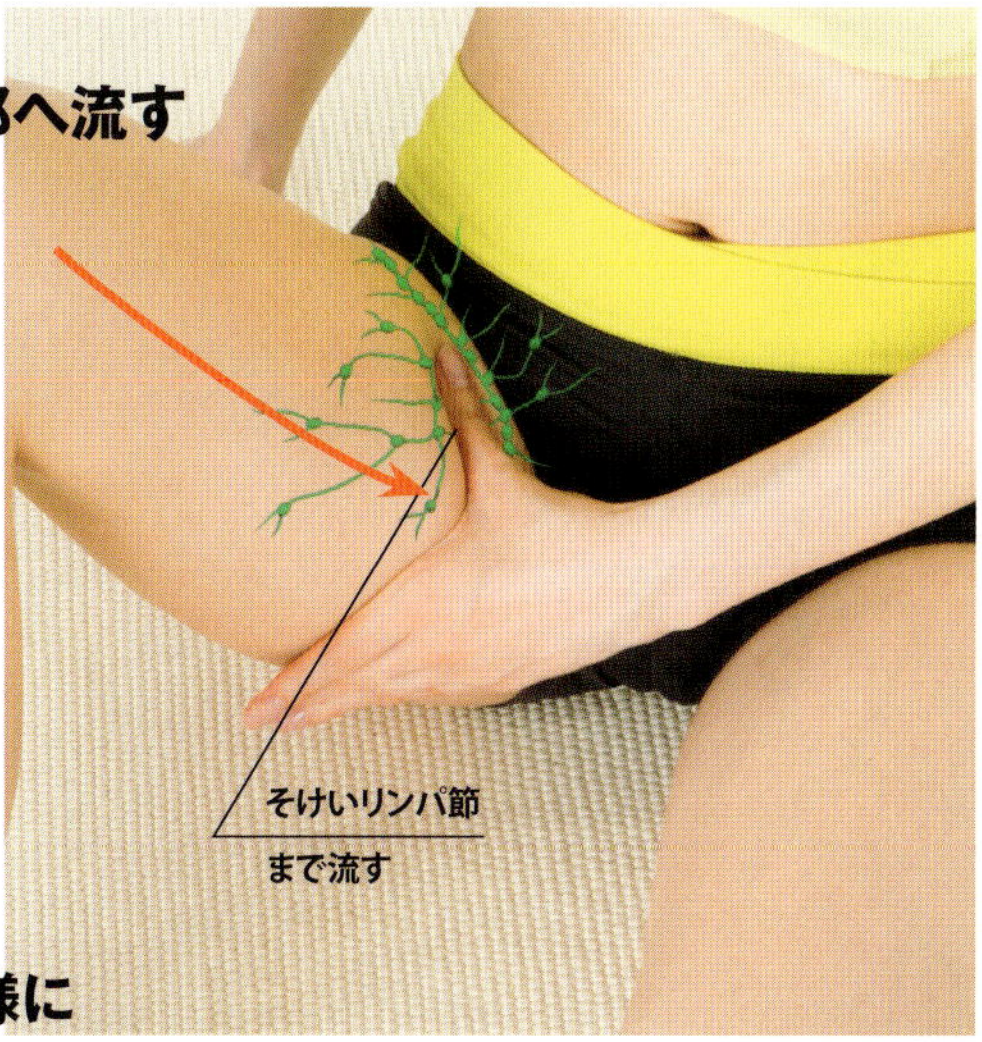


**左足を終えたら右足も同様に**

腕の使いすぎで痛みが生じる

# ひじの痛み

リフレで崩す

## 肩とひじの反射区を刺激して腕全体の血流をよくする

### 反射区 肩を刺激 つまむように…5回

肩があるのは、外側側面の第５趾《し》つけ根のふっくらした部分。足裏を手のひらで支えて、親指でつねる。

ここを押すと、肩関節の緊張がゆるむ。

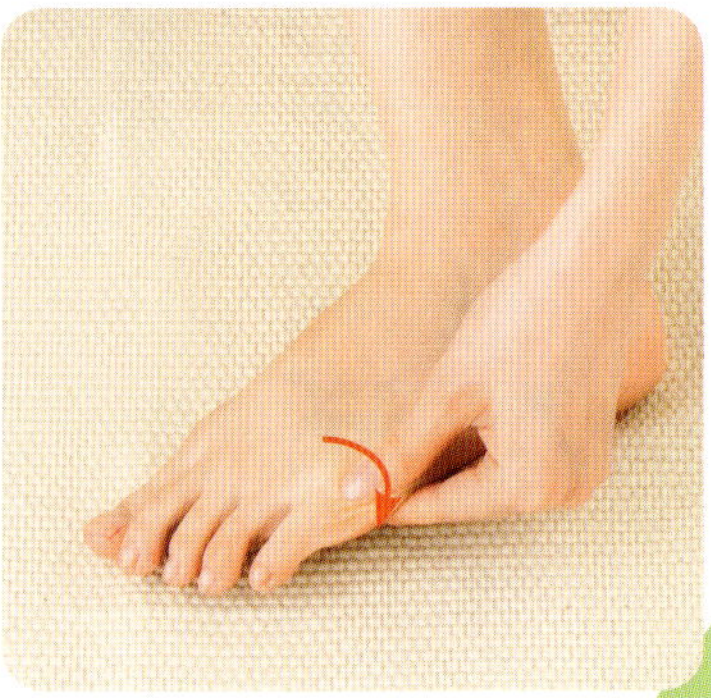

### 反射区 ひじを刺激 つまむように…5回

ひじがあるのは、外側側面の真ん中に出っ張っている骨のあたり。親指でつねる。
ここを押すと、ひじの関節の緊張がゆるむ。

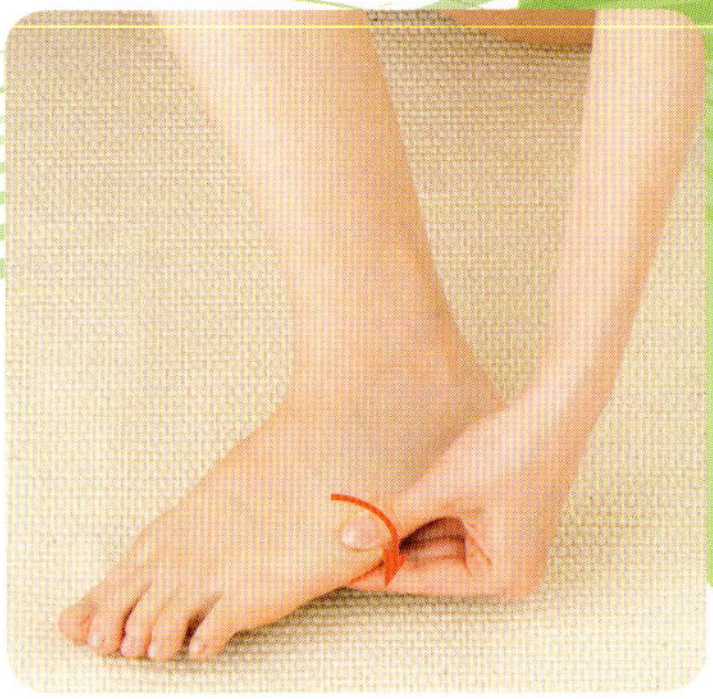

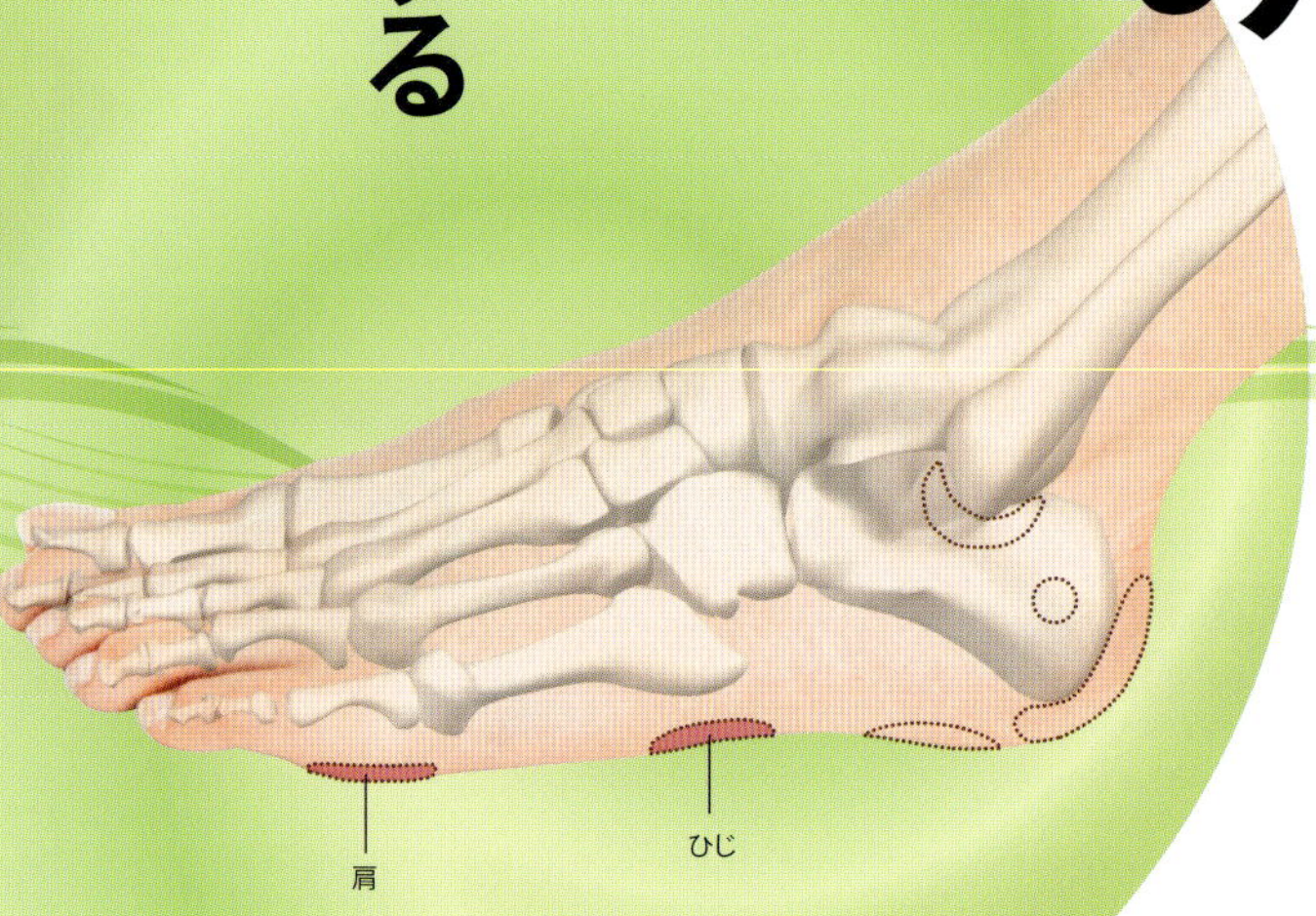


### 休息＋マッサージでラクになる

ひじの痛みというと、「テニスひじ」や「ゴルファーひじ」など、スポーツがらみのトラブルがよく知られています。私もマッサージをするという仕事柄つねに手を使うので、ひじの痛みに悩まされた時期があり、ひどいときはコーヒーカップさえ持てないほどでした。そのときは腕全体の筋肉がこわばっていたので、強めのマッサージでしっかりほぐして解

Mammy's Recommend

**おすすめマッサージオイル**

ローズマリー 1滴　ペパーミント 1滴

**10mlの植物油に混ぜて使用**

ローズマリーとペパーミントのブレンドは、炎症をクールダウンさせ、筋肉の収縮をスムーズにします。運動する前にも使って、老廃物の排出を促進しましょう。

リンパで流す

# 腕全体を温めて痛みをやわらげる

## 1 腕の内側をすり上げる…5回

手のひらを密着させて、手首からわきの下まで腕の内側を強めにさする。

マッサージしながら腕のリンパを流し、老廃物の排出を促す。

強く
すり上げる

腋下《えきか》リンパ節
まで流す

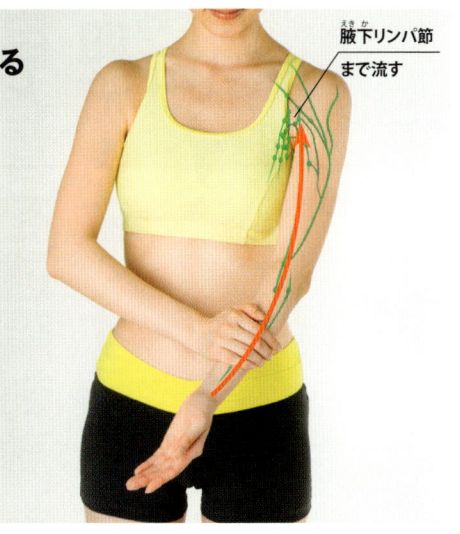

## 2 腕の外側をすり上げる…5回

手のひらを密着させ、手首からわきの下まで腕の外側を強めにさする。

筋肉を伸ばすようにして、こわばりをゆるめる。

強く
すり上げる

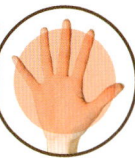

腋下《えきか》リンパ節
まで流す

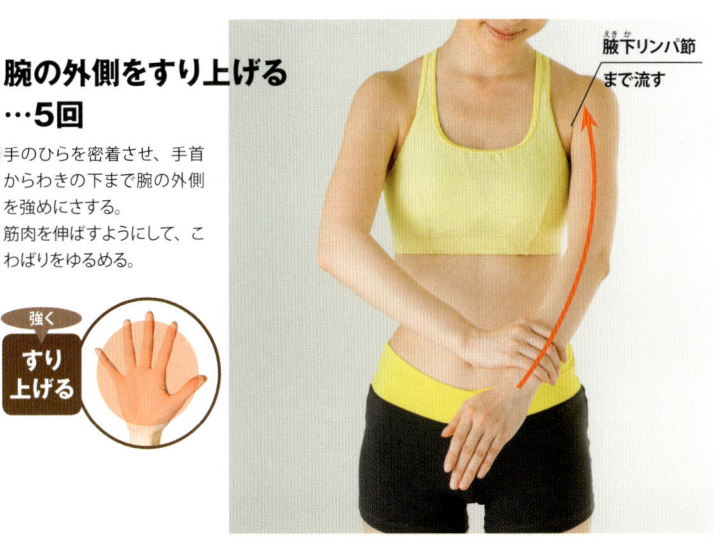

左足を終えたら右足も同様に。そのあとリンパマッサージへ

## 3 ひじをもむ…5回

ひじを軽く曲げ、5本の指でひじの関節をもむ。骨のくぼみに指を入れて、ていねいにもみほぐす。

ひじ関節のまわりの老廃物を取りのぞく。

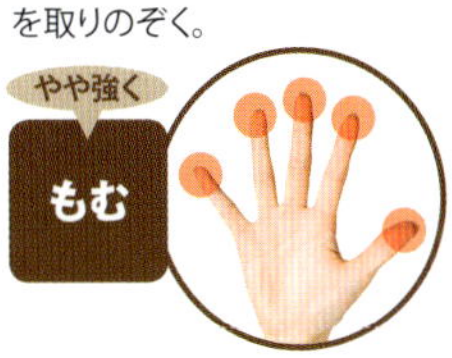
やや強く
もむ

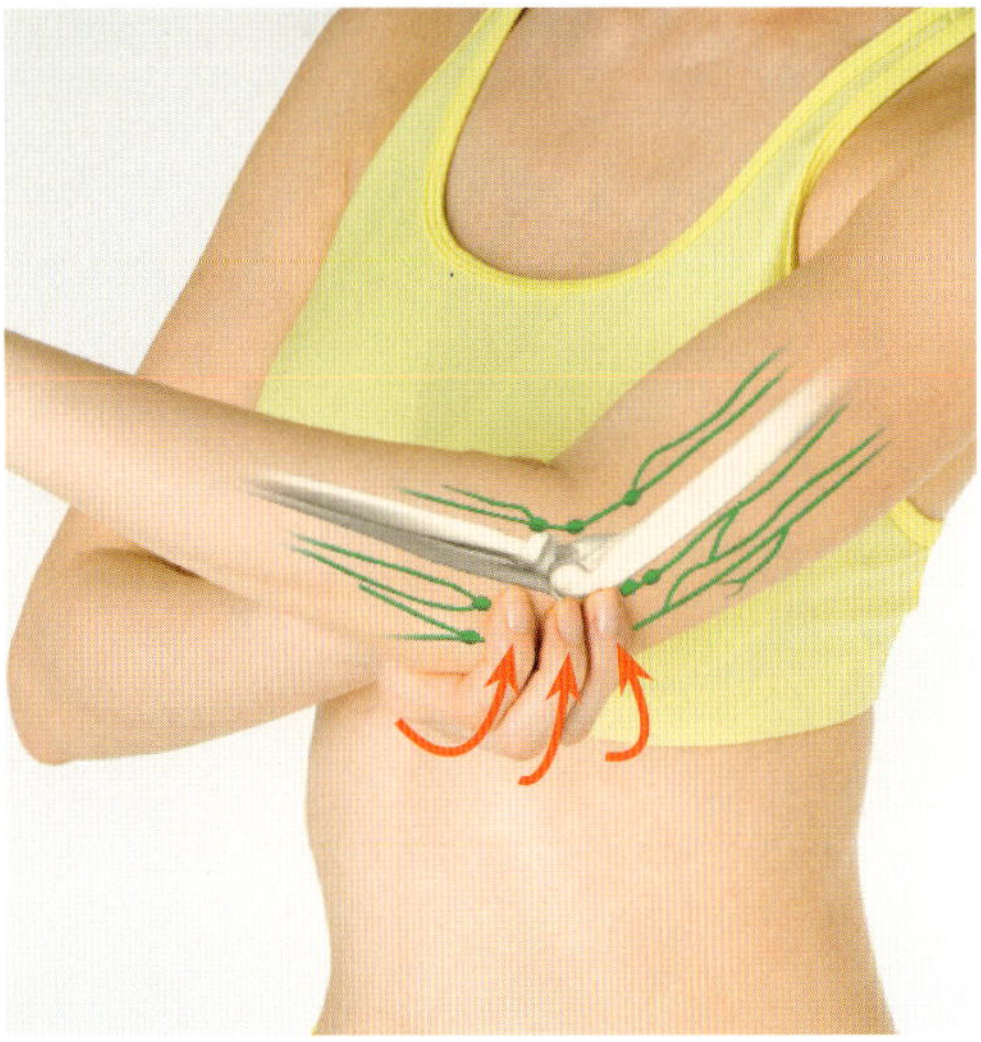

**左を終えたら右も同様に**

消させました。

　痛みは腕の使いすぎからひじに負担がかかって起きているので、症状が出たら、とにかく休ませること。そして痛みをやわらげるマッサージオイルで筋肉をもみほぐすようマッサージしましょう。

視界がぼやけたり、かすんだりする

# 目の疲れ

リフレで崩す

## 目と首を遠隔刺激して血流をよくする

反射区 **目を刺激**
**しごくように…5回**

目があるのは、第２趾《し》、第３趾のつけ根。親指の腹でまんべんなくもみほぐす。
ここを押すと、目のまわりの血流が増す。

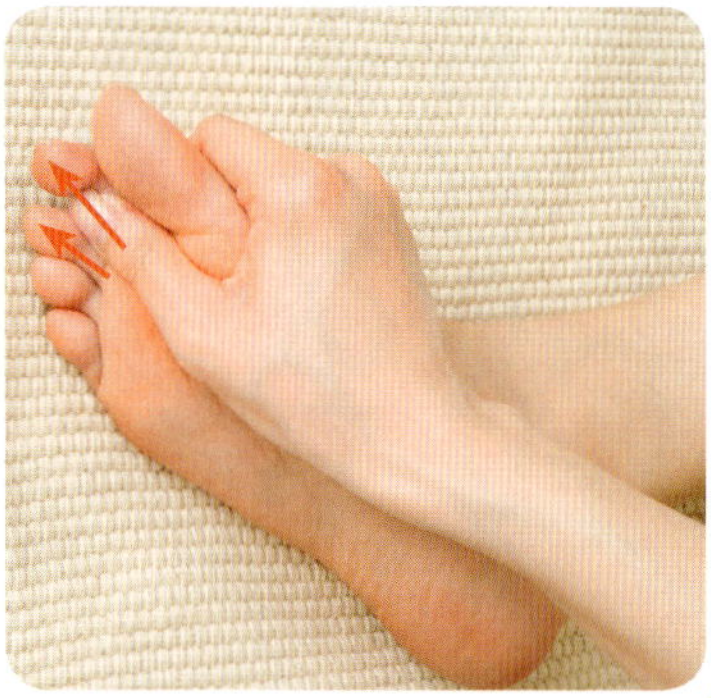

反射区 **首を刺激**
**垂直に押す…5回**

首があるのは、第１趾のつけ根の内側（第２趾側）。甲側から第１趾をつかみ、親指の腹で押す。
ここを押すと、首のこりやこわばりがほぐれる。

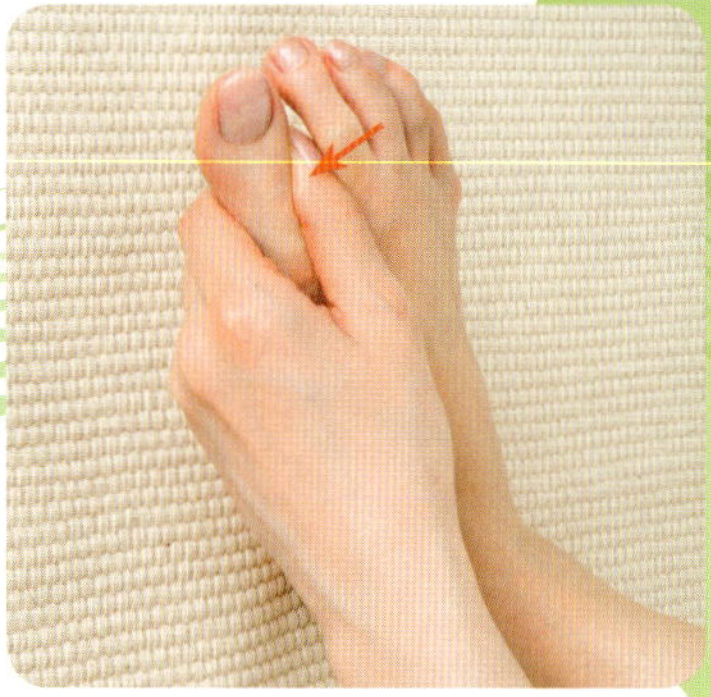

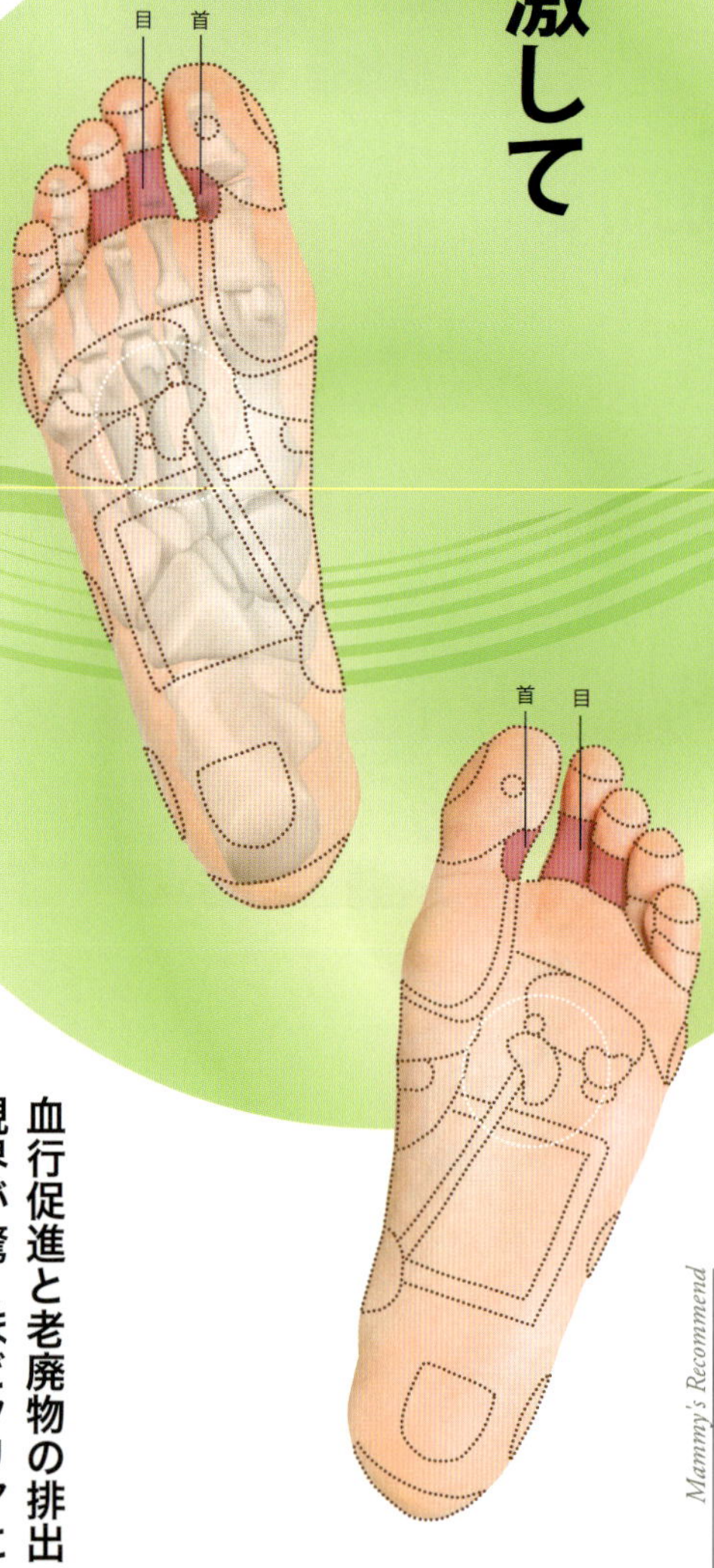


### 血行促進と老廃物の排出で視界が驚くほどクリアに

パソコンや携帯電話の使いすぎで目が疲れている方は、首と後頭部の境目あたりがパンパンに張っています。押すと痛いと思いますが、両手の親指を使ってそこをほぐすと、血行がよくなり視界がすぐに開けます。また、温湿布をまぶたに乗せ、3分ほど目を閉じて休みましょう。このリンパマッサージと並行すると、より効果的です。

*Mammy's Recommend*

**おすすめアロマ温・冷湿布**

カモミール
1滴

**お湯と水に垂らし**
**タオルを浸してしぼる**

カモミールで温湿布と冷湿布をつくり、交互に当ててめぐりをよくしましょう。目の充血を取りのぞけば視界もクリアになります。キラキラ輝く瞳を取り戻して。

リンパで流す

# 目のまわりの直接刺激で老廃物を流す

目にトラブルを感じている方の足の第2趾・第3趾を押すと、かならず激痛を訴えます。自分で押してもかなり痛いはずですが、我慢してほぐして。目の疲れを放っておくと血液循環が悪くなり、美容にも悪影響が。くまや小じわの原因にもなるので、早めにケアしましょう。

左足を終えたら右足も同様に。そのあとリンパマッサージへ

## 1 目の上を押す …5回

目の上の骨に親指を引っかけて、内側から外側へ少しずつずらしながら押す。
骨のキワを刺激し、滞りを解消する。

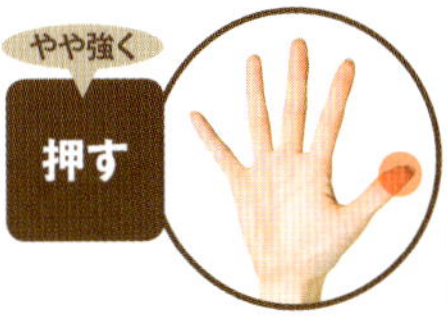
やや強く
押す

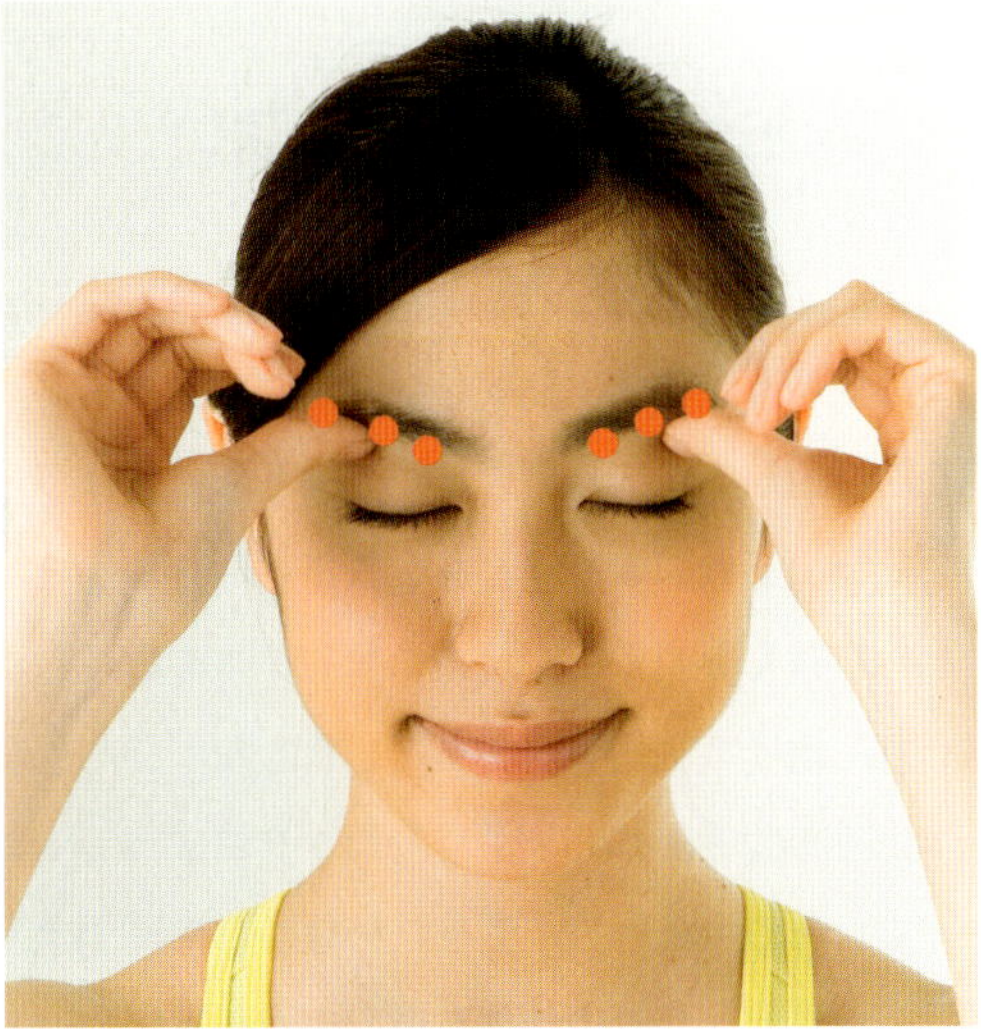

## 2 目の下を押す …5回

目の下の骨に中指を引っかけて、内側から外側へ少しずつずらしながら押す。
皮膚が薄いので、薬指か中指でやさしく刺激する。

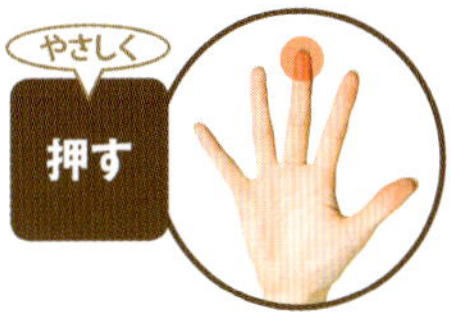
やさしく
押す

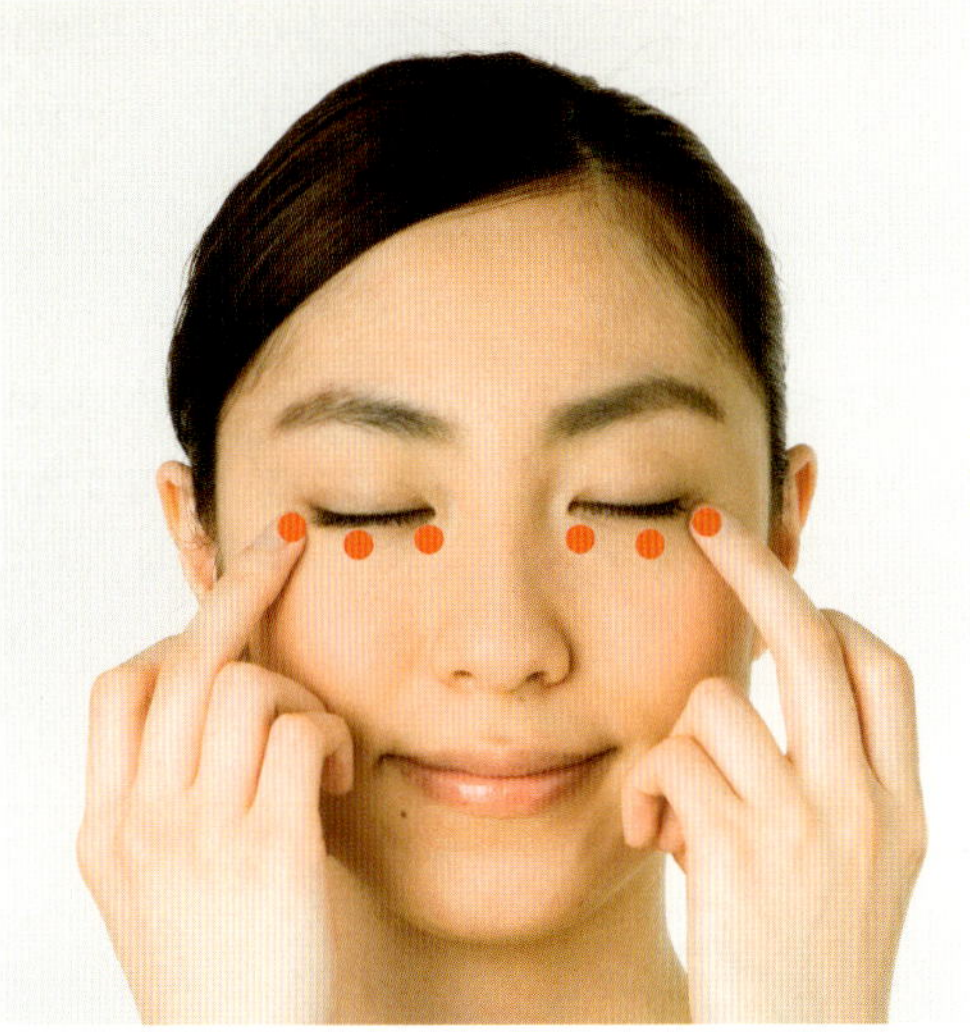

## 3 目のまわりをさする …温まるまで

手のひらをこすり合わせたらまぶたに乗せ、そこで小さく回す。
手の温かさで目のまわりの血行をよくする。

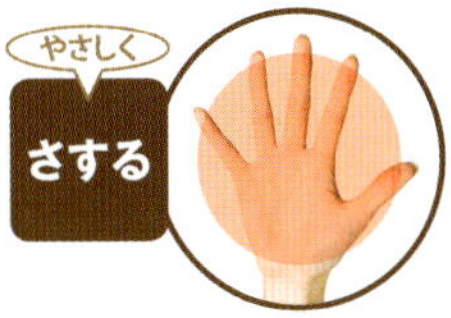
やさしく
さする

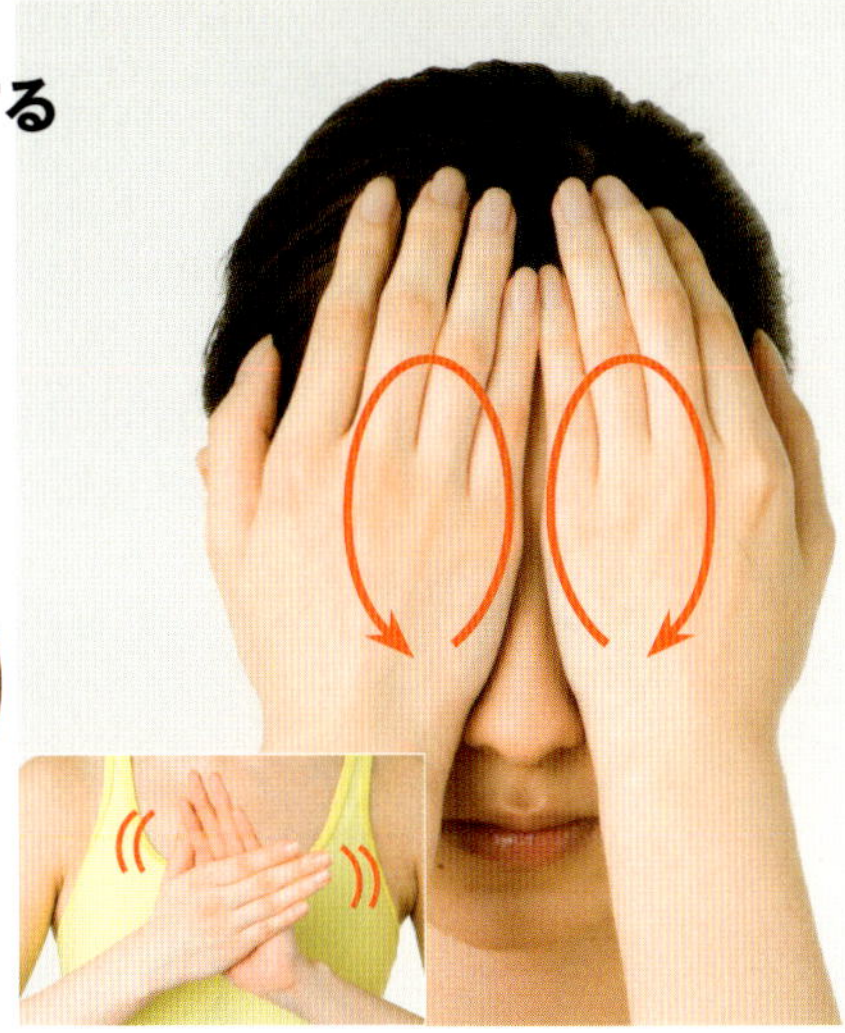

Column

# 人生に無駄なことはない

生まれつきカラダの弱かった私は、風邪をひけば高熱を出し、海に行けば紫外線にかぶれ、股関節の亜脱臼で生まれてきたため、しょっちゅう自分の足につまずいては転んでいました。それで大やけどをしたことも…。

腎臓も弱かったため、むくみやすく、足首も顔もいつもむくむく。祖父にはその容姿を不《ふ》憫《びん》に思われ、情けない幼少期をすごしました。そんな私を可哀想だといって、祖母が縁側に座布団を並べて、よくカラダをさすってくれました。それが本当に気持ちよくて、母の手入れした庭を眺めながらの時間は至福のひとときでした。この幸せな記憶が、私がこの仕事を選ぶきっかけになったのです。

私は高校卒業と同時にエステティシャンになりました。一生続けるのなら系統立てて勉強したいと 22 歳のときに渡英。その後、フランスで尊敬できる先生に出会い、リンパドレナージュのテクニックを習得するために渡仏しました。

初めてお客様のカラダに触れてから、今年で 29 年。独立して 20 年。自分のコンプレックスを解消するために学んだすべてのことが、今の私をつくりました。

マミーズリンパマッサージは私のカラダを、人生さえも変えたマッサージ法です。人生に無駄はなし。このカラダに生まれついたことにも、何か大きな意味があったのだと思っています。

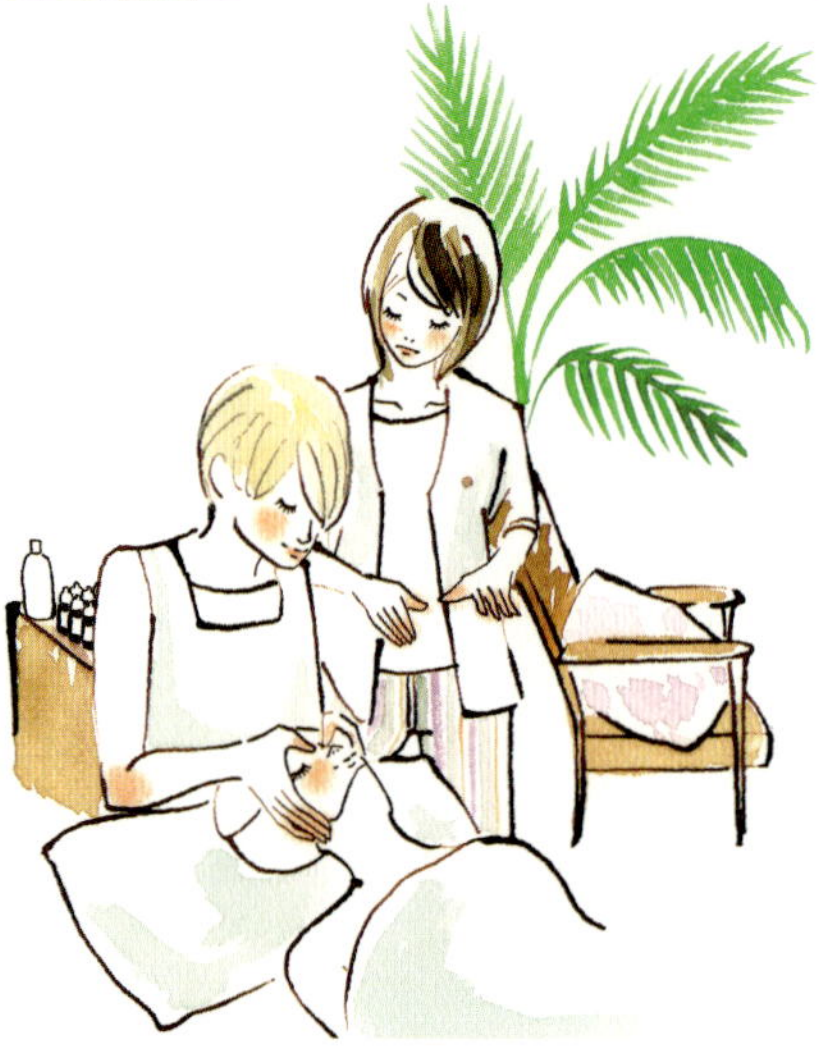

PART

# 4

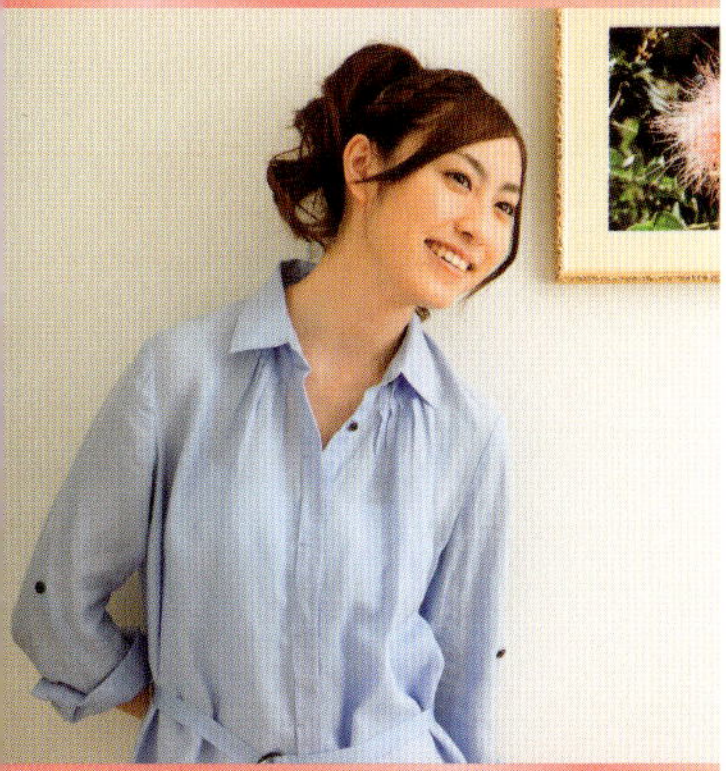

# 心の
# 不安定を整える
# マッサージ

疲れやストレスでバランスが崩れた心をやさしくケア。
心のこりがスーッとほぐれてラクになり
前向きな自分が取り戻せます。

ささいなことで感情的に

# イライラする

## リフレで崩す

## イライラすると硬くなる
## 2つの反射区を刺激

### 反射区 頭を刺激
### つまむように…5回

頭に関係する反射区は、第1趾《し》全体と、第2趾から第5趾の先におのおのある。親指の腹で趾《ゆび》全体をていねいにもみほぐす。

ここを押すと頭部の血流が増えて、精神の安定につながる。

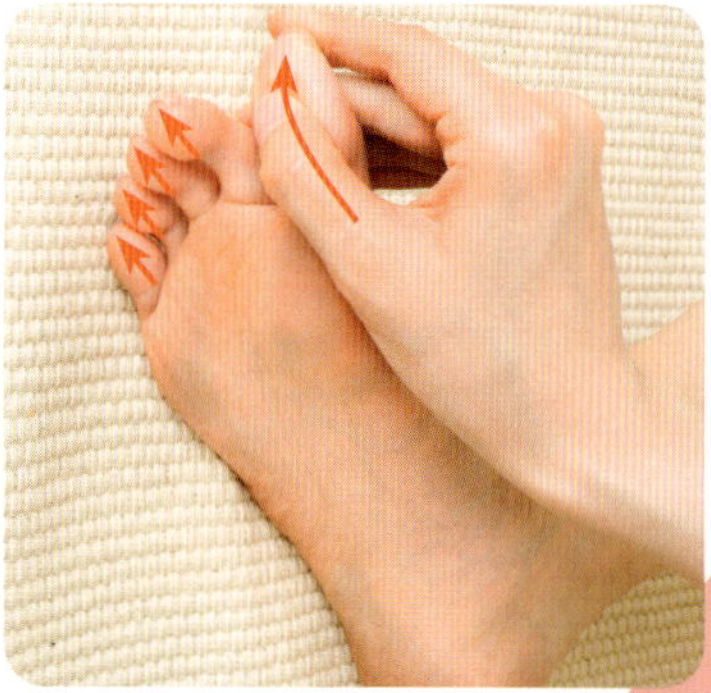

### 反射区 腹腔神経叢《ふっこうしんけいそう》を刺激
### しごくように…5回

腹腔神経叢があるのは、足裏のほぼ真ん中にある広いところ。親指を重ねて、すべらせるようにして全体をまんべんなく押す。

ここを押すと自律神経が安定して、リラックス効果が得られる。

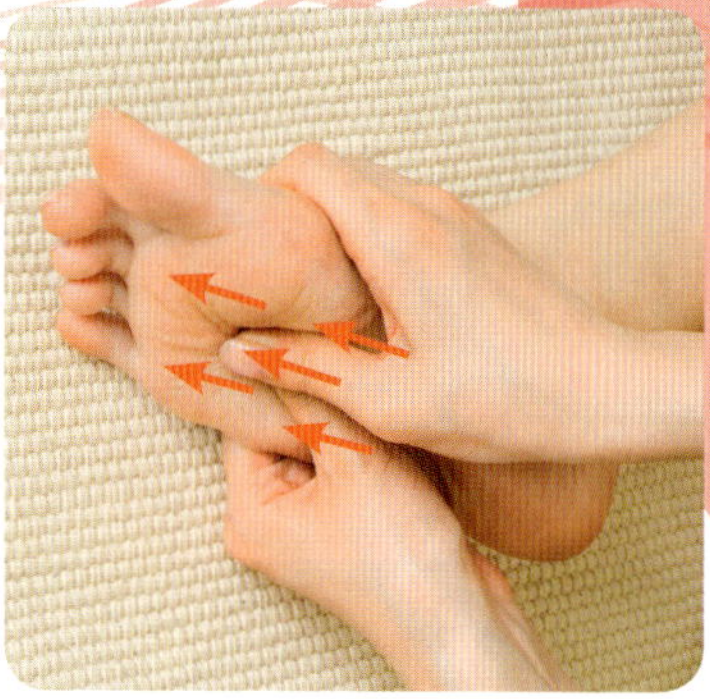

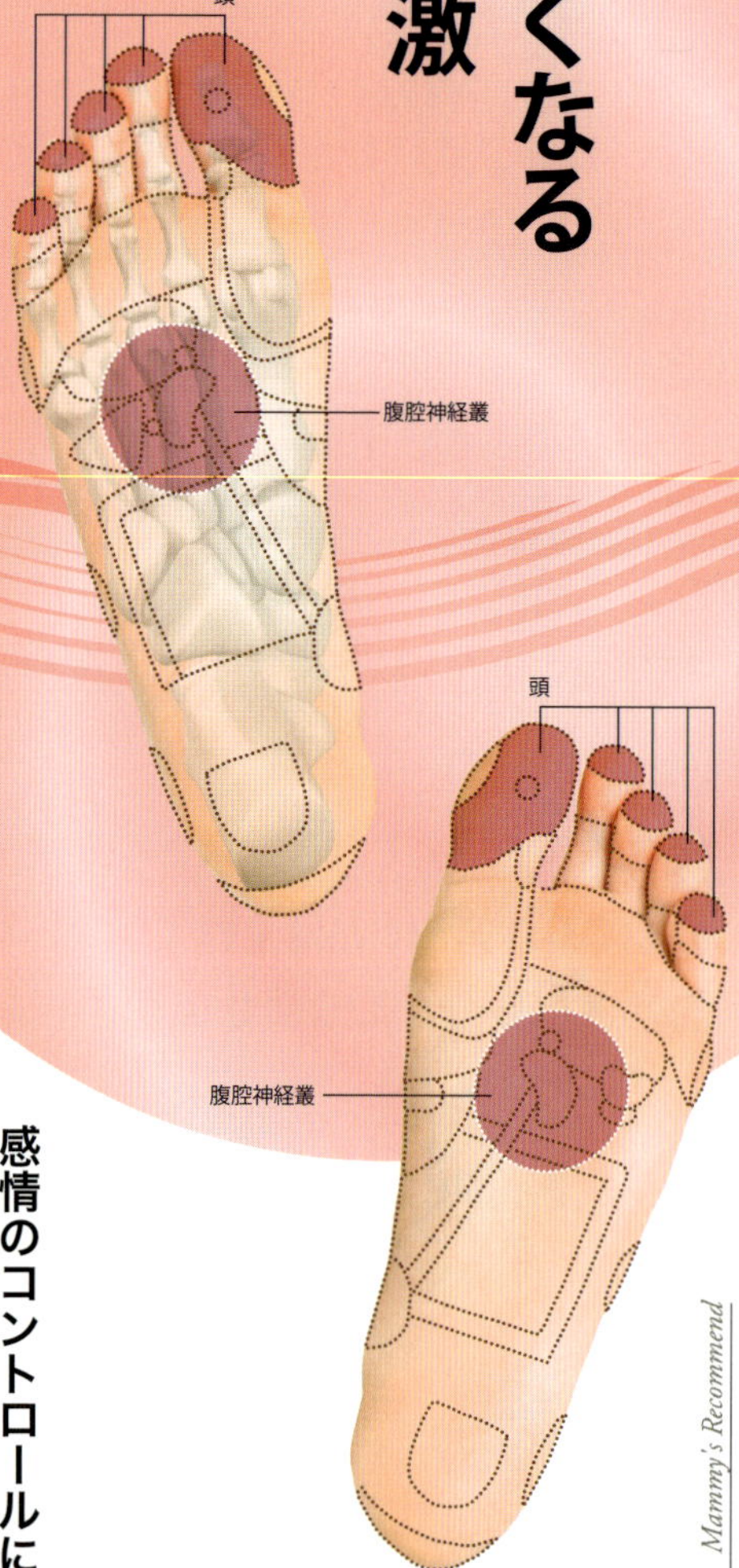


### 感情のコントロールには
### カルシウムとビタミンC

「最近イライラしがちかも…」と感じたら、食生活を見直してみてはいかがでしょう。心の安定に欠かせないのは、カルシウムとビタミンC。ストレスがかかると消費されやすい栄養素で、不足するとイライラにつながります。小松菜やほうれん草はこれら両方を含んだ食品。私は不足を感じたらおひたしにして、煎りごまとかつお節をたっぷりかけて、しょ

*Mammy's Recommend*

**おすすめアロマバス**

カモミール
2滴

**大さじ2杯の粗塩に混ぜて使用**

イライラしたり、不満や自己嫌悪でピリピリしたりしても、ありのままを受け入れ、やさしく心をいやすカモミール。お母さんのひざで甘えさせてくれるような安心感を得られます。

左足を終えたら右足も同様に。そのあとリンパマッサージへ

うゆとごま油で食べています。全体的に栄養バランスが乱れがちなときは、サプリメントで補うのもよいでしょう。

気持ちが不安定になるときはだれにでもありますが、それをストレートに表に出すと自己嫌悪におちいったり、周囲を不快にしたりするばかり。上手にコントロールしたいものですね。

リンパで流す

# お腹のめぐりをよくし 心を安定させる

## 1 みぞおちをさする …5回

手のひらを重ねてみぞおちに当て、時計回りにゆっくりさする。
緊張やストレスをやわらげるように、ゆっくり温める。

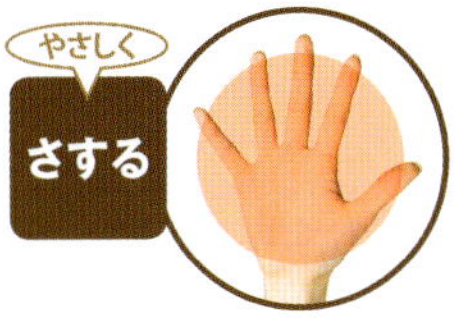

やさしく
さする


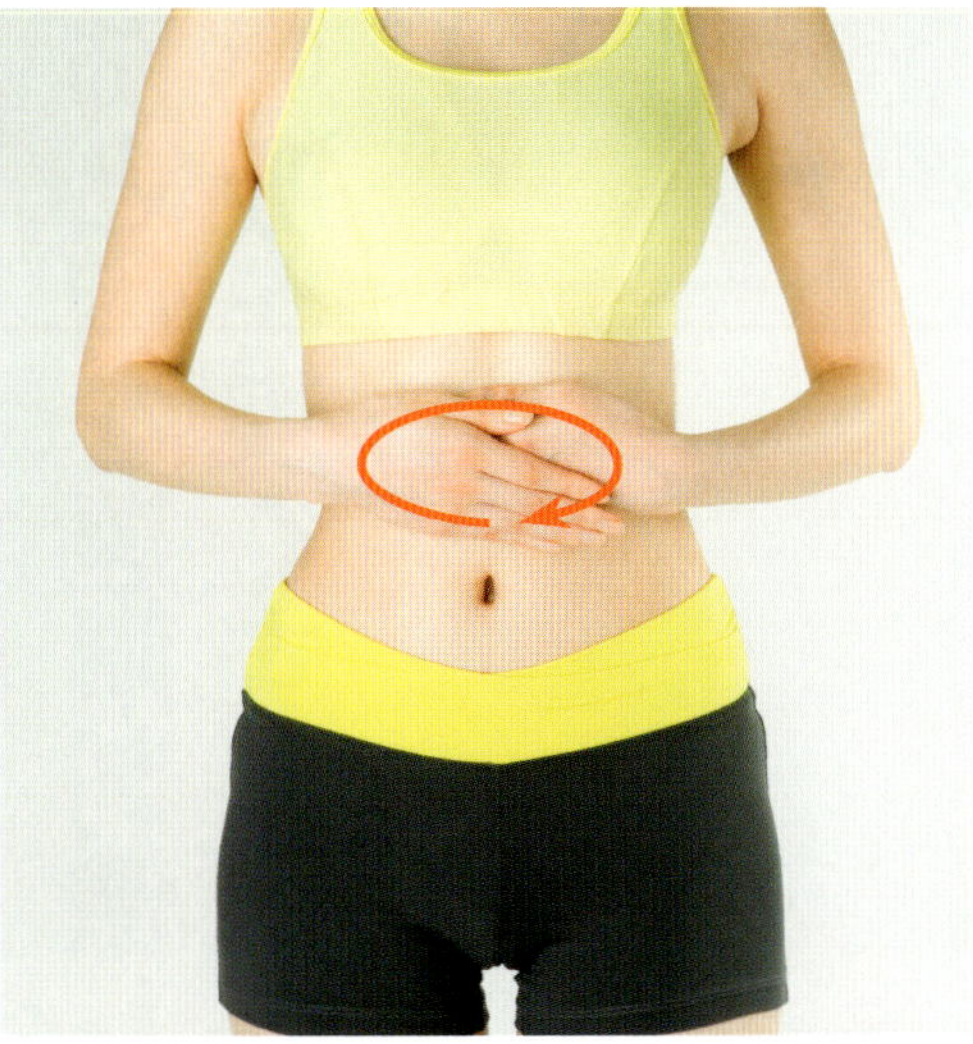

## 2 お腹をさする …10回

手のひらを重ねておへその下に当て、時計回りに大きくゆっくり回す。
神経を鎮めるように、腹部全体を温める。

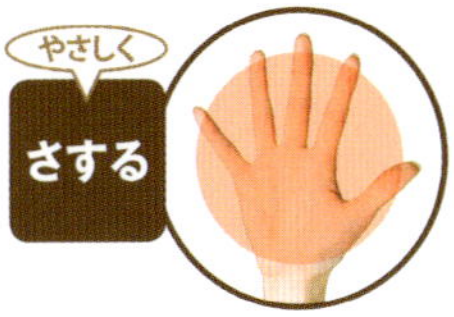

やさしく
さする


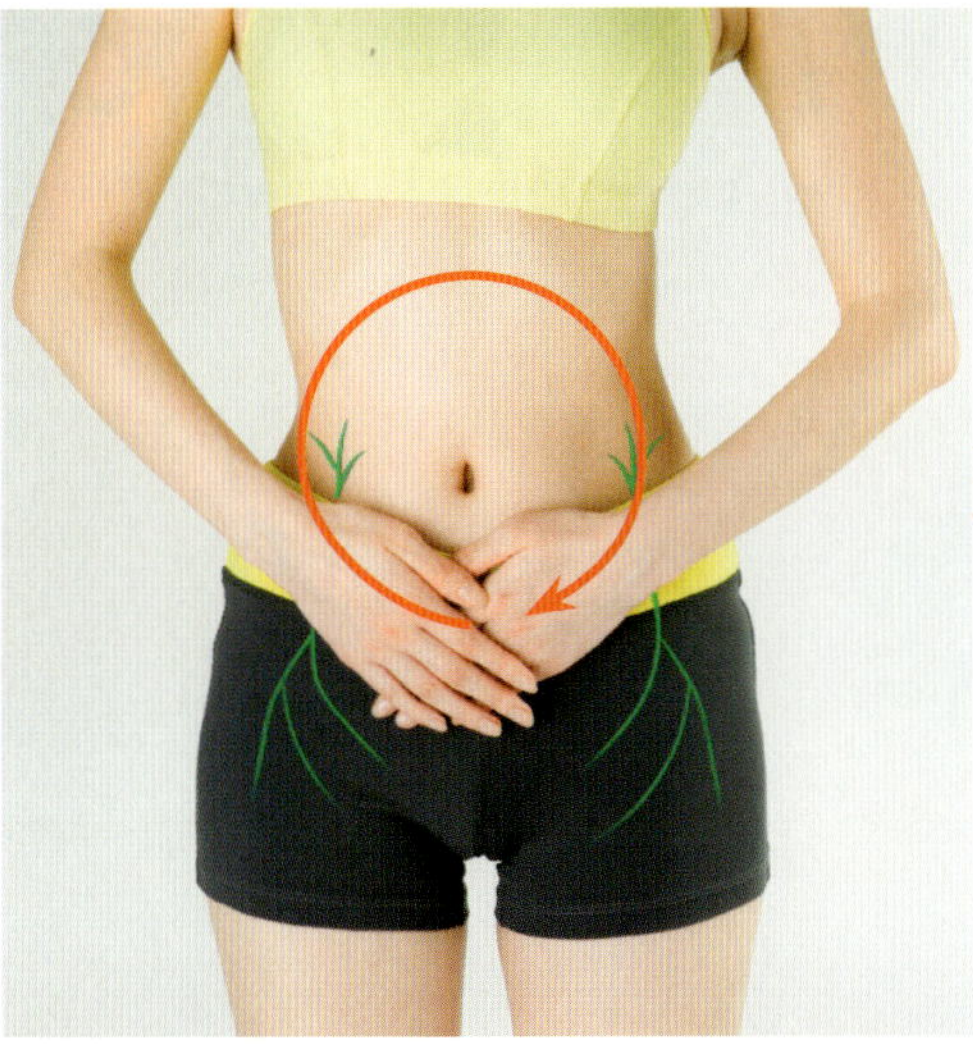

## 3 腰骨からそけい部へ流す …5回

手のひらを重ねて腰骨に当て、反対側のそけい部までさする。左右同様に。
息を吐きながら、リンパ節へしっかりと流し込む。

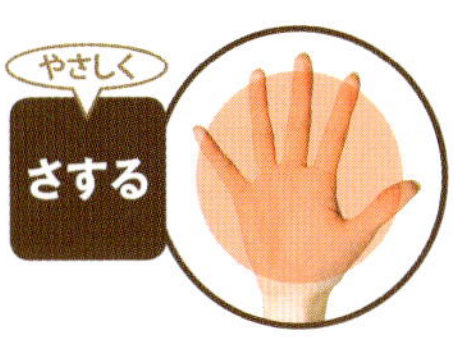

やさしく
さする


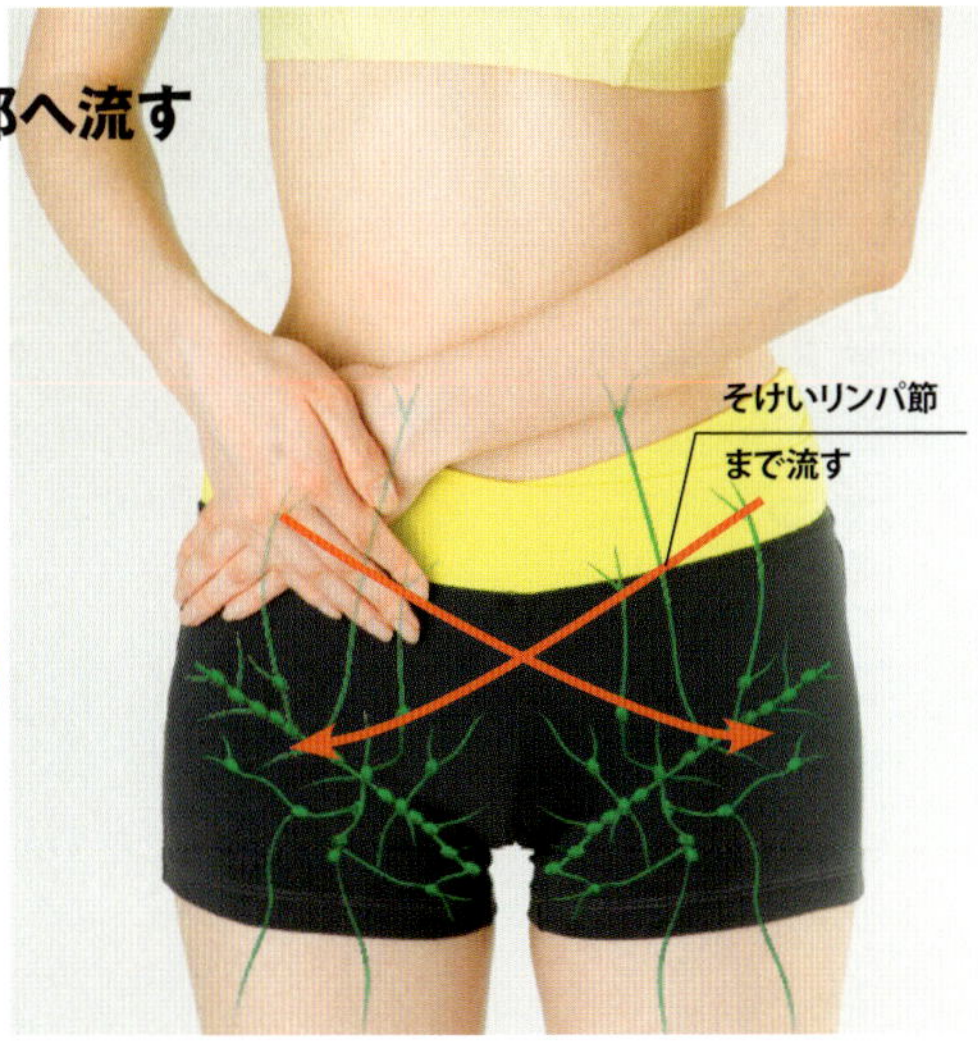

そけいリンパ節
まで流す

考えすぎて落ち込んでしまう

# 憂うつ

リフレで崩す

## 肺と胸を遠隔刺激して呼吸を深くする

### 反射区 肺を刺激 しごくように…5回

肺があるのは、足の裏側の第２趾《し》から第５趾の下部。親指を重ねて、内側から外側へ向けて押す。ここを押すと呼吸がラクになり、気持ちが落ち着いてくる。

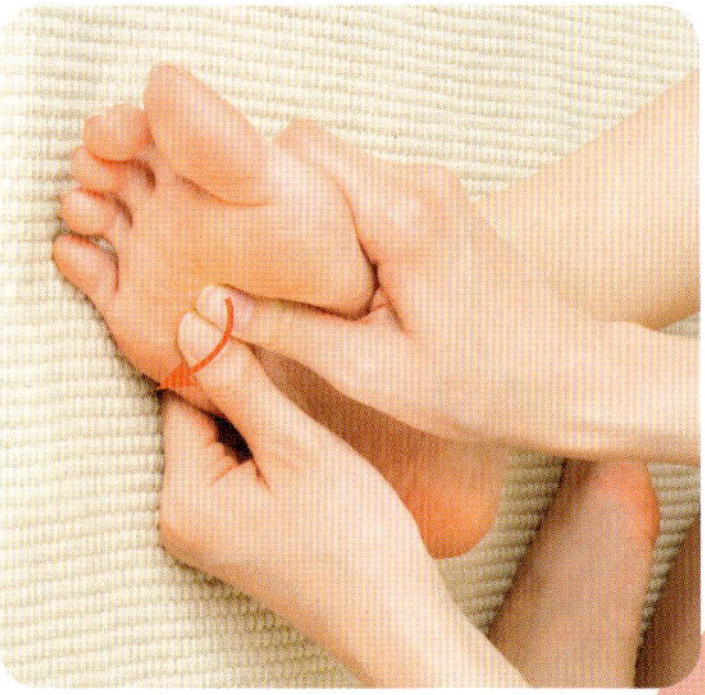

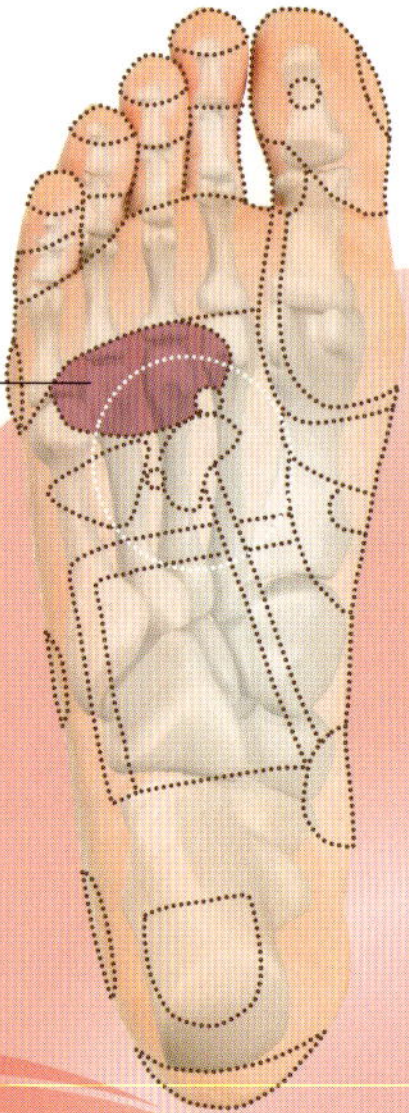


### 反射区 胸を刺激 しごくように…5回

胸があるのは、甲の第２趾から第４趾の延長線上にある広いところ。親指を重ねて、足首のほうへ引き寄せるように全体をしごく。
ここを押すと、胸の緊張がほぐれてリラックスできる。

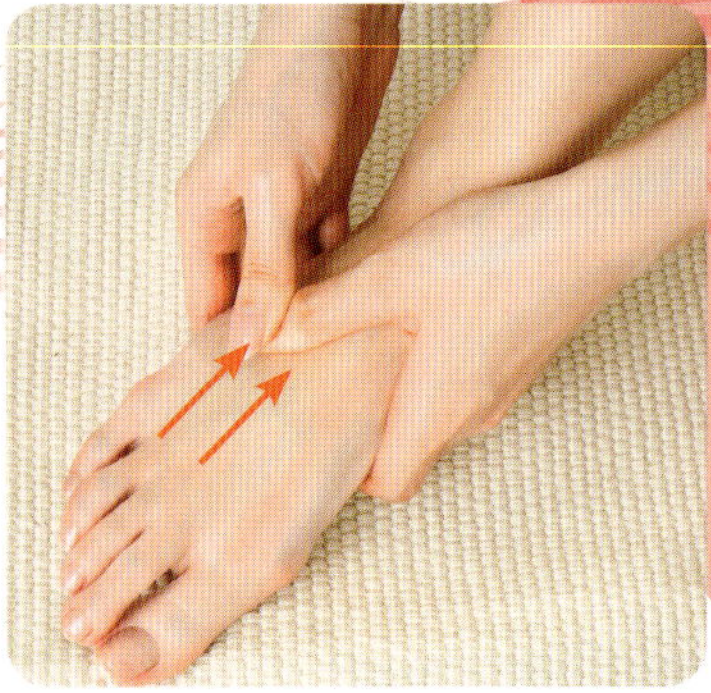

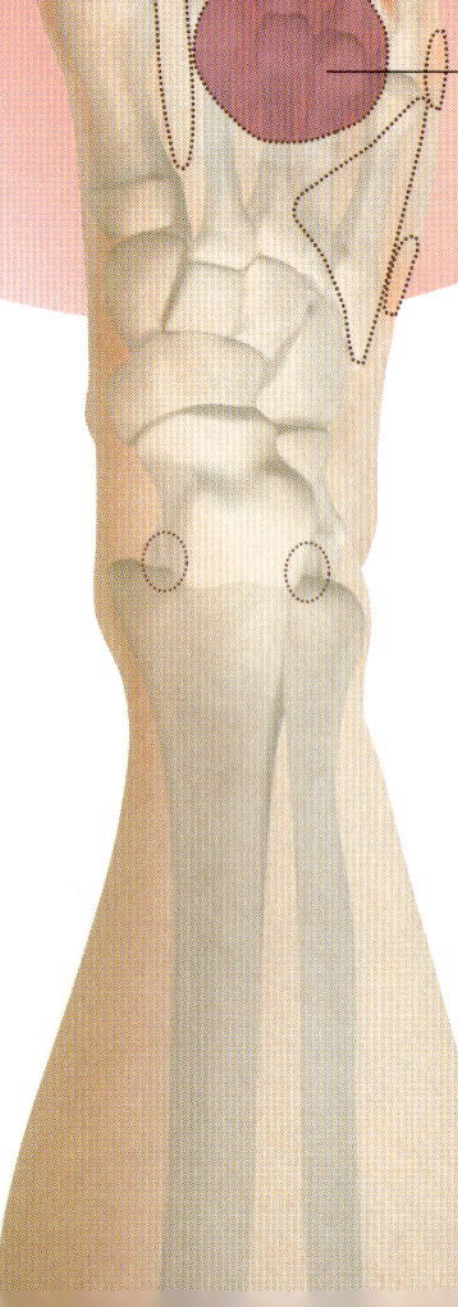


### 吐く息といっしょにいやなことは捨てて

憂うつになると、つい無意識にため息が出ます。ストレスを胸に抱え込むと呼吸のリズムが狂い、うまく息が吐けなくなってしまうのです。

そんなときはぜひ、腹式呼吸を試してみてください。いったん軽く息を吐ききったら、鼻から吸って口からゆっくり吐き出します。お腹がぺったんこになるまで吐ききりましょう。この呼吸を５分ほ

Mammy's Recommend

**おすすめアロマ芳香浴**

ネロリ
２滴

**アロマポットなどでたく**

ネロリは、副交感神経を高め、呼吸を深くするようはたらきかけます。幸福感をもたらす香りで心が満たされれば、チャレンジする意欲がよみがえります。

リンパで流す

# 鎖骨からデコルテラインは胸を開くように流す

## 1 鎖骨を押して離す …5回

3本の指を左右の鎖骨上縁に当て、1・2・3とゆっくり数えながら押し、同様に1・2・3で離す。内側から外側へ少しずつずらしてくり返す。

リンパが集合する鎖骨まわりはつまりやすくデリケートなので、ていねいに。

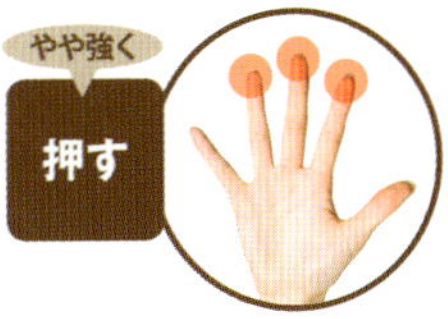
やや強く
押す

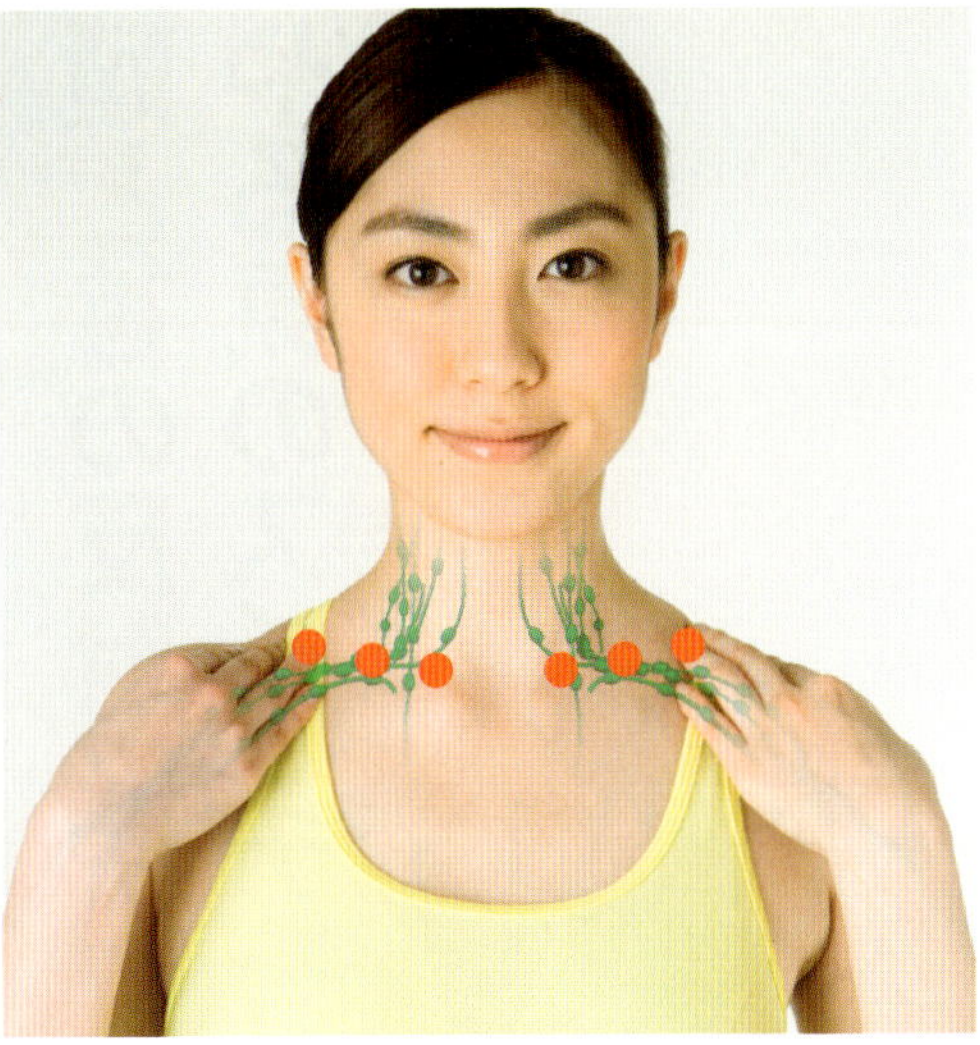

## 2 鎖骨からわきの下へ流す …5回

手のひらを密着させ、鎖骨の下から反対側のわきの下へ向かってさする。

リンパの流れを整えるとともに胸の筋肉を伸ばし、呼吸を深くする。

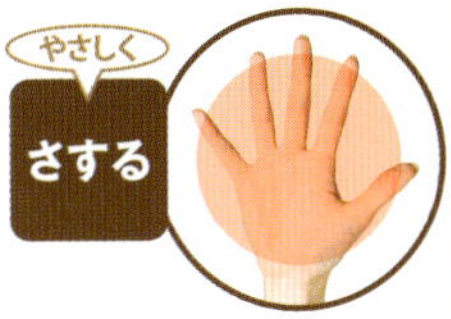
やさしく
さする

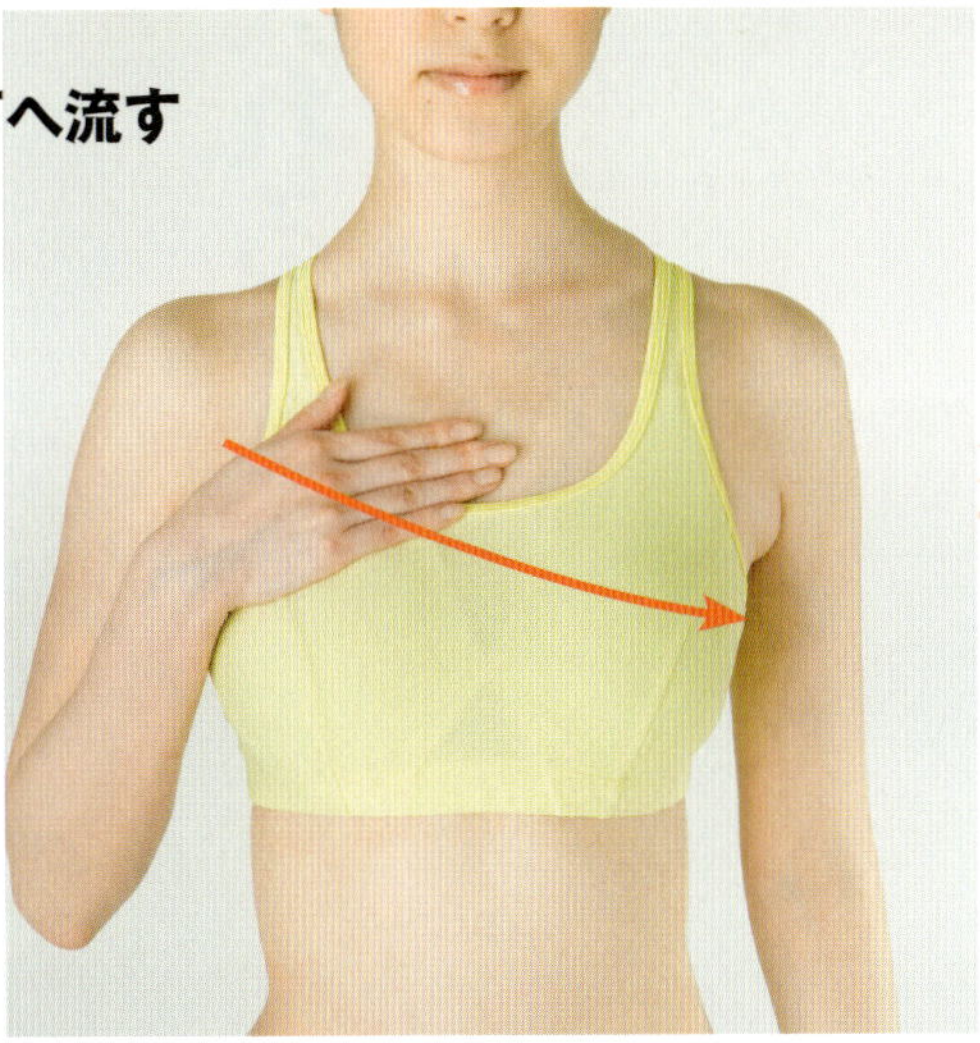

## 3 わきの前と後ろをほぐす …5回

4本の指をわきの下に入れ、親指で前側をもむ。次に、親指をわきの下に入れ、4本の指で後ろ側を扇形に下ろす。

リンパ節まわりをしっかりとほぐし、排出を促す。

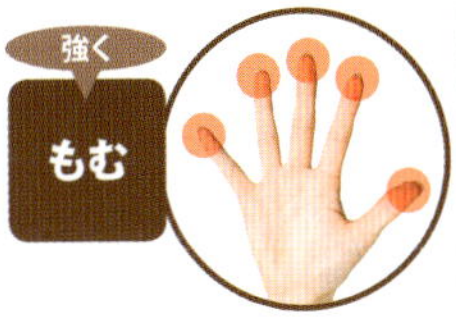
強く
もむ

腋下《えきか》リンパ節
まで流す

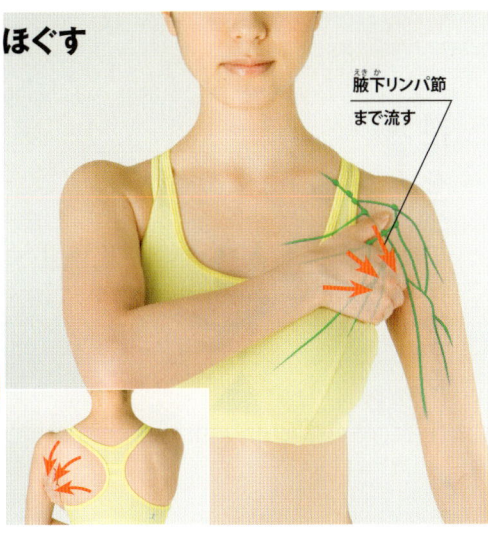

**左を終えたら右も同様に**

左足を終えたら右足も同様に。そのあとリンパマッサージへ

ど続けると心が静まり、20分続けると完全にリラックスできます。心のバランスをとるセロトニン神経が活性化されるからです。

私は気分が落ち込んだとき、お部屋にネロリのエッセンシャルオイルをたいて、ヨガの腹式呼吸を行います。マッサージ中にもこの呼吸を意識してみましょう。

スイッチが切れたように何もしたくない

# やる気が出ない

リフレで崩す

## 頭と首の反射区で やる気のスイッチを入れる

### 反射区 頭を刺激 つまむように…5回

頭に関係する反射区は、第1趾《し》全体と、第2趾から第5趾の先におのおのある。親指の腹で趾《ゆび》全体をていねいにもみほぐす。
ここを押すと頭部の血流が増えて、精神の安定につながる。

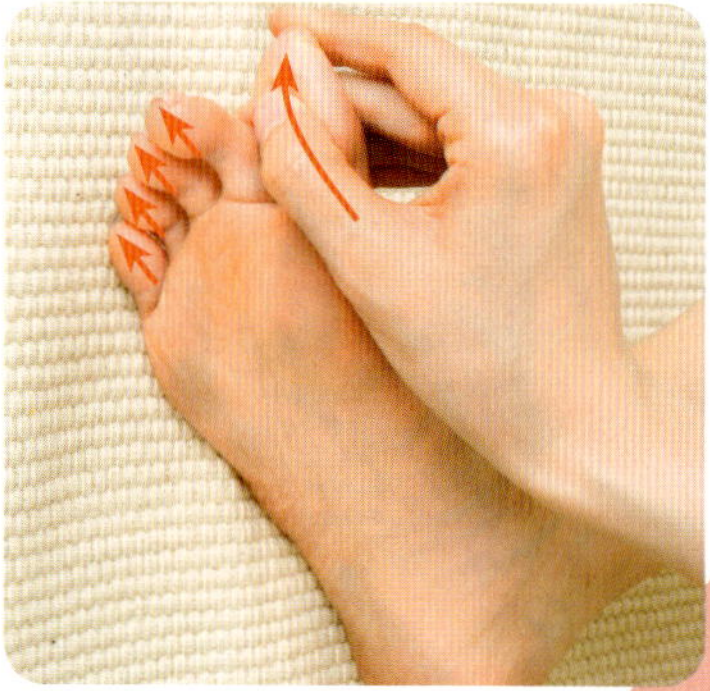

### 反射区 首を刺激 垂直に押す…5回

首があるのは、第1趾のつけ根の内側（第2趾側）。甲側から第1趾をつかみ、親指の腹で押す。ここを押すと、首のこりやこわばりがほぐれる。

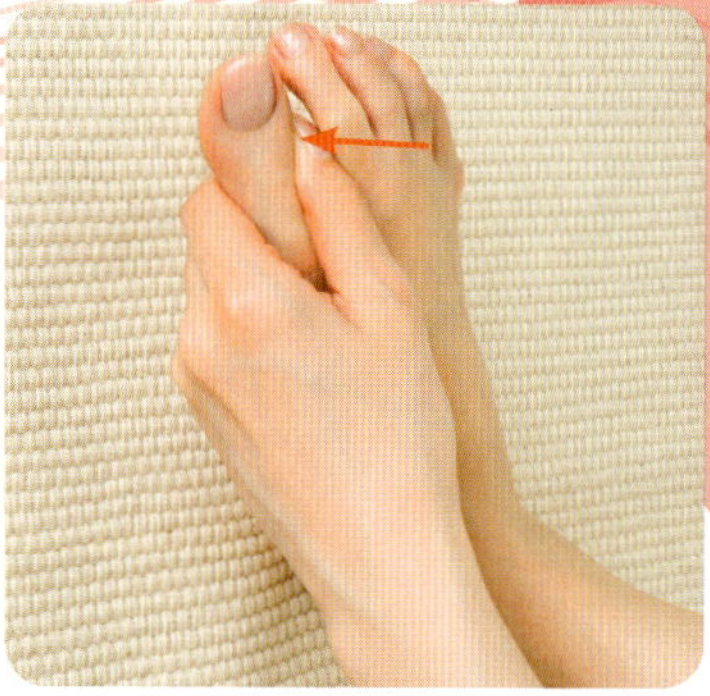

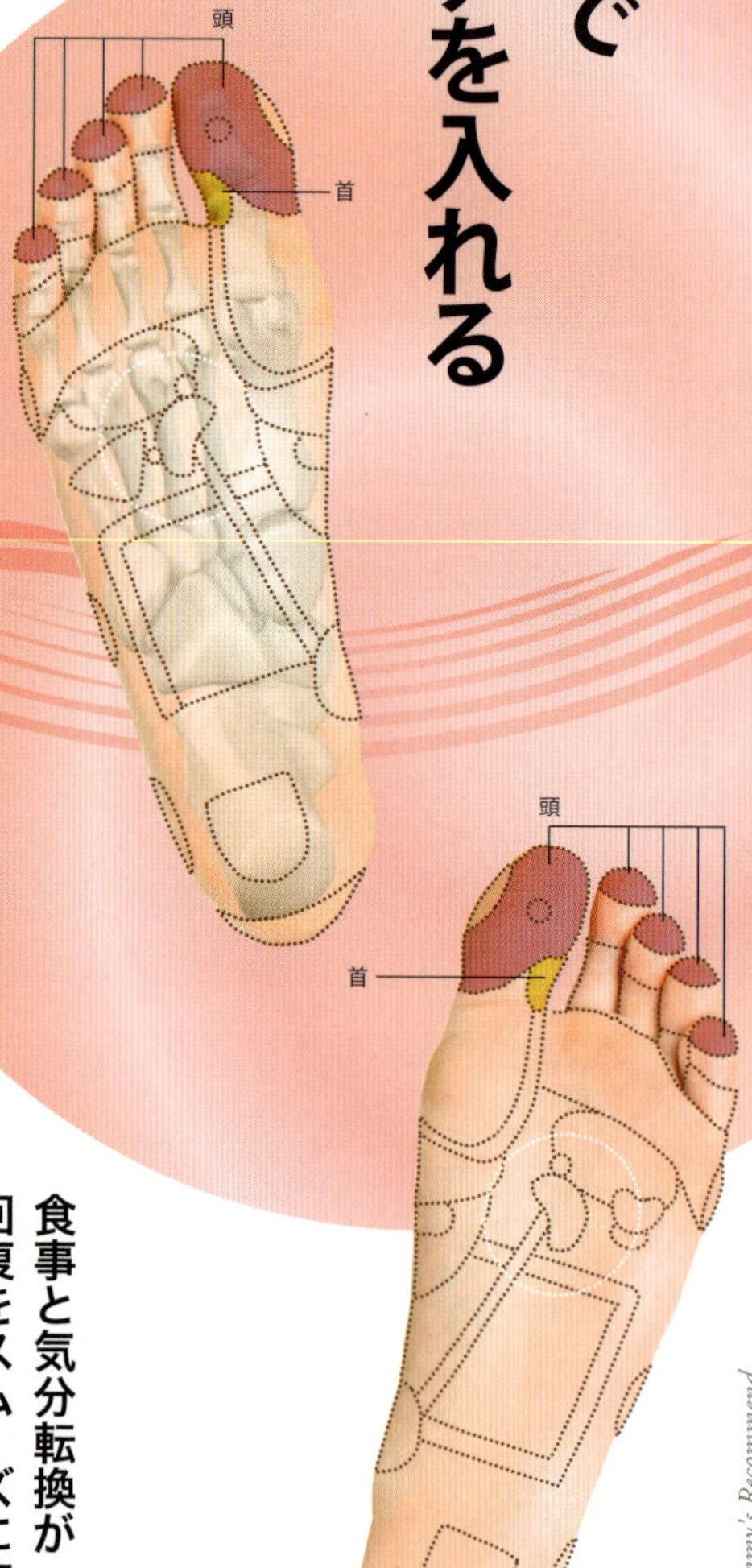


### 食事と気分転換が回復をスムーズにする

ハードワークが続いて心身が疲れると脳も疲弊し、集中力が途切れてボーッとします。また、低血糖のときも同じことが起こります。脳に効率よくエネルギーを与えるには血液中にブドウ糖が必要なので、栄養バランスのよい食事を摂りましょう。おすすめの食材は、脳を活性化させる効果があるレシチンを多く含む納豆などの大豆製品、卵、発芽玄米など。

Mammy's Recommend

**おすすめアロマ芳香浴**

オレンジ
3滴

**アロマポットなどでたく**

心に活力を与え、明るい気持ちにしてくれるオレンジ。緊張感やストレスで蓄積した疲労をやわらげ、肩の力を抜いて物事に取り組む手助けをします。疲れて、笑顔を失いそうなときに。

リンパで流す

# 頭部のリンパをめぐらせ気力と活力を高める

## 1 後頭部を押し回す…5回

頭をつかむようにしてぼんのくぼの両脇に親指を当て、後頭部に向けて小さな円を描きながら押し回す。頭を後ろに倒すと力が入りやすい。強めの力で後頭部の筋肉をほぐして、頭部への血流をアップ。

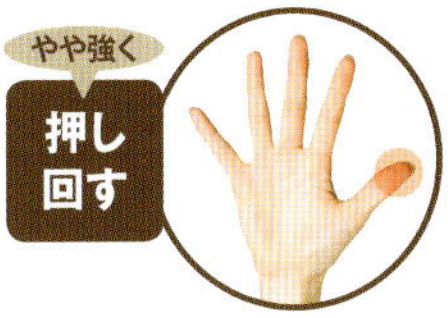
やや強く
押し回す

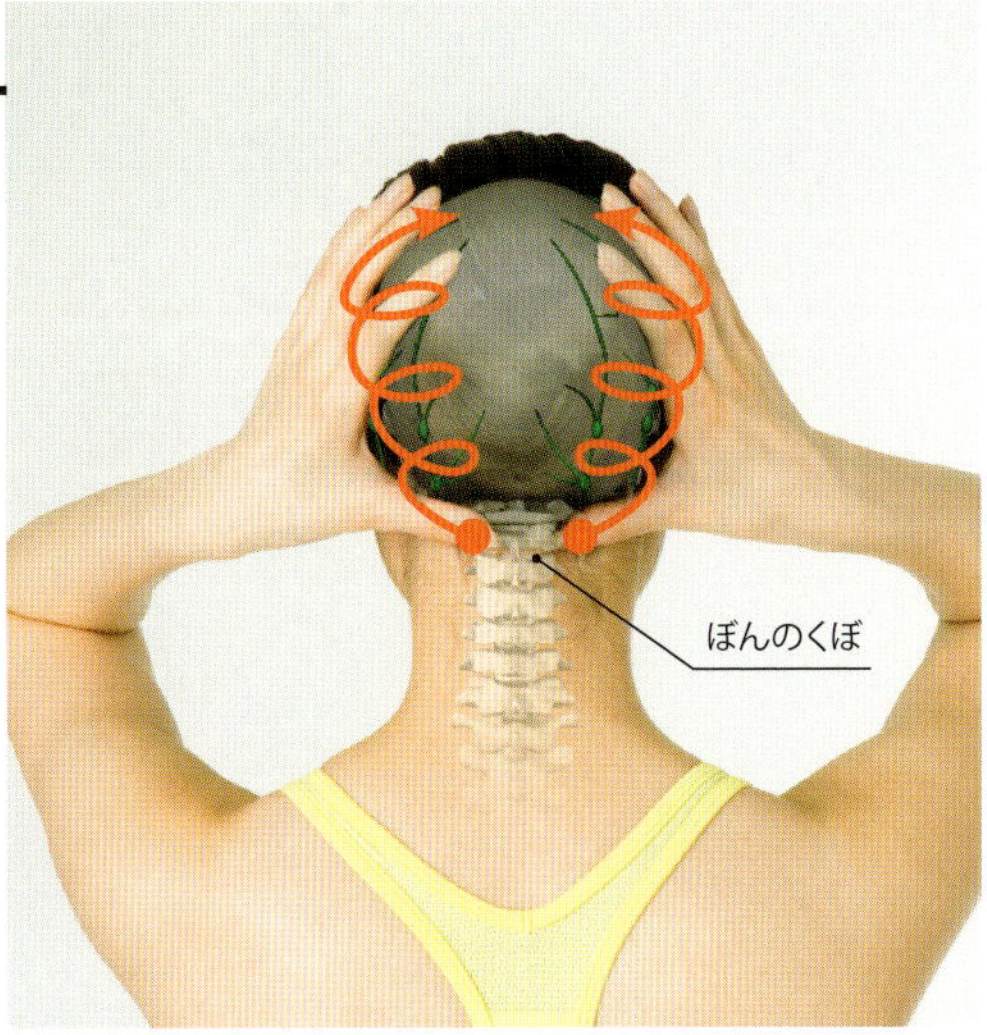
ぼんのくぼ

## 2 ひたいから鎖骨までさする…5回

ひたいに４本の指を当て、頭頂に向かってさする。そのまま後頭部、首筋を通って鎖骨のくぼみまでさする。頭部全体の筋肉を伸ばしながらリンパ管に沿ってさすり、リンパの流れを整える。

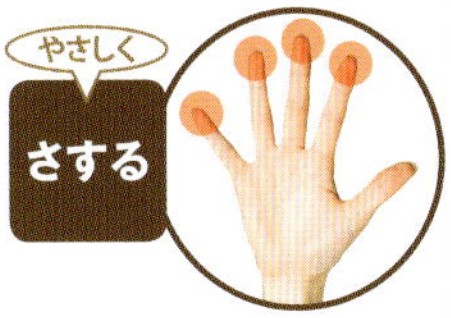
やさしく
さする

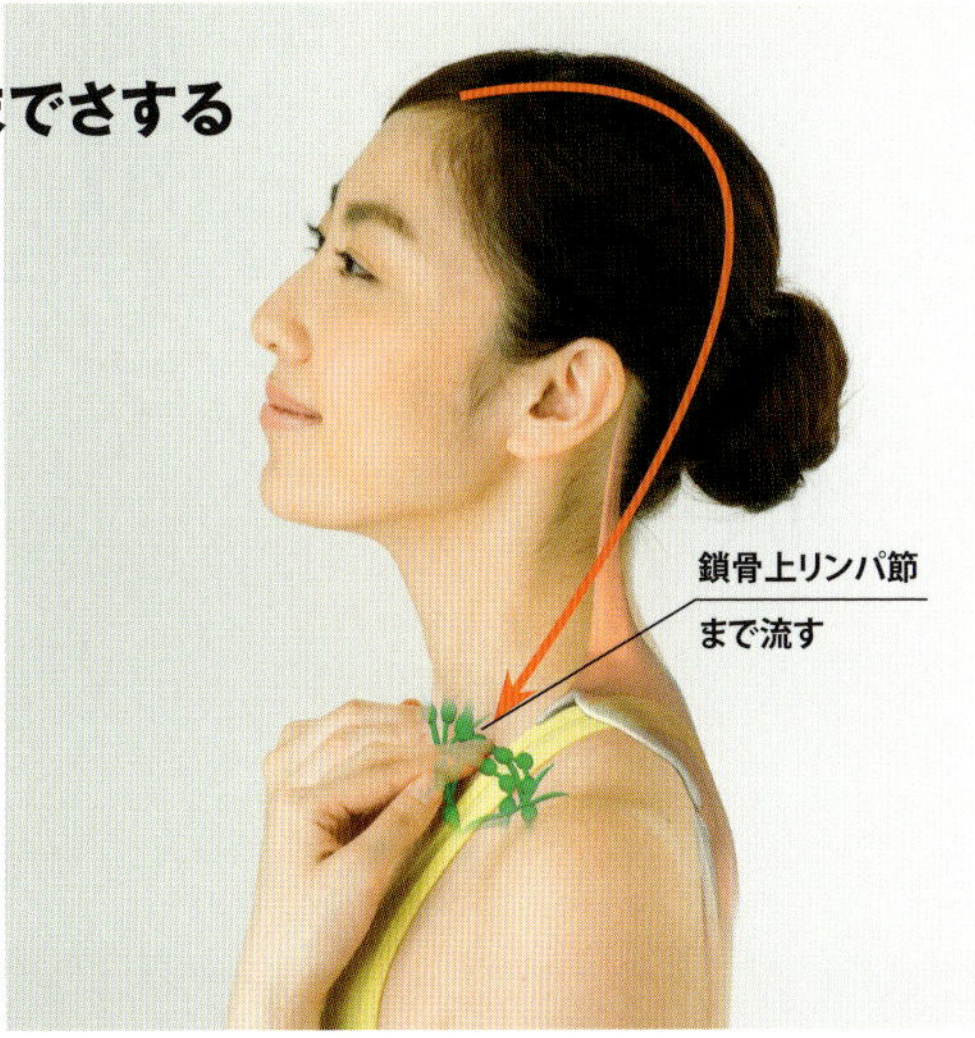
鎖骨上リンパ節
まで流す

左足を終えたら右足も同様に。そのあとリンパマッサージへ

## 3 鎖骨を押して離す…5回

３本の指を左右の鎖骨上縁に当て、1・2・3とゆっくり数えながら押し、同様に1・2・3で離す。内側から外側へ少しずつずらしてくり返す。リンパが集合する鎖骨まわりはつまりやすくデリケートなので、ていねいに。

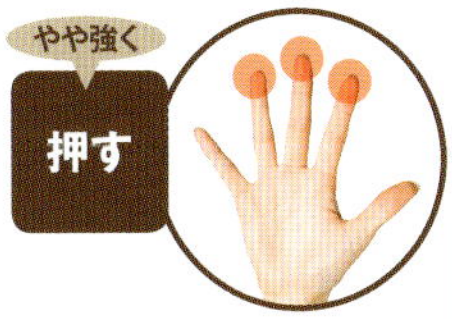
やや強く
押す

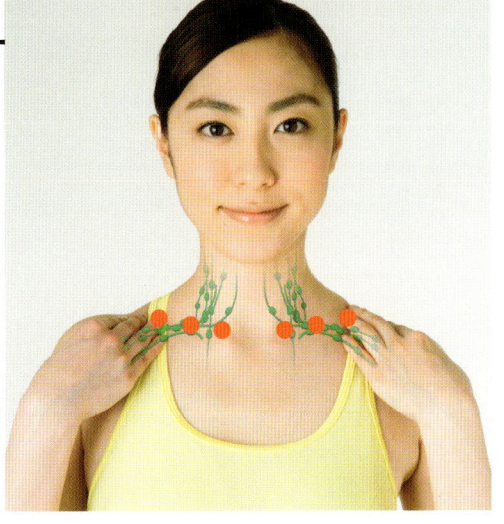

ＤＨＡを含むサバなどの青魚も有効です。やるべきことがあるけれど、どうしても気分が乗らないときは無理をせず、おいしいものを食べて、好きな映画でも見て、楽しい気分のまま早めに就寝し、脳を休めて効率よく回復を早めましょう。気分転換も解消方法のひとつです。

なかなか寝つけない、何度も目が覚める

# 眠れない

リフレで崩す

## 肺と心臓の反射区を刺激して血液を全身へ送る

### 反射区 肺を刺激 しごくように…5回

肺があるのは足の裏側の第２趾《し》から第５趾の下部。親指を重ねて、内側から外側へ向けて押す。ここを押すと呼吸がラクになり、気持ちが落ち着いてくる。

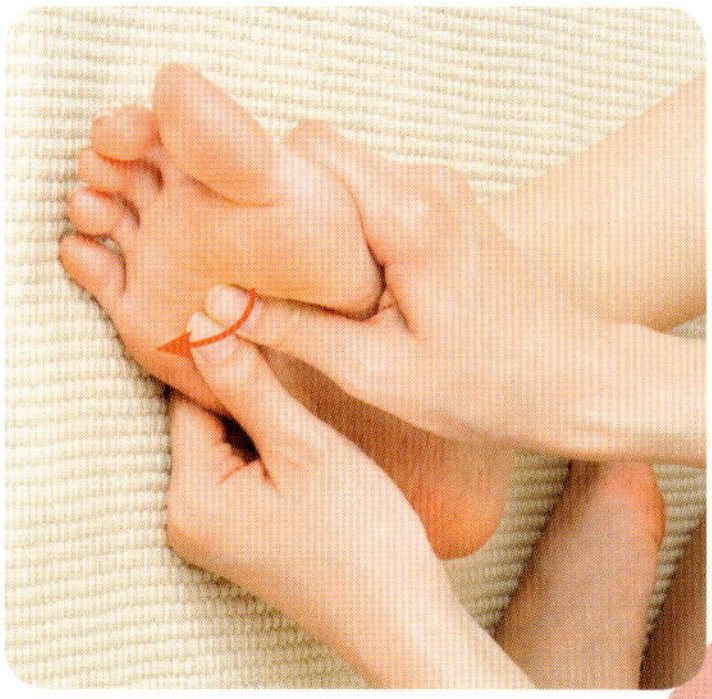

### 反射区 心臓を刺激 ななめ上に押す…5回

心臓があるのは左足だけ。親指を重ねて、足先に向けて押しながら１・２・３と数えて、１・２・３で離す。
ここを押すと、全身の血流がよくなり、カラダが温まる。

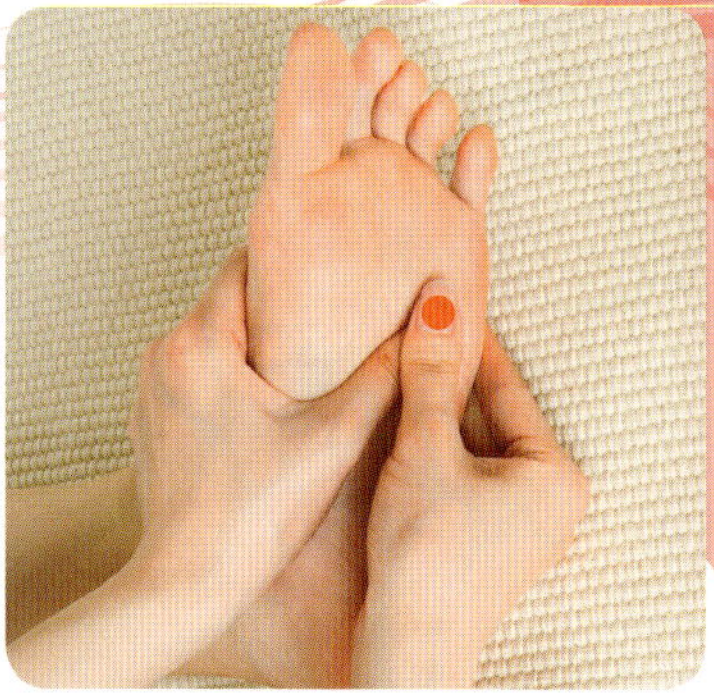

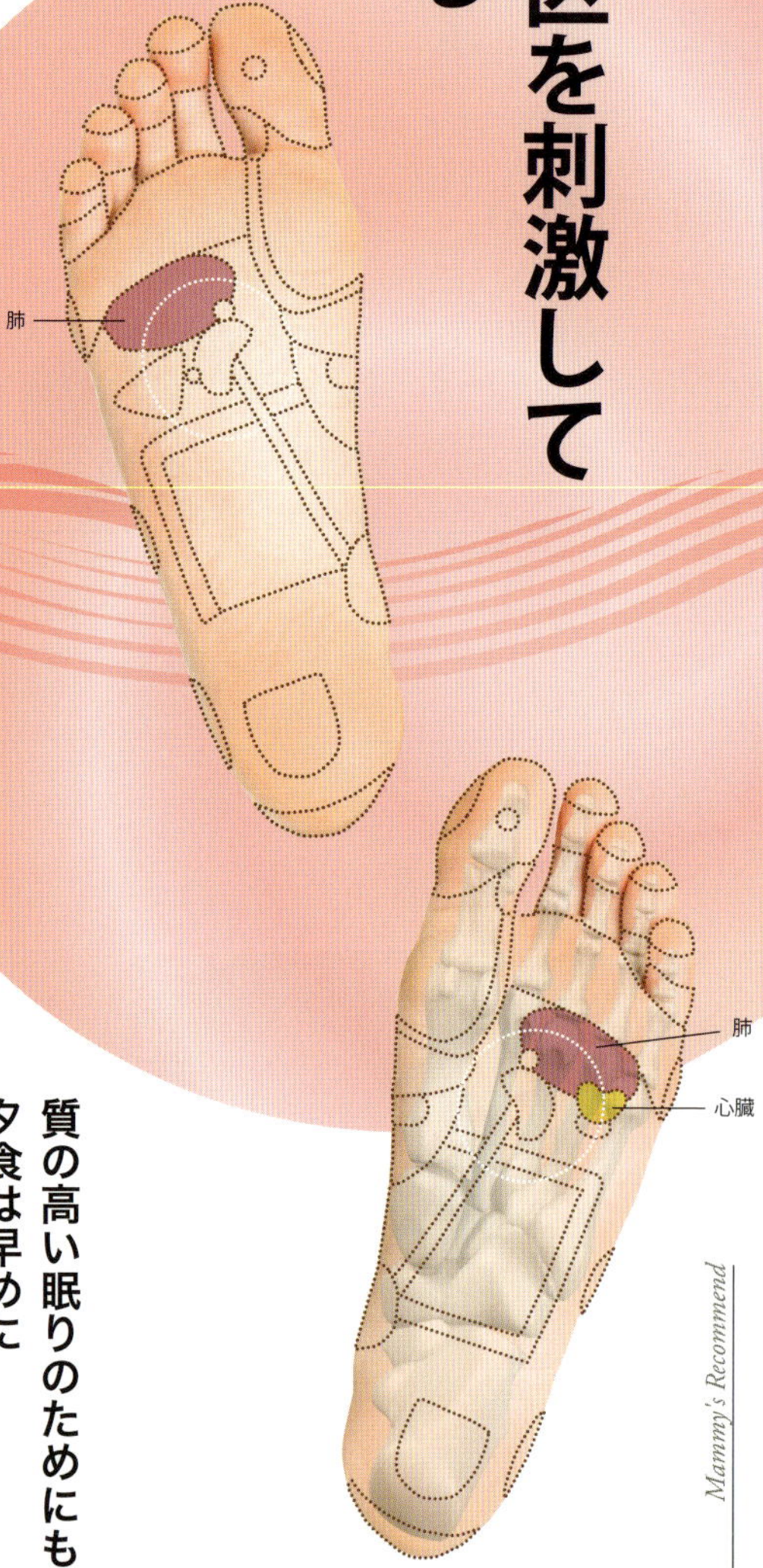


### 質の高い眠りのためにも夕食は早めに

夜よく眠れずに昼間に眠くなり、居眠りしてしまうなど、生活リズムが狂ったら、カラダのリズムを整えるために食事の時間と内容の見直しを。

夕食では、消化にたくさんのエネルギーを要する肉料理や揚げものばかり食べたり、大量のアルコールを摂取したりするのは避けましょう。また、食後３時間以内の就寝は、消化のために血液が胃腸

Mammy's Recommend

**おすすめアロマバス**

カモミール
２滴

**大さじ２杯の粗塩に混ぜて使用**

神経を鎮め心を落ち着かせてくれるカモミール。考えすぎて疲れたときに、バランス感覚と安定感をもたらします。深く眠ってエネルギーを充電したいときにはカモミールティーもおすすめ。

リンパで流す

# 顔と頭部の血流を整えて心を落ち着かせる

や肝臓に集まっているので、睡眠の目的である「疲労を取りのぞき、回復すること」にエネルギーを集中させられません。消化も回復も中途半端になり、疲れを翌日まで引きずることに。

また、脳をおやすみモードに切り替えるために、眠る直前まで携帯電話やテレビ画面を見るのもひかえましょう。

## 1 ひたいから後頭部まですり上げる…5回

左右の眉の上に４本の指を当て、後頭部に向けてすり上げる。
緊張が現れやすい前頭部の筋肉を伸ばすように。

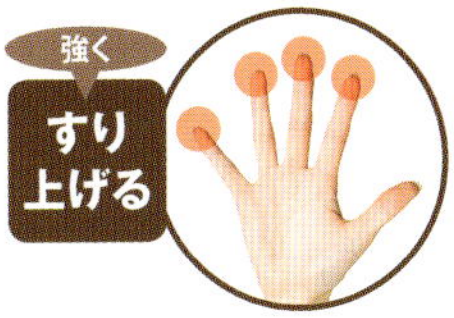

強く
すり上げる


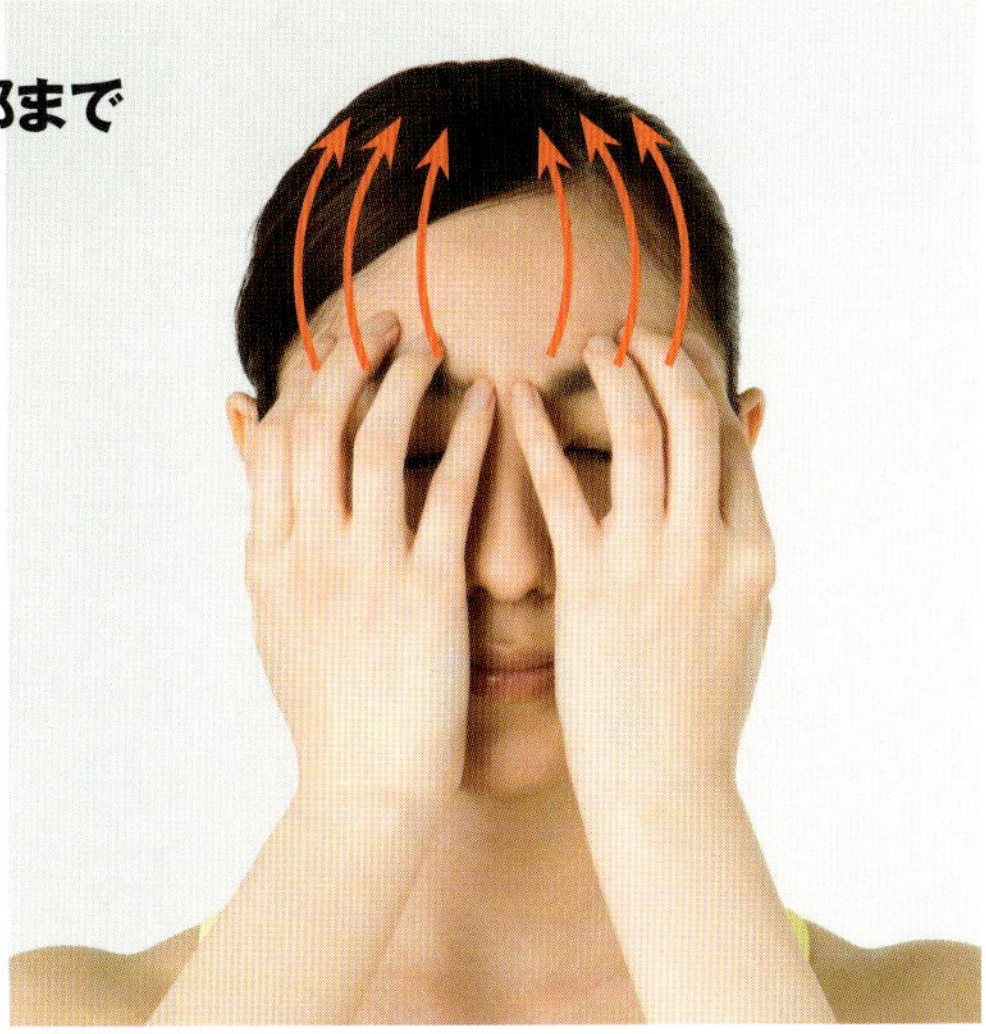

## 2 目のまわりをさする…温まるまで

手のひらをこすり合わせたらまぶたに乗せ、そこで小さく回す。
手の温かさで目のまわりの血行をよくする。

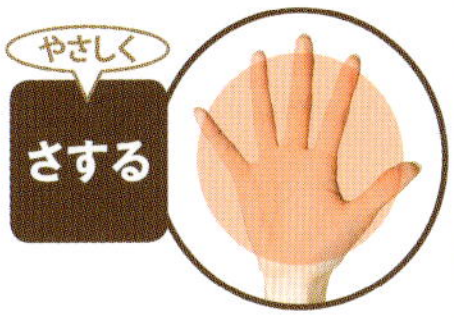

やさしく
さする


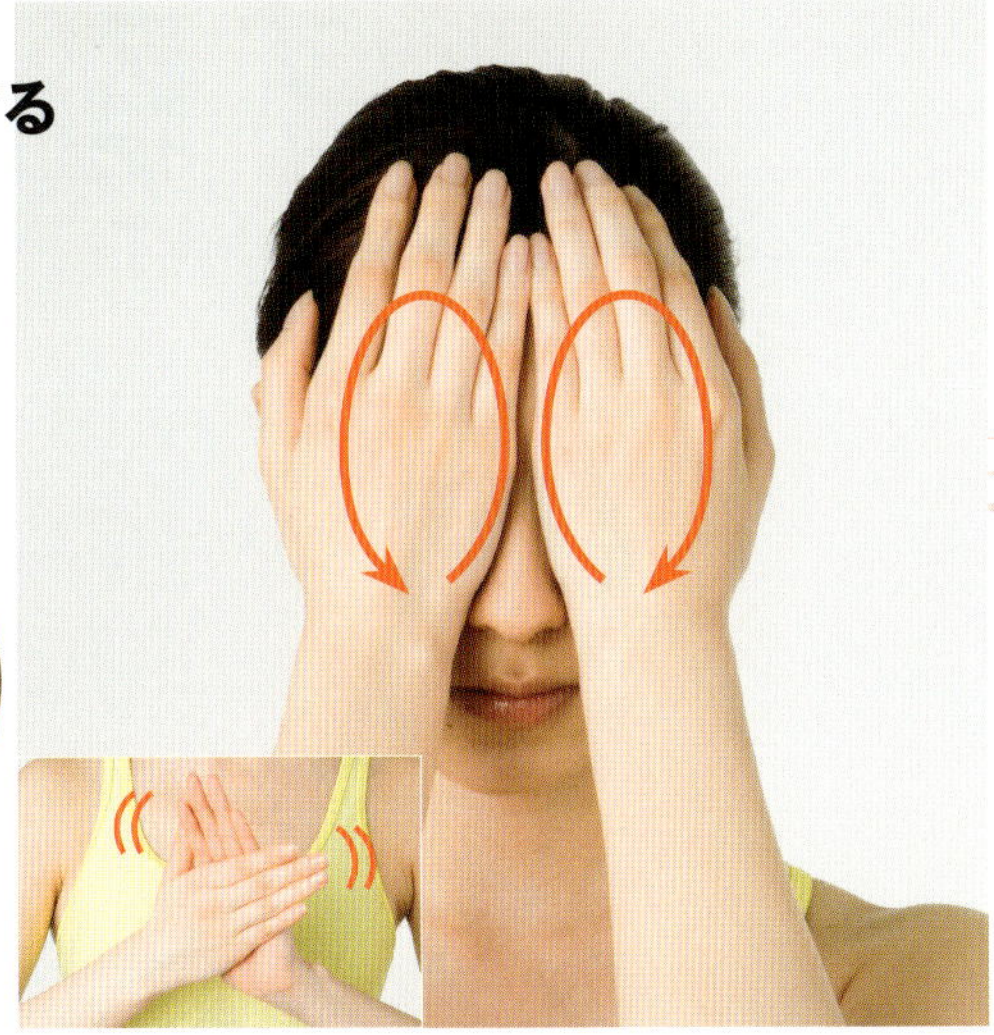

左足を終えたら右足も同様に。そのあとリンパマッサージへ

## 3 耳の後ろから鎖骨までさする…5回

左右の耳の後ろから鎖骨まで、手のひら全体を密着させてさする。
リンパの流れを整えながら、筋肉の緊張をゆるめて。

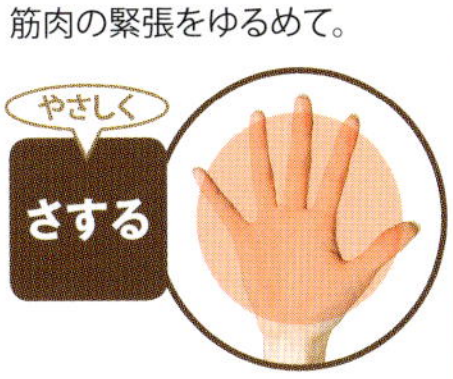

やさしく
さする


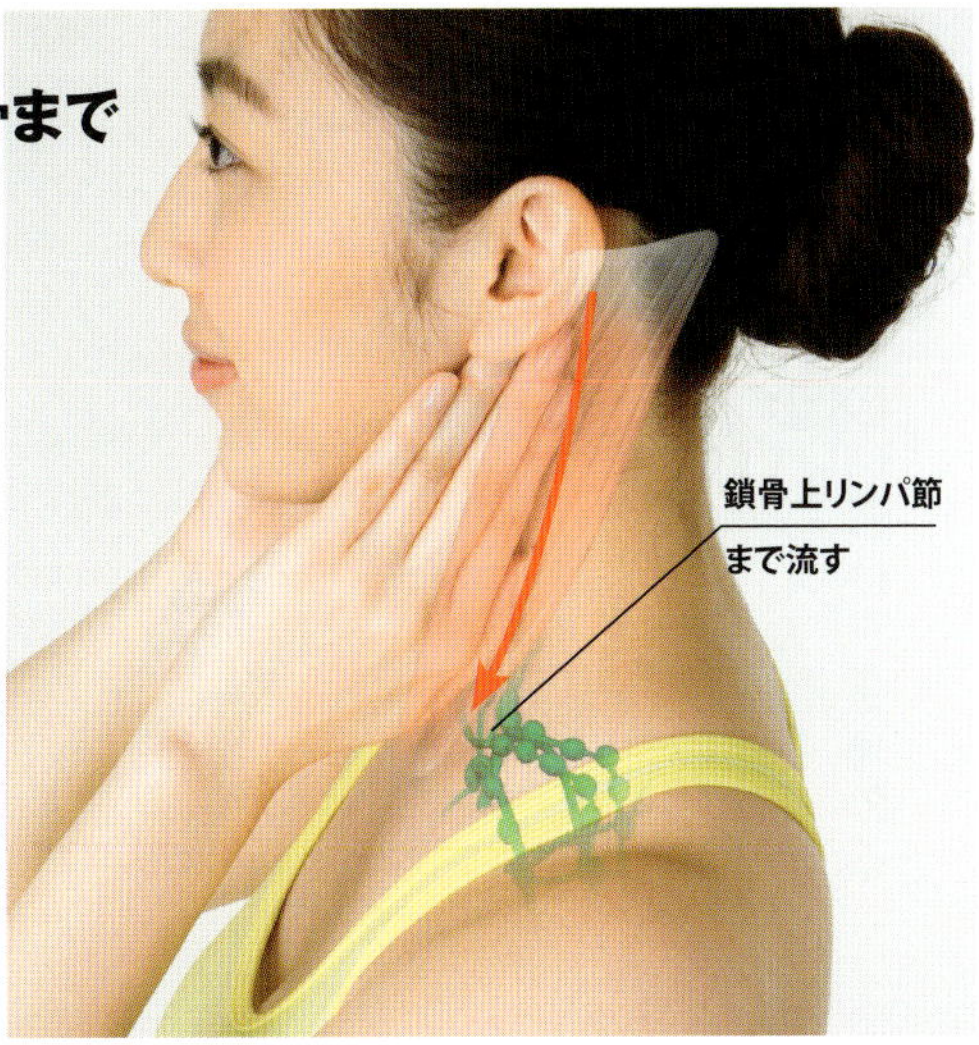

鎖骨上リンパ節まで流す

遠ざかったときめきを呼び覚ましたい

# 女性らしさを取り戻す

リフレで崩す

## 婦人科系臓器の反射区で女性らしさを引き出す

### 反射区 生殖器を刺激 垂直に押す…5回

かかとの中央にある生殖器の反射区を押すと、生殖機能のはたらきが活性化される。

親指の腹で皮膚に対し垂直に刺激しながら、痛みを感じる部分を念入りに押す。硬くて押しにくいときは、まずかかと全体をもみほぐす。

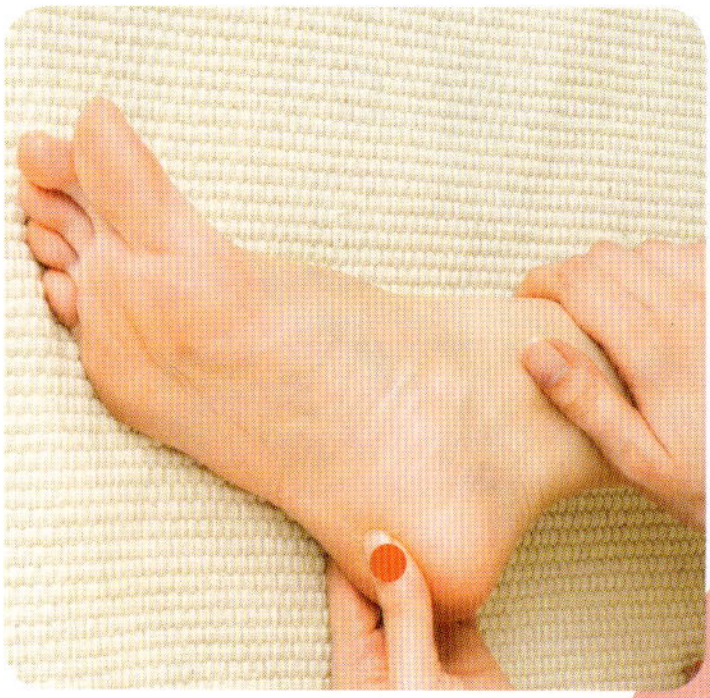

### 反射区 腹腔神経叢《ふっこうしんけいそう》を刺激 しごくように…5回

足裏のほぼ真ん中にある腹腔神経叢の反射区を押すと、自律神経が安定してリラックス効果を得られる。親指を重ね、すべらせるようにして全体をまんべんなく押す。

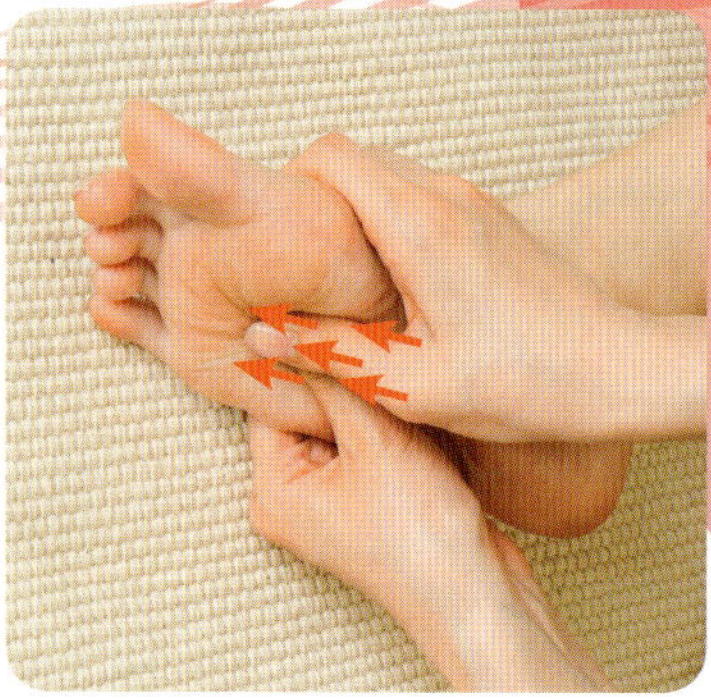

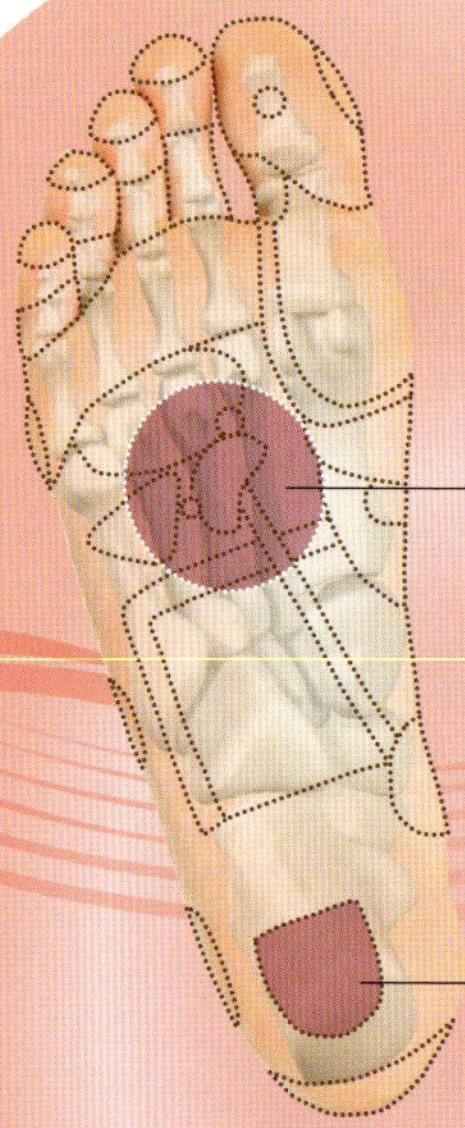


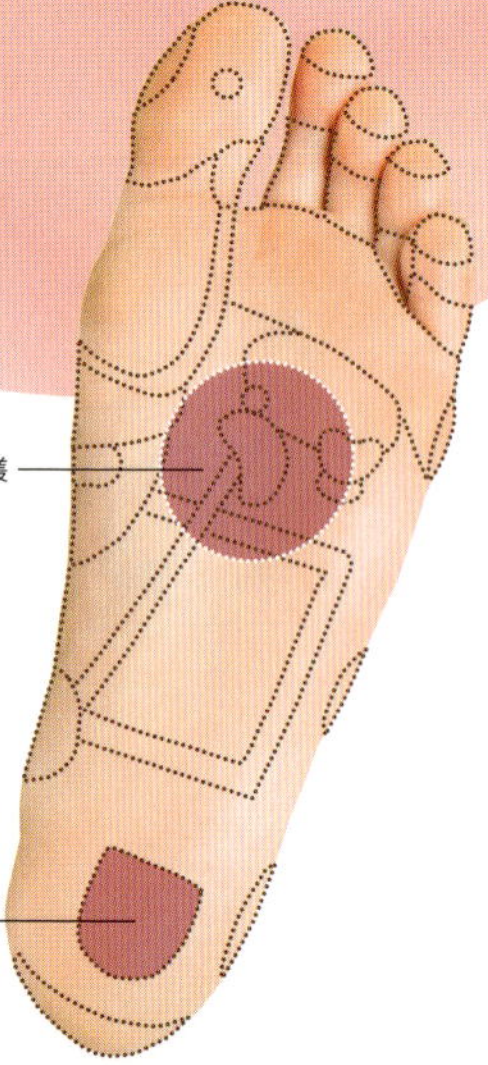


### アロマのパワーも借りて女性らしい気持ちを高める

男性と同様に重い責任がかかる活動をしていると、女性特有の母性本能ややさしさから遠ざかってしまうことがあります。必要なスキルが、決断力や実行力、責任感だったりすると、話し方や気の配り方もサバサバしがちです。入浴より睡眠、食事は外食、セルフケアの時間は取れない、忙しいが口ぐせ…そんな日が続けば、毛深くなる、髪が抜ける、肌が硬

Mammy's Recommend

**おすすめマッサージオイル**

ローズ
1滴

**10ml の植物油に混ぜて使用**

「花の女王」と呼ばれるローズは女性ホルモンの分泌を調整し、内側から女らしさをアップさせてくれます。ネロリとフランキンセンスとのブレンドがおすすめです。

くなる、さらには加齢臭が出るといった、男性化を引き起こすことも。

　こうならないためにも、ケアタイムは必要です。私は大好きなローズのエッセンシャルオイルをバスタイムに使います。ていねいなアロマケアで幸福感を高め、女性としての自信を取り戻しましょう。


左足を終えたら右足も同様に。そのあとリンパマッサージへ

リンパで流す

# 美しいデコルテと胸をつくり幸せ気分を高める

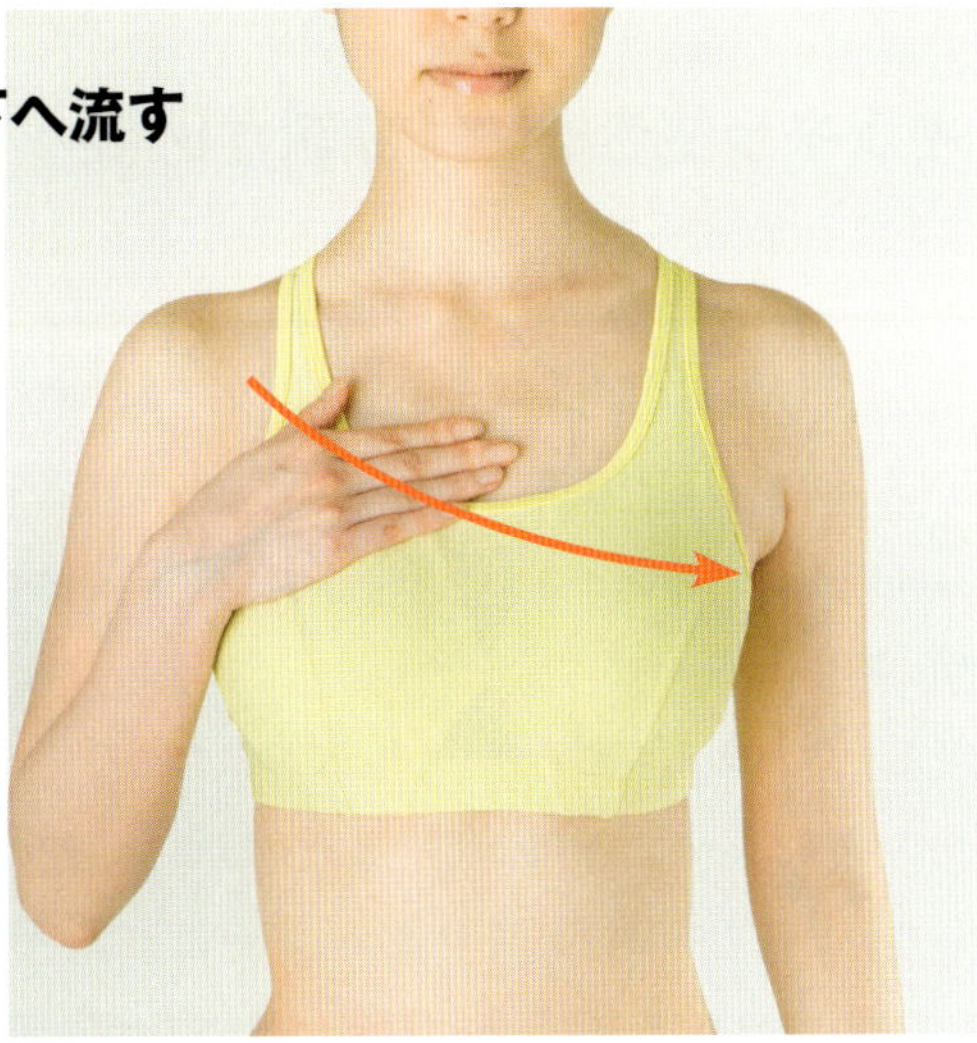

## 1 鎖骨からわきの下へ流す…5回

手のひらを密着させ、鎖骨の下から反対側のわきの下へ向かってさする。

リンパの流れを整え、鎖骨ラインをスッキリさせる。

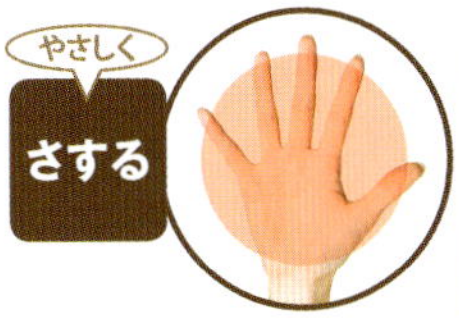
やさしく
さする

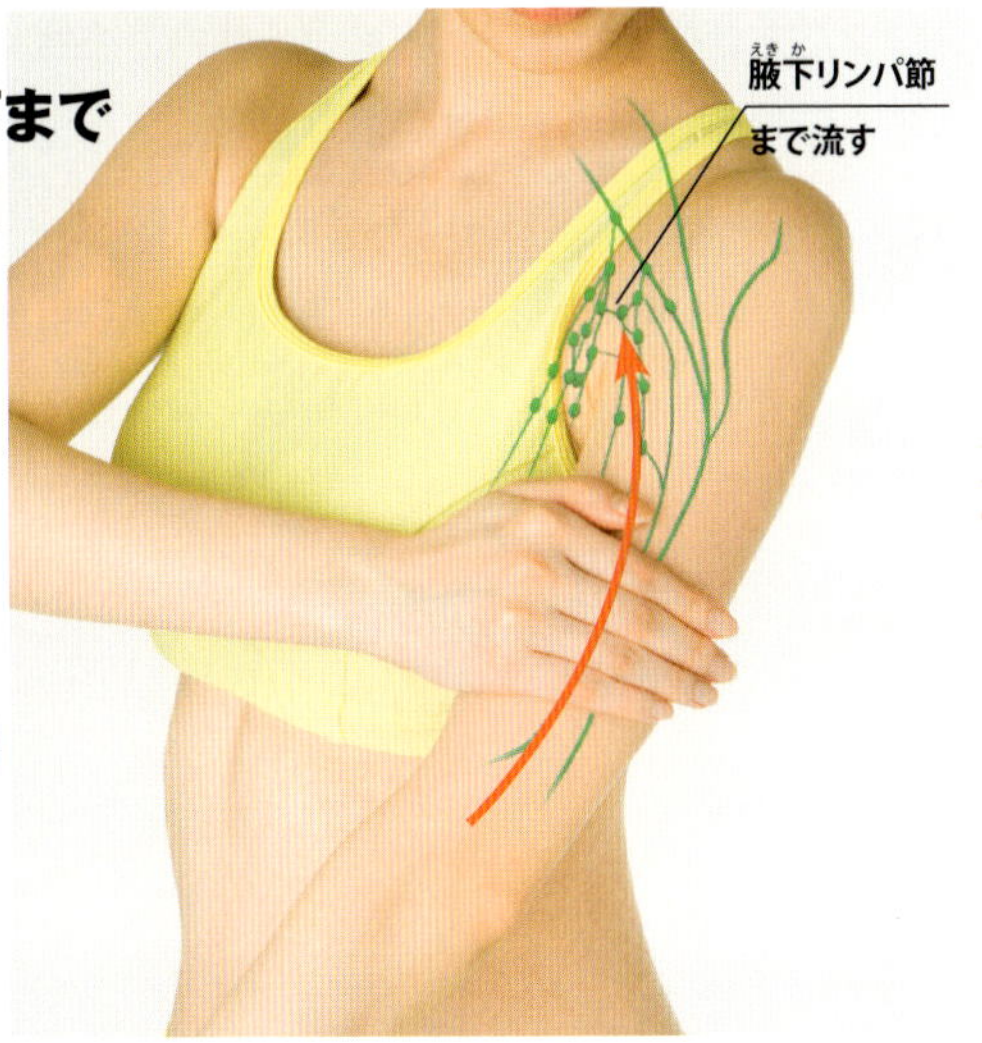
腋《えき》下《か》リンパ節
まで流す

## 2 ひじからわきの下まですり上げる…5回

手のひらを密着させて、ひじの関節からわきの下まで内側、外側をそれぞれすり上げる。

リラックスできるようにやさしくリンパを流す。

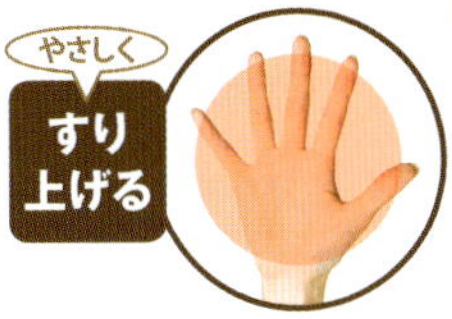
やさしく
すり上げる

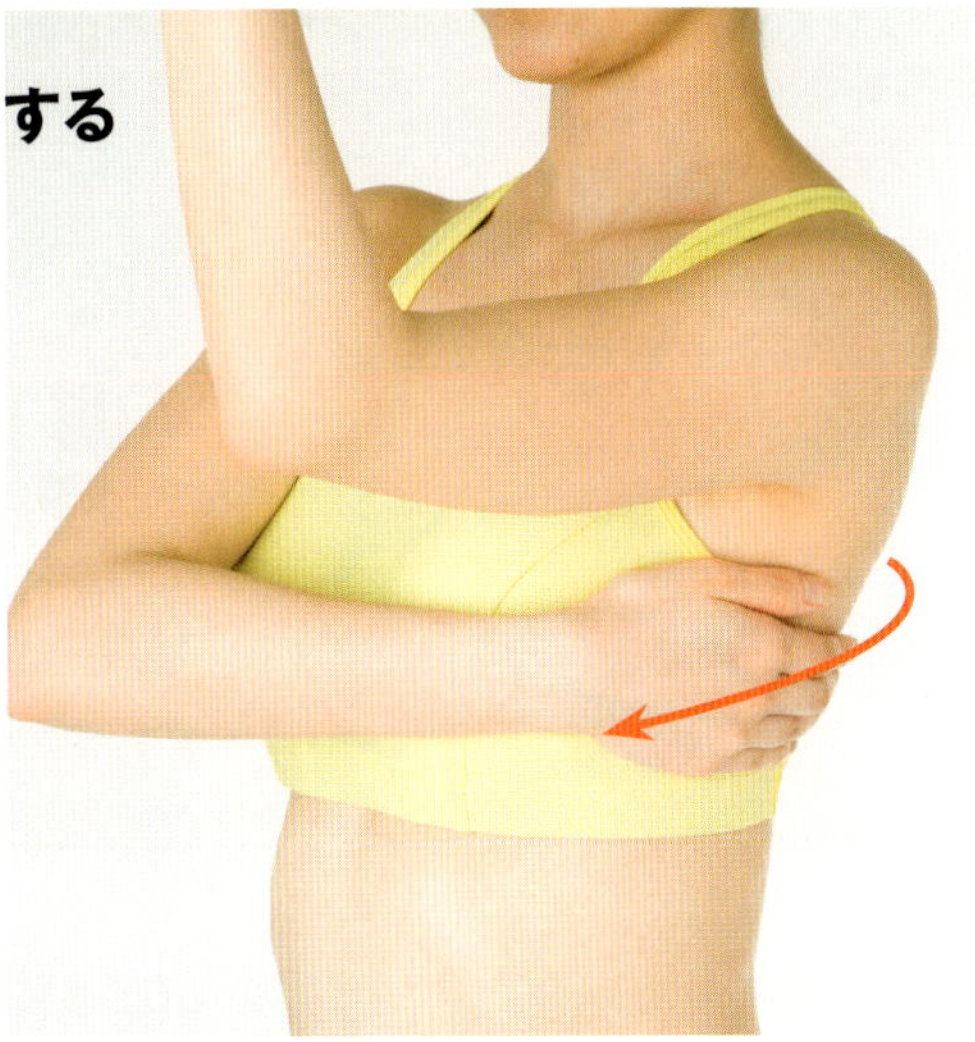

## 3 背中から胸までさする…5回

手のひら全体で背中側から前に向けて、胸を寄せるようにさする。

背中から前へと流して、リラックスする。

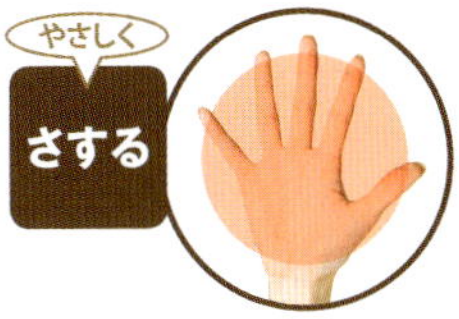
やさしく
さする

**左を終えたら右も同様に**

# キラキラ生きるには欲求が必要

人はふつう、どんなに落ち込んでいても、生きていればお腹がすくし、眠りたくもなります。だれかに愛されたいとも思います。男女問わず、どんなときも「欲求」は元気に生きるための源であり、本能です。

これまでたくさんのお客様と接し、いくつになっても自分の好きなこと、やりたいことを持っている方のほうが、キラキラ輝いているということを実感してきました。欲はとかく悪いことのように言われたりしますが、私はそうは思いません。更年期で具合の悪かった方が好きな俳優に出会い、夢中で応援しているうちにとても元気になったケースもありました。気持ちが前向きになるとともに、細胞が活性化されて若返るのでしょうね。

強すぎる欲求はしばしば問題になりますが、健全な自分の欲を満たすことはとても大切。ほしいものがなくなると、人は生気を失ってしまいます。さらに、「食べたい」「寝たい」とさえ思わなくなるのは危険なことです。欲求をもち続けることが、若さと元気を保ついちばんの秘訣《ひけつ》かもしれません。

おいしいものを食べる

大好きな人とすごす

思いっきり買物する

ゴロゴロする時間をつくる

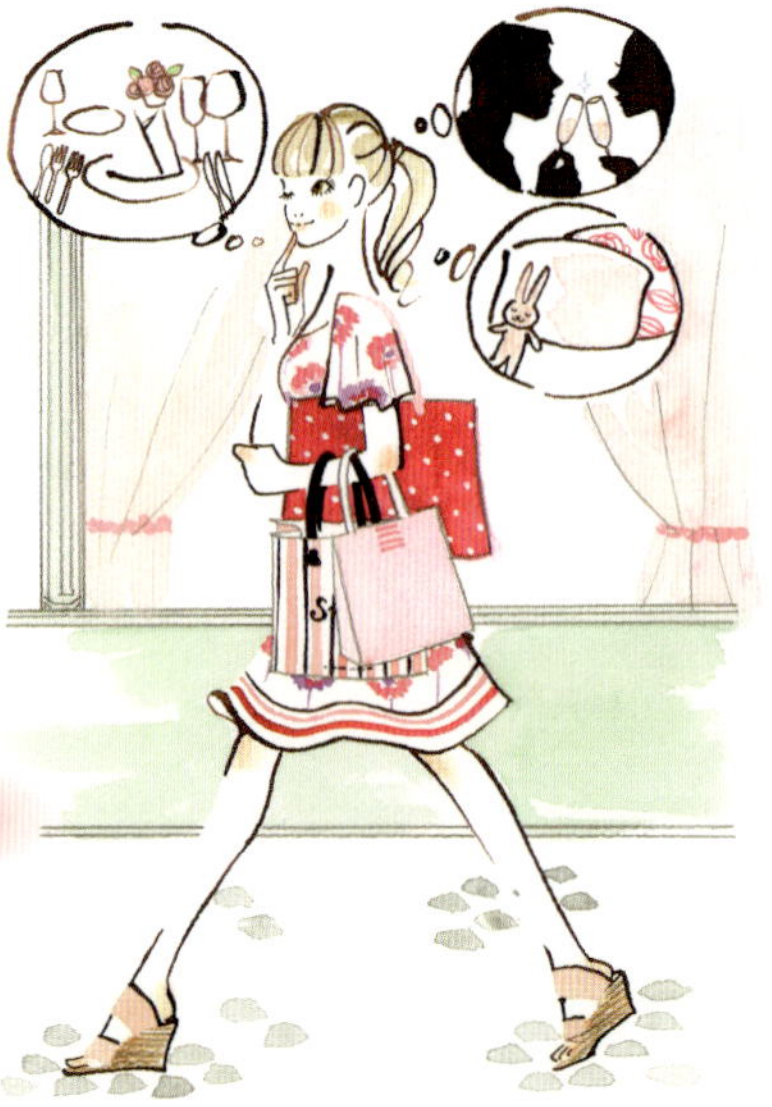

PART

5

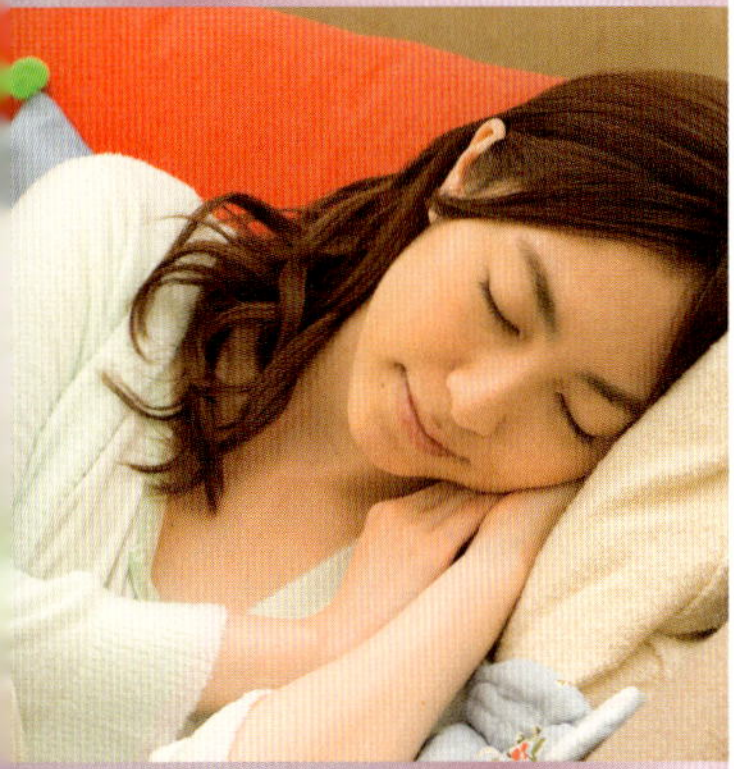

# 女性の悩みを解消するマッサージ

女性特有の不調やトラブルに効く
最適なマッサージのラインナップ。
ホルモンバランスが整い、心もカラダも曇りのち晴れに。

手足が氷のように冷たくて眠れない

# 冷え性

リフレで崩す

## 泌尿器系と心臓を遠隔刺激して血行を促進する

### 反射区 腎臓・輸尿管・膀胱《ぼうこう》を刺激 しごくように…5回

親指を重ねて足裏の真ん中あたりの腎臓を強く押し、輸尿管をなぞってかかと前の膀胱まで、力を抜かずに一気に刺激する。痛みや硬さを感じるところは念入りに。

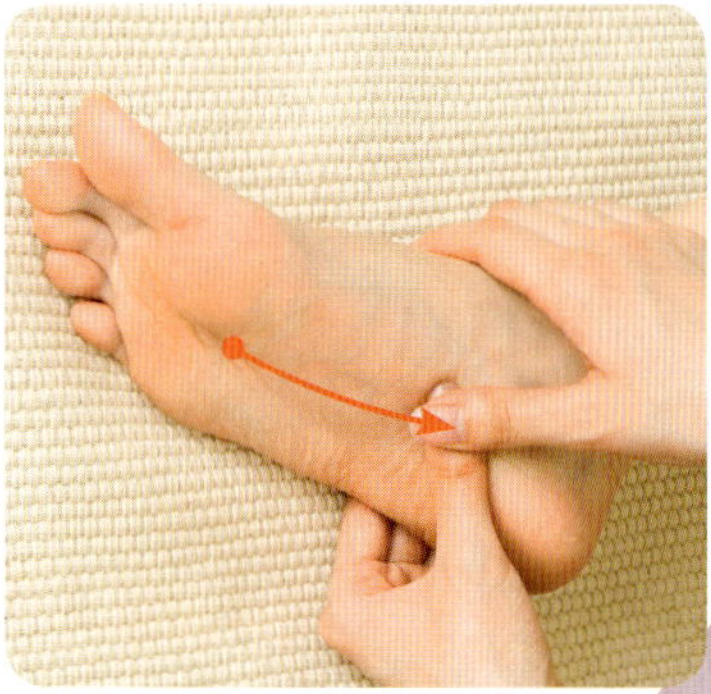

### 反射区 心臓を刺激 ななめ上に押す…5回

心臓があるのは左足だけ。親指を重ねて当て、足先に向けて押しながら1・2・3とゆっくり数えて、1・2・3で離す。
ここを押すと全身の血流がよくなり、カラダが温まる。

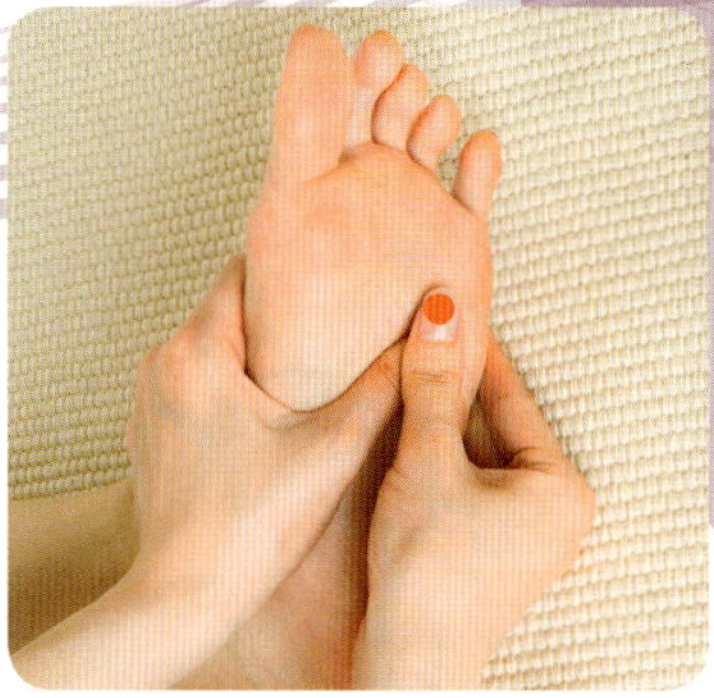

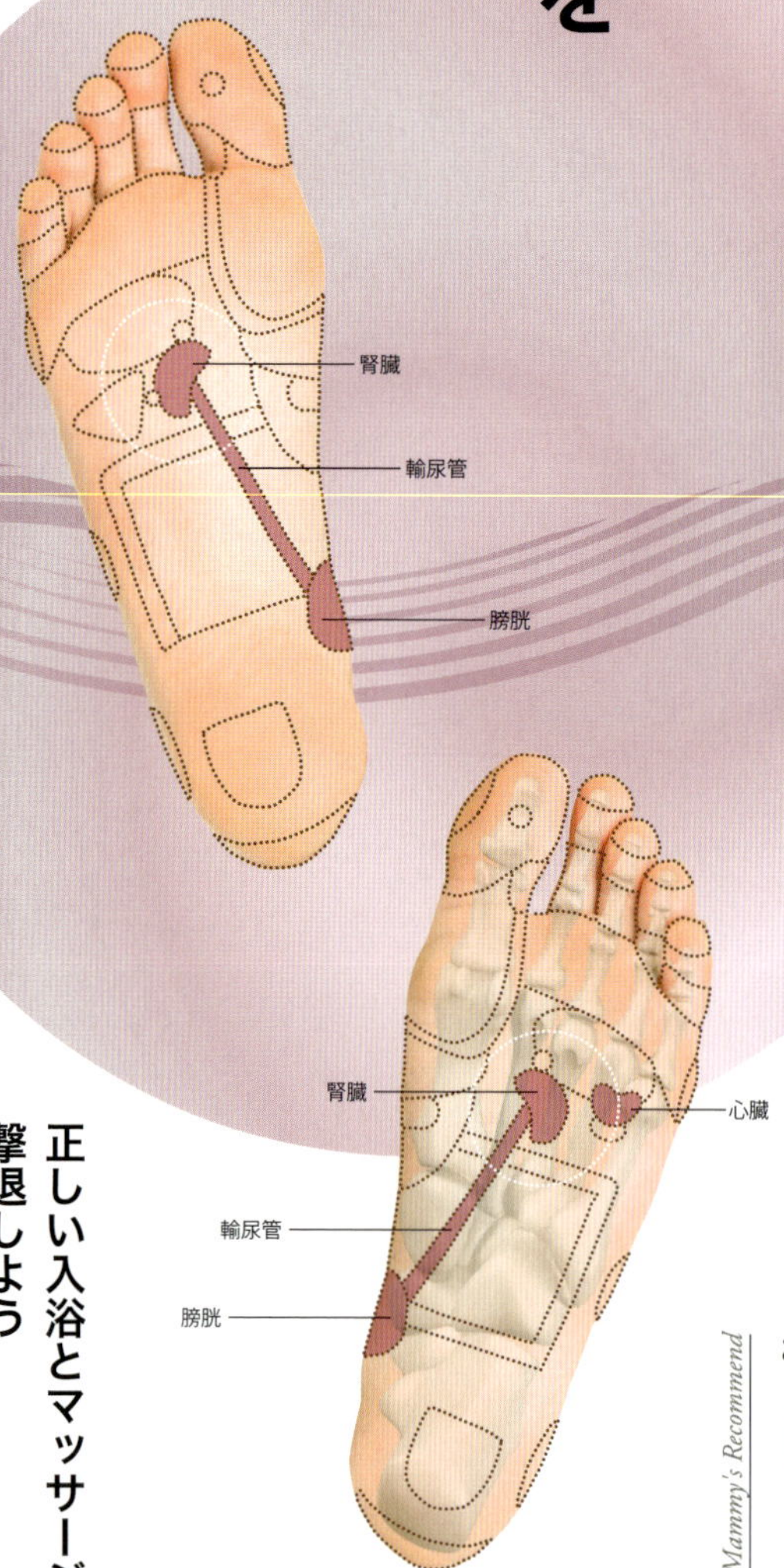


### 正しい入浴とマッサージで撃退しよう

女性に多い不快な症状のひとつで、温めてめぐりのよいカラダをつくることがいちばんの解消法です。

効率的なのは入浴ですが、温度や入浴法を間違えている方も多いようです。たとえば半身浴ですが、体温の低い方にはおすすめできません。平熱が35度台の人がぬるめの湯に浸かっても、すぐにはカラダが温まらないからです。また、季節

Mammy's Recommend

**おすすめアロマバス**

マジョラム 2滴

**大さじ2杯の粗塩に混ぜて使用**

全身の血流を促し、カラダの深部からポカポカにする効果があります。神経をゆるめる作用もあるため安眠効果もあり、心地よい眠りを誘います。

や冷え具合に応じた、自分に合った湯温（P98参照）を見つけることも大切です。私は、体調にもよりますが夏は39度、冬は41〜42度のお湯に鎖骨の下あたりまで浸かっています。お風呂で全身の血行をよくしてから、しっかりリフレ→リンパでめぐりをよくすれば万全です。

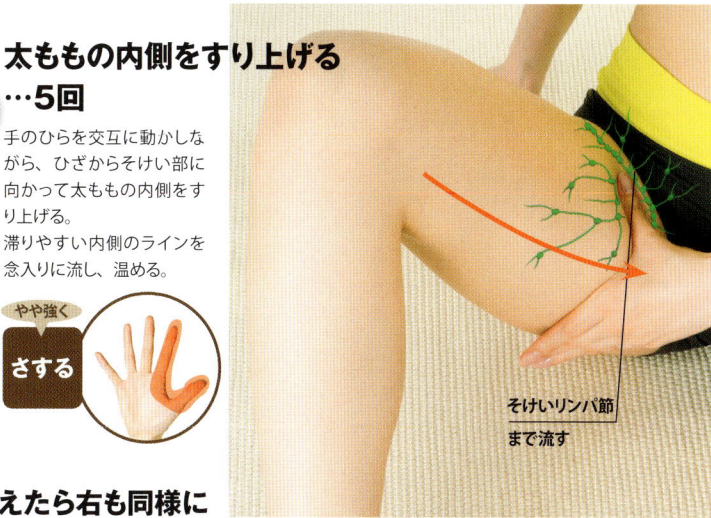

リンパで流す

# 脚の老廃物を除去しながら温めて新鮮な体液を流し込む

## 1 足首からひざ裏までです り上げる…5回

手のひらを足首に密着させ、強めの力でひざ裏までしっかりすり上げる。

強めの摩擦で温めながら、余分な水分や老廃物を流し、冷えの原因となるむくみを緩和する。

強く
すり上げる

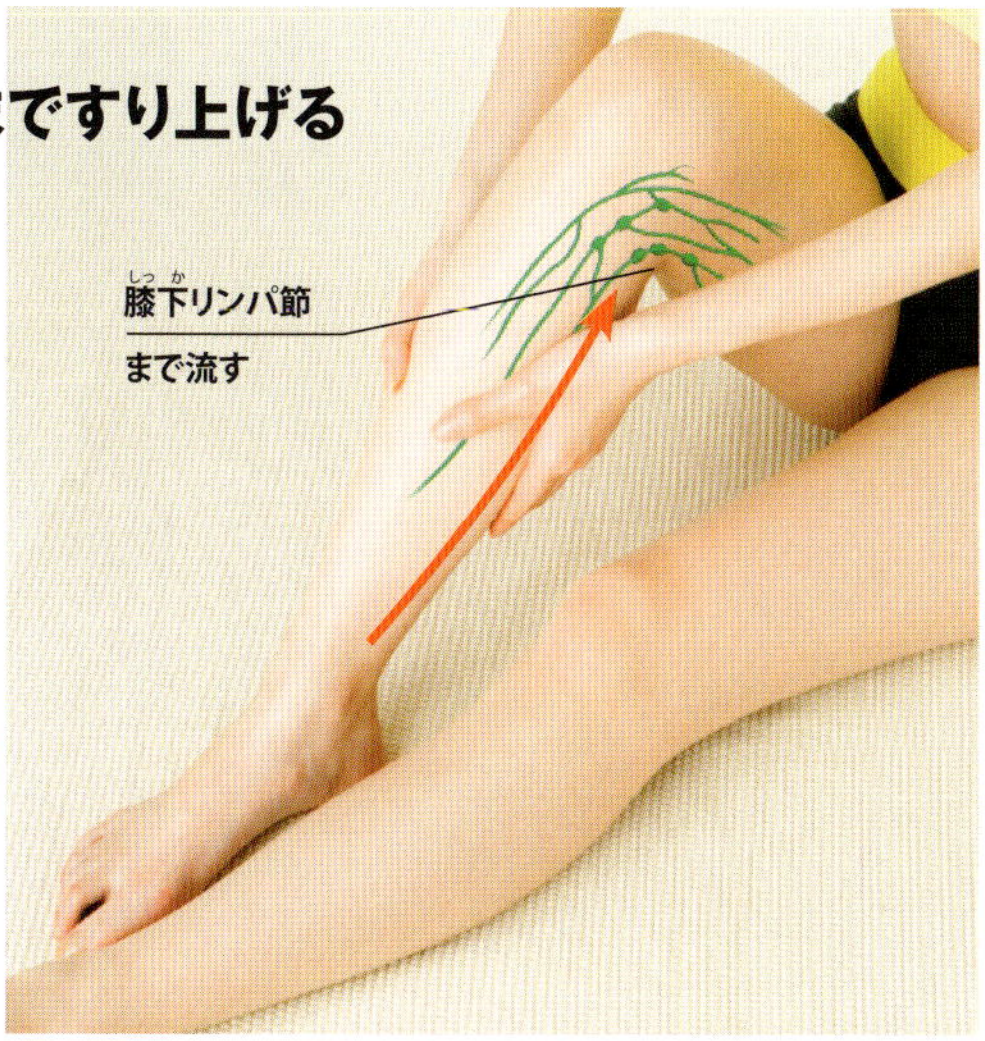
膝《しっ》下《か》リンパ節
まで流す

## 2 ひざ裏を押す…5回

両手の４本の指でひざ裏を押す。

指先で刺激してリンパ節のつまりを押し出すように。

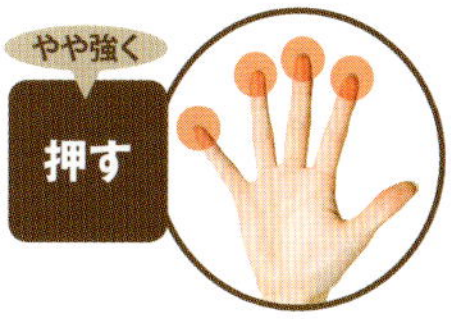
やや強く
押す

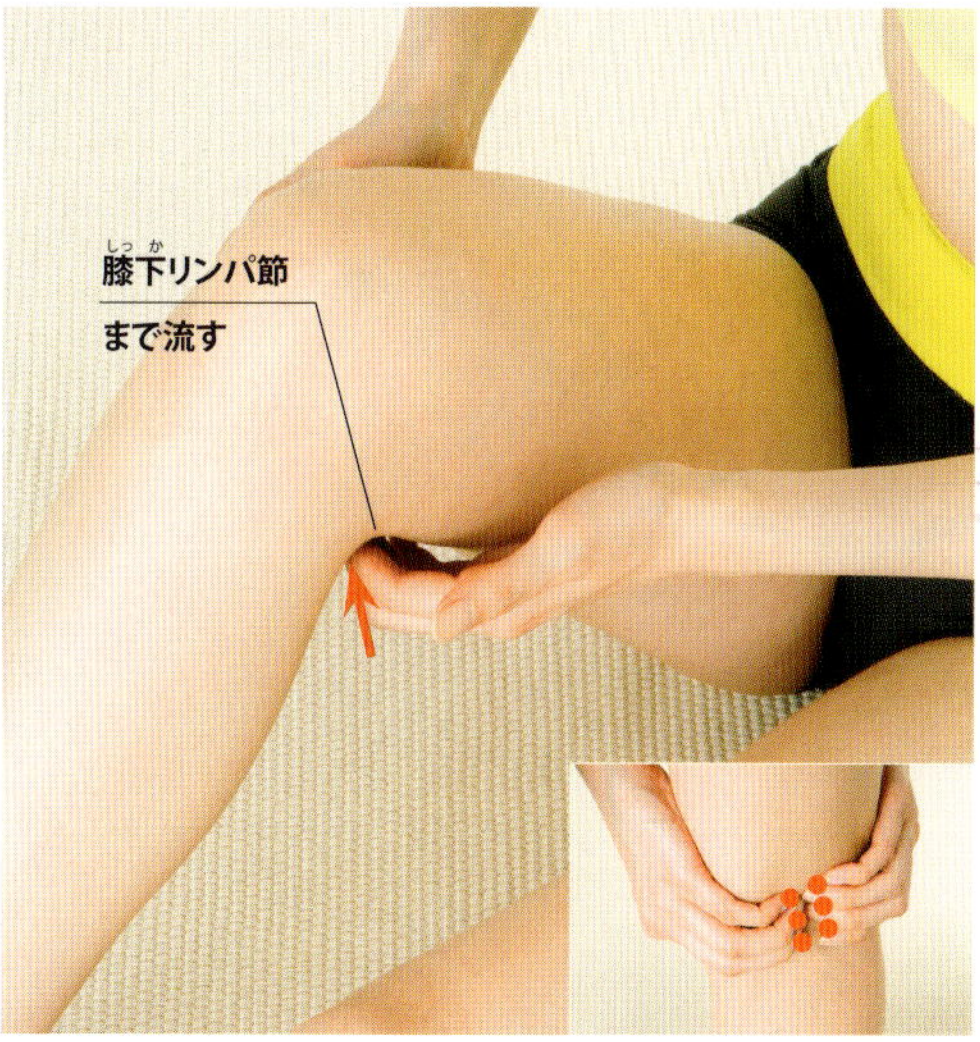
膝《しっ》下《か》リンパ節
まで流す

## 3 太ももの内側をすり上げる…5回

手のひらを交互に動かしながら、ひざからそけい部に向かって太ももの内側をすり上げる。

滞りやすい内側のラインを念入りに流し、温める。

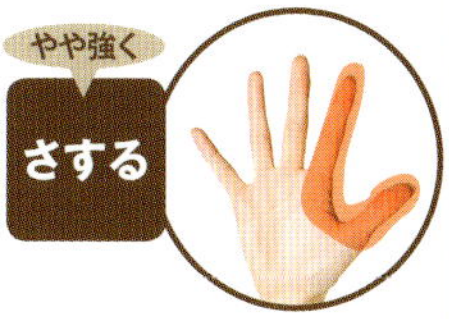
やや強く
さする

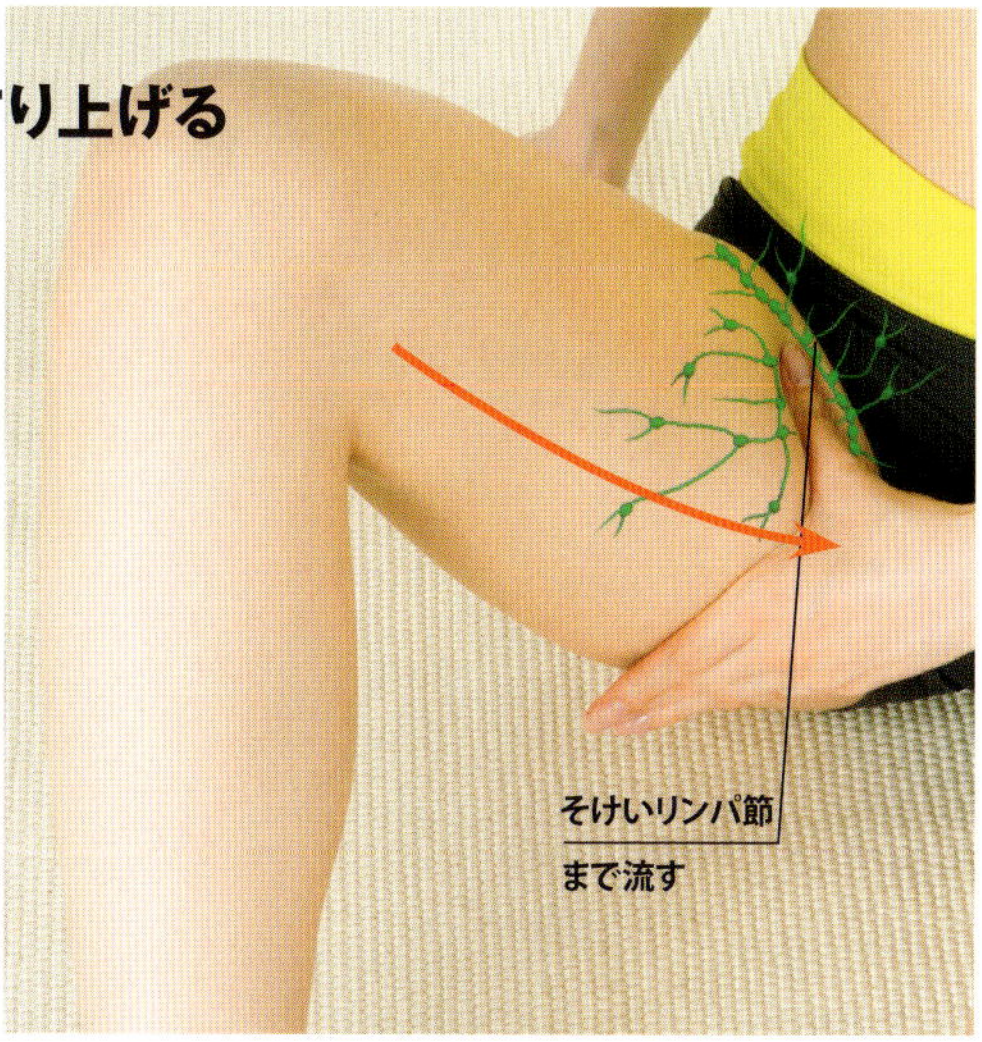
そけいリンパ節
まで流す

**左を終えたら右も同様に**

疲れやすく顔色もさえない

# 貧血

リフレで崩す

## 栄養吸収機能と血液の貯蔵機能を高める

### 根本的な改善は食事の見直しから

貧血は血液中のヘモグロビンの量が減り、細胞に酸素が行き渡らなくなることで酸欠状態になり、だるさや疲れが抜けない、顔色がさえないといった症状が現われること。やせたいと願ういちずな思いから、間違ったダイエットをして起こす女性も少なくありません。

症状の改善には食生活の見直しが不可欠です。血液の源となるタンパク質やビ

### 反射区 胃・すい臓・十二指腸を刺激 しごくように…5回

親指を重ねて土踏まず上部を強く押し、小さく半円を描きながら、全体を深くえぐるように刺激する。

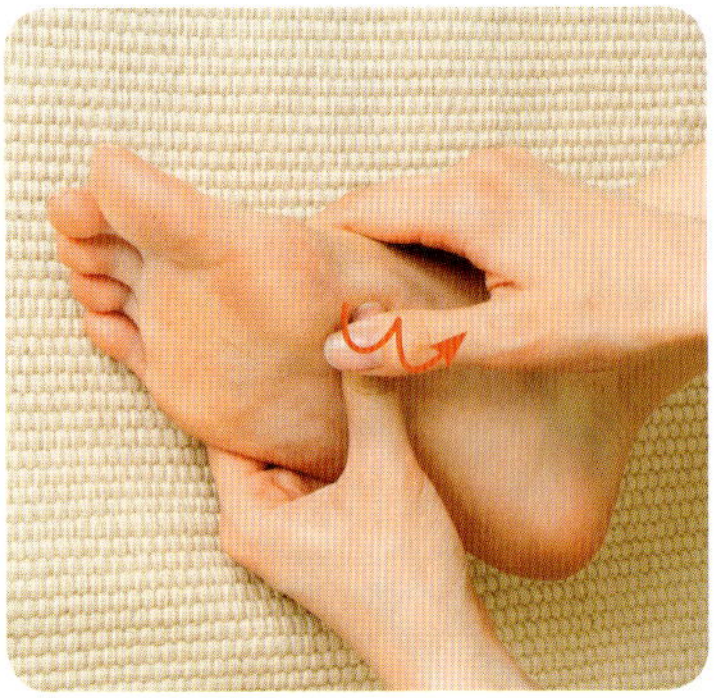

### 反射区 脾臓《ひぞう》を刺激 ななめ上に押す…5回

脾臓があるのは左足だけ。親指を第４趾《し》の延長線上に当て、足先に向けて押しながら１・２・３とゆっくり数えて、１・２・３で離す。

ここを押すと、血液を蓄えたり古くなった赤血球を壊したりするので、鉄の吸収がよくなる。

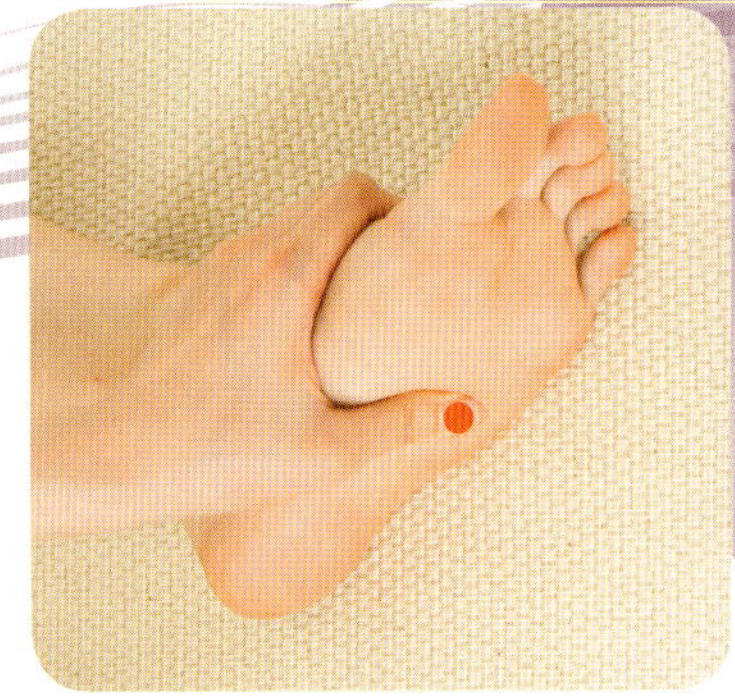

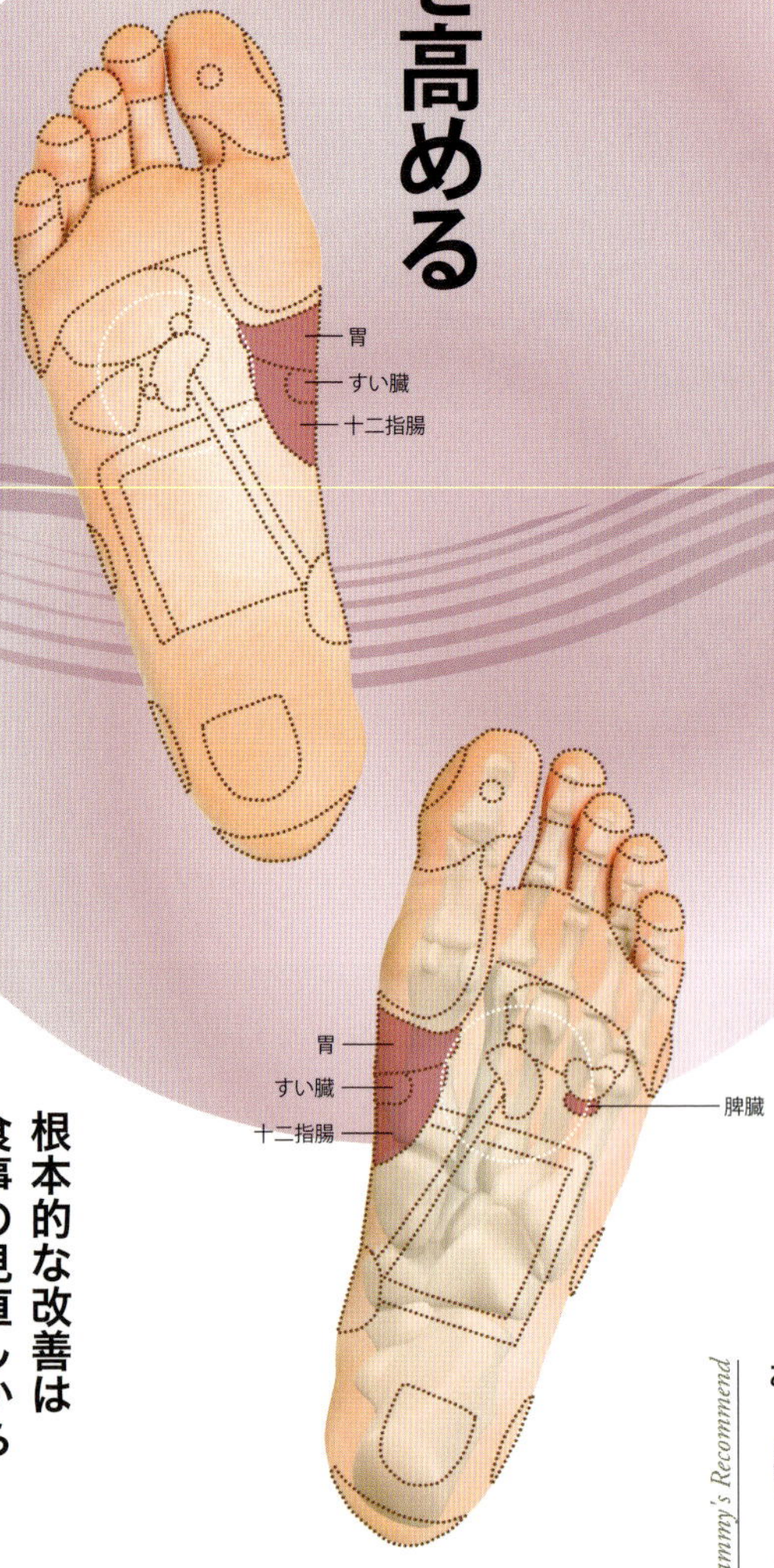


Mammy's Recommend

**おすすめマッサージオイル**

ローズマリー
２滴

**10ml の植物油に混ぜて使用**

ローズマリーは血液循環をよくします。血圧を上昇させることで、脳への血流もよくするので、低血圧による貧血の予防に有効です。

リンパで流す

# 血行とリンパの流れを促すと肌の色が明るくなる

## 1 鎖骨を押して離す…5回

３本の指を左右の鎖骨上縁に当て、１・２・３とゆっくり数えながら押し、同様に１・２・３で離す。内側から外側へ少しずつずらしてくり返す。

リンパが集合する鎖骨まわりはつまりやすくデリケートなので、ていねいに。

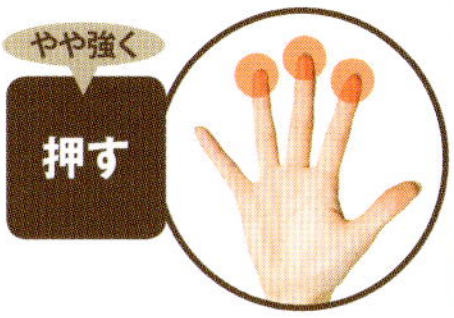
やや強く
押す

鎖骨上リンパ節
まで流す

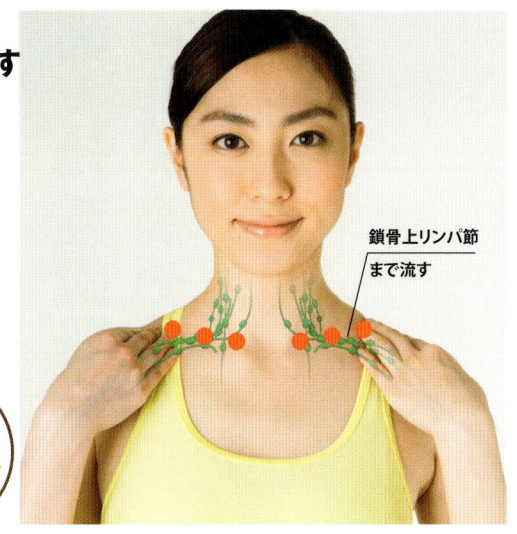

## 2 みぞおちをさする…10回

手のひらを重ねてみぞおちに当て、時計回りにゆっくりさする。

腹部を温め、内臓への血流を促す。

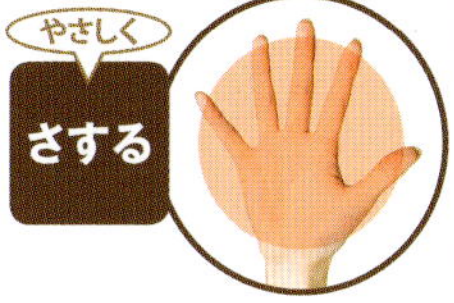
やさしく
さする

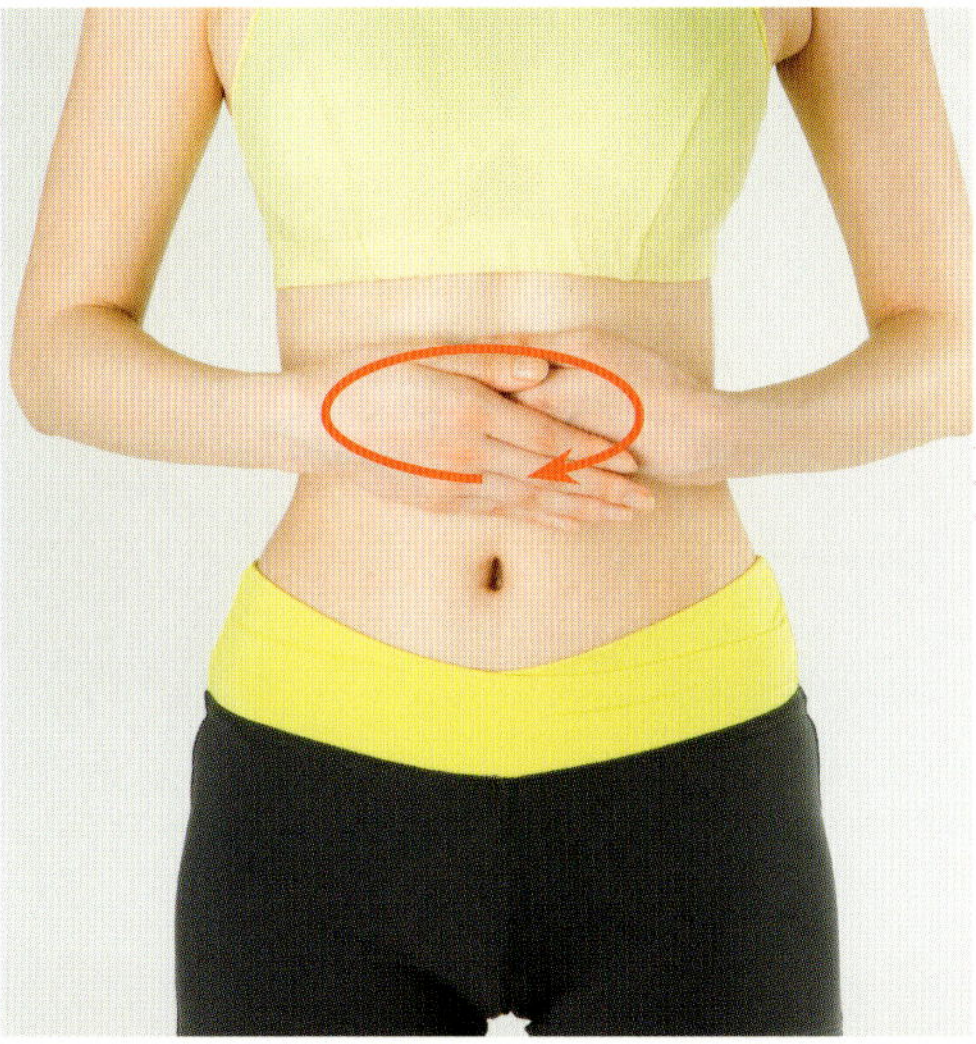

## 3 お腹をさする…10回

手のひらを重ねておへその下に当て、時計回りに大きくゆっくりさする。深呼吸しながらやさしく行う。

ゆっくりと腹部全体を温めて血流を促し、呼吸を整える。

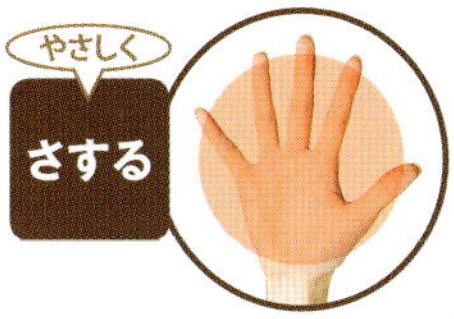
やさしく
さする

腸骨リンパ節
まで流す

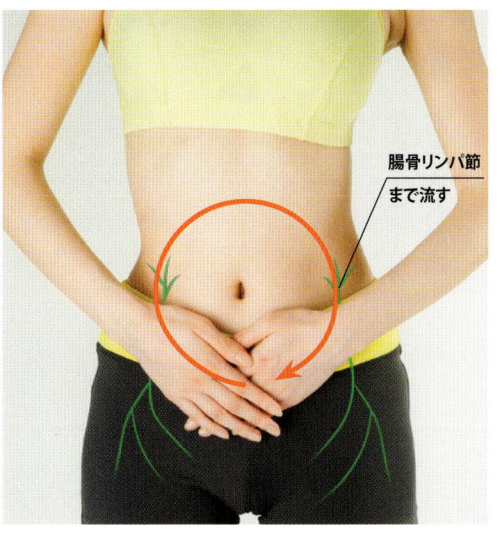

左足を終えたら右足も同様に。そのあとリンパマッサージへ

タミン、ミネラル、毎月の生理によって失われる鉄分を摂りましょう。レバーやカキ、ほうれん草などを、吸収を高めるビタミンCをもつ食材とともに食べるとよいでしょう。カラダは食べたものでつくられていることを忘れずに。

　また、胃腸の反射区を刺激すれば、栄養をしっかり吸収できます。

毎回ひどい痛みで、つい薬に頼ってしまう

# 生理痛

リフレで崩す

## 婦人科系臓器全般の機能を高める

### 反射区 生殖器を刺激 垂直に押す…5回

生殖器は、かかとの中央にある。親指の腹で皮膚に対し垂直に強く刺激しながら、痛みを感じる部分を念入りに押す。かかとが硬くて押しにくいときは、まずかかと全体をもみほぐす。

ここを押すと生殖機能が活性化される。

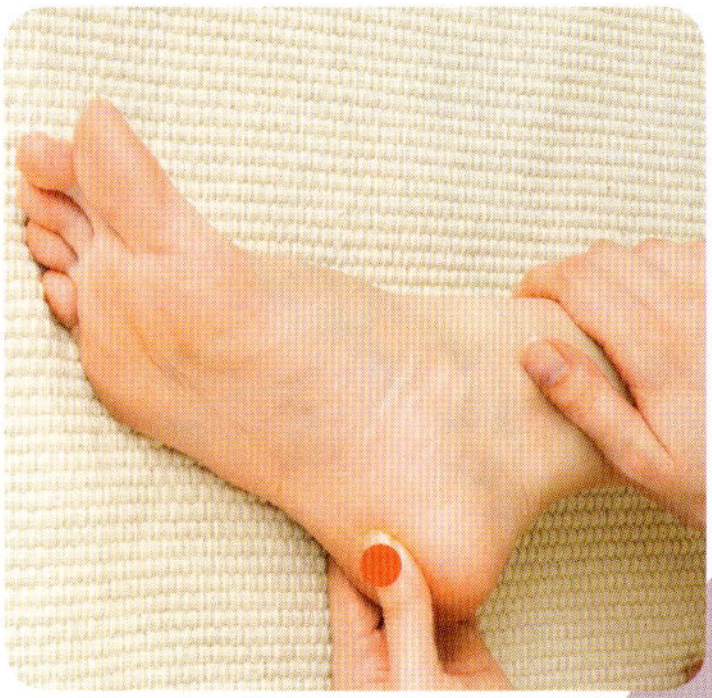

### 反射区 子宮・卵巣を刺激 つまむように…5回

子宮は内くるぶしのかかと寄りに、卵巣は外くるぶしのかかと寄りにある。

それぞれ後ろからかかとをつかみ、4本の指で支えながらつまむように親指でもみほぐす。

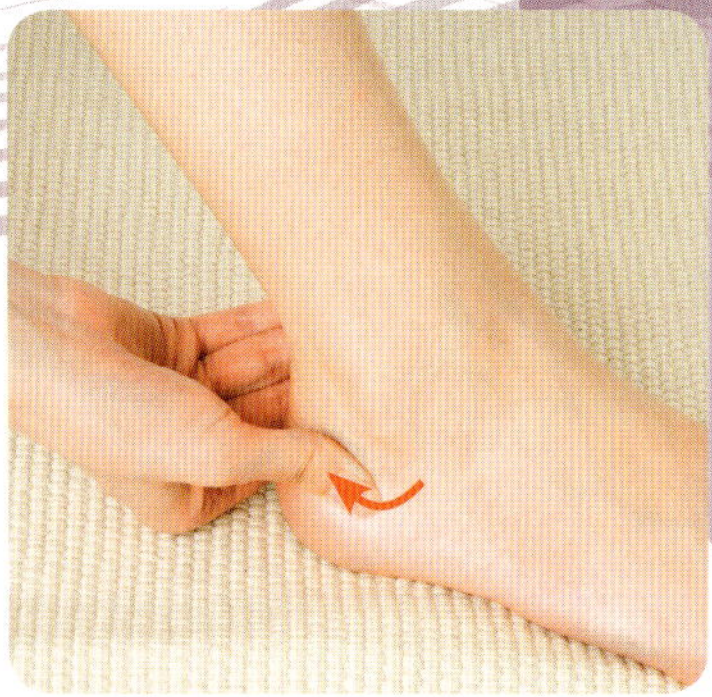

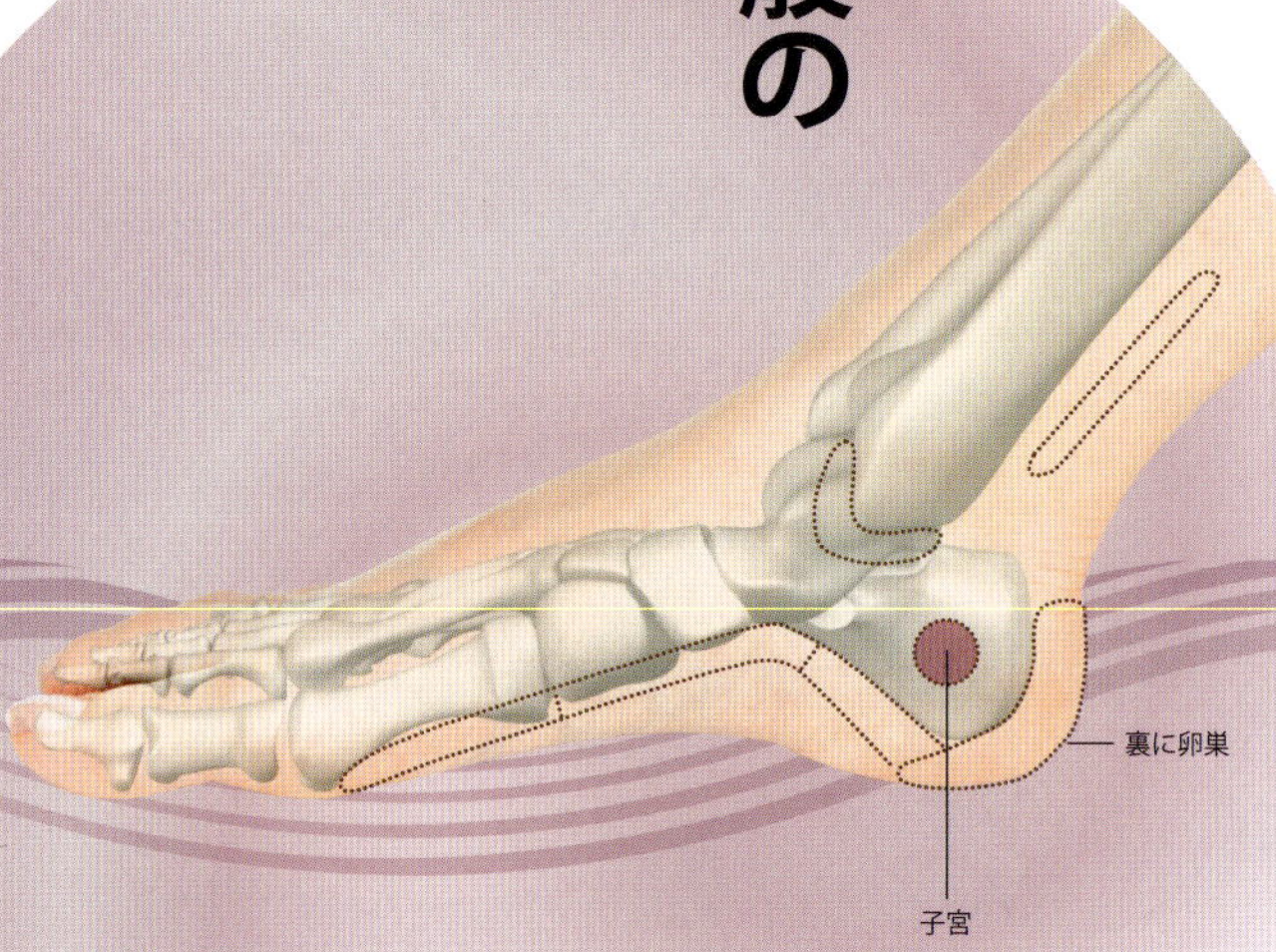


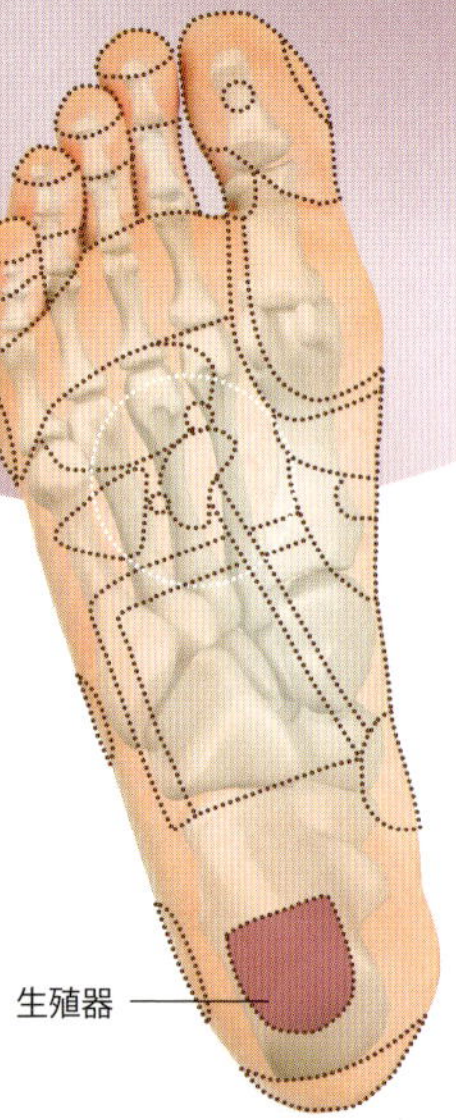


### 生理予定1週間前からのお手入れがポイント

ハードワークや睡眠不足で心身のストレスが強くかかると、翌月の生理は痛みが激しくなりがちなので、生理痛は自己管理のバロメーターともいえます。

生理予定の1週間前から骨盤腔内のうっ血と痛みを防ぐために、症状をやわらげる作用のあるアロマバスに浸かります。

また、くるぶしの両側やかかとの反射区に強い痛みがあると思われるので、よ

*Mammy's Recommend*

**おすすめアロマバス**

クラリセージ 2滴

**大さじ2杯の粗塩に混ぜて使用**

ストレスや緊張感をゆるめ、カラダを温めて痛みをやわらげるクラリセージ。生理前の入浴やマッサージで使う習慣を。時間のないときは、香りをかぐだけでも鎮痛効果が期待できます。

くもみほぐしましょう。
痛みが強く悪寒を感じるときは、レンジで温めるタイプのホットパックなどでお腹と腰を温めると、痛みが緩和します。もちろんふだんからお腹や足を冷やさないことも大切です。

左足を終えたら右足も同様に。そのあとリンパマッサージへ

リンパで流す

# 骨盤まわりを刺激して温め、めぐらせる

## 1 仙骨と尾骨を押す…5回

手のひらを腰に当て、３本の指で仙骨から尾骨に向かって指の位置を変えながら押す。
仙骨のまわりを強めに指でピンポイントに刺激して、骨盤内の血流を促す。

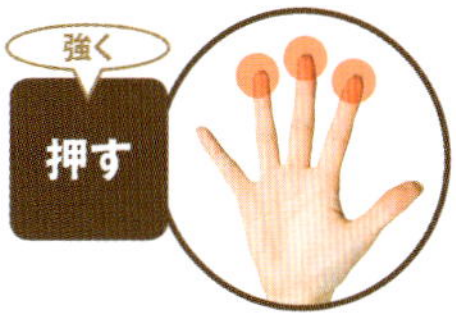
強く
押す

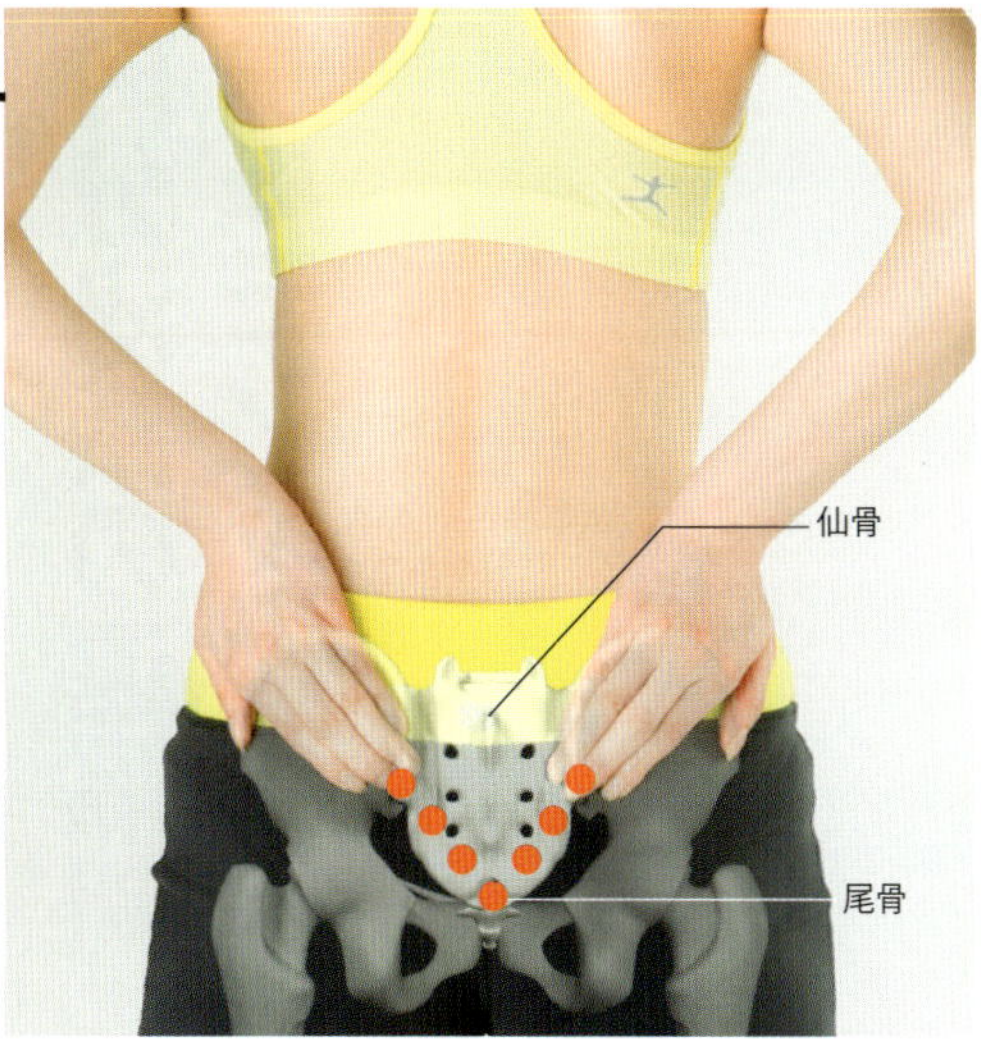
仙骨
尾骨

## 2 仙骨から腰骨までさする…5回

両手をお尻に回し、仙骨に手のひらを当てて、腰骨までさする。
腰とお尻まわりのリンパの流れを整える。

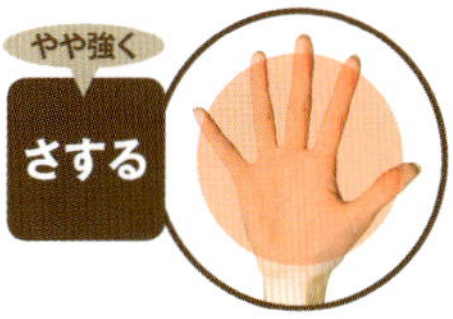
やや強く
さする

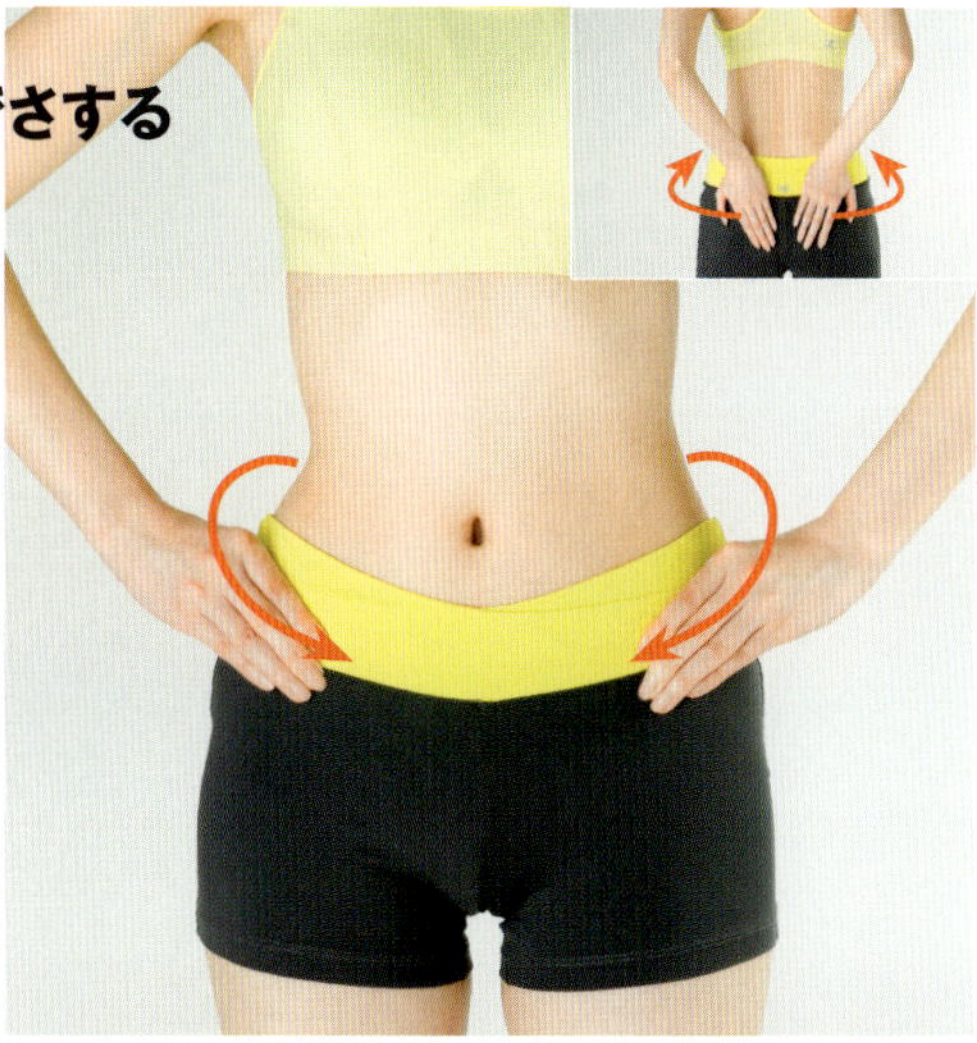

## 3 お腹をさする…10回

手のひらを重ねておへその下に当て、時計回りに大きくゆっくりさする。
ゆっくりと腹部全体を温めて痛みをやわらげる。

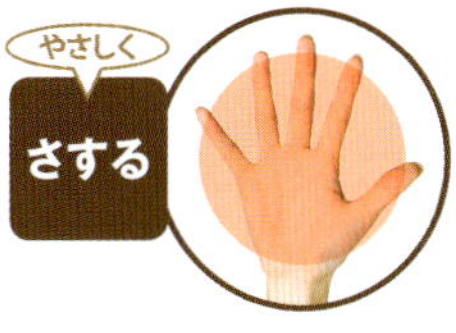
やさしく
さする

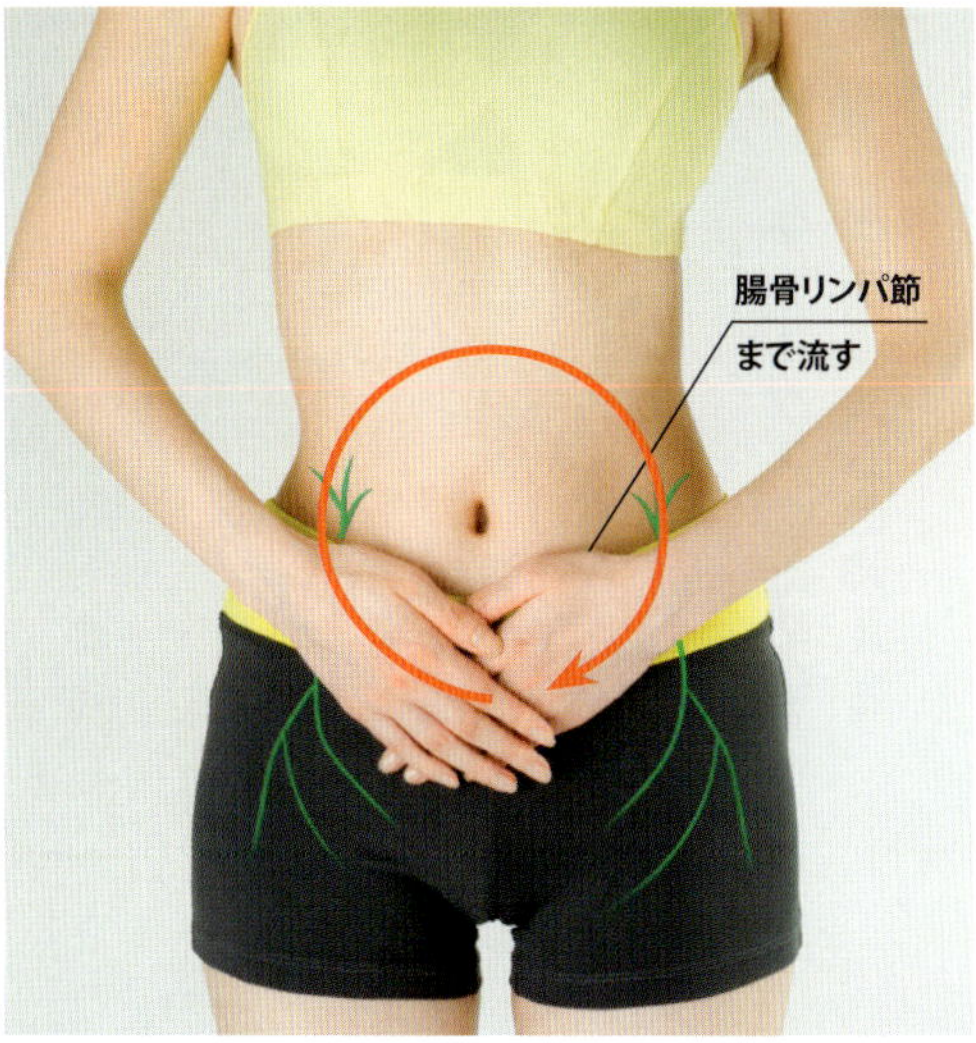
腸骨リンパ節
まで流す

遅れたり早まったりで周期がバラバラ……

# 生理不順

リフレで崩す

## 内分泌系の遠隔刺激がホルモン分泌を促す

### デトックスのために生活リズムの修正を

生理不順はストレスや環境の変化、極端なダイエットによって、ホルモンの分泌が乱れると起こります。

生理は、女性に与えられたデトックス期間。カラダがきちんと機能していてありがたいと考え、毎月一定の周期で訪れるよう工夫することが大切です。

日ごろからストレスを発散する機会をつくりながら、食事の内容や、睡眠など

### 反射区 子宮・卵巣を刺激 つまむように…5回

子宮は内くるぶしのかかと寄りに、卵巣は外くるぶしのかかと寄りにある。

それぞれ後ろからかかとをつかみ、4本の指で支えながらつまむようにして親指でもみほぐす。

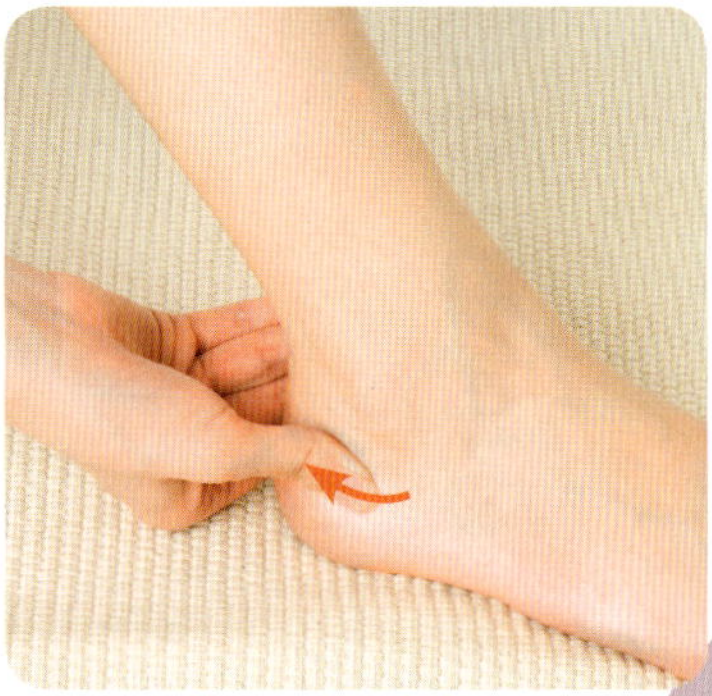

### 反射区 脳下垂体を刺激 垂直に押す…5回

第1趾《し》の腹側、真ん中を親指の腹で皮膚に対し垂直に強く押す。押しにくいときは、指の関節を使ってもいい。

ここを押すと、さまざまなホルモンの分泌が促される。

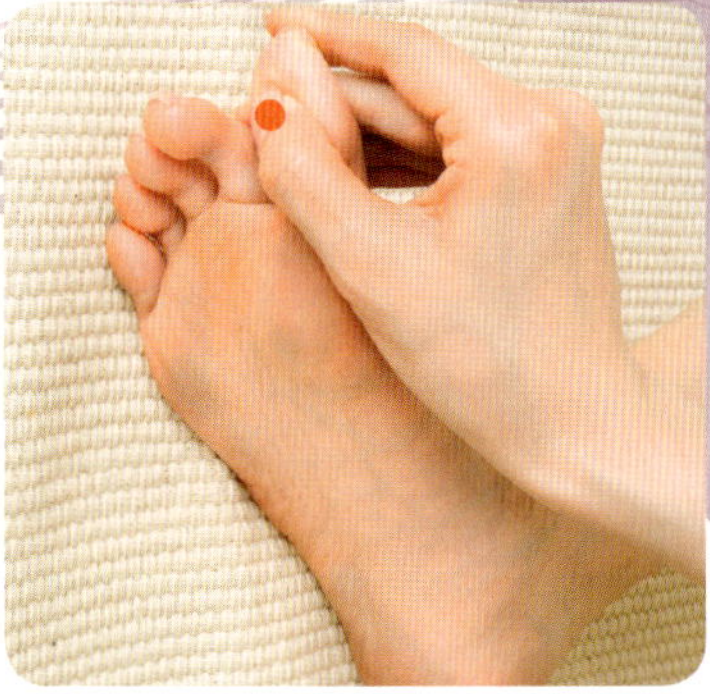

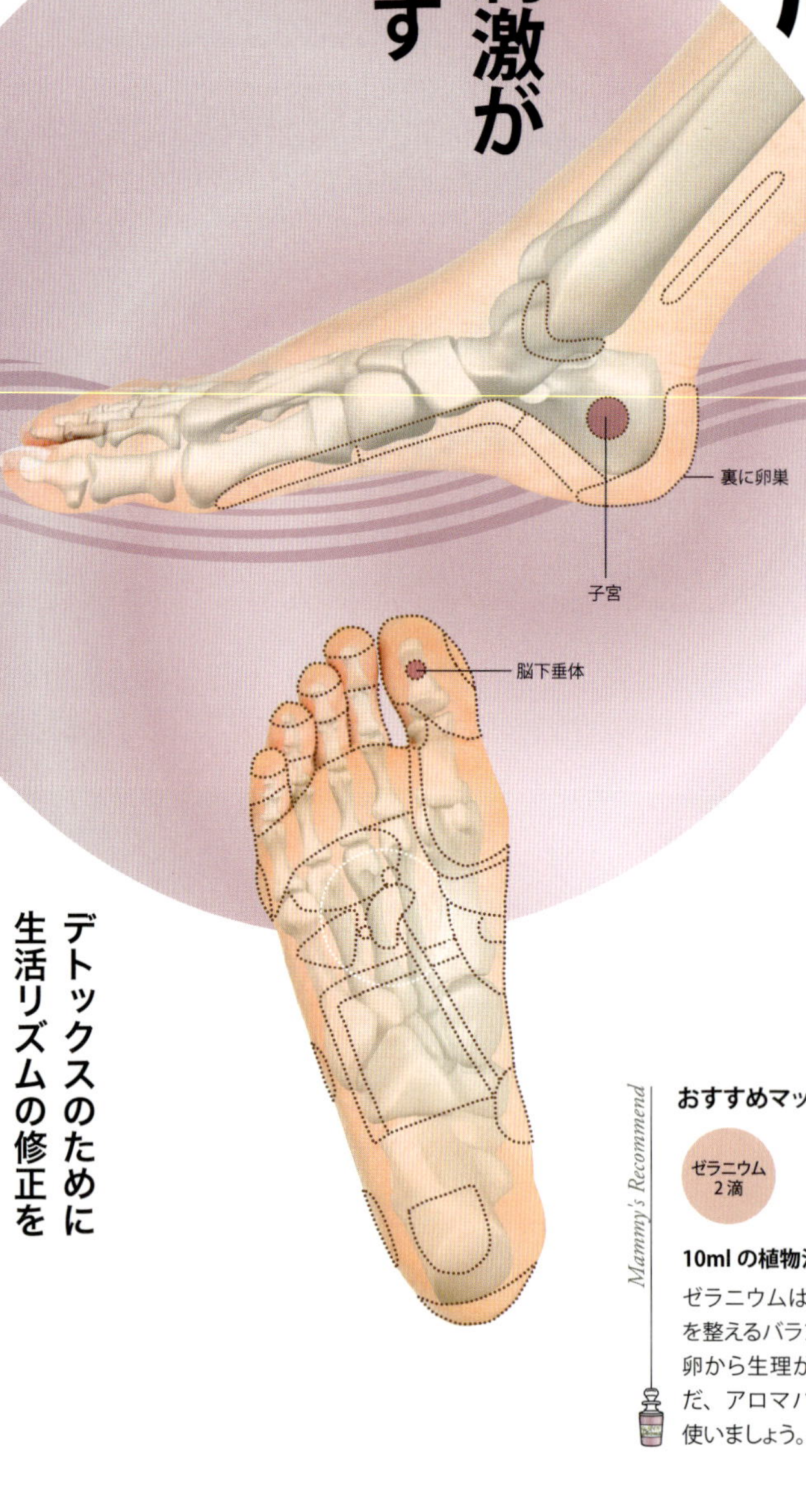


*Mammy's Recommend*

**おすすめマッサージオイル**

ゼラニウム
2滴

**10ml の植物油に混ぜて使用**

ゼラニウムは不安定な生理周期を整えるバランスオイルです。排卵から生理が始まるまでのあいだ、アロマバスやマッサージで使いましょう。

リンパで流す

# 下腹部のリンパをめぐらせ婦人科系臓器の機能をアップ

## 1 腰骨を押し回す…5回

左右の腰骨の上部に４本の指を当て、押しながら小さく回す。３か所ほど位置を変える。

強めに行うことで骨盤内と子宮卵巣への血流を高める。

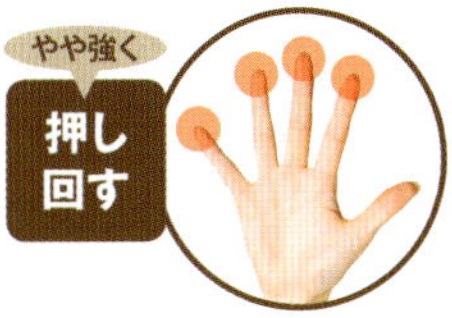

やや強く
押し回す


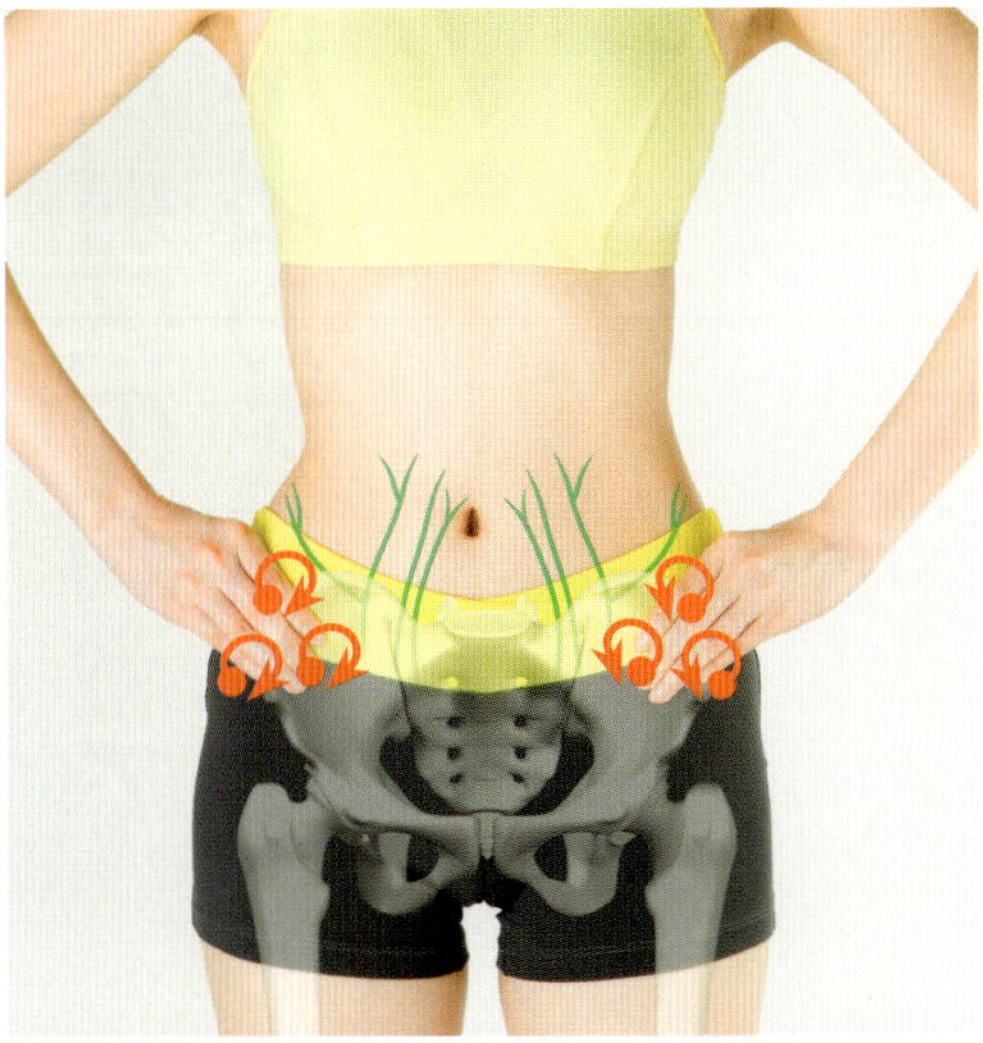

## 2 恥骨を押す…5回

３本の指を重ねて恥骨に当て、指を差し込むように押す。右から左へ、３か所に分けて押していく。

恥骨上部を刺激し、下腹部の血流を促す。

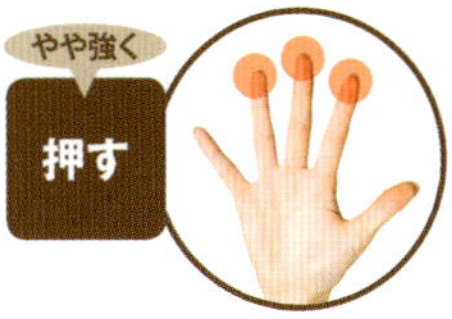

やや強く
押す

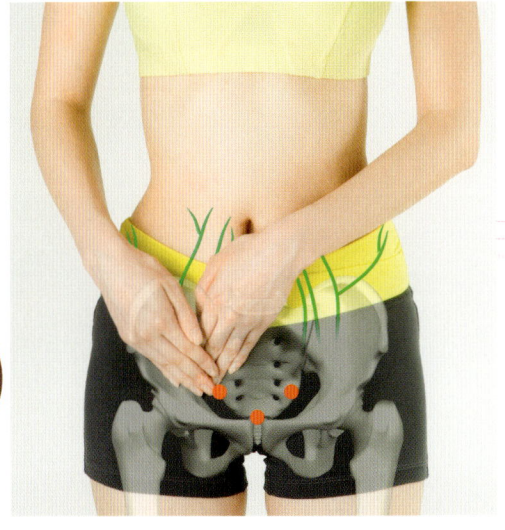

## 3 お腹をさする…10回

手のひらを重ねておへその下に当て、時計回りに大きくゆっくり回す。

腹部全体を温め、リンパの流れを整える。

やさしく
さする


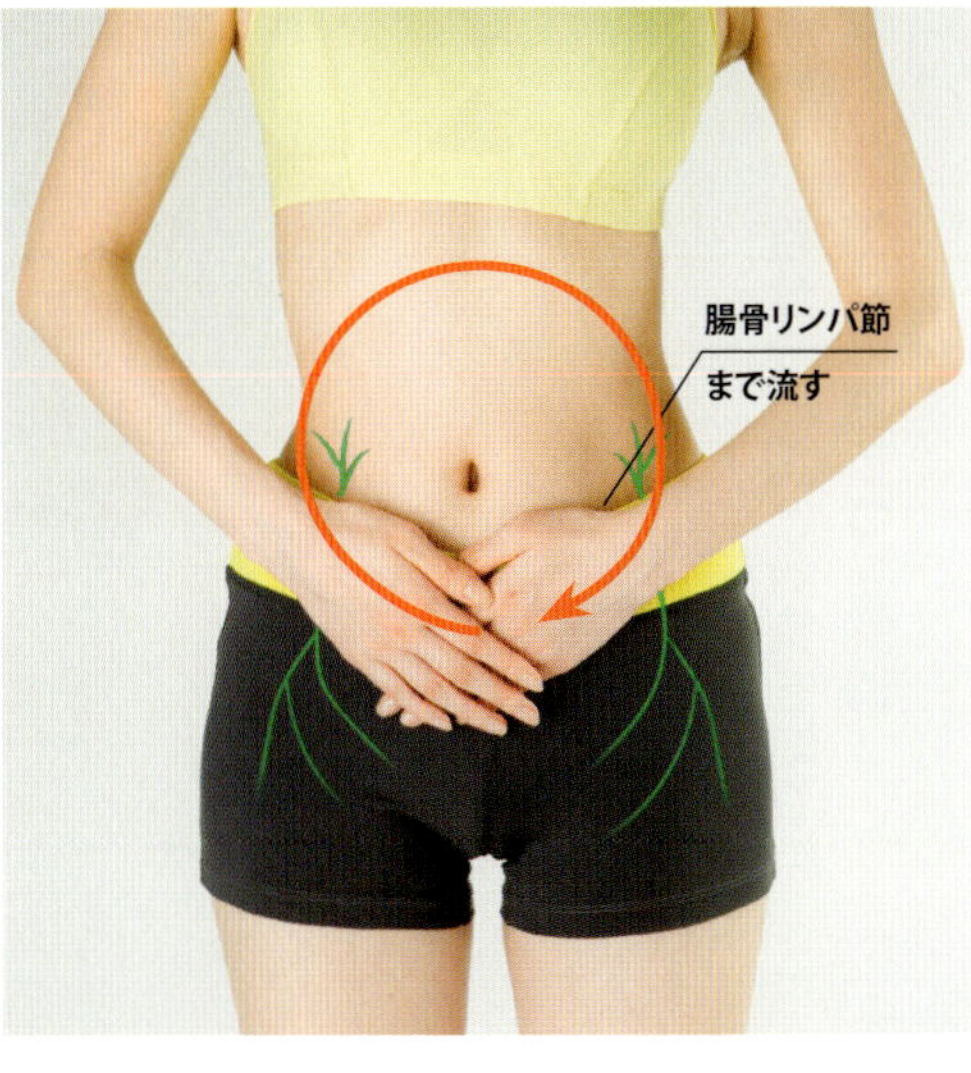

腸骨リンパ節
まで流す


左足を終えたら右足も同様に。そのあとリンパマッサージへ

の生活リズムを自分が心地よく感じられるように修正していきましょう。

お客様から、スリミング効果を期待して習慣にしたリフレクソロジーのおかげで、生理不順が解消したとの声も聞きます。ぜひ足全体のマッサージ（P22・23参照）も併せて行ってみてください。

イライラして情緒不安定に

# PMS（月経前症候群）

リフレで崩す

## 反射区の刺激で排出力を高める

反射区 **腎臓・輸尿管・膀胱《ぼうこう》を刺激**
**しごくように…5回**

親指を重ねて足裏の真ん中あたりの腎臓を強く押し、輸尿管をなぞってかかと前の膀胱まで、力を抜かずに一気に刺激する。痛みや硬さを感じるところは念入りに。

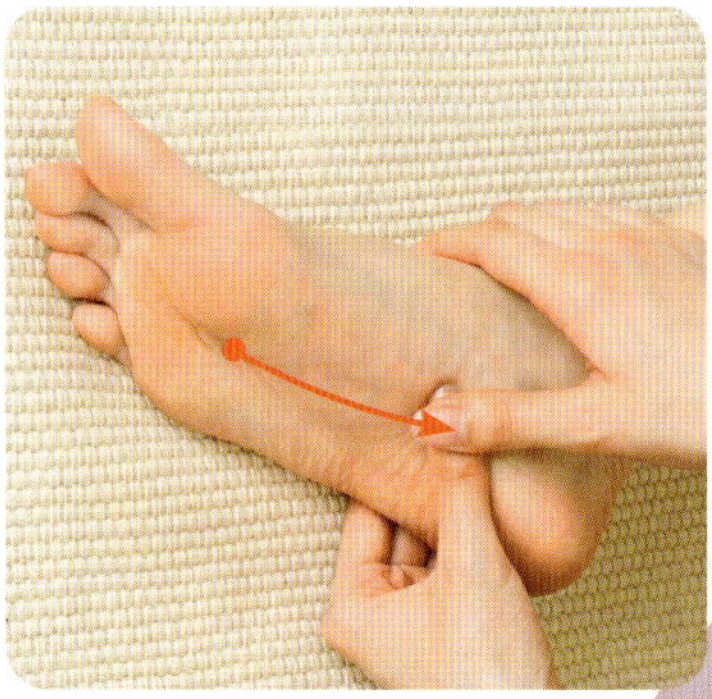

反射区 **子宮・卵巣を刺激**
**つまむように…5回**

子宮は内くるぶしのかかと寄りに、卵巣は外くるぶしのかかと寄りにある。
それぞれ後ろからかかとをつかみ、4本の指で支えながらつまむようにして親指でもみほぐす。

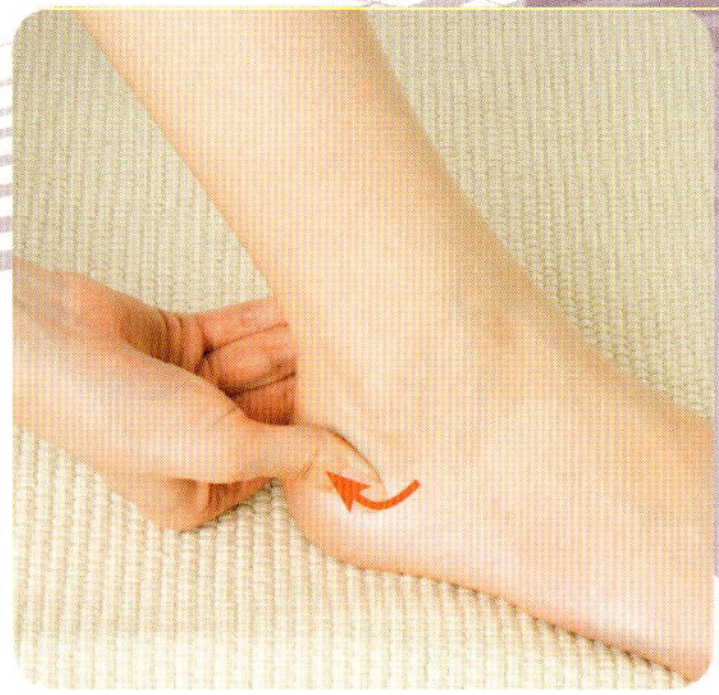

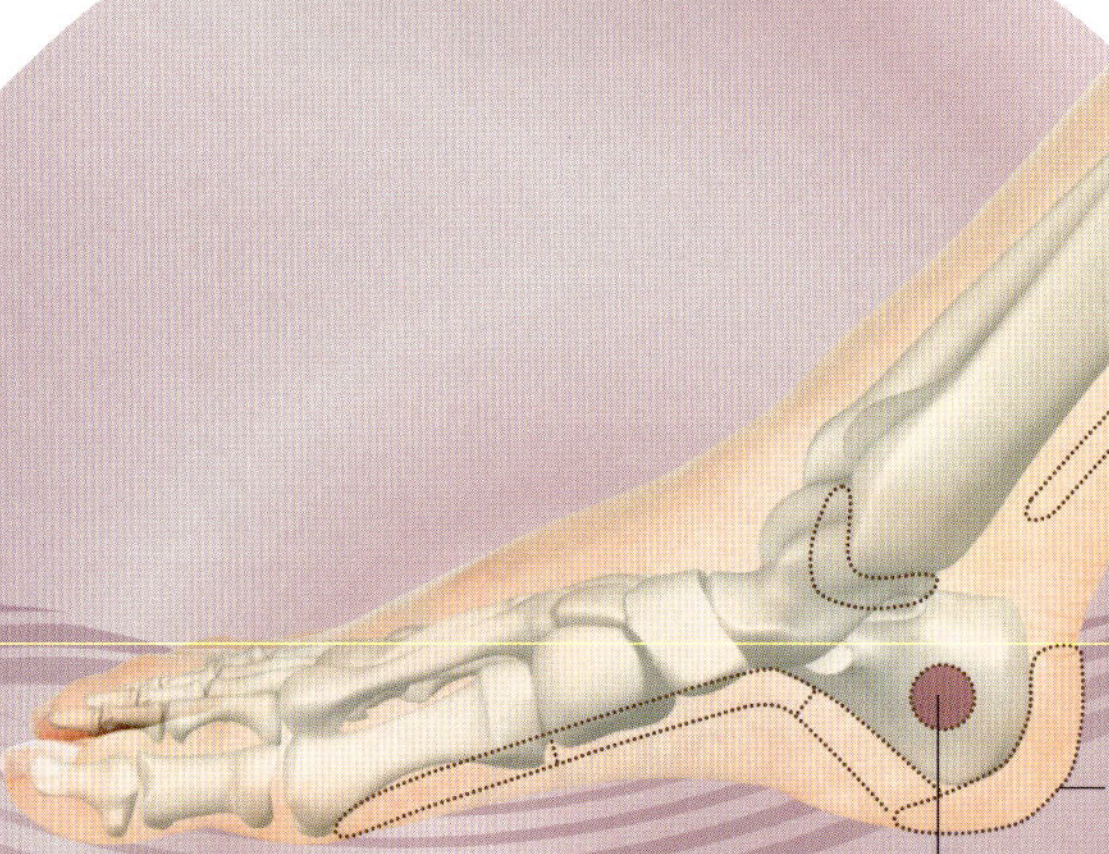


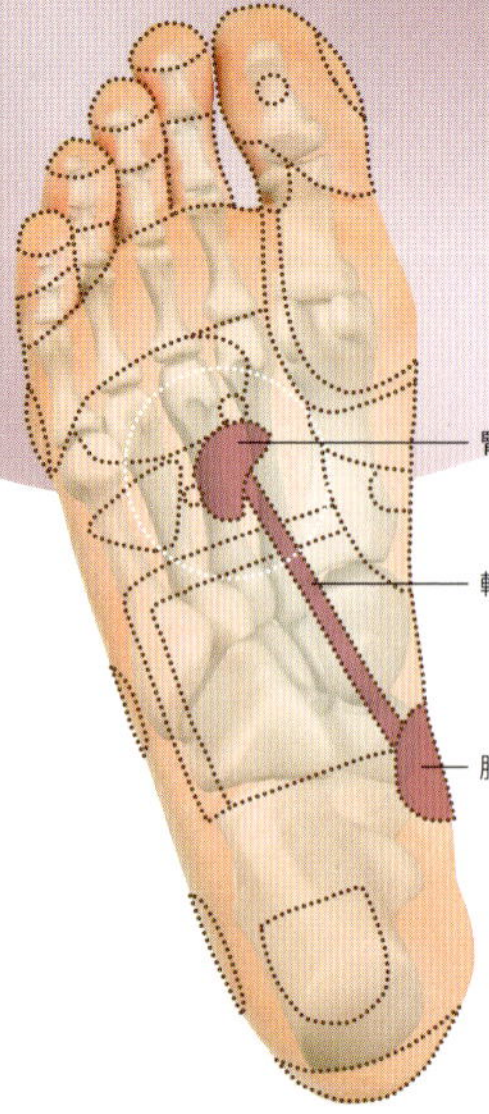


### 自分の不調と対策を知り 毎月の憂うつを解消

生理前に感じるさまざまな不快症状は、生理周期にともなう女性ホルモンの分泌量の変化から起きるといわれています。頭痛や胸の張り、腹痛、過食、肌荒れなど、現われ方は人それぞれです。

排卵期や生理前に、ゼラニウムなどを使ったアロマバスに浸かると、症状を軽減できます。ヨガもおすすめで、骨盤や股関節まわりの柔軟性を高めるポーズは、

Mammy's Recommend

**おすすめマッサージオイル**

オレンジ
2滴

**10mlの植物油に混ぜて使用**

オレンジは、生理前の不安定に揺れ動くカラダと心をなぐさめ、明るさと喜びをもたらします。また、生理前の便秘や冷えなどをやわらげ、食欲のムラや気分の落ち込みも軽減させます。

リンパで流す

# 下腹部のリンパをめぐらせ ホルモンバランスを調整

## 1 お腹をさする…10回

手のひらを重ねておへその下に当て、時計回りに大きくゆっくり回す。
息を吐きながら温め、下腹部の緊張をやわらげる。

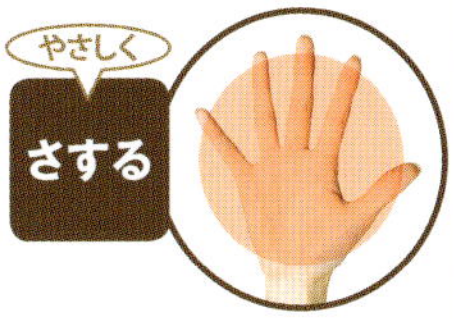

やさしく
さする


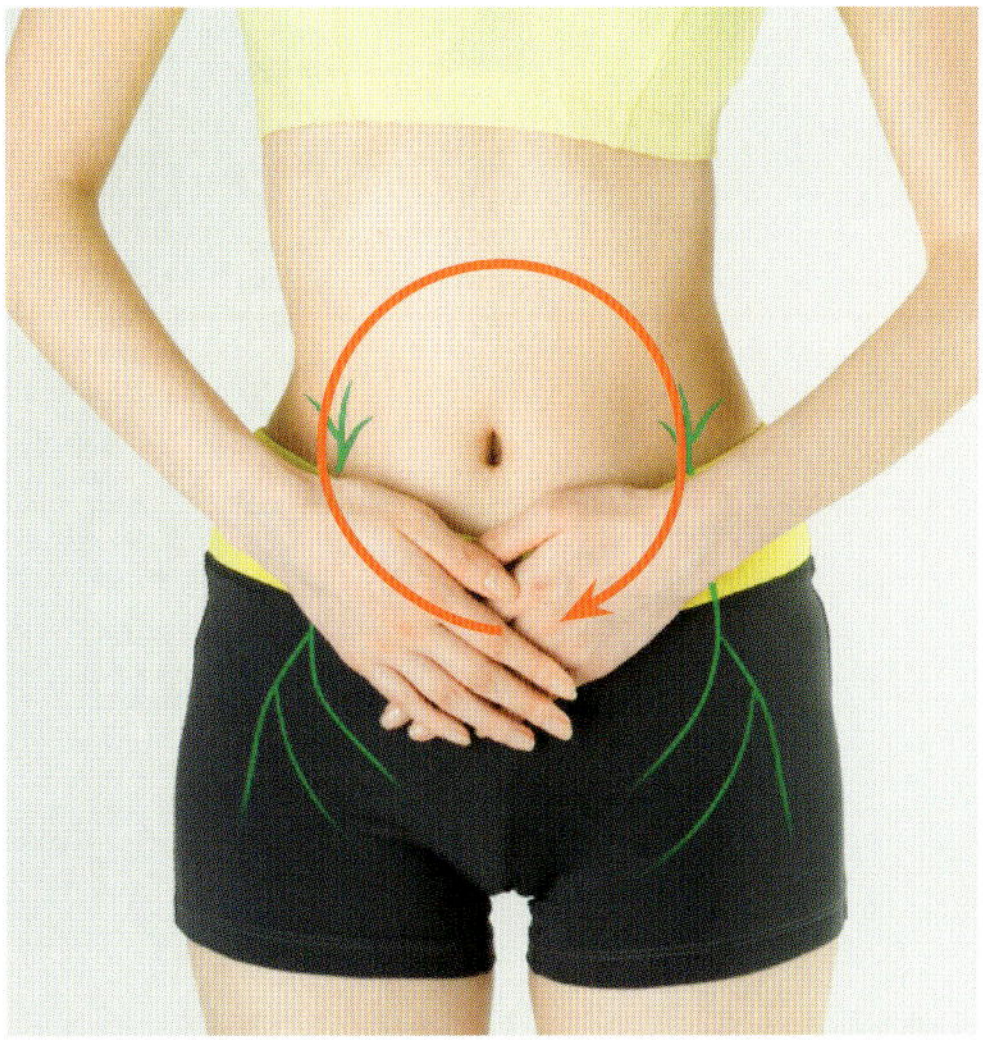

## 2 腰骨を下へ押す…5回

両手で腰をつかみ、親指を左右の腰骨内側に当てて、下に向かって押す。
リンパのつまりを取りのぞき、骨盤内の血流を促す。

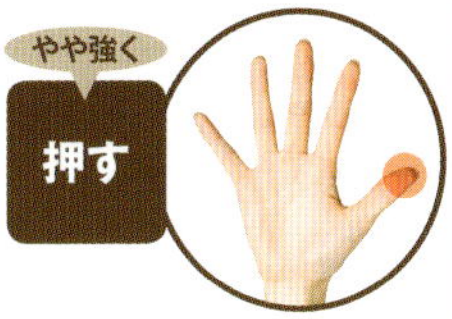

やや強く
押す


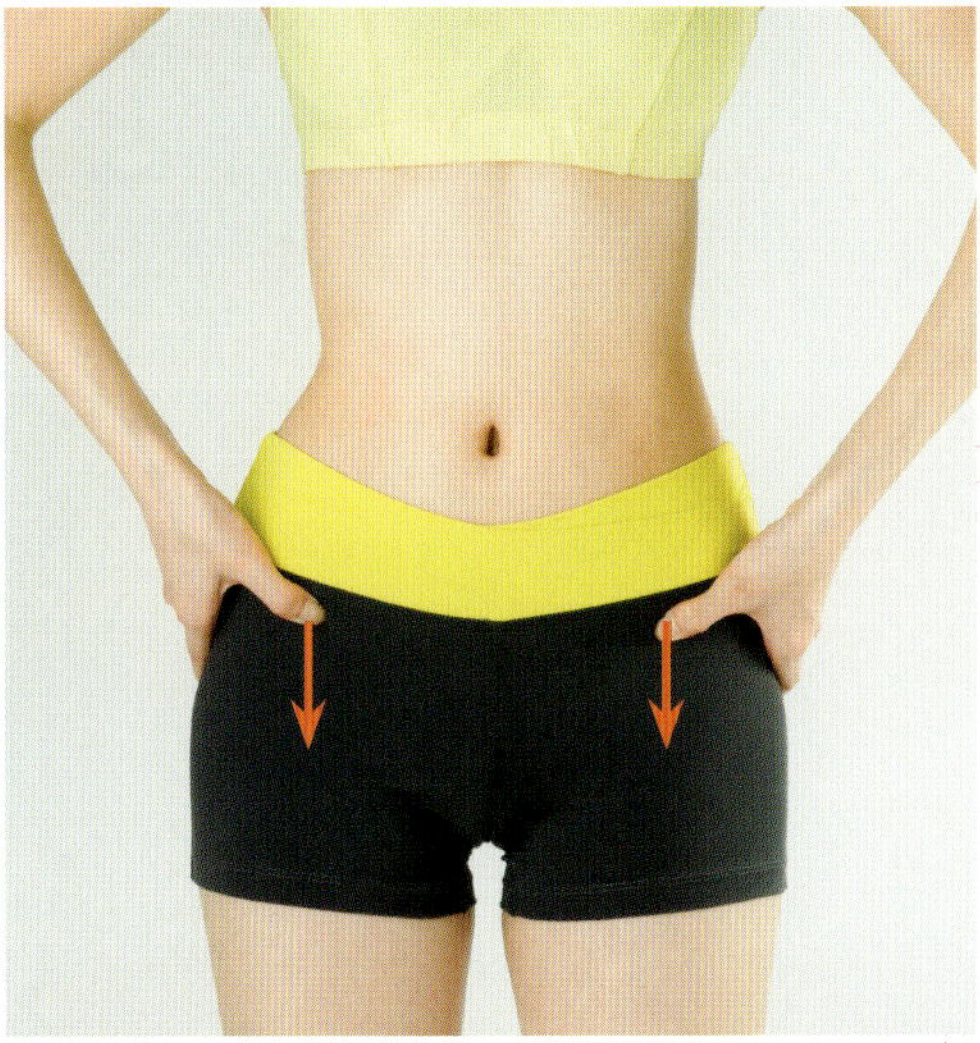

## 3 腰骨からそけい部へ流す…5回

手のひらを重ねて腰骨に当て、反対側のそけい部までさする。左右同様に。
下腹部のリンパの流れをよくして、排出を促す。

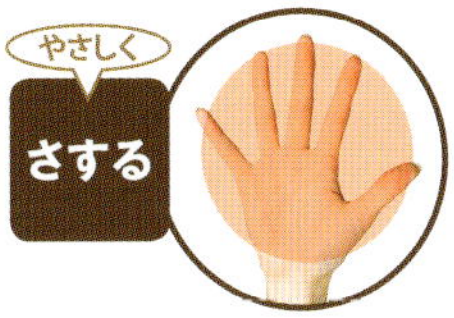

やさしく
さする


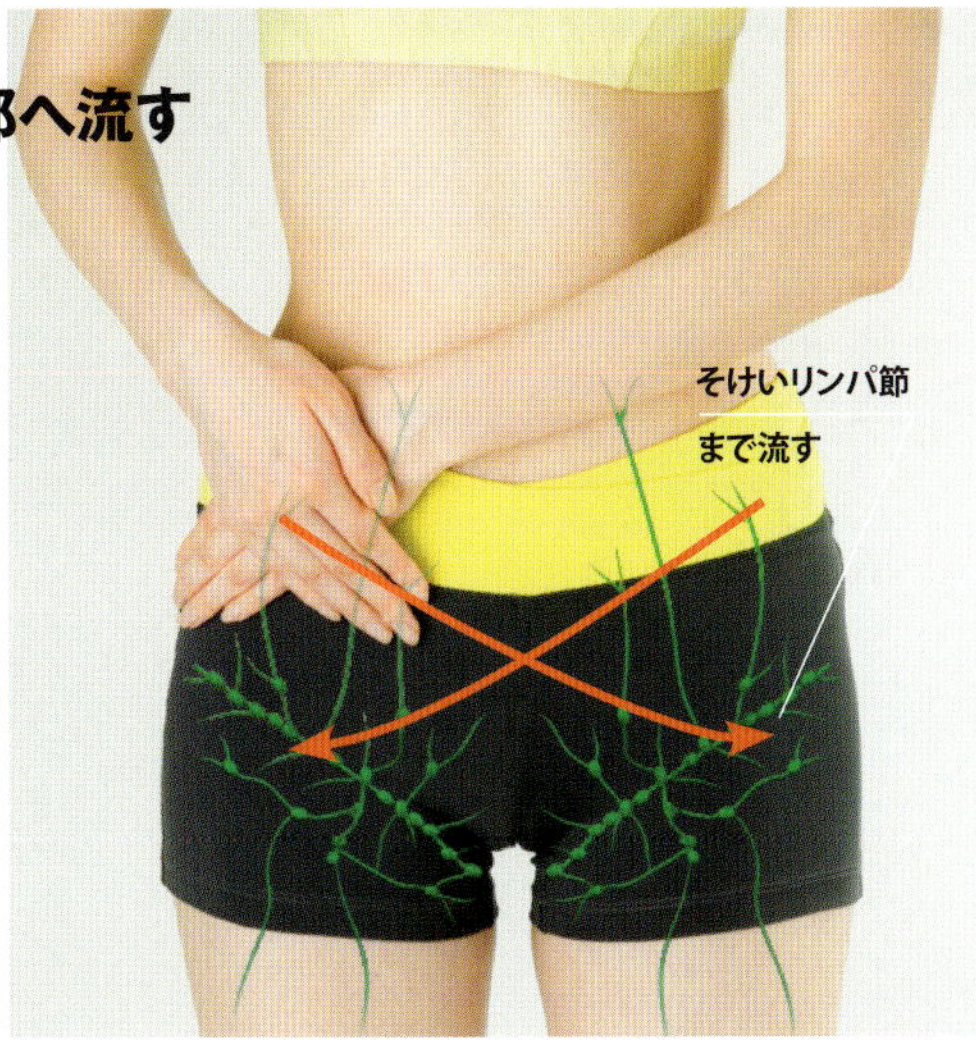

そけいリンパ節
まで流す


左足を終えたら右足も同様に。そのあとリンパマッサージへ

骨盤腔内のうっ血を取りのぞいてくれます。また、深い呼吸をするように集中するとセロトニンが分泌され、神経伝達がスムーズになり、リラックス感や心の安定が得られます。

ふだんから自分がどんな状況下で体調が悪化するかを覚えておいて、不調時の対処法を考えておきましょう。

体質が影響しないか不安…

# 不妊の心配

リフレで崩す

## 骨盤腔内の血流アップとホルモン分泌を促進

### 反射区 子宮・卵巣を刺激 つまむように…5回

子宮は内くるぶしのかかと寄りに、卵巣は外くるぶしのかかと寄りにある。

それぞれ後ろからかかとをつかみ、4本の指で支えながらつまむようにして親指でもみほぐす。

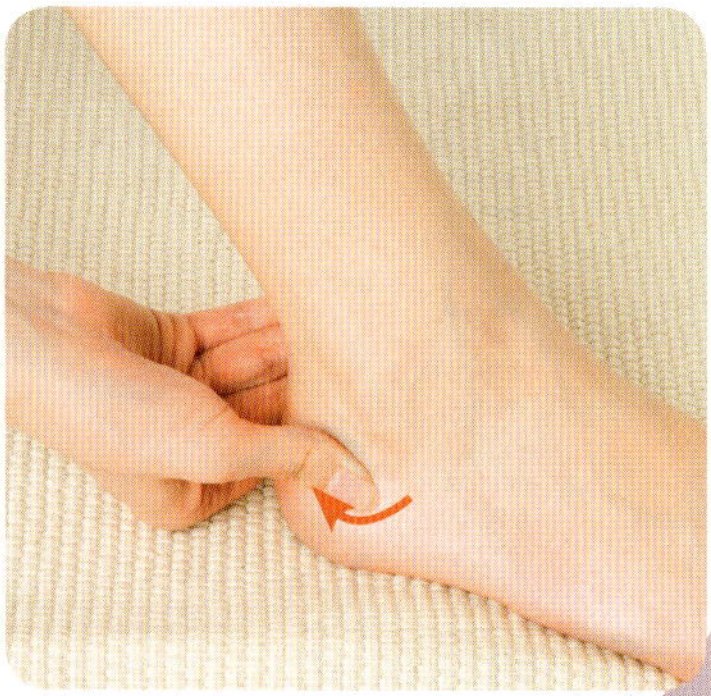

### 反射区 脳下垂体を刺激 垂直に押す…5回

第1趾《し》の腹側、真ん中を親指の腹で皮膚に対し垂直に強く押す。押しにくいときは、指の関節を使ってもいい。

ここを押すと、さまざまなホルモンの分泌が促される。

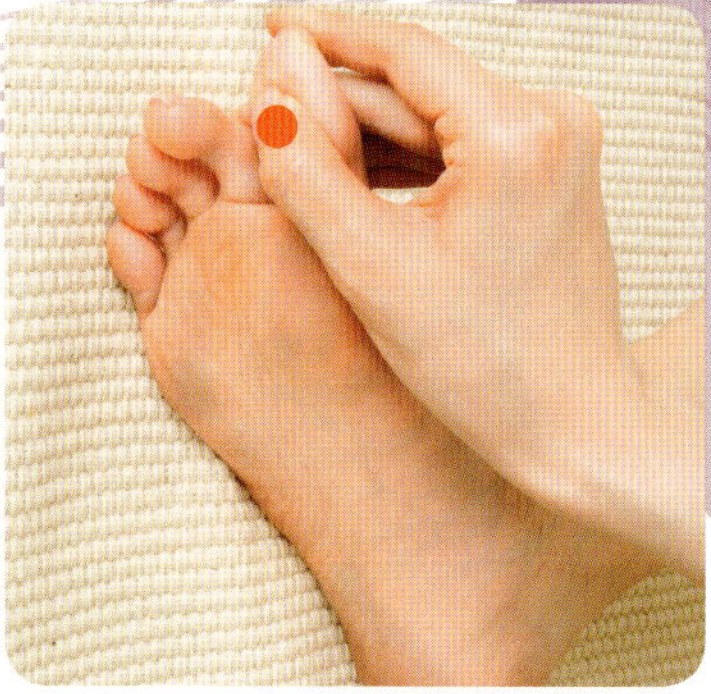

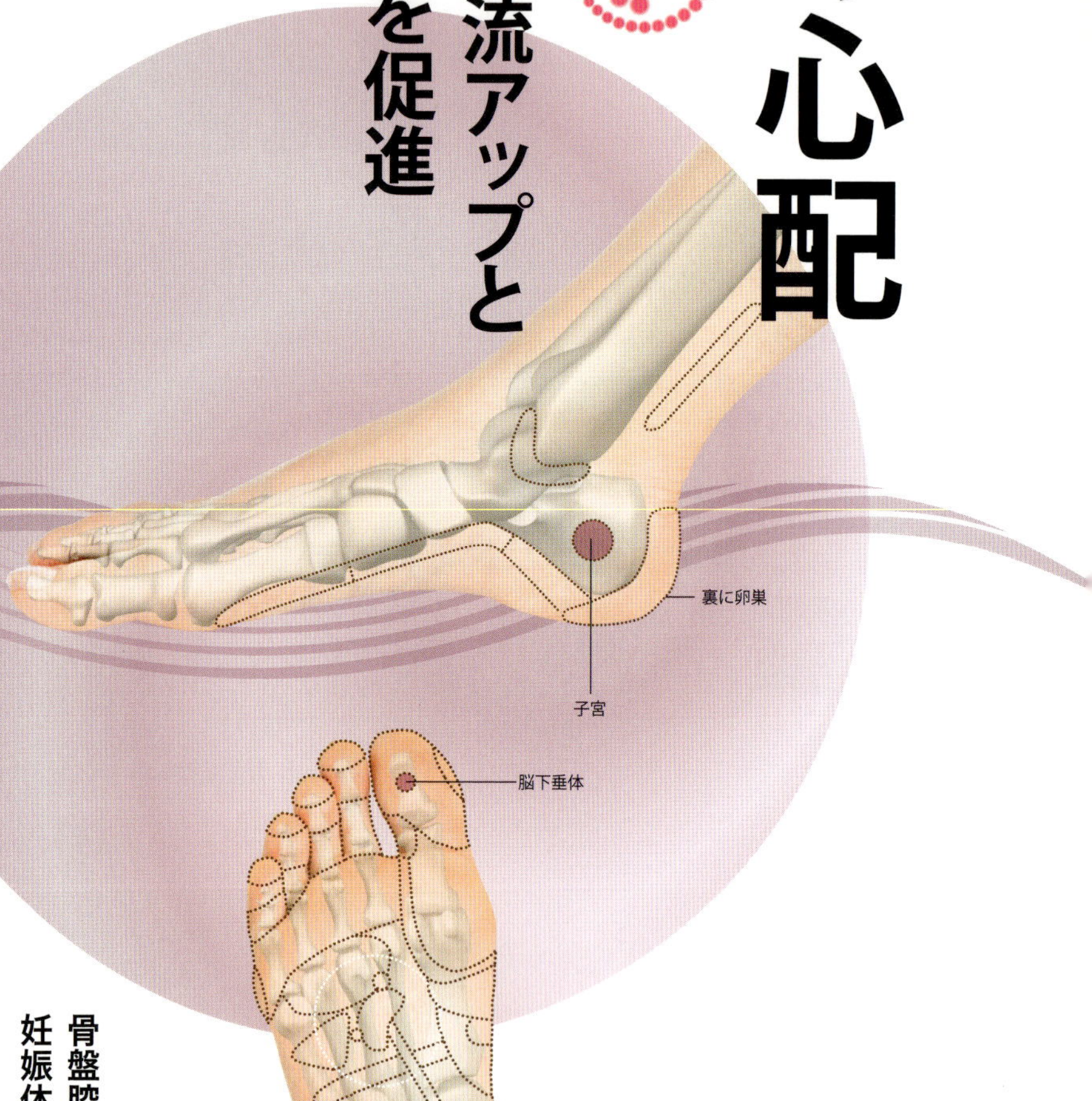


### 骨盤腔内のリンパのめぐりが妊娠体質へと導く

不妊の悩みは繊細な問題だけに、軽々しいアドバイスはできないため、体験談をお伝えします。私は10代のころ生理痛がひどく、婦人科で「妊娠しにくいかもしれない」といわれました。

しかし23歳のときアロマセラピーに出合い、ゼラニウム・ジュニパー・ラベンダーをブレンドしたマッサージオイルでリフレクソロジーを習慣にしたところ、

*Mammy's Recommend*

**おすすめマッサージオイル**

ゼラニウム 1滴 / ジュニパー 1滴 / ラベンダー 2滴

**20mlの植物油に混ぜて使用**

不安や緊張などのストレスを軽減し、ホルモン分泌の促進や生殖器系を強くするブレンドです。かかとやくるぶしまわり、腹部や腰まわりを念入りにマッサージしましょう。

リンパで流す

# 腰からお尻をマッサージして婦人科系臓器を活性化

左足を終えたら右足も同様に。そのあとリンパマッサージへ

## 1 仙骨から腰骨までさする…5回

両手をお尻に回し、仙骨に手のひらを当てて、腰骨までさする。

カラダの表面近くにあるリンパの流れを整えて、老廃物の排出を促す。

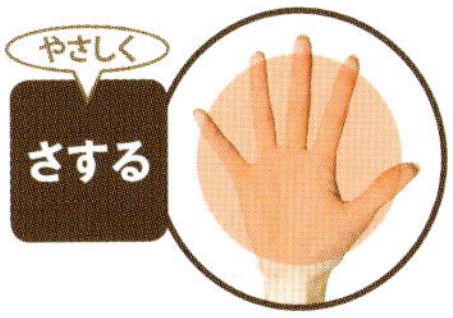
やさしく
さする

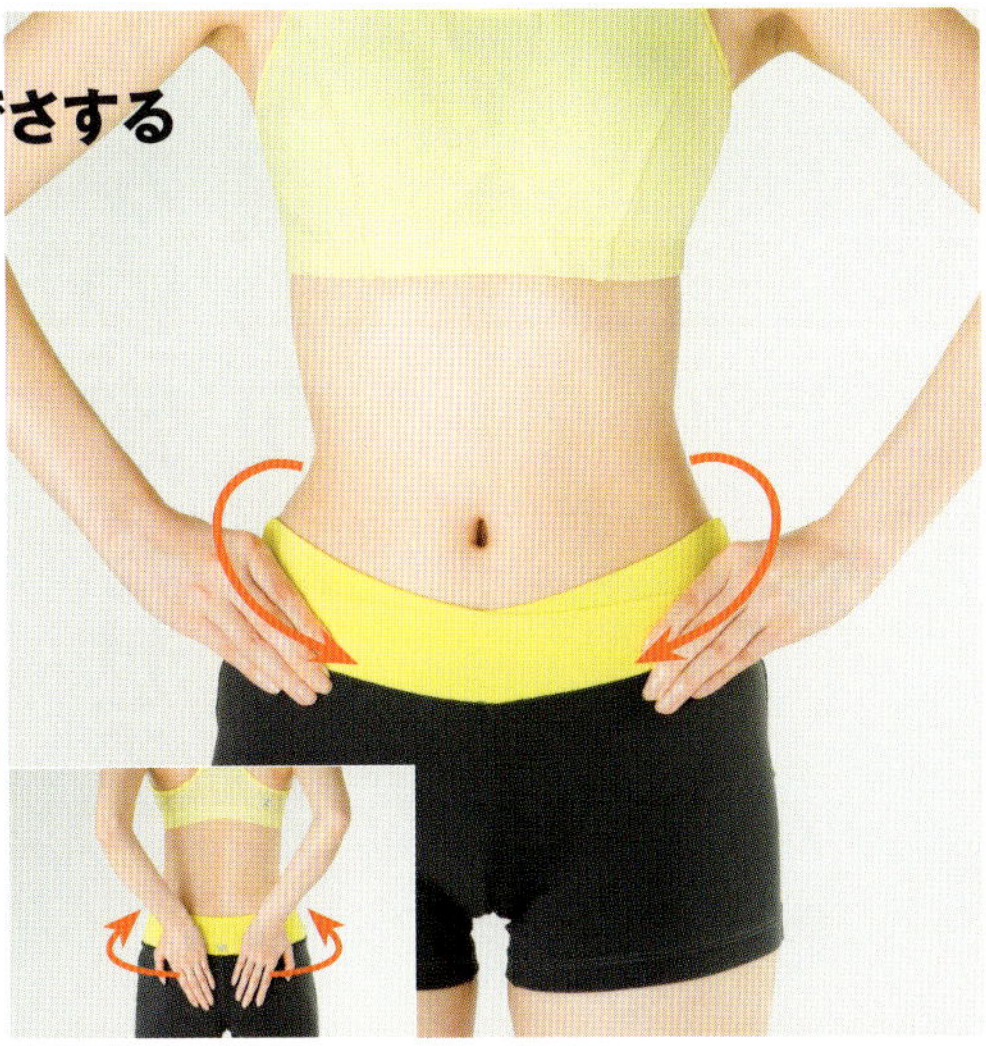

## 2 腰骨を押し回す…5回

左右の腰骨の上部に４本の指を当て、押しながら小さく回す。３か所ほど位置を変える。

強めに行うことで骨盤内の血行をよくして、子宮・卵巣内への血流を促す。

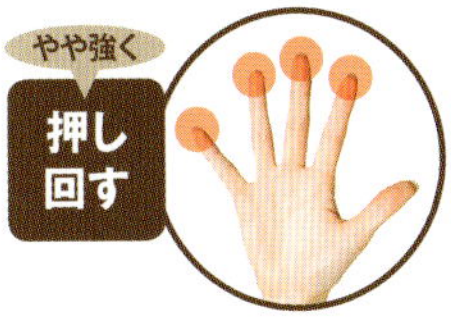
やや強く
押し
回す

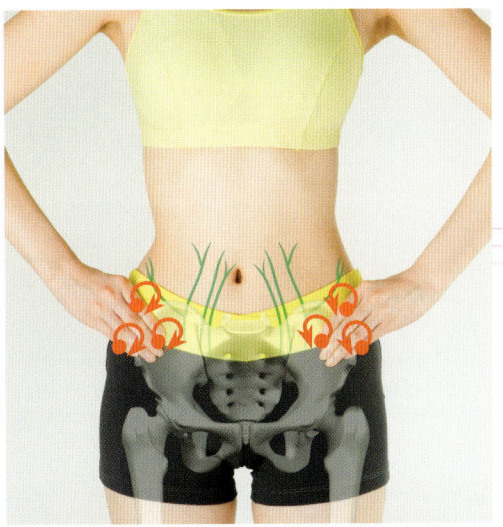

## 3 お腹をさする…10回

手のひらを重ねておへその下に当て、時計回りに大きくゆっくり回す。

手首のつけ根に少し圧をかけて、腹部全体が温まるまでくり返す。

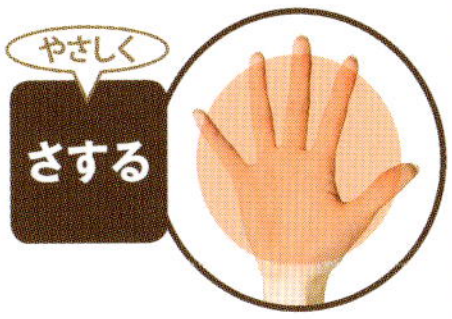
やさしく
さする

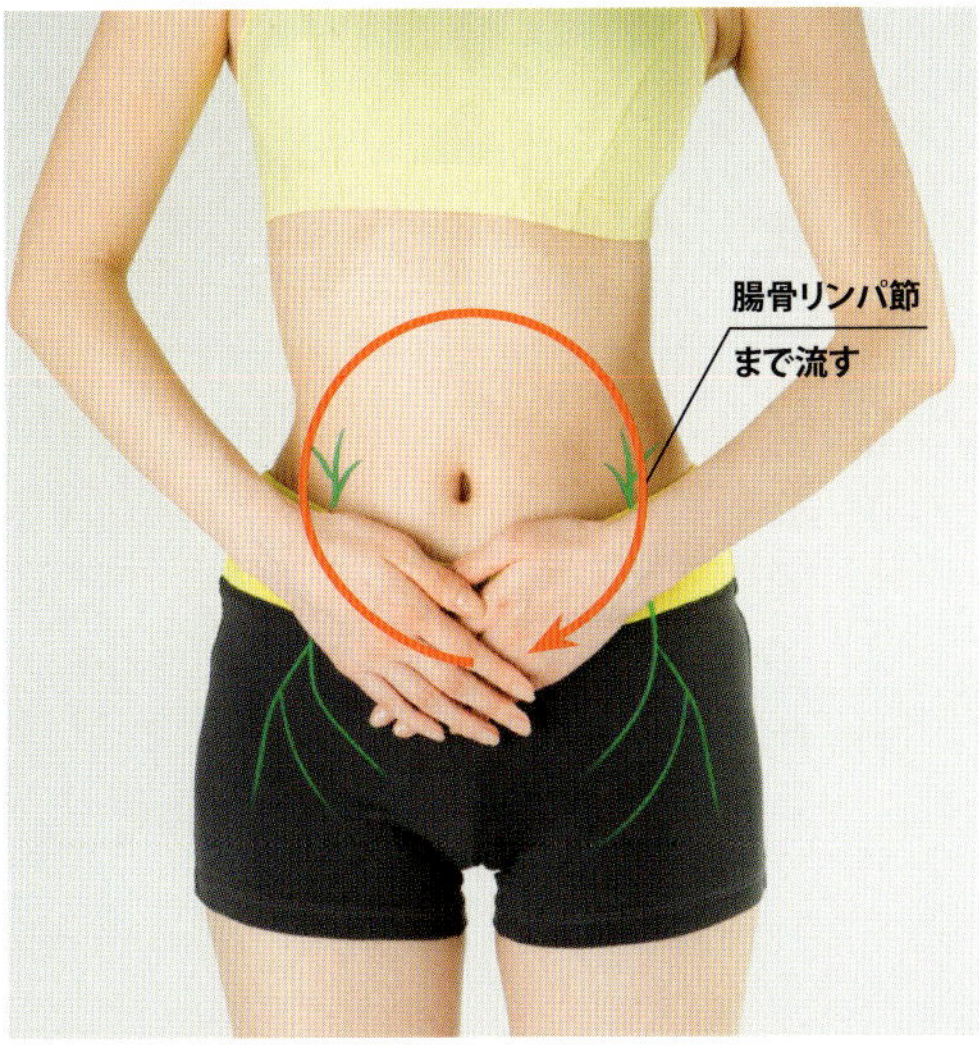
腸骨リンパ節
まで流す

数か月後には生理周期が整い、その後、赤ちゃんを授かりました。

婦人科系臓器の反射区への刺激や骨盤内のリンパのめぐりを促すことは、子宮や卵巣の機能の活性化につながります。妊娠しやすいカラダづくりには、冷え性や生理不順のお手入れ（P１１２・１１８参照）も大切です。

コントロールできない心の揺れ

# 更年期障害（心）

## リフレで崩す
## 心を安定させる
## お腹の血流を整える

### 反射区 子宮・卵巣を刺激
### つまむように…5回

子宮は内くるぶしのかかと寄りに、卵巣は外くるぶしのかかと寄りにある。

それぞれ後ろからかかとをつかみ、４本の指で支えながらつまむように親指でもみほぐす。

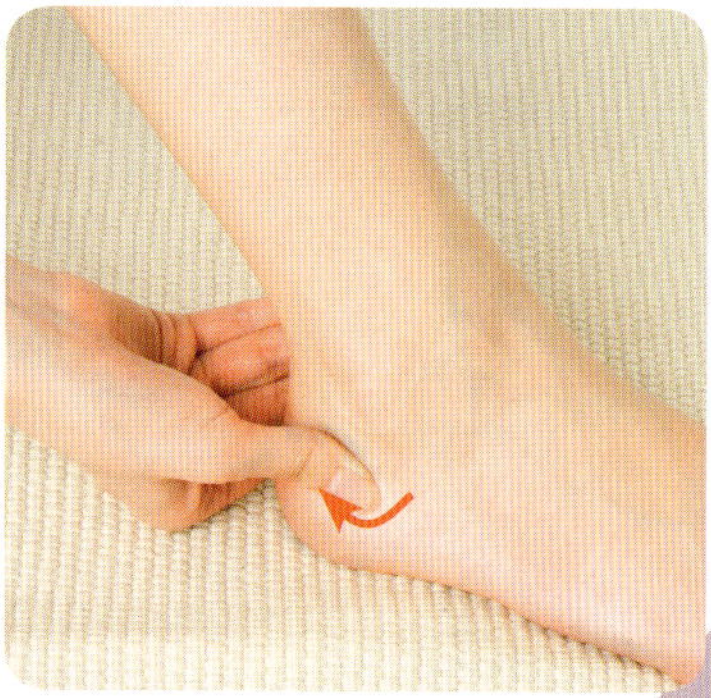

### 反射区 腹腔神経叢《ふっこうしんけいそう》を刺激
### しごくように…5回

足裏のほぼ真ん中にある広いところ。親指を重ねて当て、すべらせるようにして全体をまんべんなく押す。

ここを押すと、自律神経が安定して、リラックス効果を得られる。

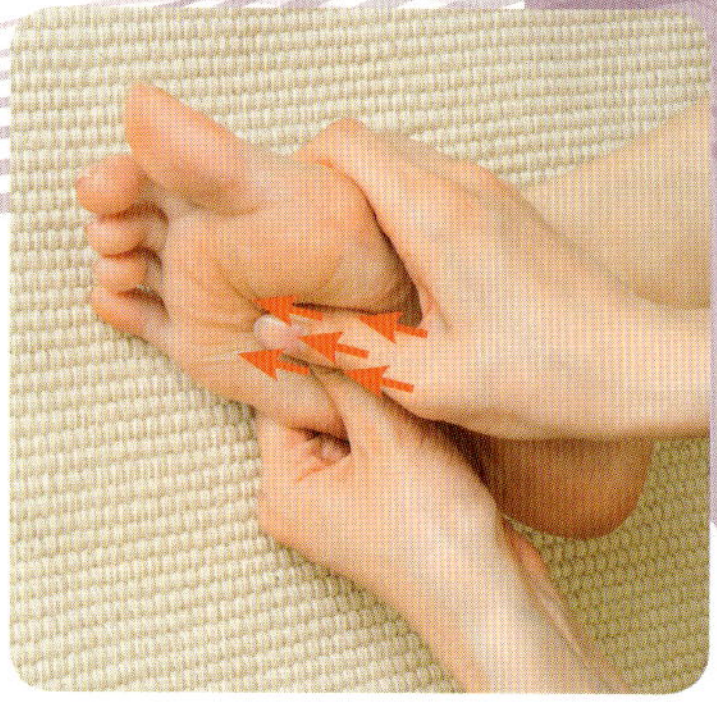

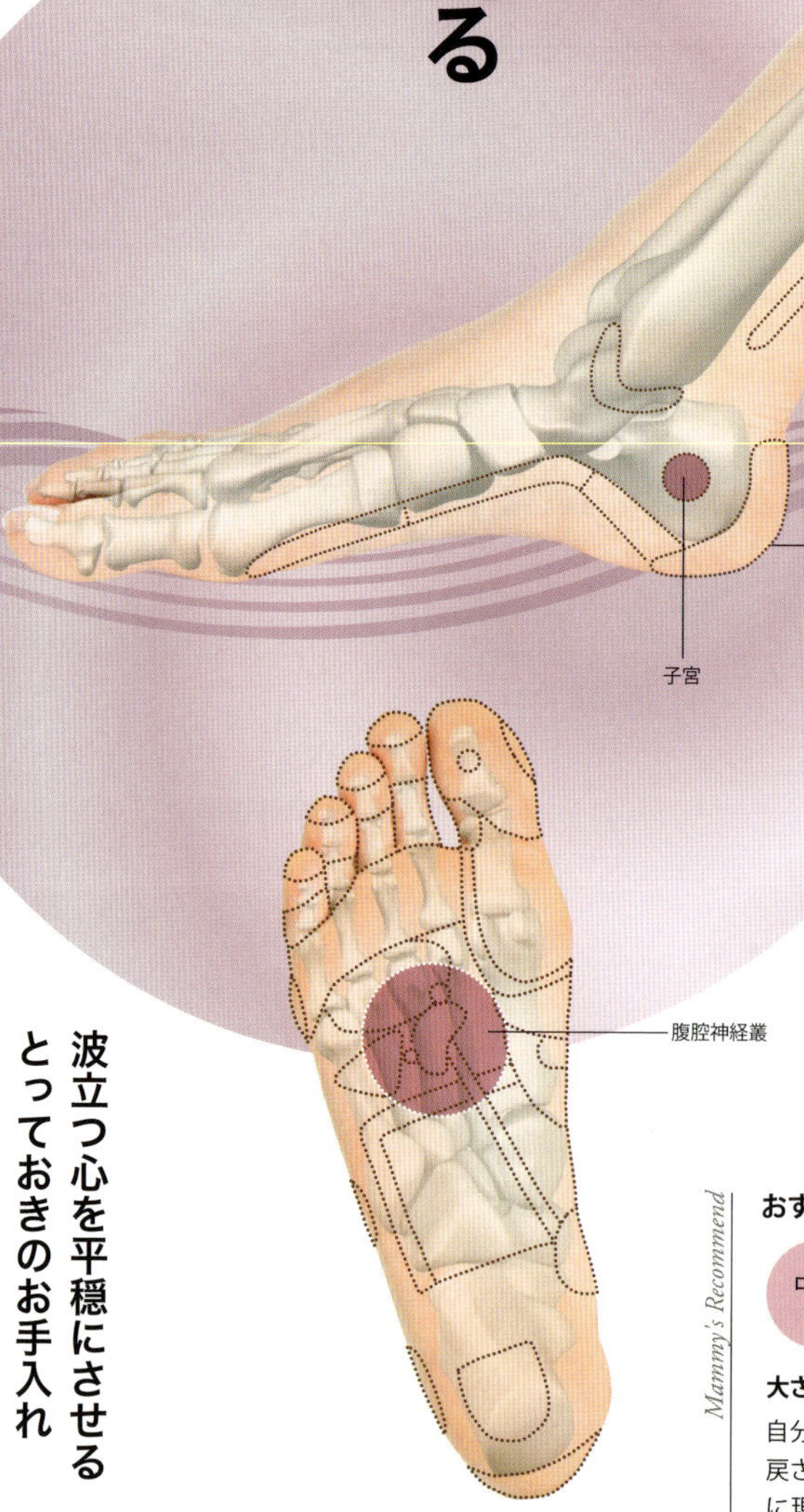


### 波立つ心を平穏にさせる
### とっておきのお手入れ

更年期はだれにでも訪れますが、想像以上につらいのが、自分でコントロールできない心の不安定さだといえます。ささいなことで涙したり、怒鳴ったり、感情の起伏の激しさに落ち込むこともあるでしょう。閉経により女性として終わってしまうという虚脱感を訴える方もいらっしゃいます。

つらさを受け止めてくれる友人や家族

*Mammy's Recommend*

**おすすめアロマバス**

ローズ
2滴

**大さじ２杯の粗塩に混ぜて使用**

自分自身への愛情や自信を取り戻させてくれるローズ。心身ともに現れる変化に対して、感情の波を鎮め、やさしい気持ちで向き合えるよう、はたらきかけてくれます。

がいるとよいのですが、弱音を吐くことさえできず、ひとりで悩む方も多いようです。

こんな時期は、思いきってプロの手にカラダを委ねてみては。エステや整体などで、しっかり疲れをほぐしてもらい、だれかに話を聞いてもらうことで、気分がスッキリすることも。何か夢中になれる趣味を見つけるのもよい解消法です。


左足を終えたら右足も同様に。そのあとリンパマッサージへ

リンパで流す

# 頭部の滞りを解消して心を整える

## 1 ひたいから後頭部まですり上げる…5回

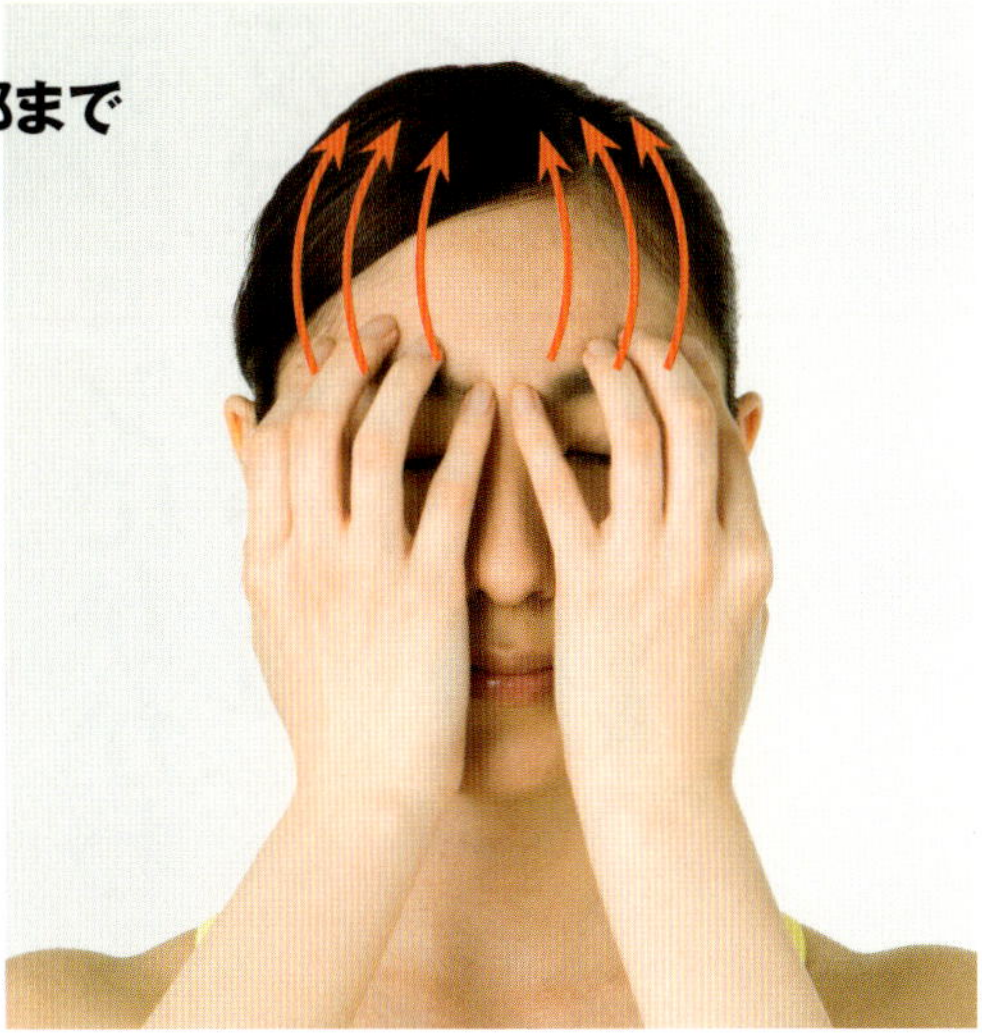

左右の眉の上に両手の４本の指を当て、後頭部に向けてすり上げる。
指の腹をすべらせ、筋肉を伸ばすように刺激する。

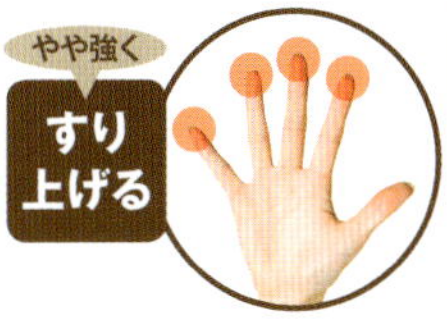

やや強く
すり上げる


## 2 耳のまわりを押し回す…5回

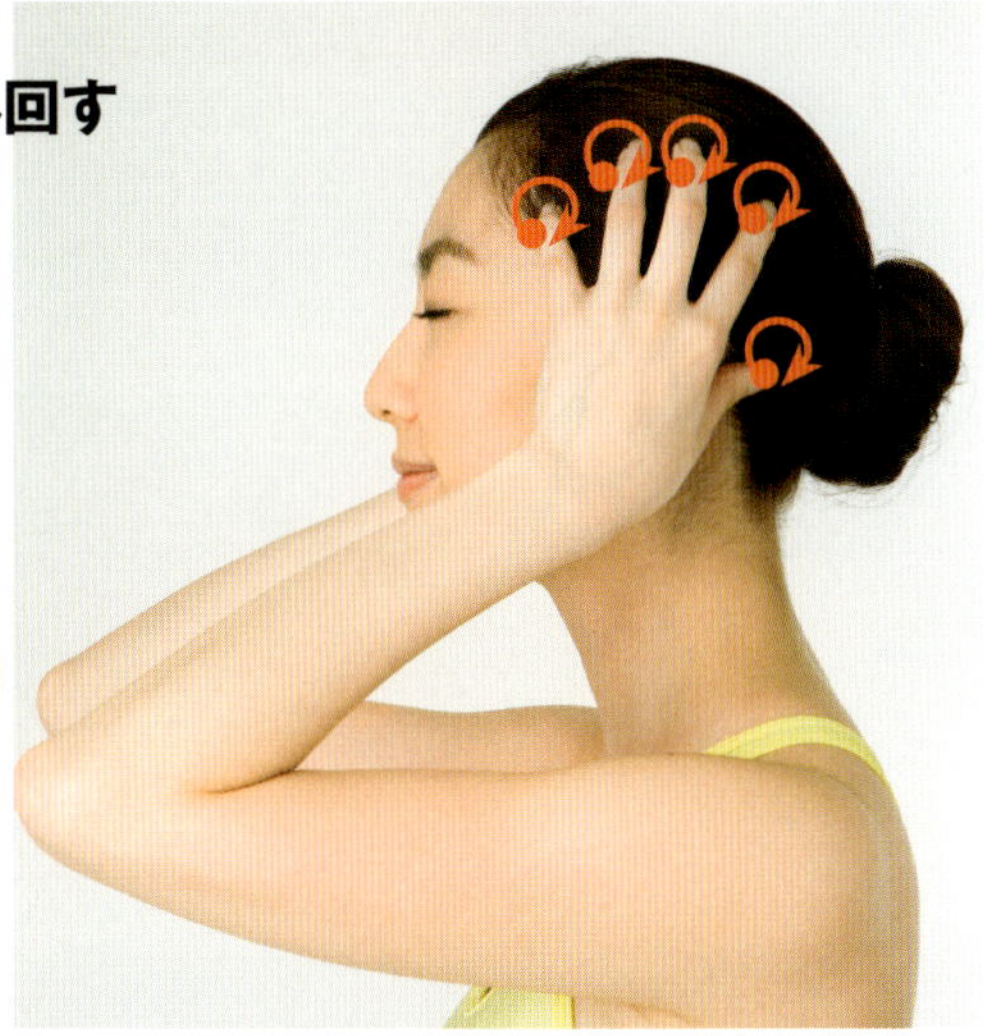

左右の耳を囲むように指を当て、その場で小さく回す。指先で強めに押して側頭部のこわばりをもみほぐし、緊張をゆるめる。

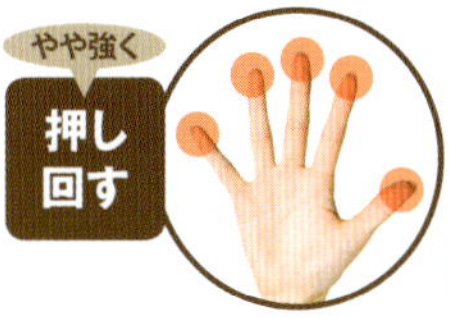

やや強く
押し回す


## 3 ひたいから鎖骨へ流す…5回

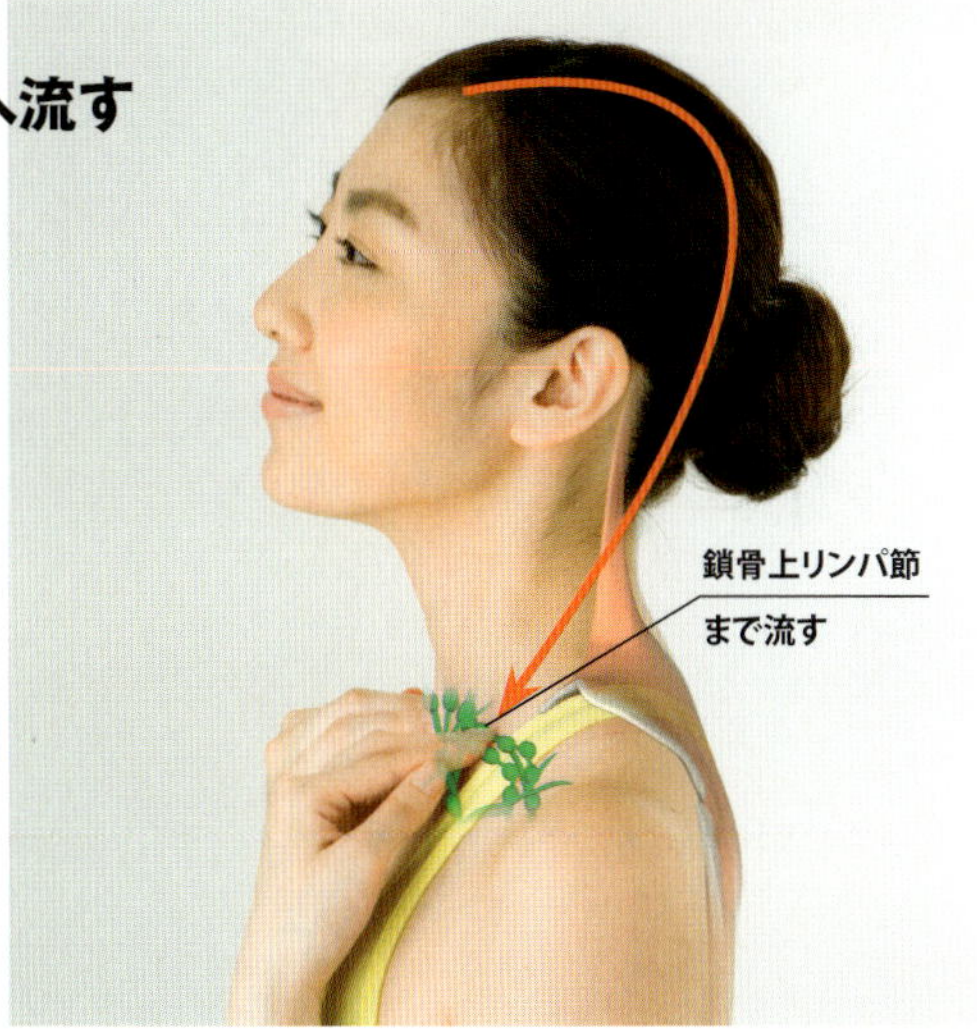

鎖骨上リンパ節まで流す


ひたいに４本の指を当て、頭頂に向かってさする。そのまま後頭部、首すじを通って鎖骨のくぼみまでさする。

頭部全体のリンパの流れを整える。

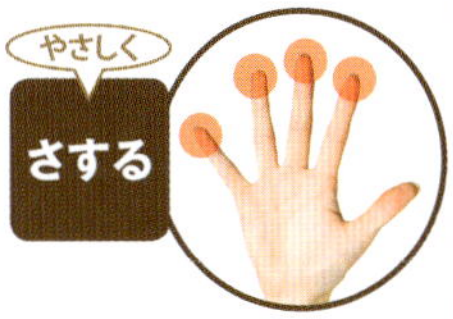

やさしく
さする

顔やカラダが急にほてってつらい

# 更年期障害（カラダ）

リフレで崩す

## ホルモンにかかわる反射区を刺激

### 反射区 子宮・卵巣を刺激 つまむように…5回

子宮は内くるぶしのかかと寄りに、卵巣は外くるぶしのかかと寄りにある。

それぞれ後ろからかかとをつかみ、４本の指で支えながらつまむようにして親指でもみほぐす。

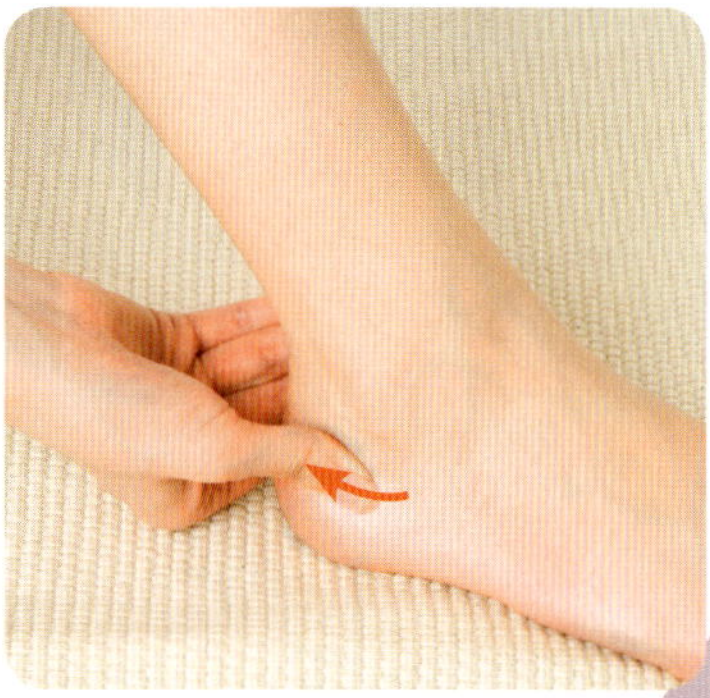

### 反射区 脳下垂体を刺激 垂直に押す…5回

第１趾《し》の腹側、真ん中を親指の腹で皮膚に対し垂直に強く押す。押しにくいときは、指の関節を使ってもいい。

ここを押すと、さまざまなホルモンの分泌が促される。

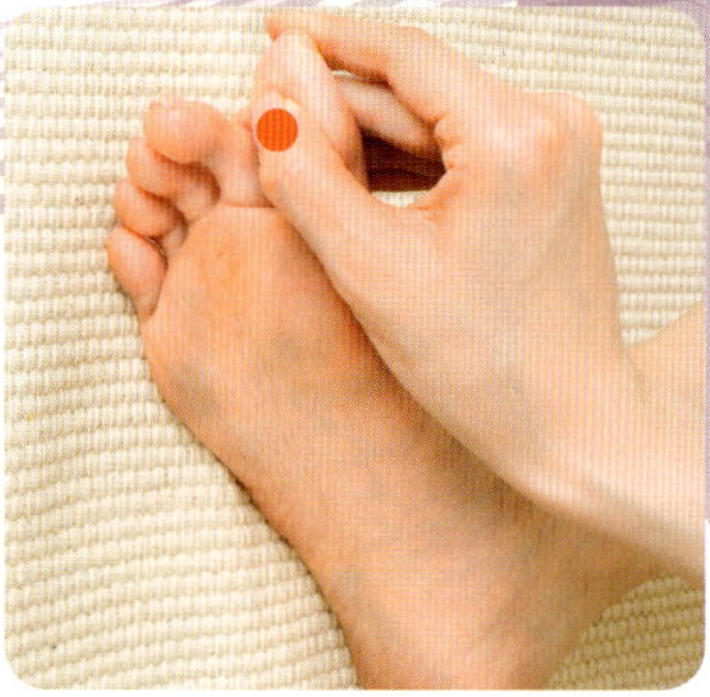

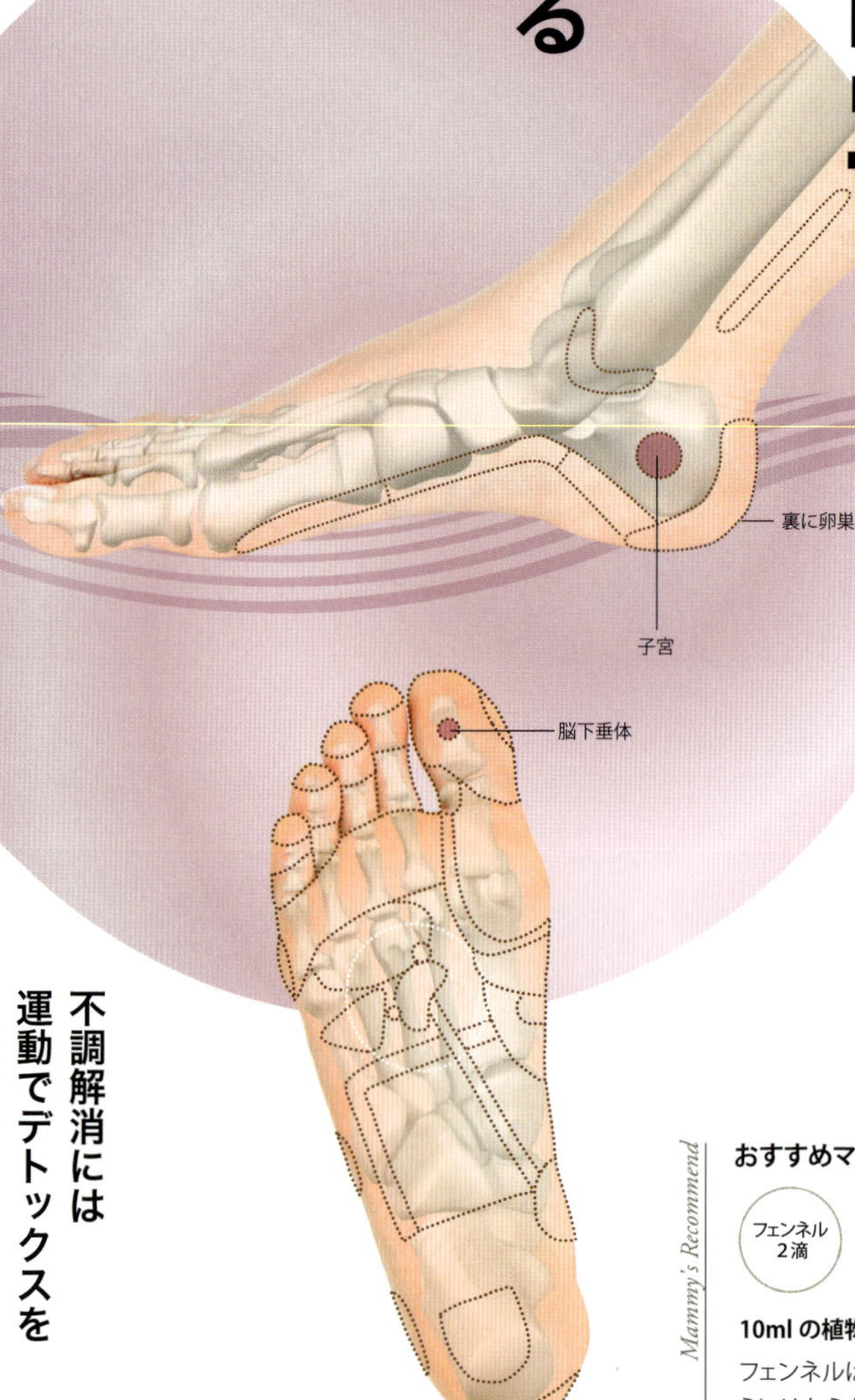


### 不調解消には運動でデトックスを

更年期を迎えるころになると体形や肌質が変化し、不調が増えるのに、家族や仕事の責任は増え、自分に手をかける時間が少なくなります。さらに、女性ホルモンの急激な減少で、心とカラダのバランスも崩れやすくなります。カラダに触ってみると、こりが強く、関節が硬くなったり、皮膚が敏感になったりします。

この時期は、できるだけ運動をしまし

*Mammy's Recommend*

**おすすめマッサージオイル**

フェンネル
2滴

**10ml の植物油に混ぜて使用**

フェンネルは、女性ホルモンのようにはたらき、ホルモン分泌量の変化にともなう不調を軽減し、デトックスを促します。ローズとブレンドすれば高貴でバイタリティーあふれる香りになります。

ょう。閉経により、それまで定期的に行われていたデトックス作用がなくなるので、運動で適度な筋肉を保ち、汗をかくのが症状をやわらげる助けになります。
ピラティスやフラダンス、ウオーキングなど自分が気持ちいいと感じられるものを日々の生活に取り入れてみましょう。

左足を終えたら右足も同様に。そのあとリンパマッサージへ

リンパで流す

# 腹部のリンパをめぐらせ内臓機能を高める

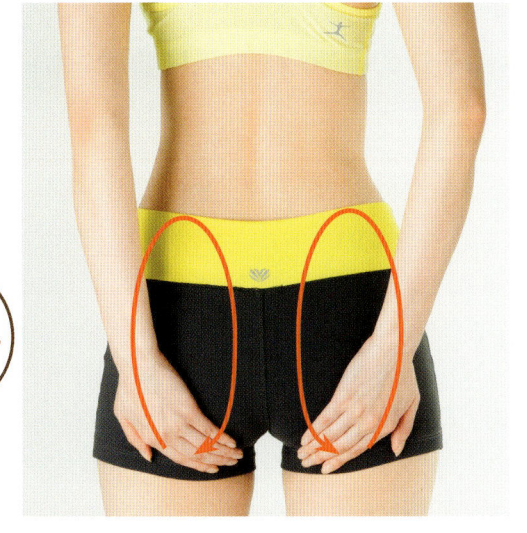

## 1 お尻をさする…5回

手のひらを左右のお尻に当て、お尻全体に円を描くように大きくさする。
お尻から腰にかけて温めて、血流を整える。

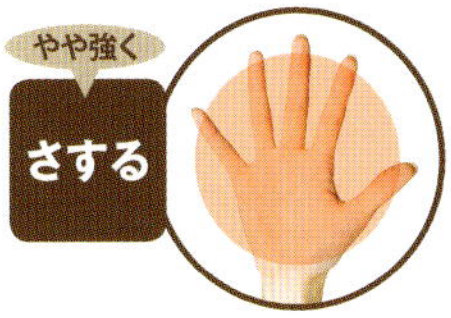

やや強く
さする


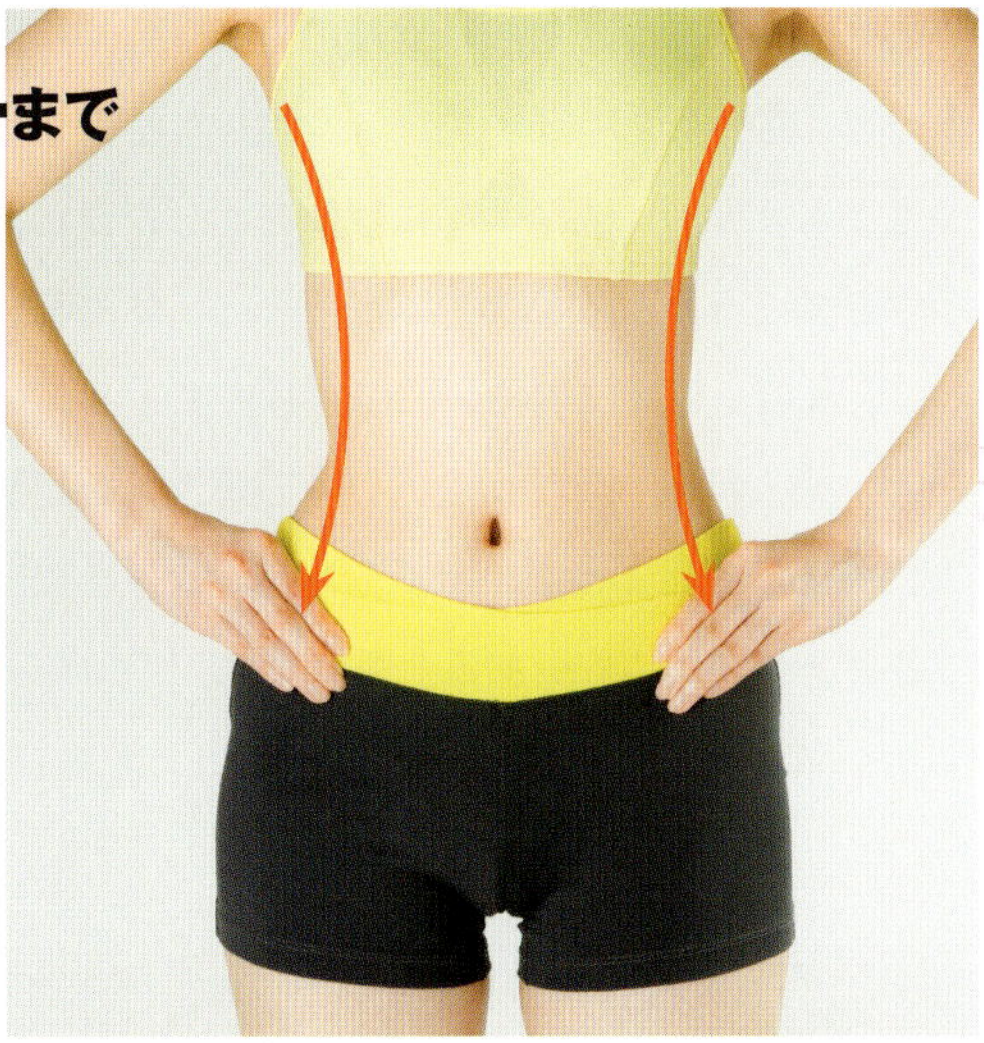

## 2 わきの下から腰骨までさする…5回

左右のわきの下に手のひら全体を密着させ、腰骨までさする。
滞りやすい、カラダの側面のリンパを流す。

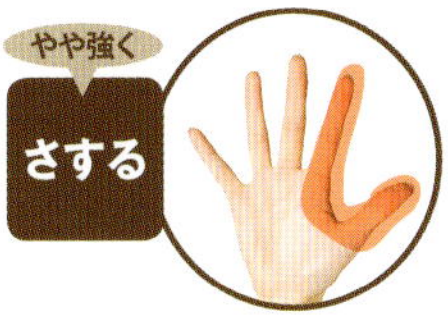

やや強く
さする


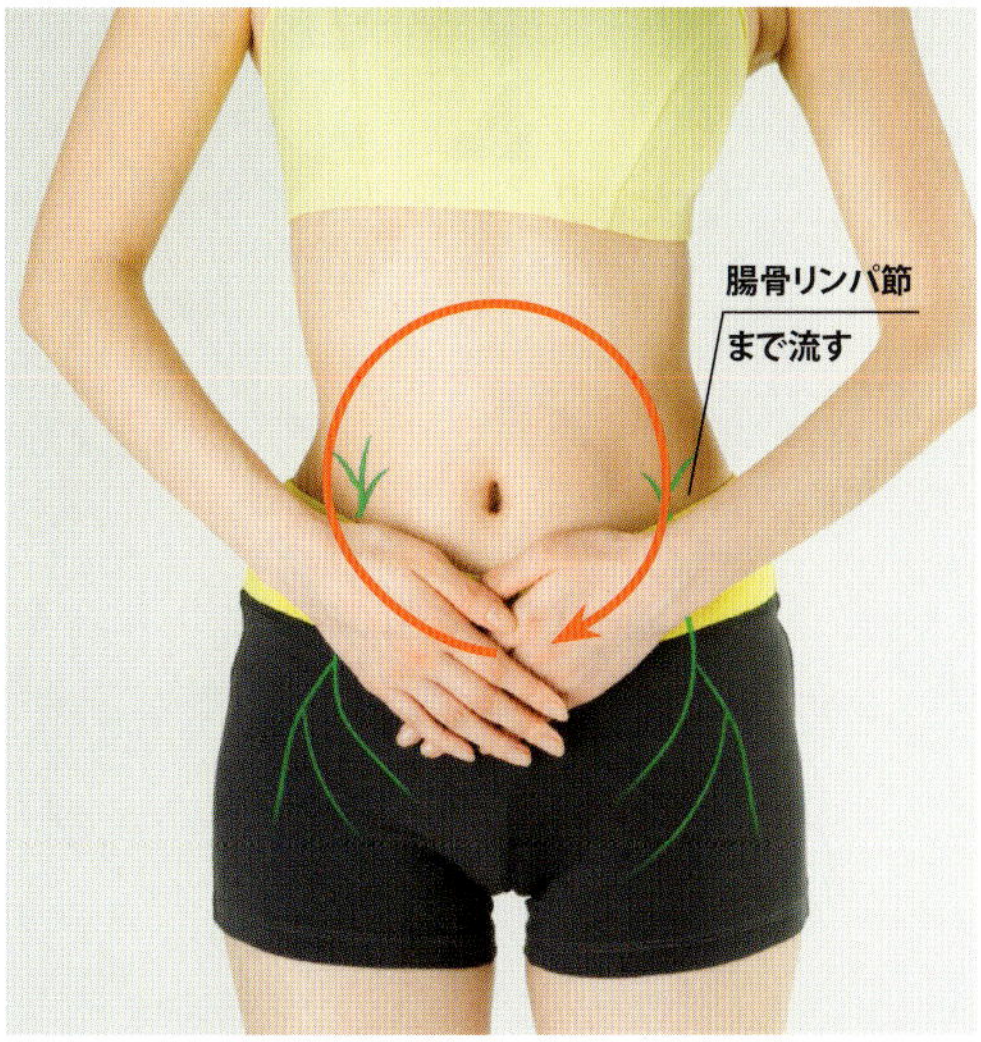

腸骨リンパ節
まで流す


## 3 お腹をさする…5回

手のひらを重ねておへその下に当て、時計回りに大きくゆっくり回す。
腹部全体を温めて、神経バランスを整える。

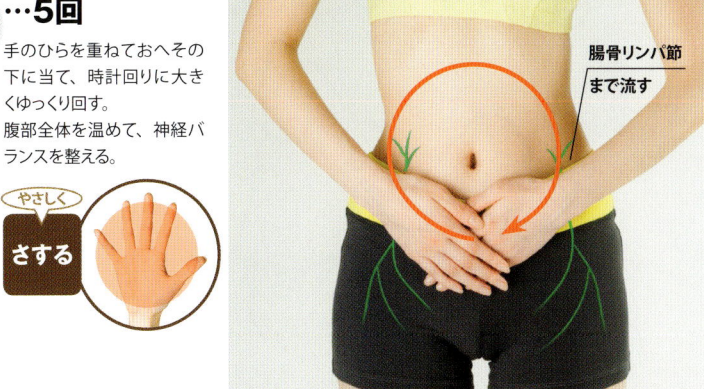

やさしく
さする

Column

## ホルモンのアンバランスに負けない

世の中には生理が体調にはまったく影響しないラッキーな女性もいますが、生理痛やむくみといったカラダの不調だけでなく、イライラや落ち込みなど、感情にまで影響してしまう女性もいます。また多くの女性が、更年期にはのぼせや、口・目のかわき、しびれ、情緒不安定などの症状に悩まされます。

これらはどれもホルモンバランスの乱れが原因ですが、じつは、一生のうちに分泌される女性ホルモンは、たったスプーン１杯程度だそう。「そんな微量なホルモンに苦しめられるなんて理不尽」とも思いますが、これは女性のカラダの神秘ともいえます。トラブルの原因となる一方で、女性らしく美しいプロポーションをつくったり、お肌や髪にツヤを出したり、妊娠しやすいカラダをつくったりするのですから……。ホルモンを味方につければ、美容と健康におおいに役立ちます。

私は、ひどい婦人科系トラブルをアロマで解消した経験があります。人にもよるでしょうが、ホルモンバランスを整えるためにアロマを試す価値は、充分あると思います。

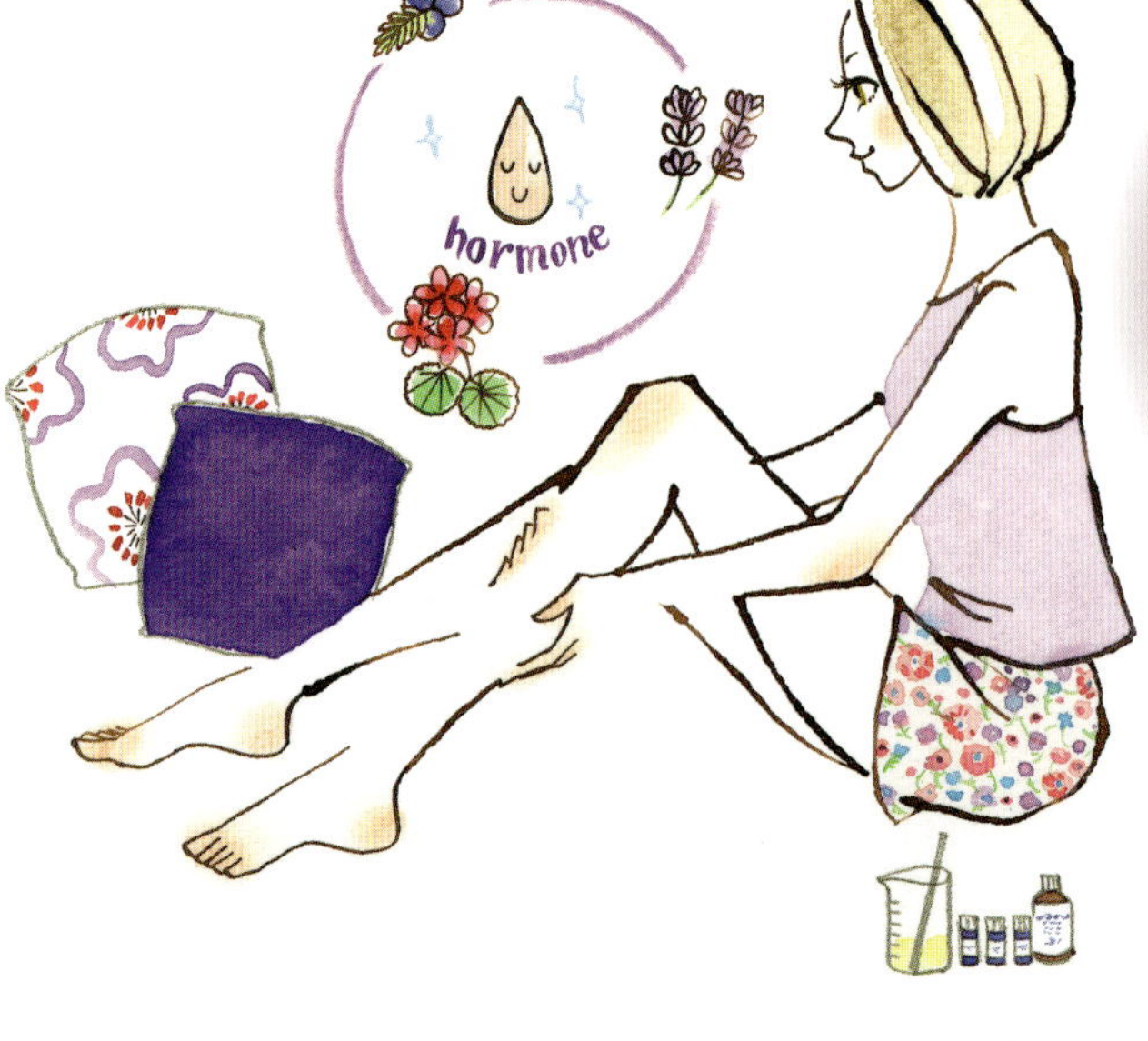


ジュニパー・ゼラニウム・
ラベンダーのブレンドがおすすめ。
ホルモンと上手につき合って
キレイに、元気に!

PART

6

# キレイなボディラインをつくるマッサージ

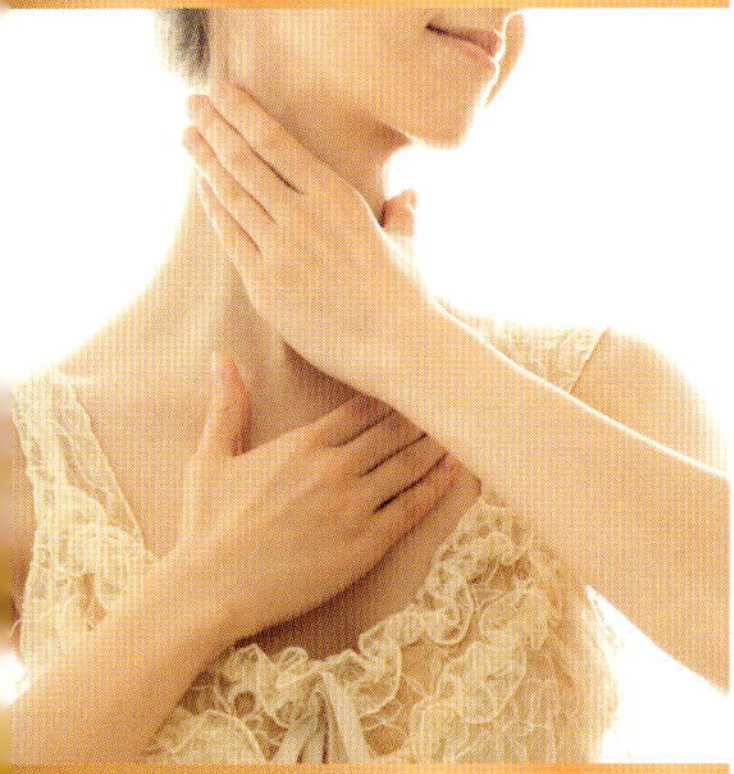

強めの刺激で気になるパーツにアプローチすれば
理想の美シルエットも夢じゃない。
続ければ続けるほど、高い効果を実感できます。

くびれた足首と引き締まったふくらはぎをつくる

# ふくらはぎ

リフレで崩す

## カラダの内側から排出力アップをサポート

❶〜❻を刺激する
（くわしくはP22・23参照）

反射区 **腎臓・輸尿管・膀胱《ぼうこう》をしごく…5回**

❶
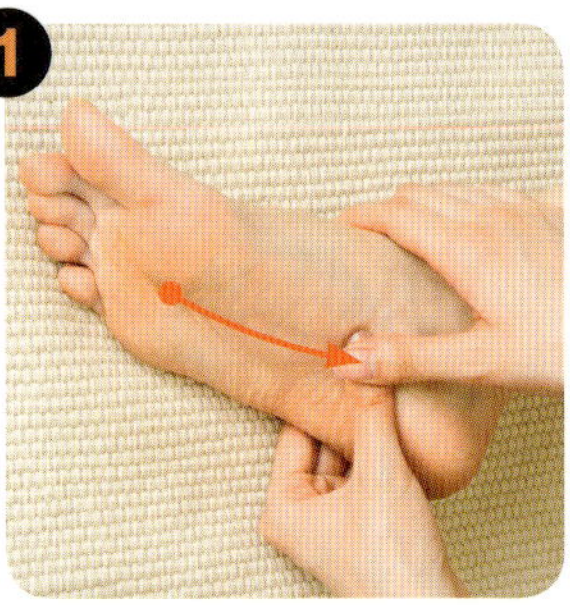

反射区 **胃・すい臓・十二指腸をしごく…5回**

❷
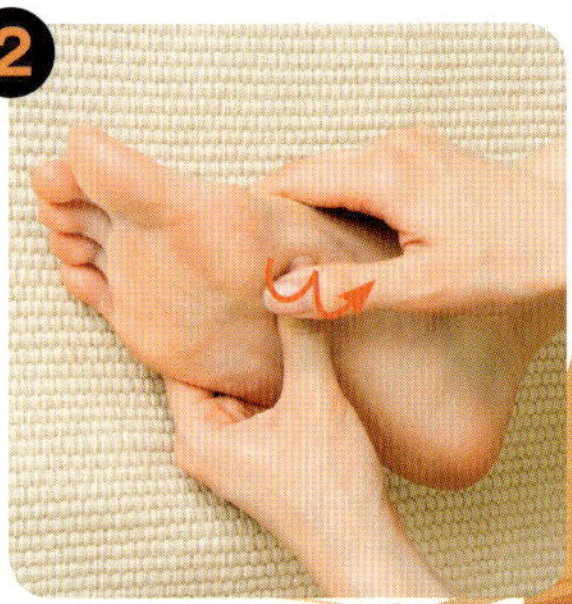

反射区 **小腸・大腸をしごく…5回**

❸
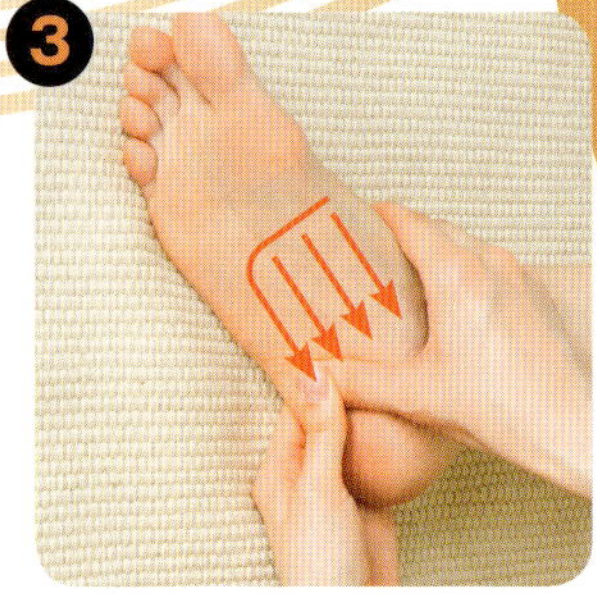

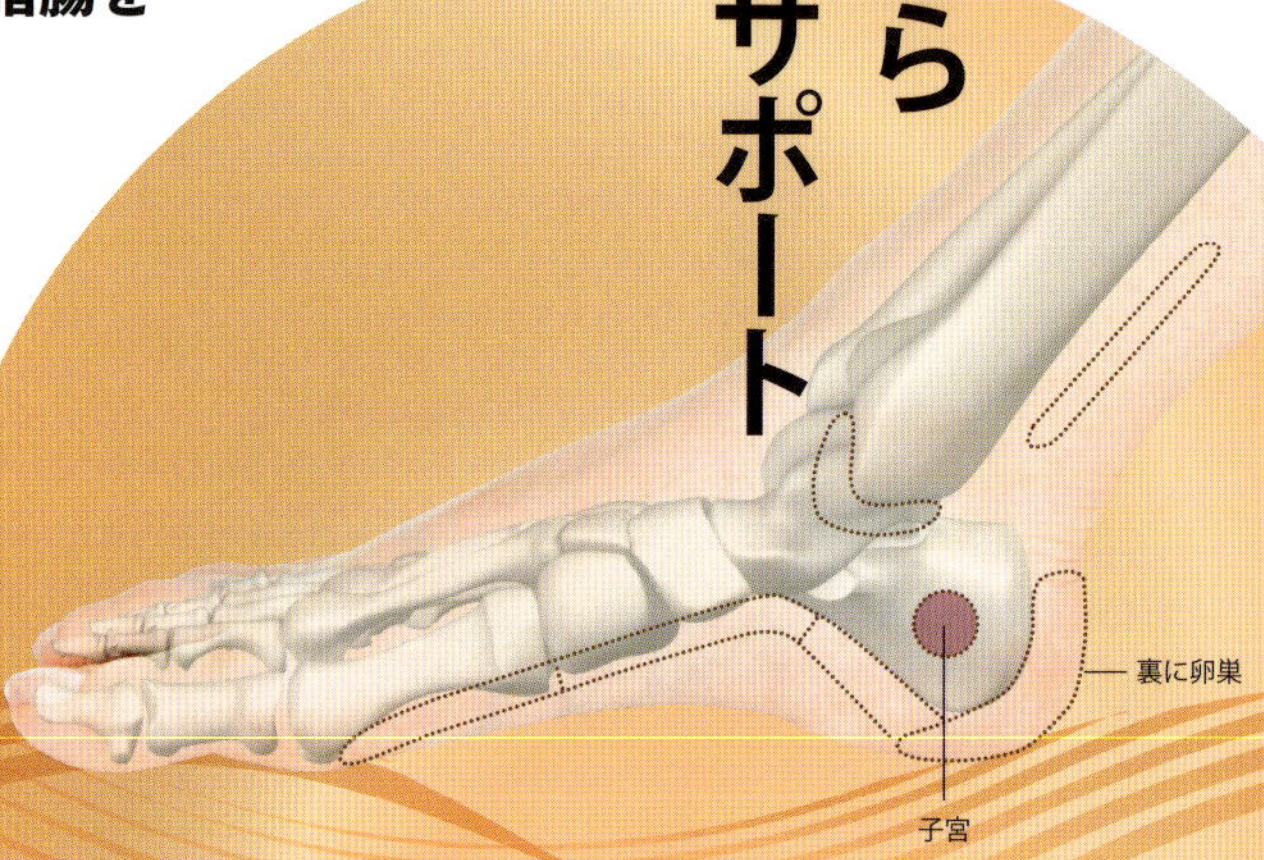
裏に卵巣
子宮

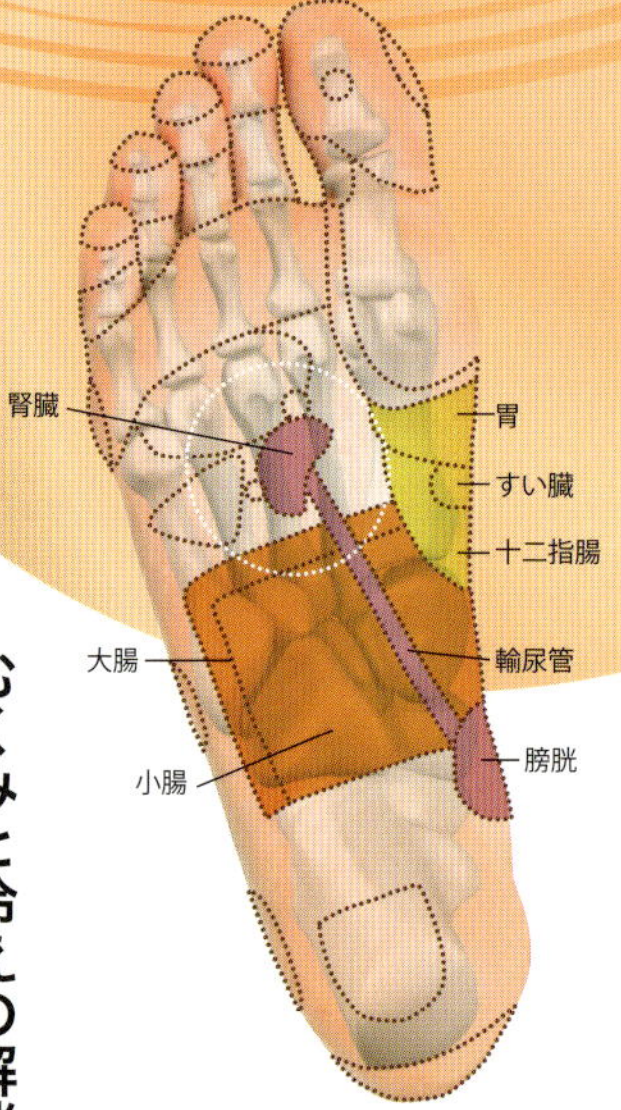
腎臓
胃
すい臓
十二指腸
大腸
輸尿管
小腸
膀胱

反射区 **子宮・卵巣をつまむ…5回**

❹
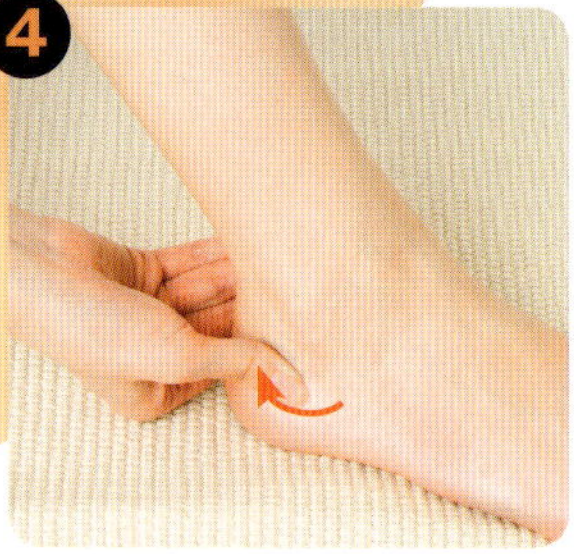

❺ **足の甲を押し広げる…5回**

❻ **足首からひざまでさする…5回**

### むくみと冷えの解消で理想のふくらはぎへ

脚の疲れはボディラインの乱れに直結。これはサロンで脚やせのお手入れをしていて実感してきたことです。ふくらはぎの筋肉は、血液を心臓に戻す大切なポンプの役割をしているため、運動不足だと流れが滞ってむくみ、太くなるのです。

重力で足先に過剰な水分や老廃物がたまると、足裏からふくらはぎの疲れやむくみの元になります。しかしマッサージ

*Mammy's Recommend*

**おすすめマッサージオイル**

ジュニパー 1滴

ローズマリー 1滴

**10mlの植物油に混ぜて使用**

利尿・解毒作用の高いジュニパーと血液循環を促すローズマリー。このブレンドは、ひざ下にたまりやすい余分な水分の排出をスムーズにして、引き締まった足首とふくらはぎづくりに役立ちます。

リンパで流す

# 「温める」「崩す」「流す」の3ステップでスリミング

を行えば、すみやかに水分や老廃物を排出できます。とくに腎臓から膀胱への反射区をしっかりもみほぐしましょう。

サイズダウンには、ふくらはぎの脂肪を「たたみ下ろし」、そのあとにしっかり流すテクニックが効果的。

日々のマッサージで、メリハリのある美しいラインを手に入れましょう。

## 1　ふくらはぎをもむ…5回

両手のひらでふくらはぎをつかみ、左右にクロスさせて温めるように筋肉をもみほぐす。

手のひらを使い、まんべんなく温めてやわらかくする。

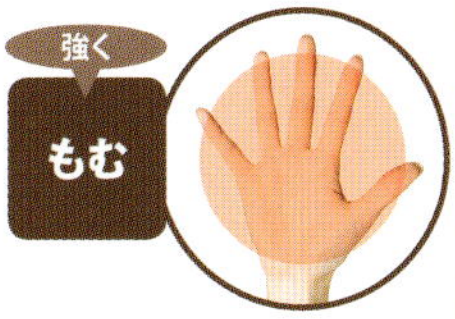
強く
もむ

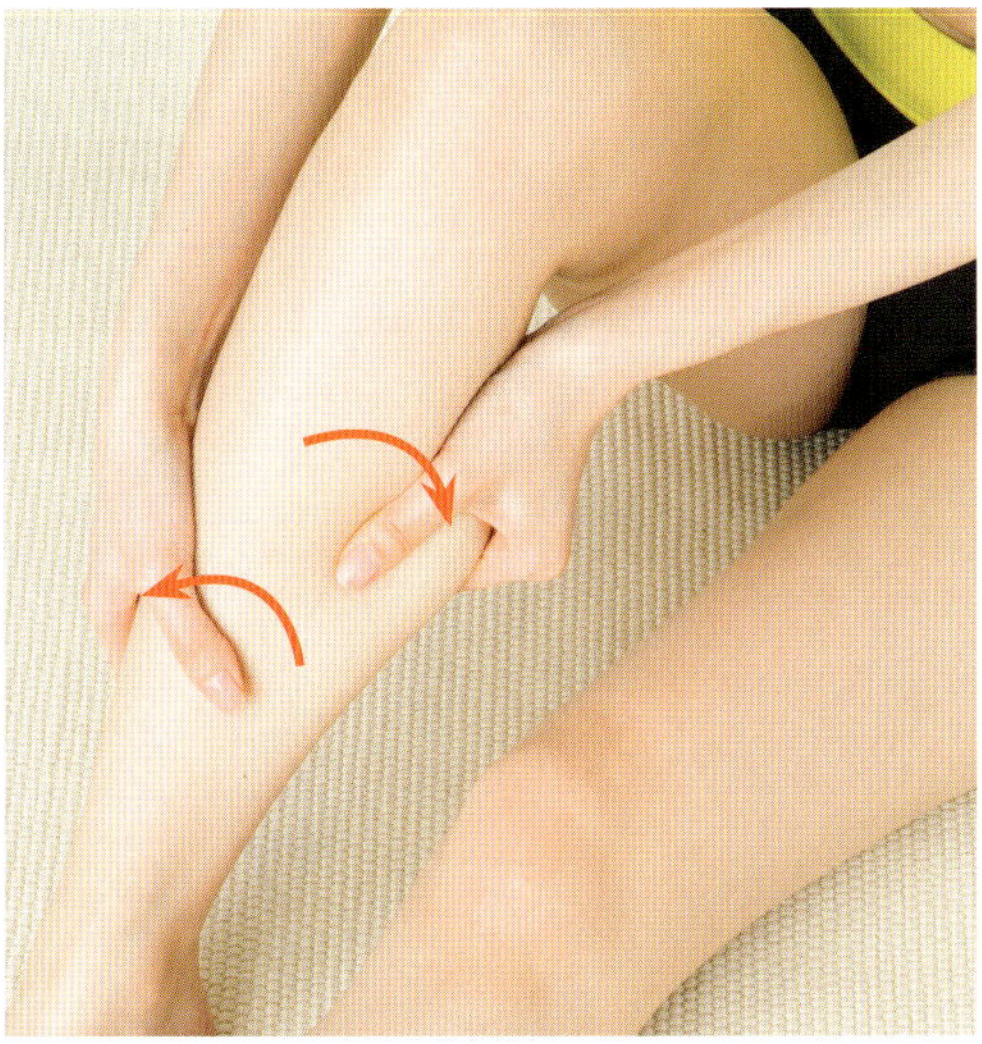

## 2　ふくらはぎをたたみ下ろす…5回

ふくらはぎの脂肪を両手でつかみ、４本の指で支えながら、親指で内側から外側へたたみ下ろす。脂肪がやわらかくなるまでしっかりと。硬くなった脂肪をつかみ、小さく崩す。

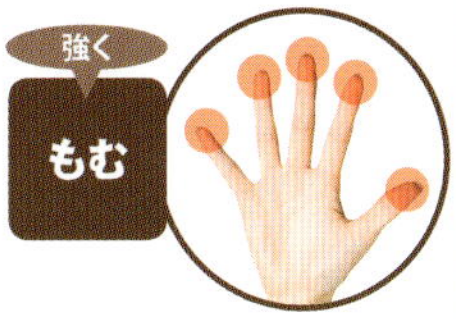
強く
もむ

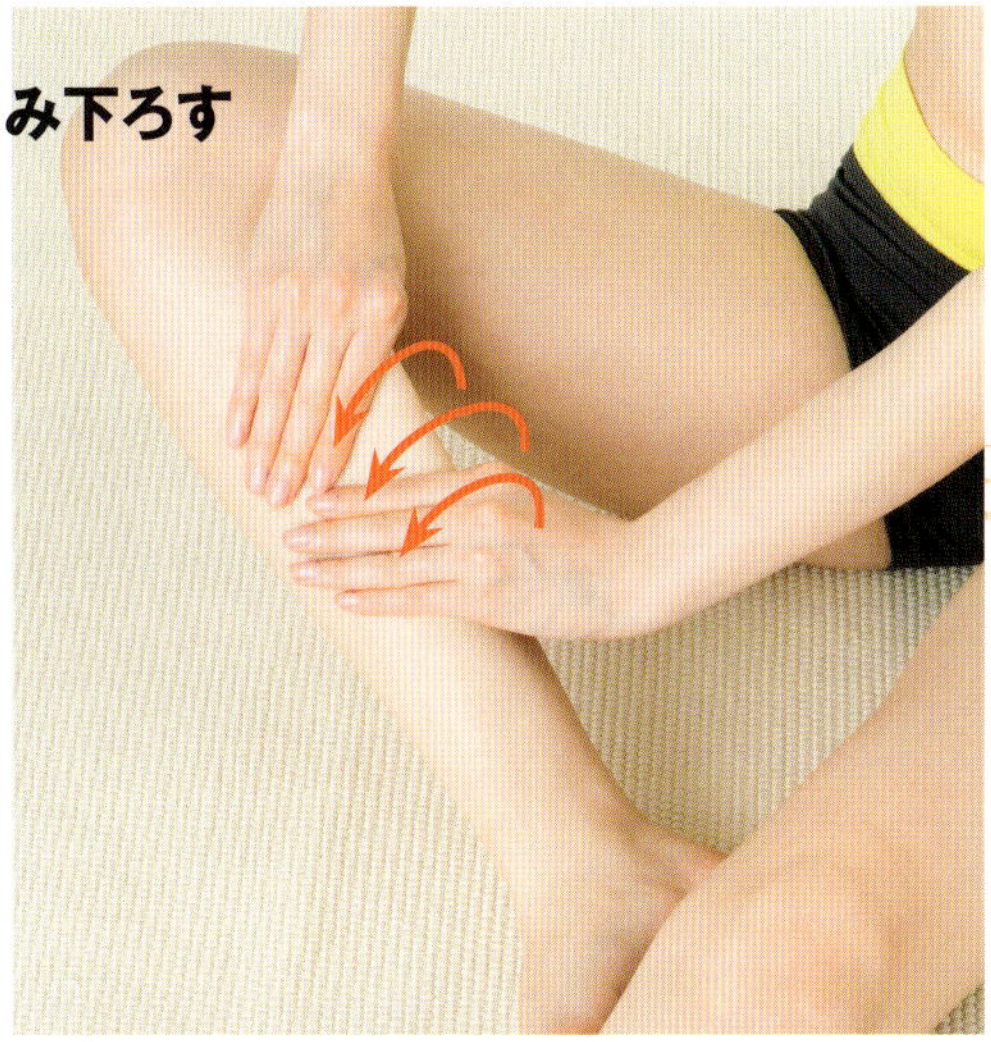

## 3　ふくらはぎをすり上げる…5回

両手のひらを足首に密着させ、強めの力でひざ裏までしっかりすり上げる。

2で崩した倍の時間をかけて、ひざ裏へしっかりと流す。

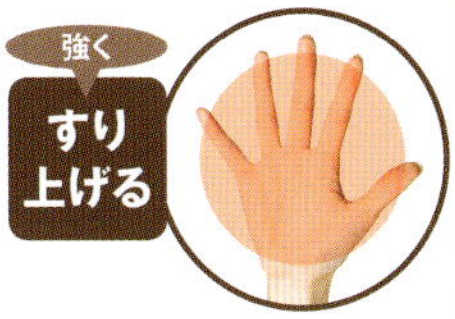
強く
すり上げる

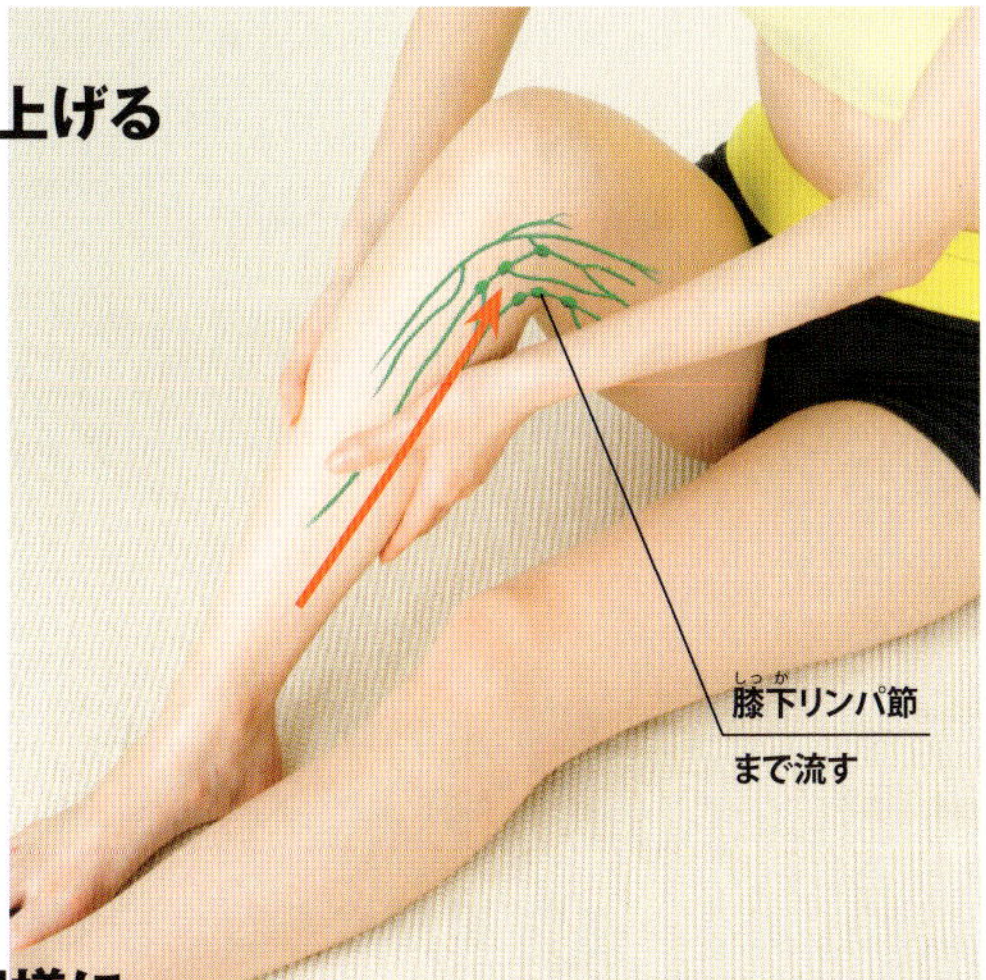
膝下《しっか》リンパ節
まで流す

**左足を終えたら右足も同様に**

ショートパンツもはきこなせる締まった脚に

# 太もも

リフレで崩す

## カラダの内側から排出力アップをサポート

1～6を刺激する
（くわしくはP22・23参照）

### 反射区 腎臓・輸尿管・膀胱《ぼうこう》をしごく…5回

1

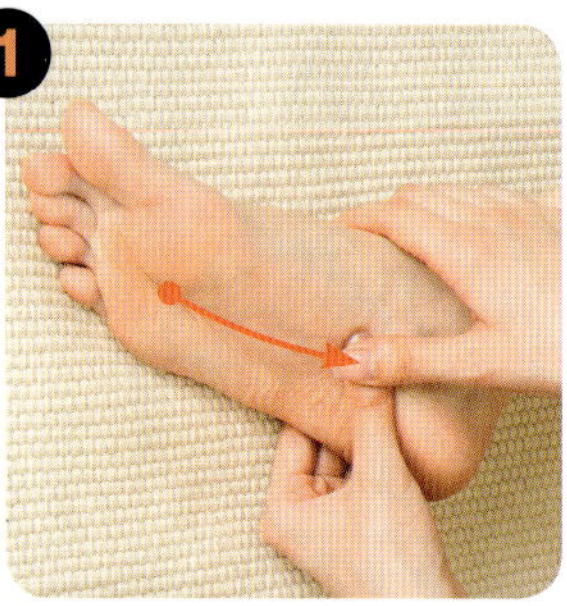

### 反射区 胃・すい臓・十二指腸をしごく…5回

2

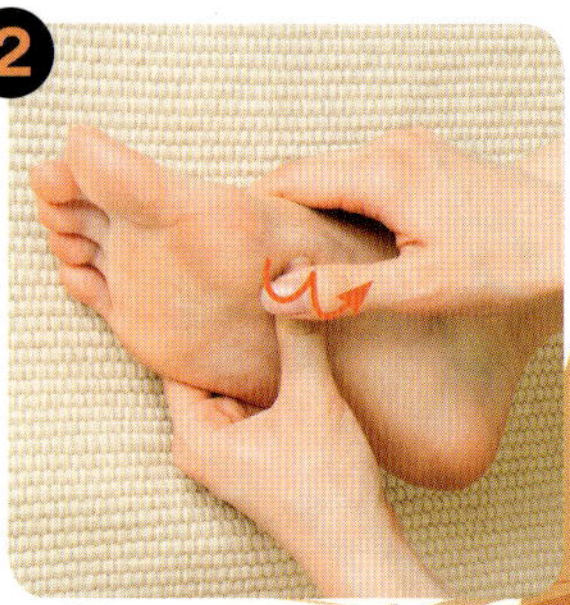

### 反射区 小腸・大腸をしごく…5回

3

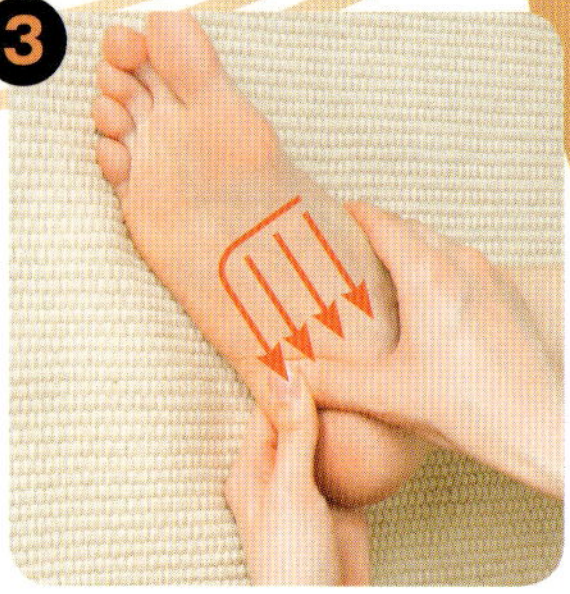

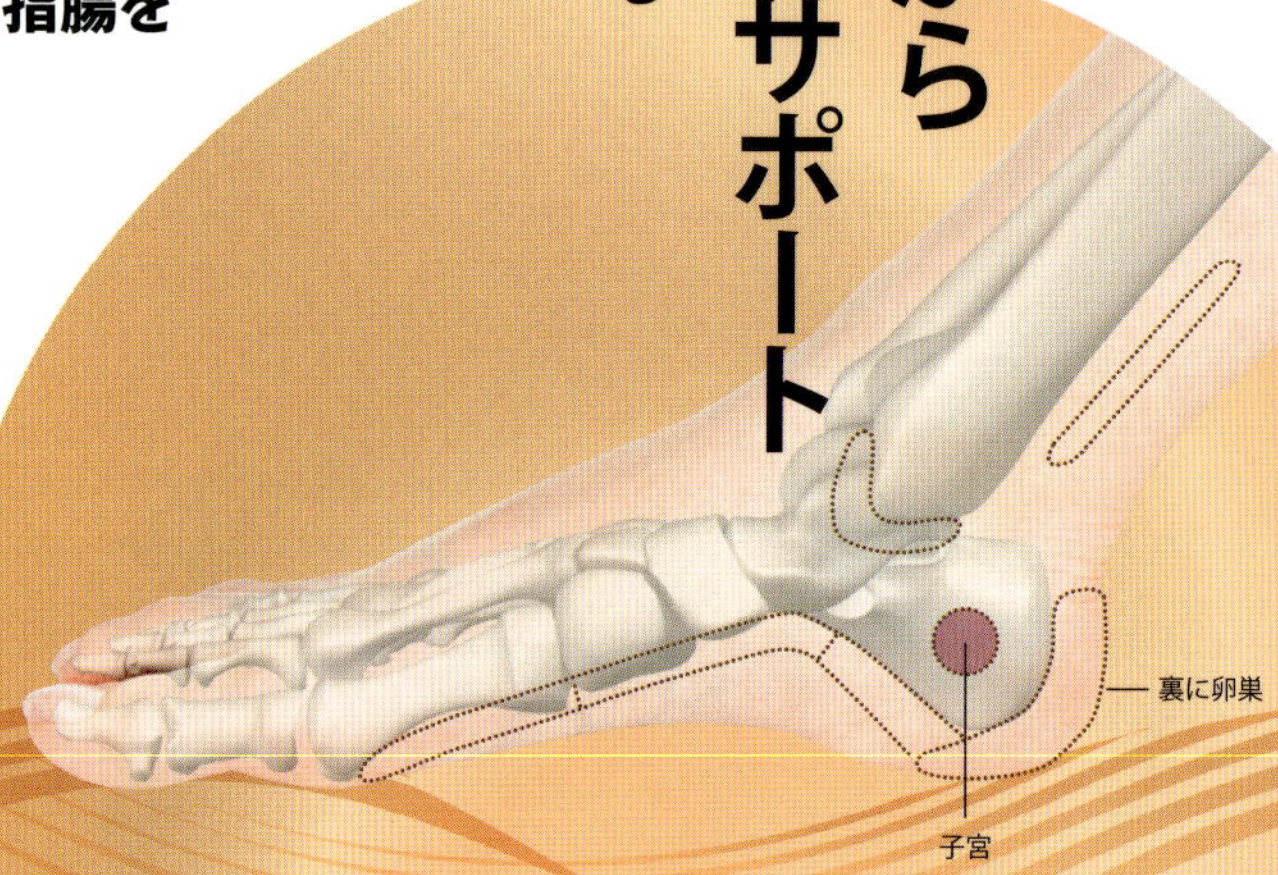


### 反射区 子宮・卵巣をつまむ…5回

4

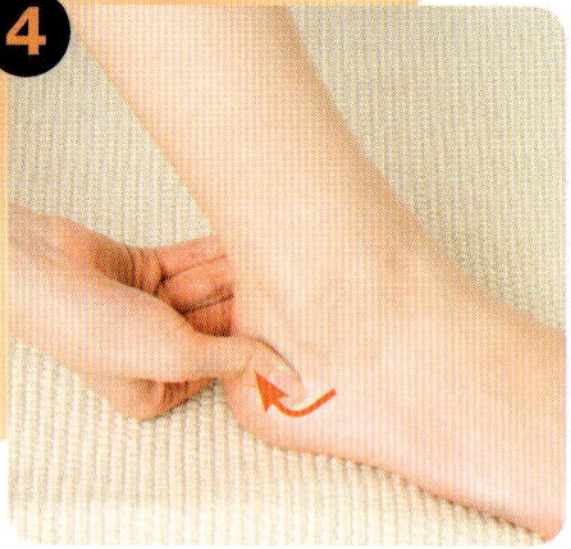

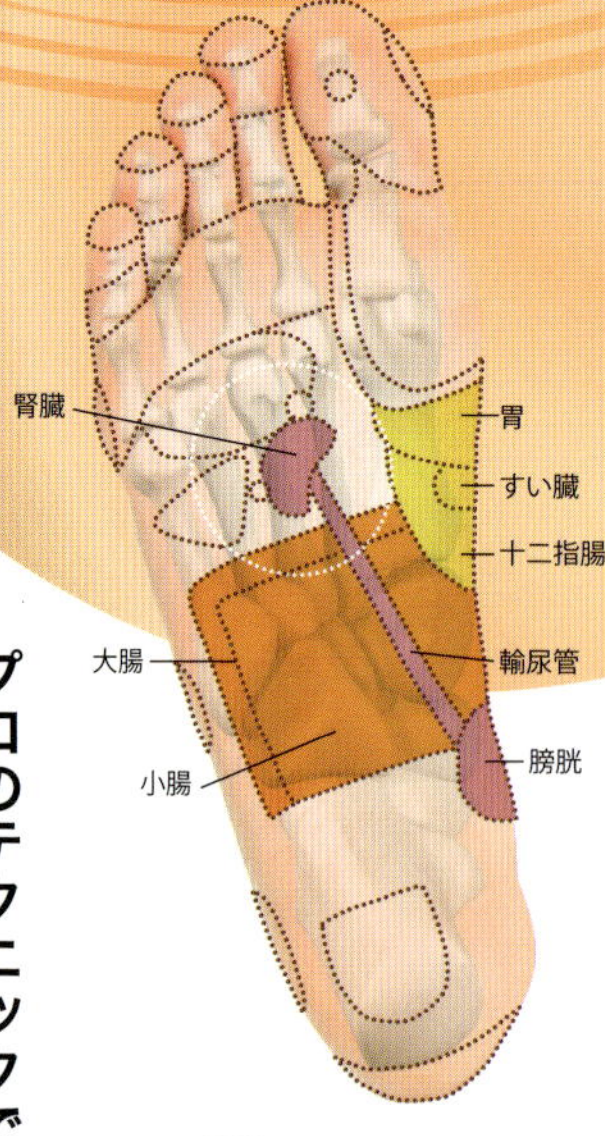


5 足の甲を押し広げる…5回

6 足首からひざまでさする…5回

Mammy's Recommend

**おすすめマッサージオイル**

ローズマリー 1滴
ジュニパー 1滴
ゼラニウム 1滴

**10mlの植物油に混ぜて使用**

水分代謝を高め、セルライトや脂肪の燃焼に効果的なジュニパーとローズマリー、解毒効果の高いゼラニウムをブレンドします。スピーディーに温めながら硬くなった脂肪をやわらかくします。

### プロのテクニックでセルライトを消す

太もものお悩みで圧倒的に多いのが、厚い皮下脂肪です。触ってみると、表面がひんやり冷たく、デコボコしています。太もものスリミングのポイントは、硬く張った脂肪を温め、やわらかくほぐすこと。マッサージ前に入浴や有酸素運動を行うと、血行がよくなって代謝が上がるので、効果も上がりやすくなります。

マッサージでご紹介する「たたみ下ろ

リンパで流す

# 脂肪をやわらかくほぐし そけい部へ流す

す」というプロのテクニックは効果抜群。脂肪が厚いと痛みもありますが、強さや手の角度を変えながら大きな脂肪と老廃物を崩し、そけいリンパ節へと流し込むことで、太ももの形が変わっていきます。

また、乾燥した肌や加齢による皮膚の薄さはセルライトを目立たせるので、専用クリームでケアしましょう。



## 1 太ももの外側をたたみ下ろす…5回

太ももの外側の脂肪をつかみ、4本の指で支えながら、親指でたたみ下ろす。痛みが強いときは、まず手のひら全体でもみほぐす。

冷えているところは温めながら、硬い脂肪をやわらかくなるようにほぐす。

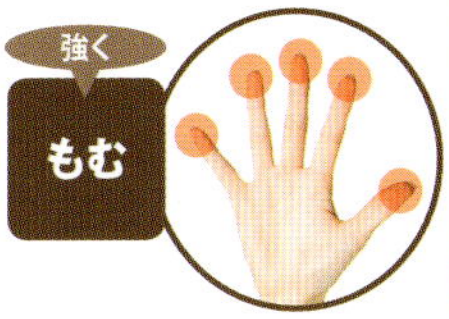


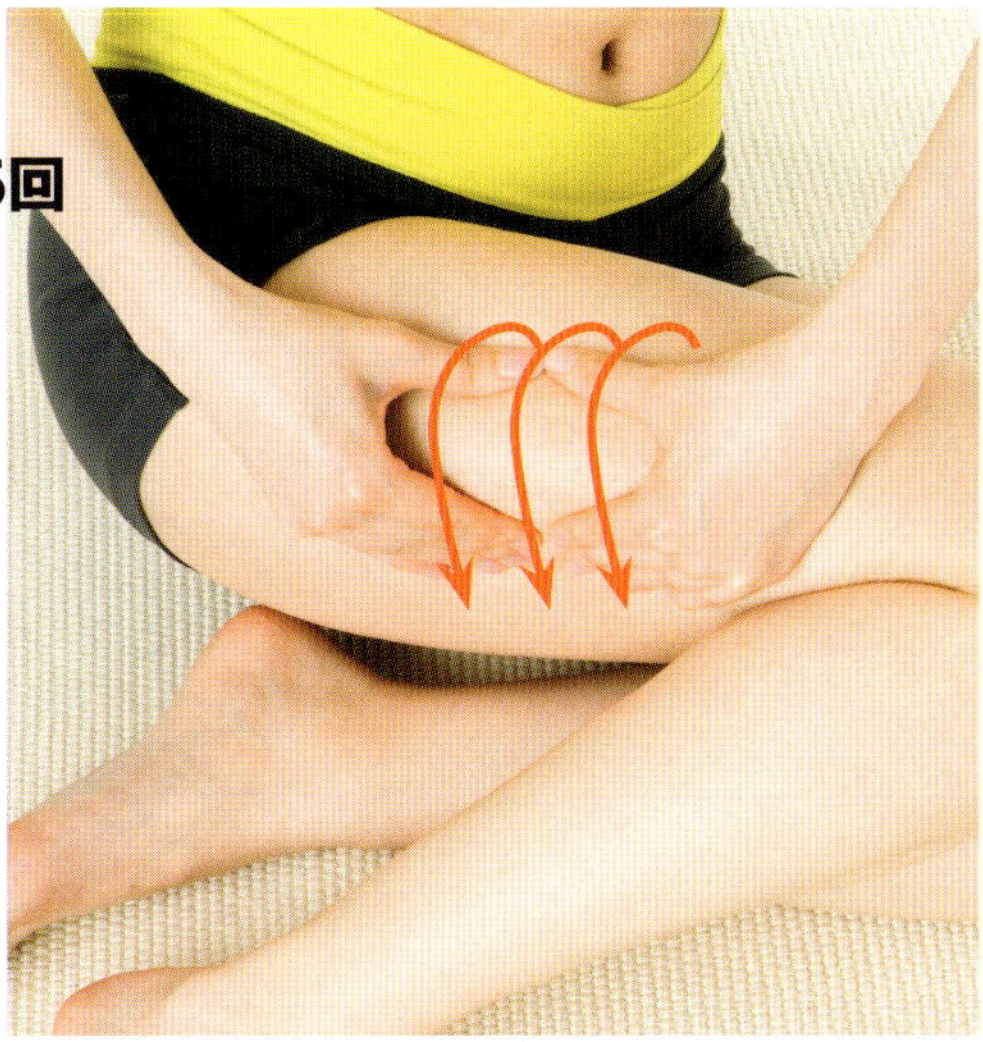

## 2 太ももの内側をたたみ下ろす…5回

太ももの内側の脂肪をつかみ、4本の指で支えながら、親指でたたみ下ろす。ひざ上から脚のつけ根までしっかり行う。

強弱をつけつつ強めにもんで脂肪を崩す。

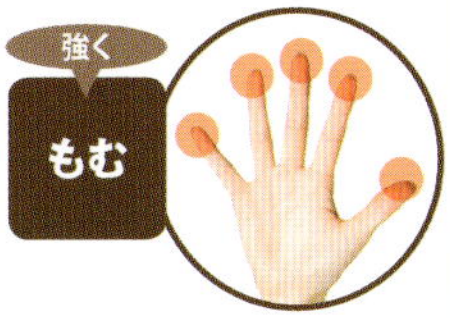


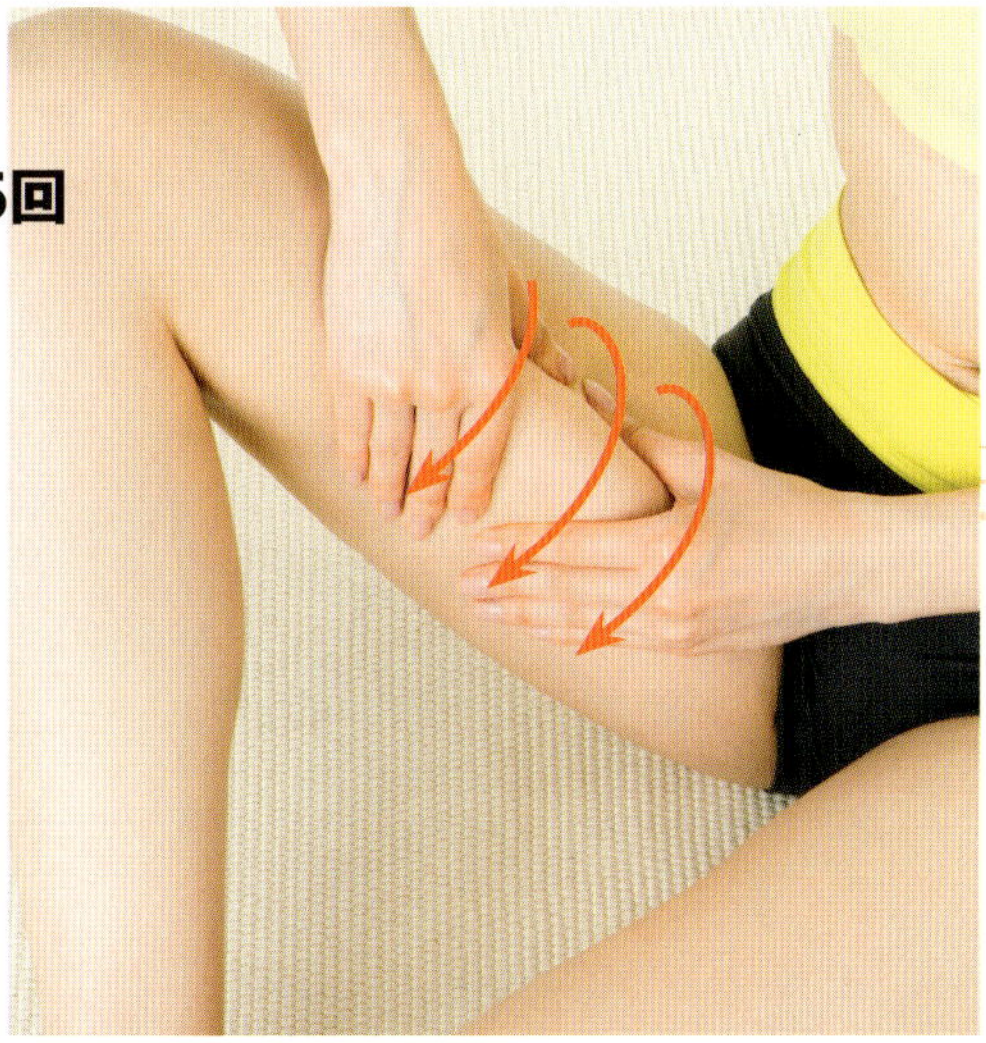

## 3 ひざから脚のつけ根まで流す…5回

両手のひらを密着させ、太もも前・後ろ・側面と、全体を流す。とくに内側は、親指に力を入れてそけい部まで流す。
2 で崩した倍の時間をかけて、そけいリンパ節へと流し込む。

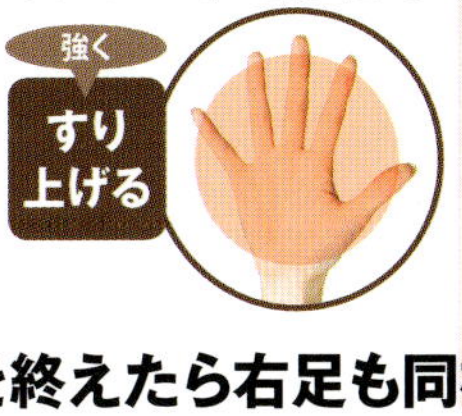


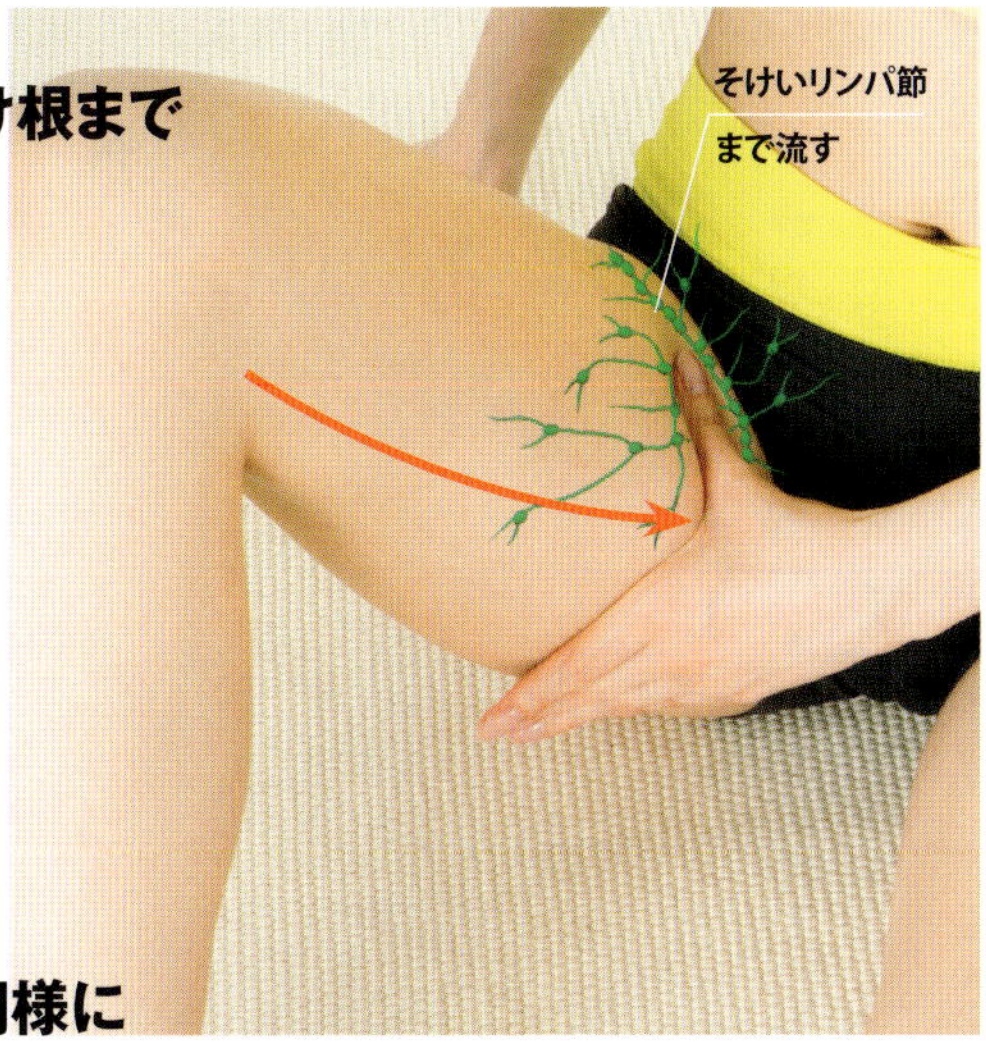


**左足を終えたら右足も同様に**

キュッと上がった形は女性が見ても魅力的

# ヒップ

リフレで崩す

## 股関節まわりを やわらかくし 血行促進

### 反射区 股関節を刺激 つまむように…5回

股関節の反射区は、内・外くるぶしの下にある。ここを押すと、股関節まわりのこわばりが取れる。後ろから足首をつかみ、４本の指で支えながら親指でくるぶしの骨のキワをなぞって刺激する。

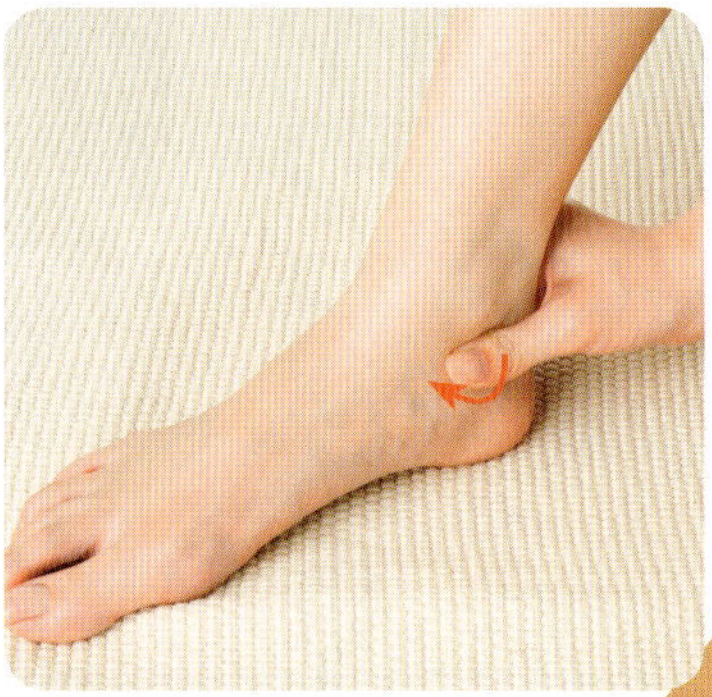

### 反射区 仙骨・尾骨を刺激 しごくように…5回

仙骨はかかとの骨の内側に沿っており、尾骨はかかとの後ろを取り巻いている。
親指を重ねて骨のキワをしごく。そしてかかとの内側と外側をほぐす。

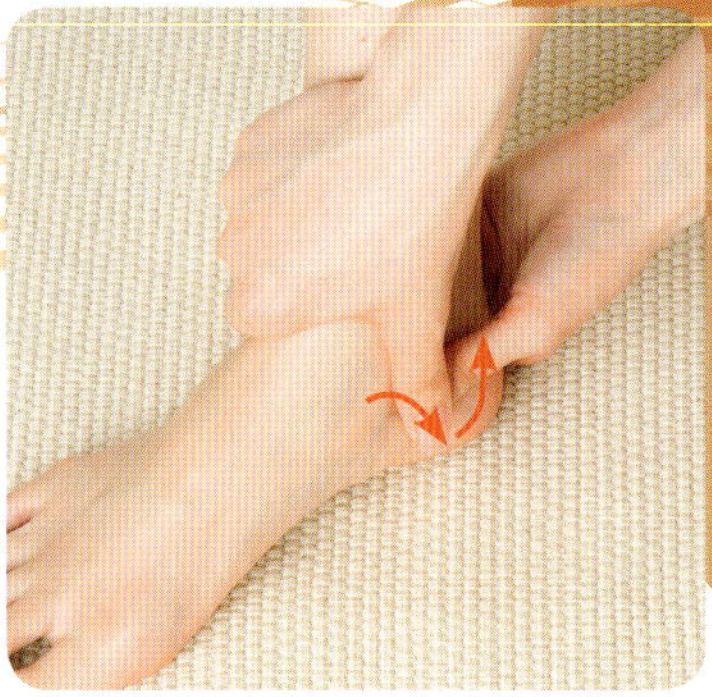

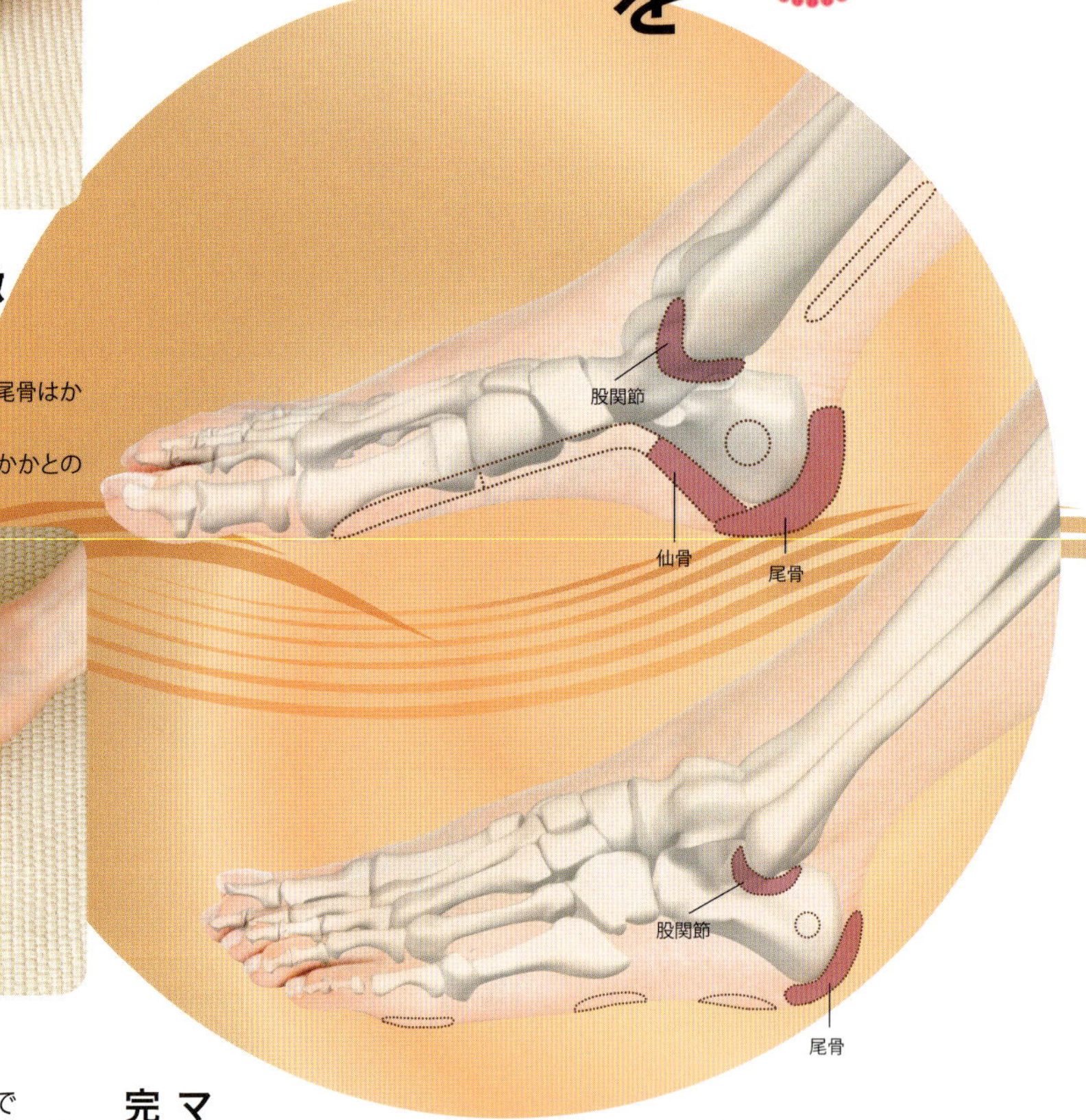


### マッサージ＆ウオーキングで完璧ラインをつくる

ヒップの美しさは、サイズではなく形で決まります。太ももとの境目がはっきりしていてキュッと上がったハート形で、肌もなめらかなら完璧です。

腰まわりやヒップが冷えると、セルライトや脂肪がつきやすくなり、形が崩れる原因に。入浴で温め、下から内側上方へ向けてすり上げるようにマッサージしましょう。ヒップは脂肪の厚みがあって

*Mammy's Recommend*

**おすすめマッサージオイル**

マジョラム 1滴
ゼラニウム 1滴

**10ml の植物油に混ぜて使用**

リンパの流れを促すゼラニウムと深部まで温めるマジョラムは、冷えやすい腰やヒップまわりの循環をよくして温めます。ザラつきやすい部分ですが、肌にうるおいとハリが生まれます。

リンパで流す

# お尻を温め脂肪を集めて流す

## 1 お尻のつけ根をもみほぐす…10回

お尻のつけ根を温まるようにもみほぐす。強さを変えながら、やわらかくなるように脂肪を崩す。

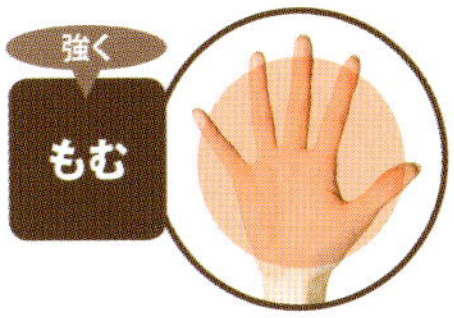


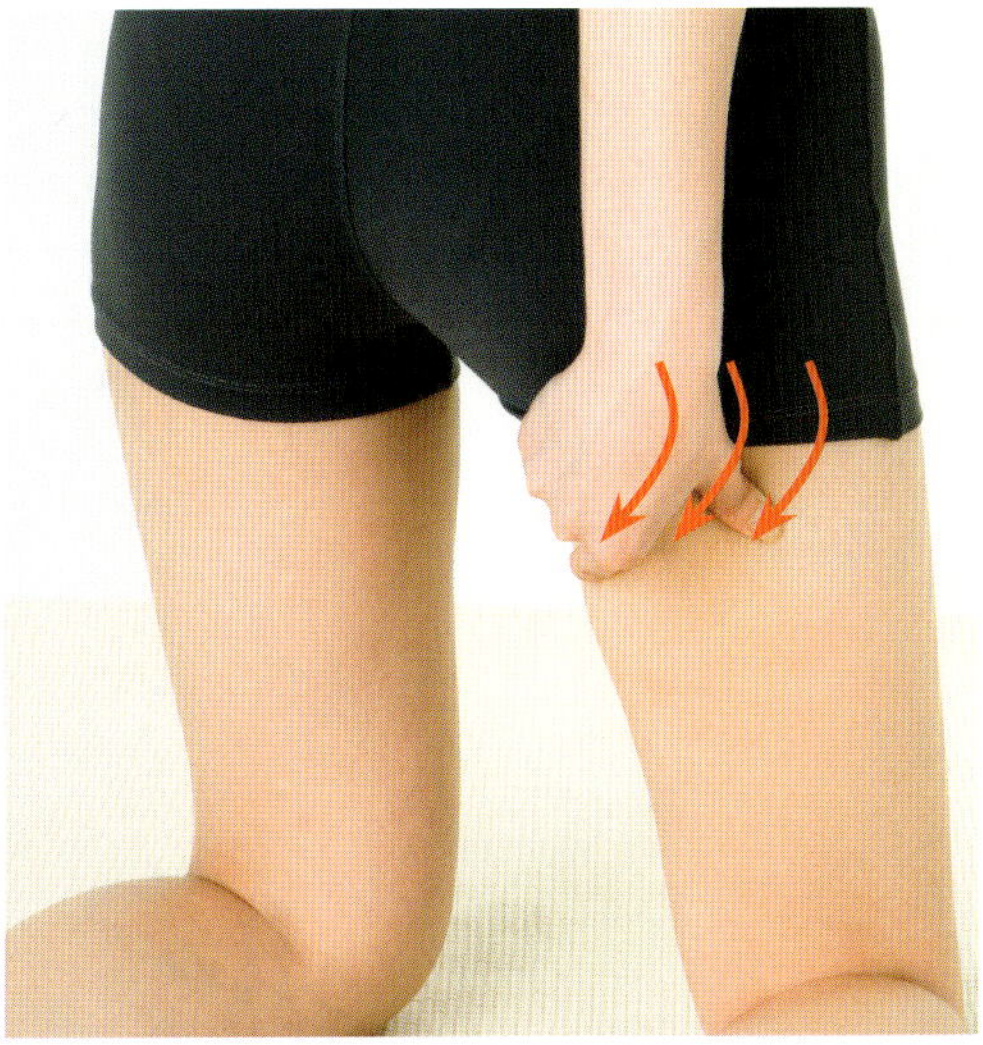

## 2 お尻をすり上げる…10回

両手のひらを重ねて、お尻の下から腰の真ん中に向けて強くすり上げる。温かくなるまで根気強く。

ヒップ全体を引き上げるように圧を加えて温める。

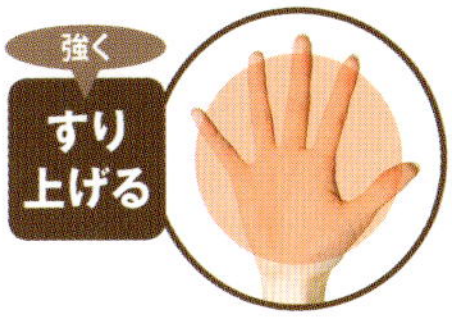

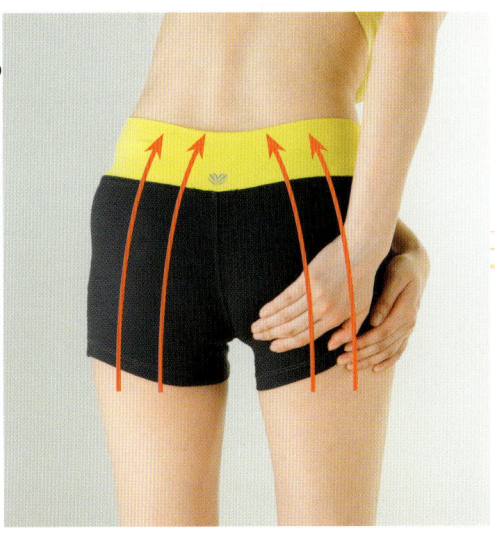

左足を終えたら右足も同様に。そのあとリンパマッサージへ

## 3 お尻からそけい部へさする…5回

両手のひらをお尻に当て、腰を通ってそけい部に向かってさする。
リンパの流れを整え、ボディラインを引き締める。

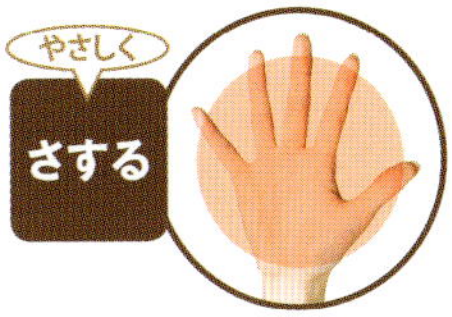


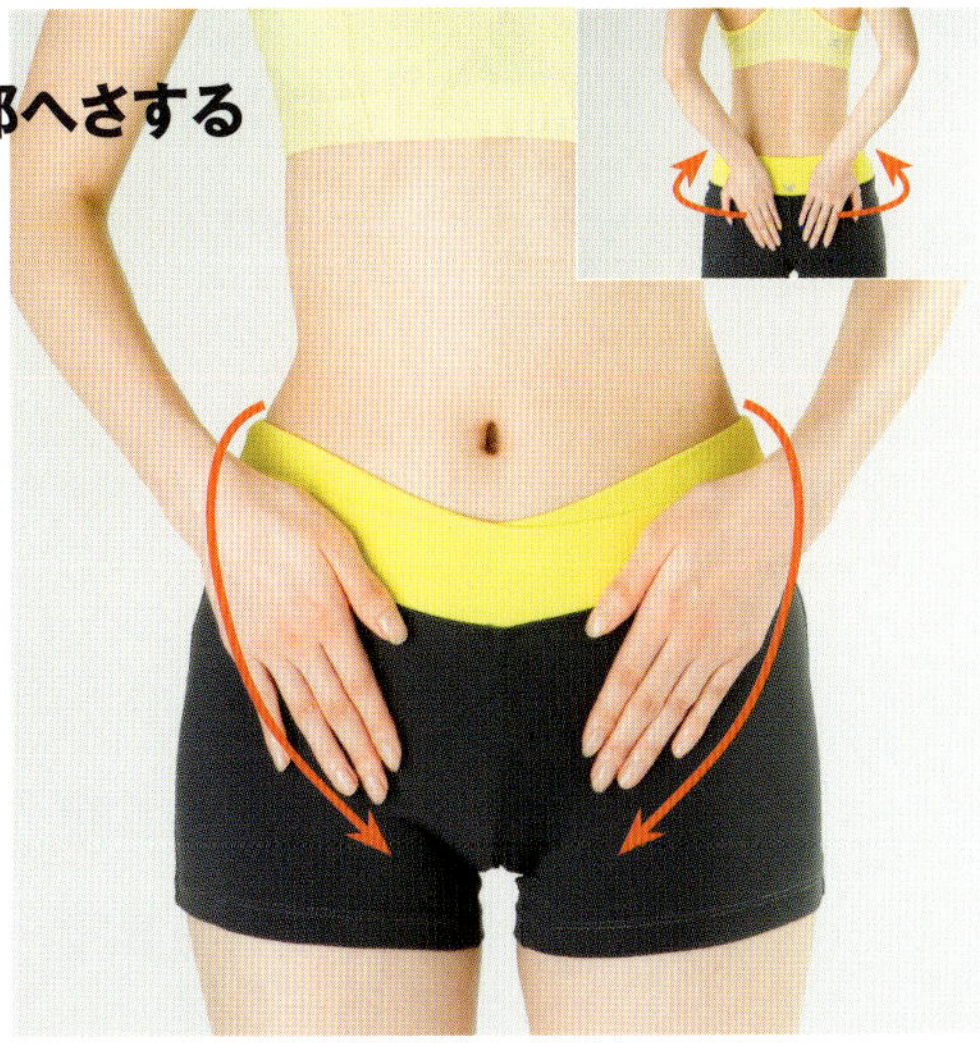

重く、乾燥しがちです。また、座っている時間の長い人は、坐骨《ざこつ》の部分がへこんで変色してしまうことも。ゴマージュと保湿クリームでケアしましょう。
ヒップアップにはエクササイズが必須なので、歯みがきしながら後ろに足上げするなど、こまめな努力も欠かせません。

ぽっこり解消のカギは、たまらないカラダづくり

# 下腹

リフレで崩す

## カラダの内側から排出力アップをサポート

1〜6を刺激する
（くわしくはP22・23参照）

反射区 **腎臓・輸尿管・膀胱《ぼうこう》をしごく…5回**

1

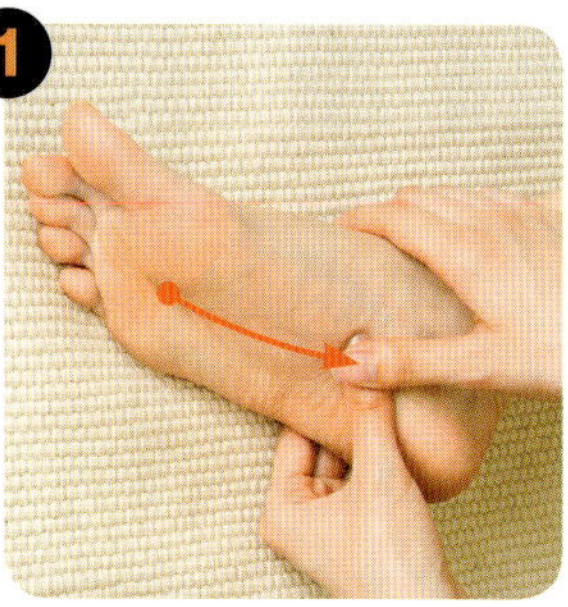

反射区 **胃・すい臓・十二指腸をしごく…5回**

2

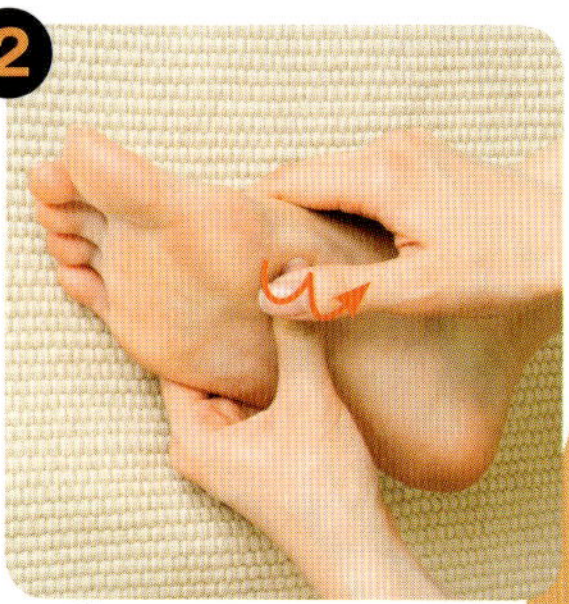

反射区 **小腸・大腸をしごく…5回**

3

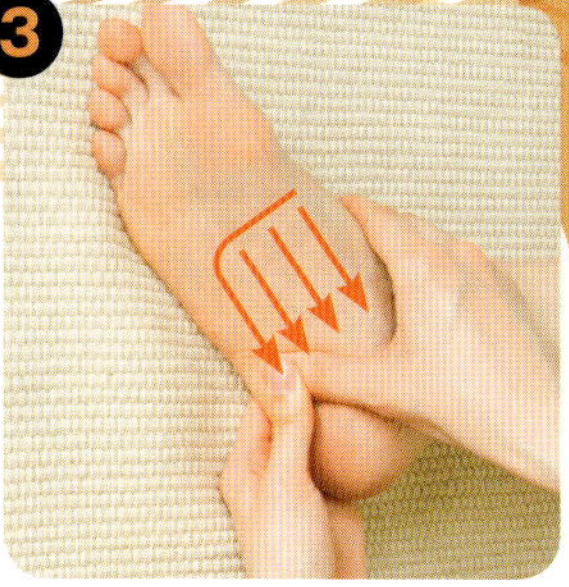

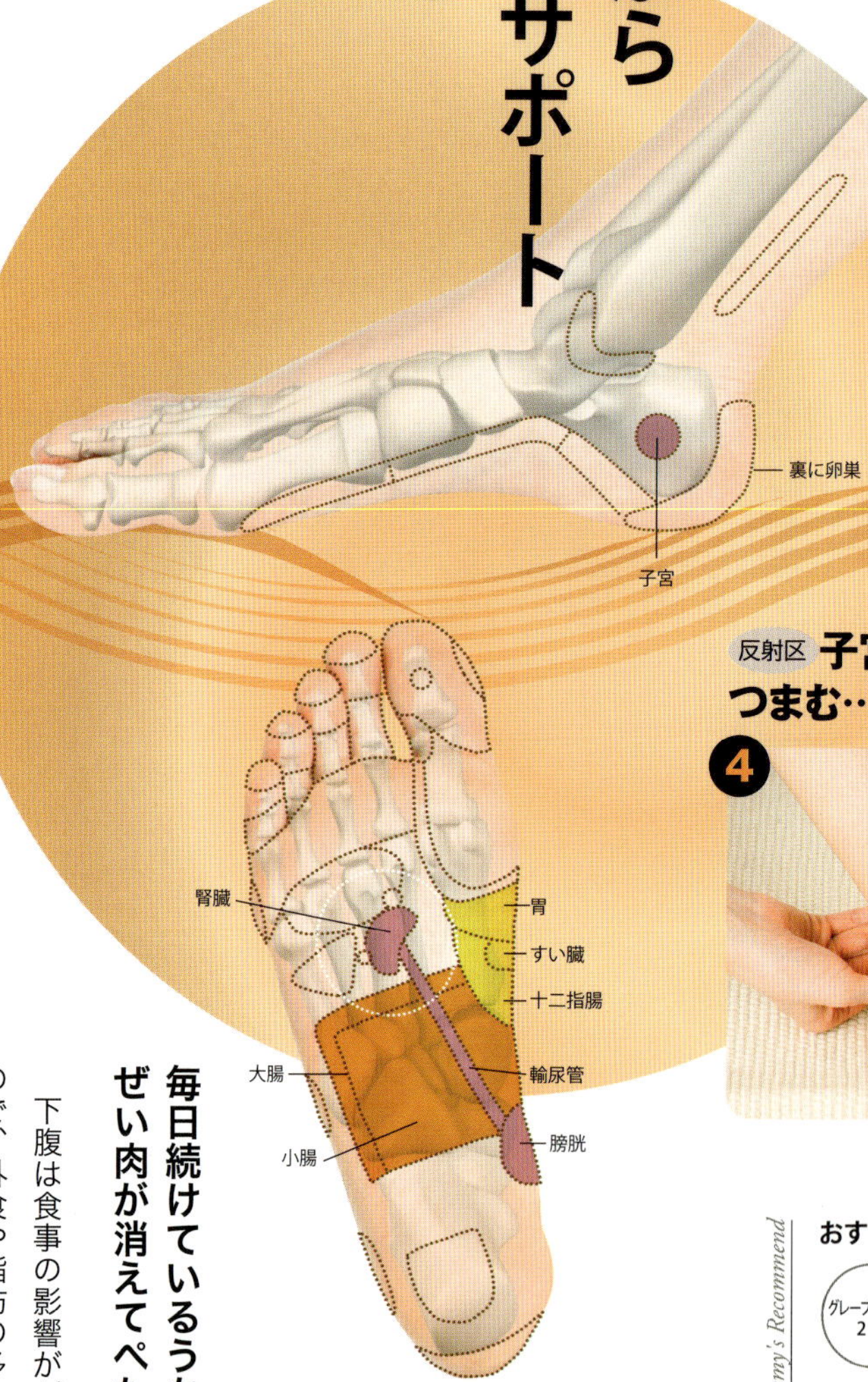


反射区 **子宮・卵巣をつまむ…5回**

4

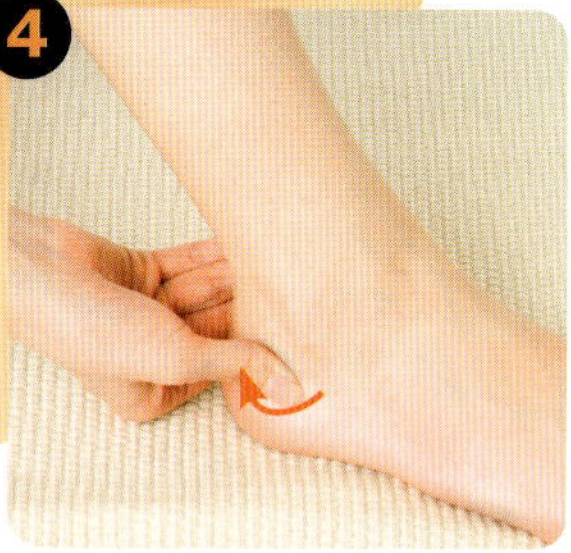

5 **足の甲を押し広げる…5回**

6 **足首からひざまでさする…5回**

### 毎日続けているうちにぜい肉が消えてぺたんこに

下腹は食事の影響がダイレクトに出るので、外食や脂肪の多い食事が続くとすぐに下腹の厚みが目立ってきます。

部分やせを成功させるポイントは、下腹など落としたい部分を、温かくやわらかくしておくこと。長いあいだ蓄積された脂肪は、硬く冷たくなっていて落ちにくいものですが、「たたみ下ろす」テクニックをくり返すと血流が多くなり、脂

*Mammy's Recommend*

**おすすめマッサージオイル**

グレープフルーツ 2滴

**10mlの植物油に混ぜて使用**

グレープフルーツにはスリミング効果があります。硬くなった脂肪をやわらかくして、落ちやすいように変化させるからです。過食につながる欲求不満にはマジョラムがおすすめです。

リンパで流す

# 下腹のリンパをめぐらせ脂肪と老廃物を流す

## 1 下腹をたたみ下ろす…5回

下腹の脂肪を両手でつかみ、4本の指で支えながら、親指でたたみ下ろす。
下腹部を温め、角度や力加減を変えながら脂肪を崩す。硬いところは念入りに、まんべんなくやわらかくなるように。

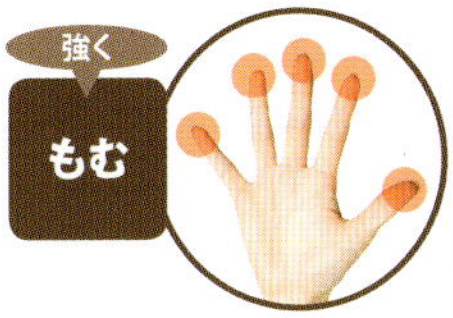
強く
もむ

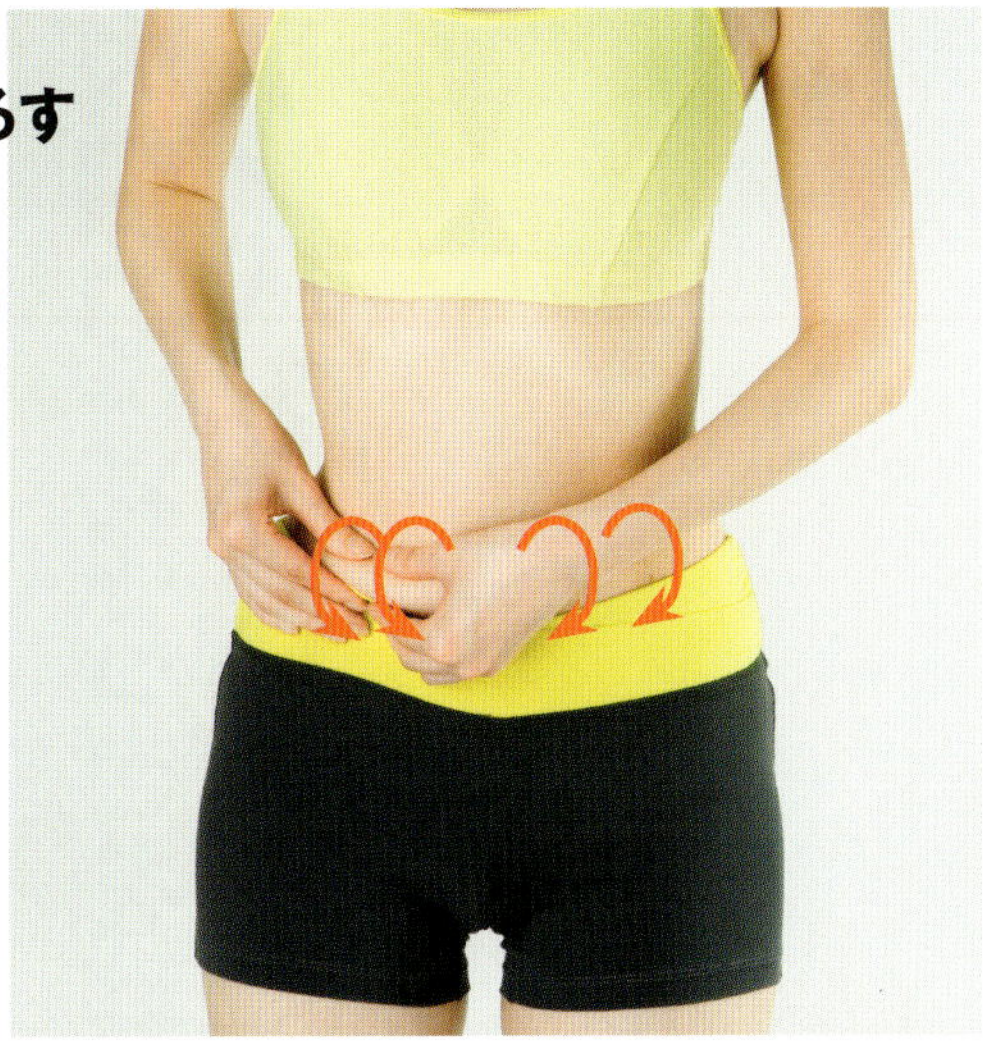

## 2 腰骨からそけい部へ流す…5回

手のひらを重ねて腰骨に当て、反対側のそけい部までさする。左右同様に。
1 で崩した老廃物をリンパ節に流し込むイメージで。

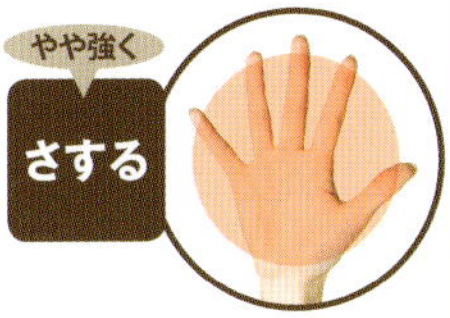
やや強く
さする

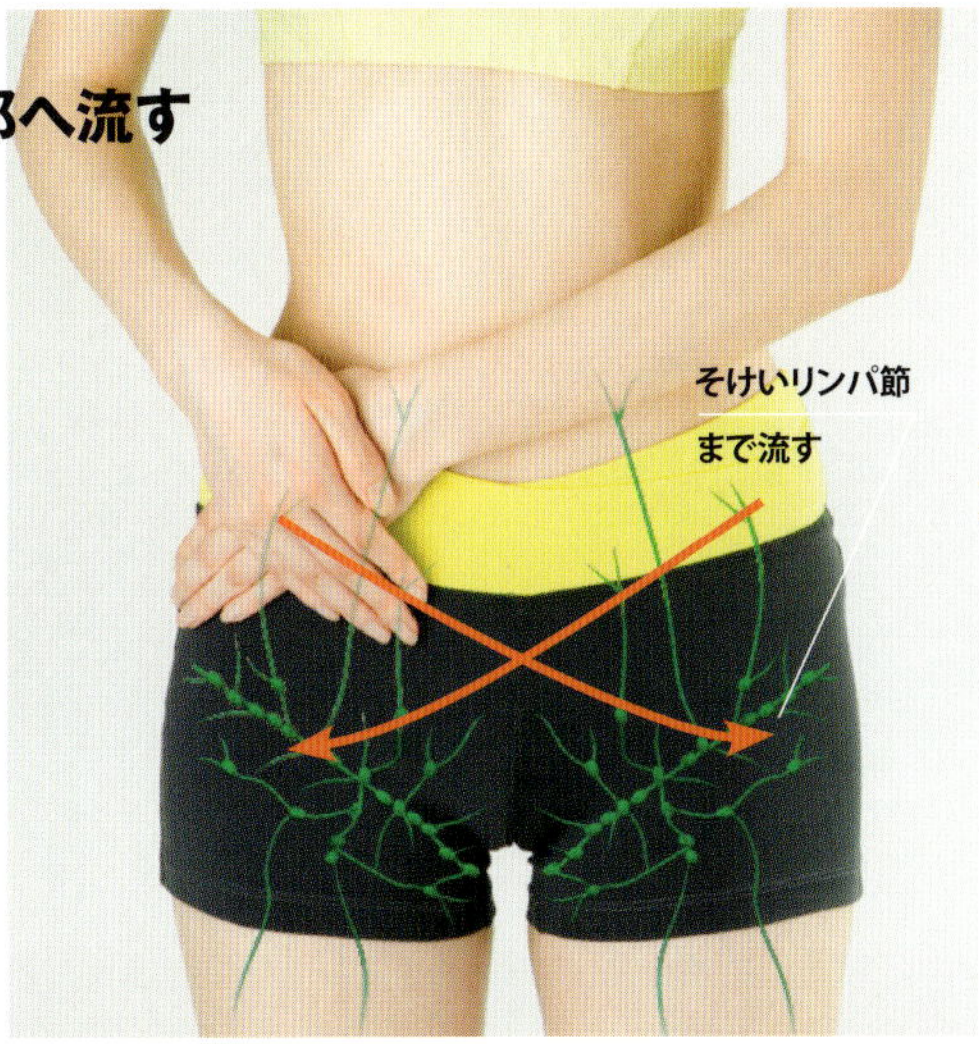
そけいリンパ節
まで流す

左足を終えたら右足も同様に。そのあとリンパマッサージへ

## 3 腰骨を押し回す…5回

左右の腰骨の上部に4本の指を当て、押しながら小さく回す。3か所ほど位置を変える。強めに行うことでリンパ節のつまりを取りのぞき、排出を促す。

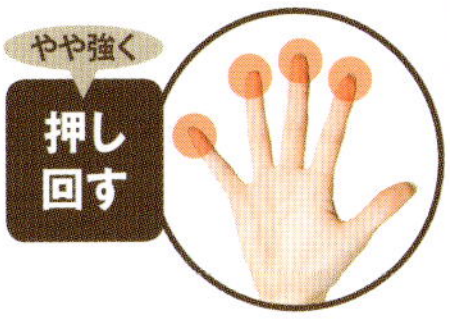
やや強く
押し回す

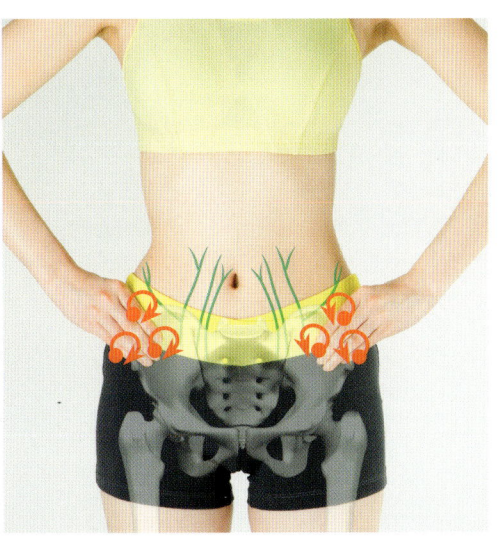

肪が温まってやわらかくなると、サイズダウンしやすくなります。たたみ下ろして崩した脂肪は、腸骨やそけいリンパ節に向けてしっかり流しましょう。

加齢などで以前よりやせにくくなっていると感じる方は、アミノ酸・クエン酸など脂肪燃焼率を高めるサプリメントを取り入れて効率アップを。

くびれはよけいなものがない証拠

# ウエスト

リフレで崩す

## 内臓のはたらきを整え リンパを流しやすくする

反射区 **腹腔神経叢《ふっこうしんけいそう》を刺激**
**しごくように…5回**

足裏のほぼ真ん中にある腹腔神経叢の反射区を押すと、自律神経が安定してリラックス効果を得られる。親指を重ね、すべらせるようにして全体をまんべんなく押す。

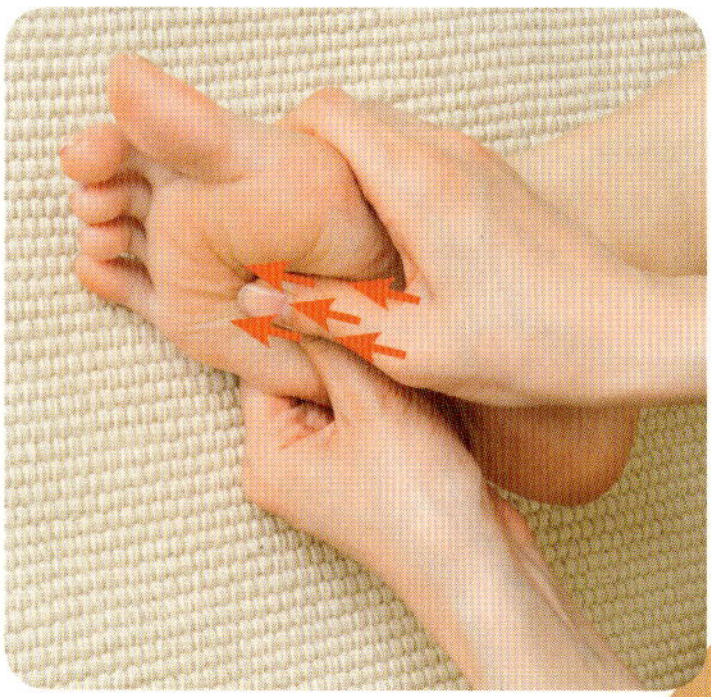

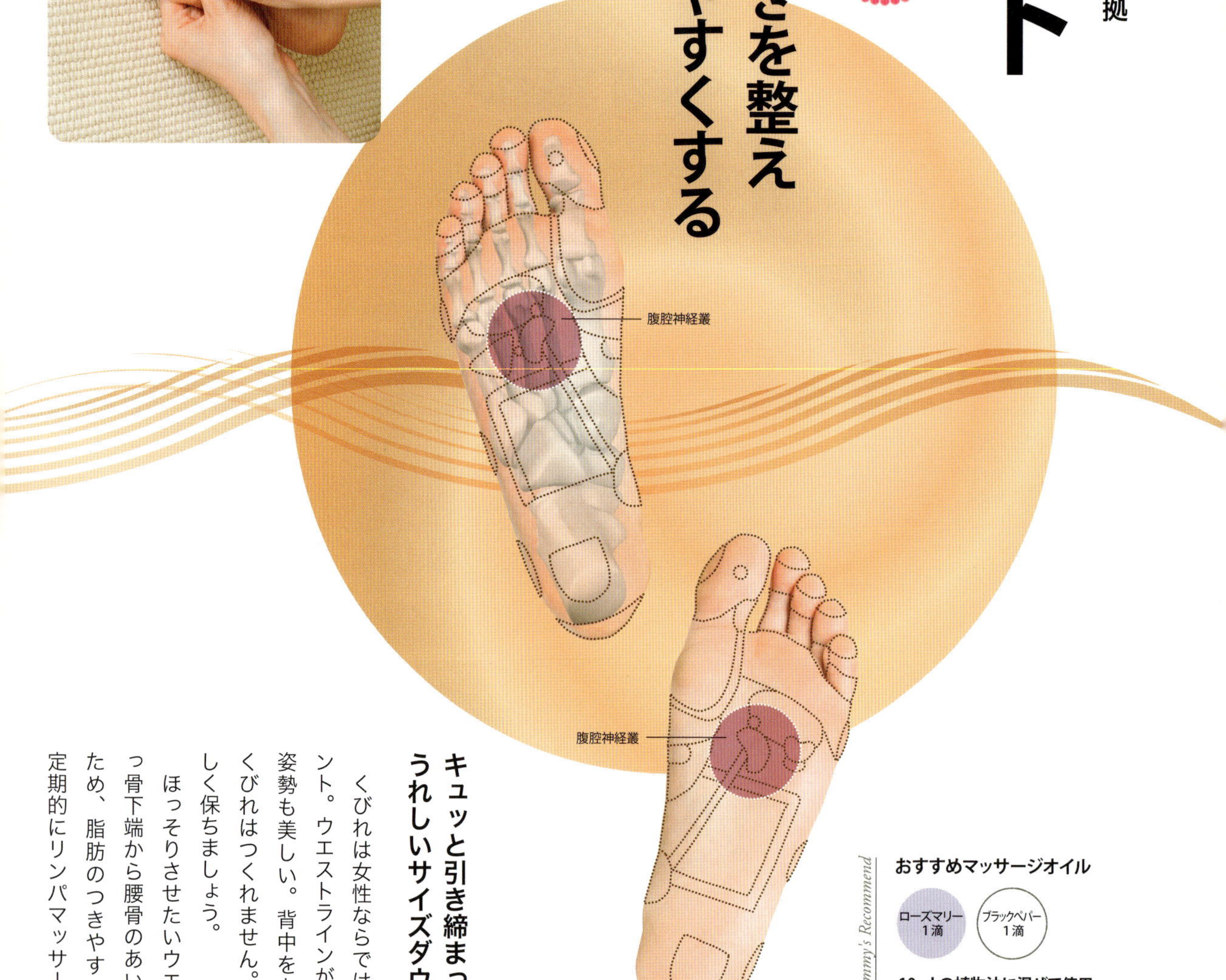


### キュッと引き締まって うれしいサイズダウン

くびれは女性ならではのチャームポイント。ウエストラインがキレイな女性は姿勢も美しい。背中を丸めたままでは、くびれはつくれません。まずは姿勢を正しく保ちましょう。

ほっそりさせたいウエストですが、ろっ骨下端から腰骨のあいだには骨がないため、脂肪のつきやすい部分。しかし、定期的にリンパマッサージを行う、イス

*Mammy's Recommend*

**おすすめマッサージオイル**

ローズマリー 1滴

ブラックペパー 1滴

**10ml の植物油に混ぜて使用**

ローズマリーとブラックペパーは交感神経を高めて脂肪燃焼を促進。継続的に行うことで代謝が上がり、やせやすいカラダへ。運動前に行うと温まりやすく、発汗量もアップします。

リンパで流す

# 脇腹をもんでさすって理想のラインをつくる

に座ったまま上半身だけ左右にねじるなど、日常生活にねじりの動作を加えると、結果が見えやすい部位でもあります。

気になる部分の脂肪が厚いなら、はじめは大きくたたみ下ろし、ほぐれてきたら、小さくたたむようにしてください。くびれをつくることをイメージしながら、脇腹を腰骨まですり下ろします。

左足を終えたら右足も同様に。そのあとリンパマッサージへ

## 1 脇腹をたたみ下ろす …5回

脇腹の脂肪を両手でつかみ、４本の指で支えながら、親指でたたみ下ろす。大きく小さく、強く弱くをくり返し、脂肪の硬さのムラをなくす。強めの力なら脂肪が温まって崩れやすくなる。

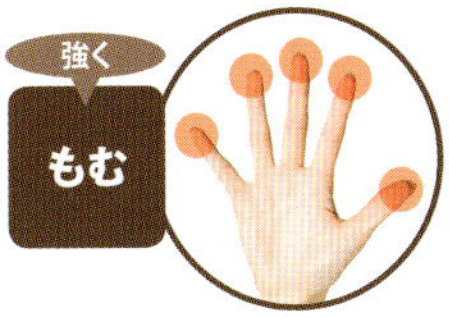
強く
もむ

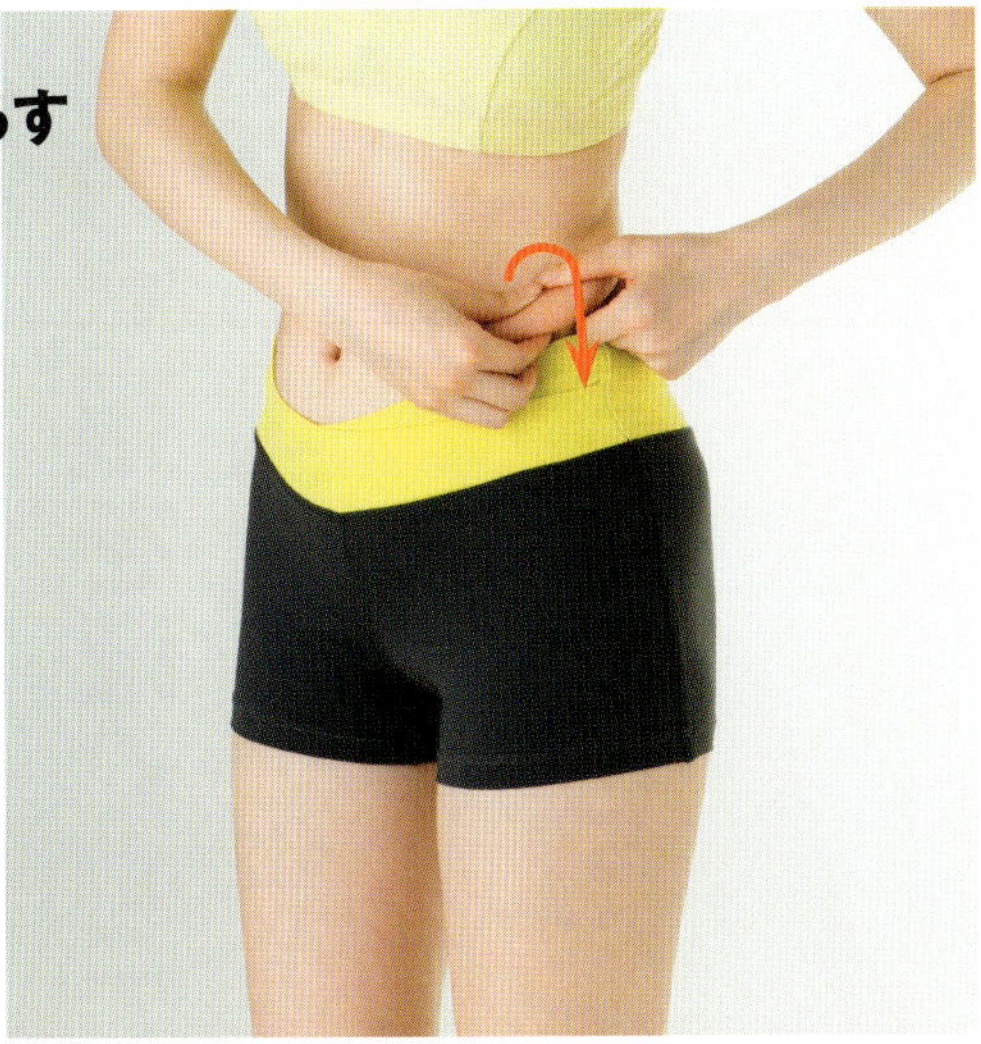

## 2 脇腹をさする …5回

両手のひらで、胸の下から腰骨まで、力を入れてさする。脇腹のリンパの流れを促しつつ、強い力で理想のウエストラインをつくる。

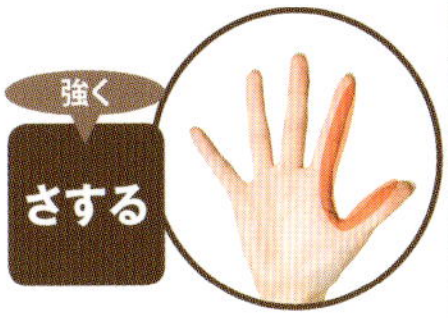
強く
さする

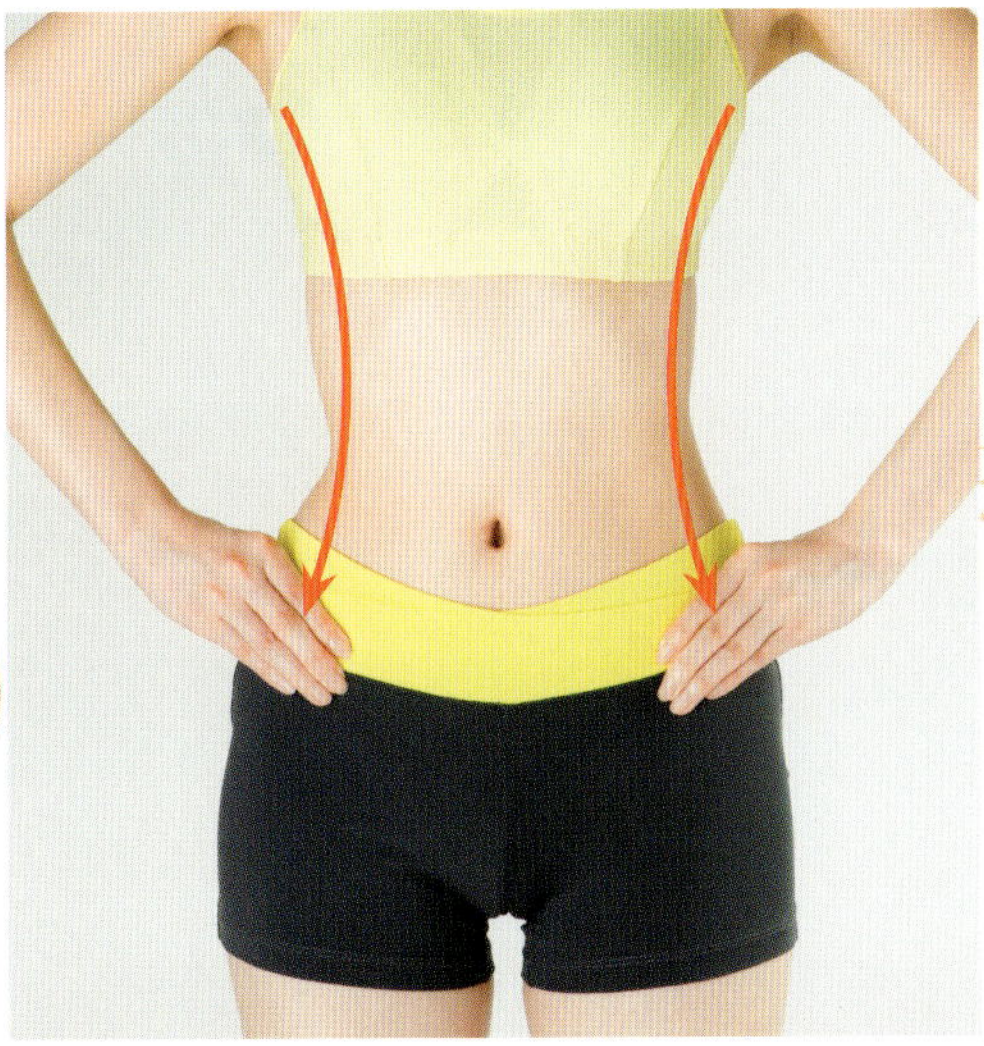

## 3 腰骨を押し回す …5回

左右の腰骨の上部に４本の指を当て、押しながら小さく回す。３か所ほど位置を変える。
強めに行うことでリンパ節のつまりを取りのぞき、排出を促す。

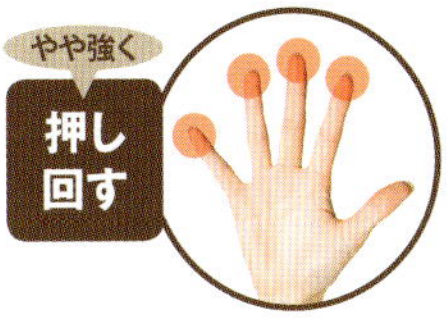
やや強く
押し回す

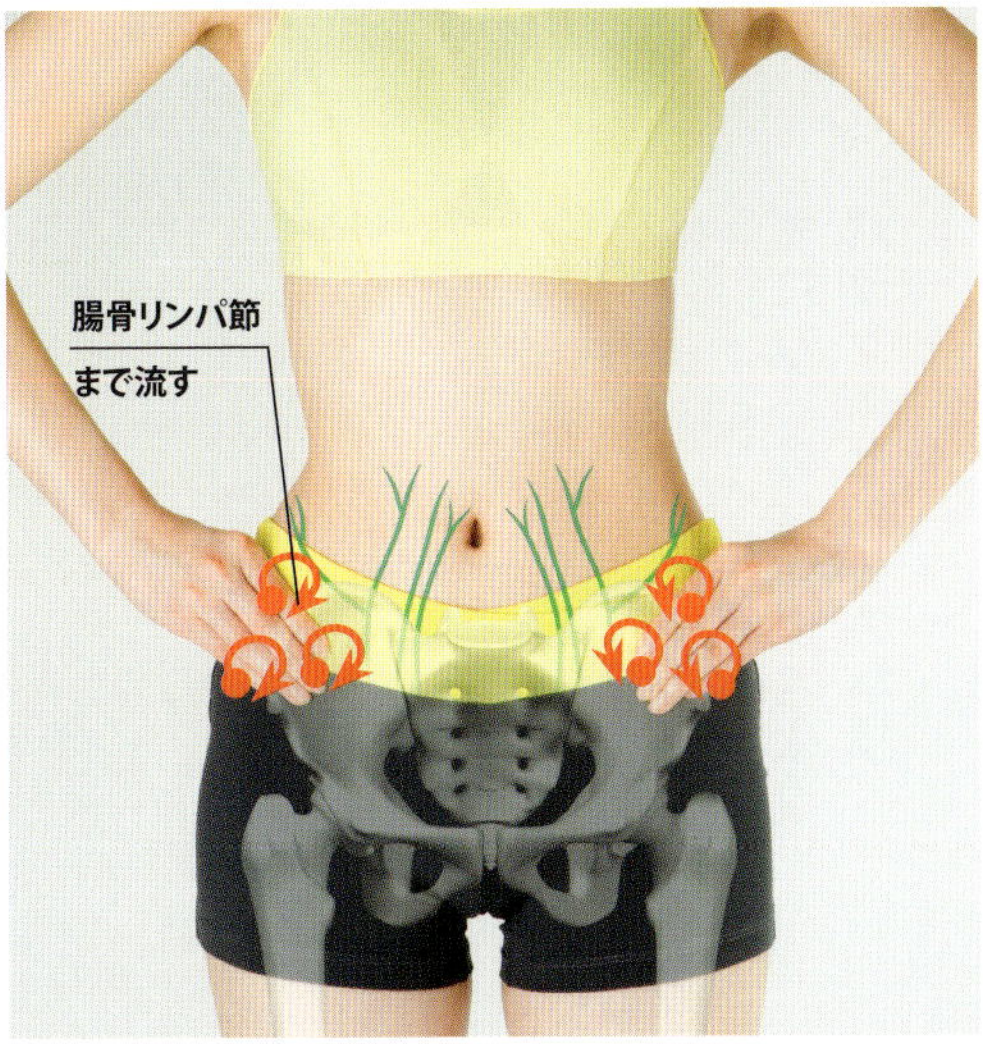
腸骨リンパ節
まで流す

美しいラインは正しいケアから

# バスト

リフレで崩す

## 胸の緊張をほぐして マッサージ効果を高める

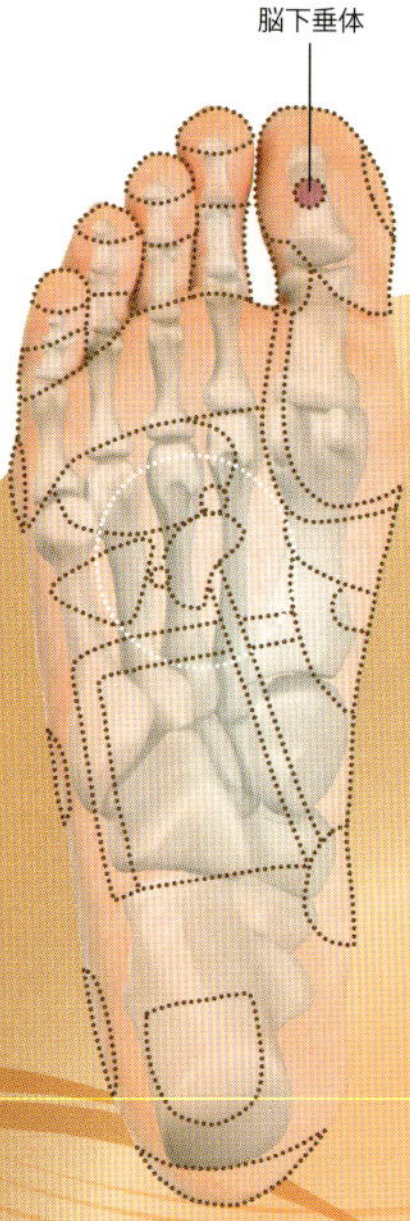


### 反射区 脳下垂体を刺激 垂直に押す…5回

第1趾《し》の腹側、真ん中を親指の腹で皮膚に対し垂直に強く押す。押しにくければ、指の関節を使ってもよい。

ここを押すと、女性ホルモンのバランスが整い、バストにハリが出る。

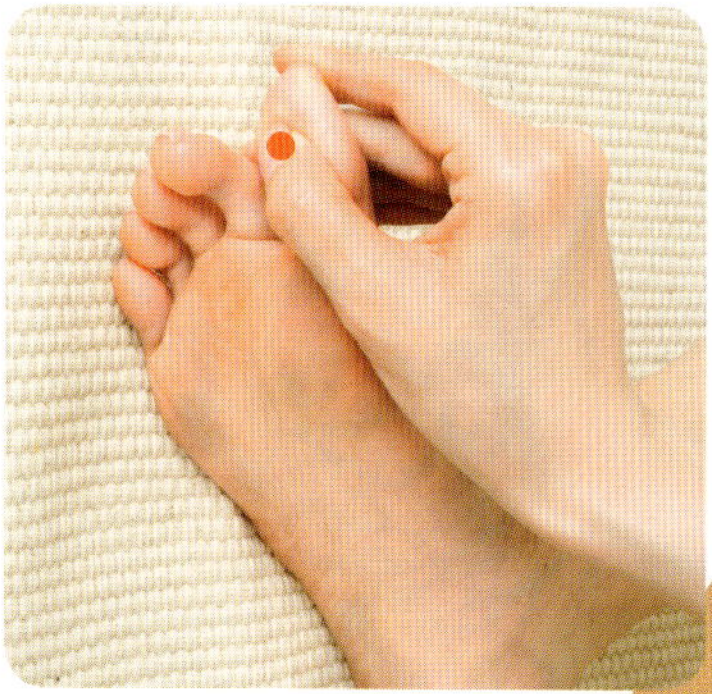

### 反射区 胸を刺激 しごくように…5回

胸があるのは、甲の第2趾から第4趾の延長線上にある広いところ。親指を重ねて、足首のほうへ引き寄せるように全体をしごく。

ここを押すと、胸の緊張がほぐれてリラックスできる。

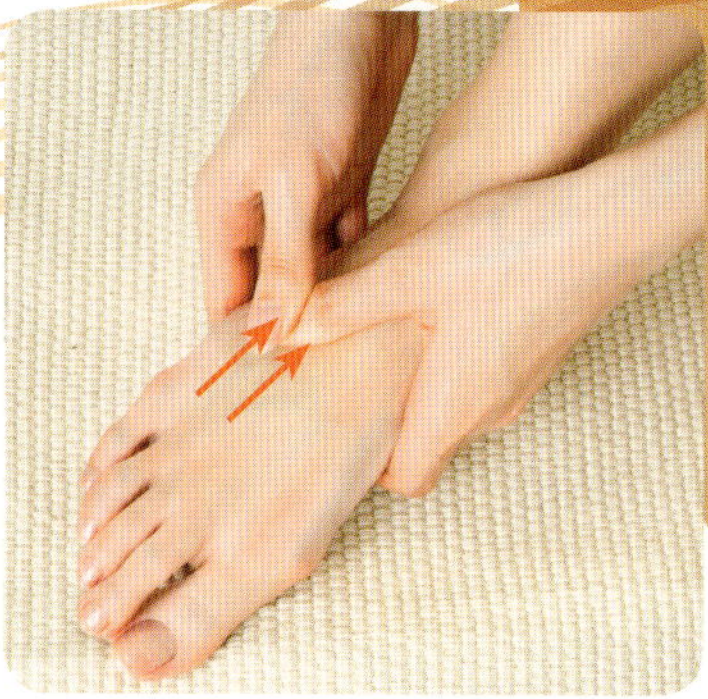

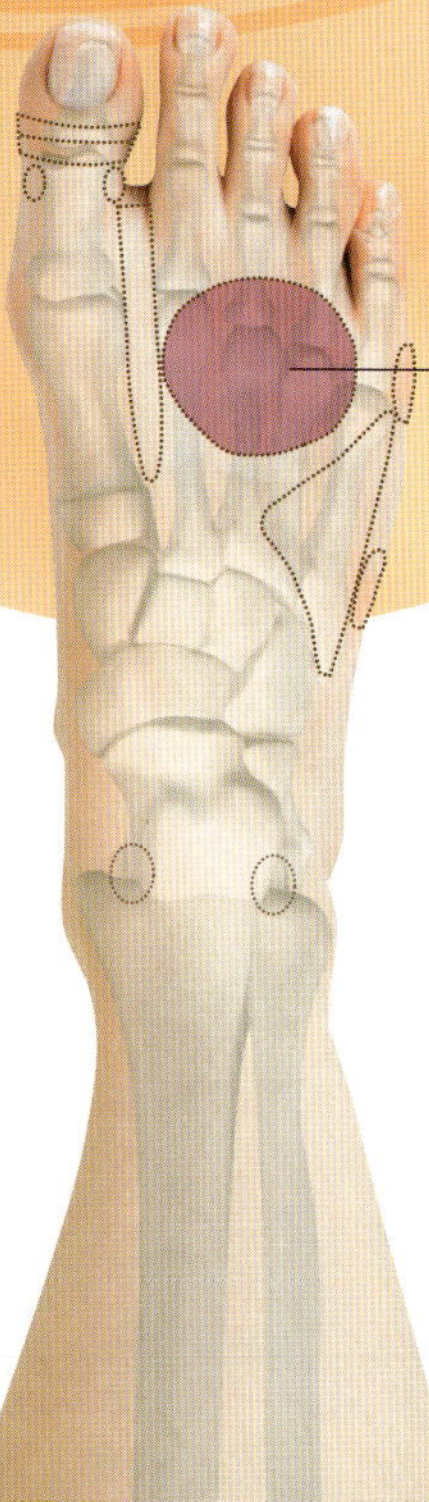

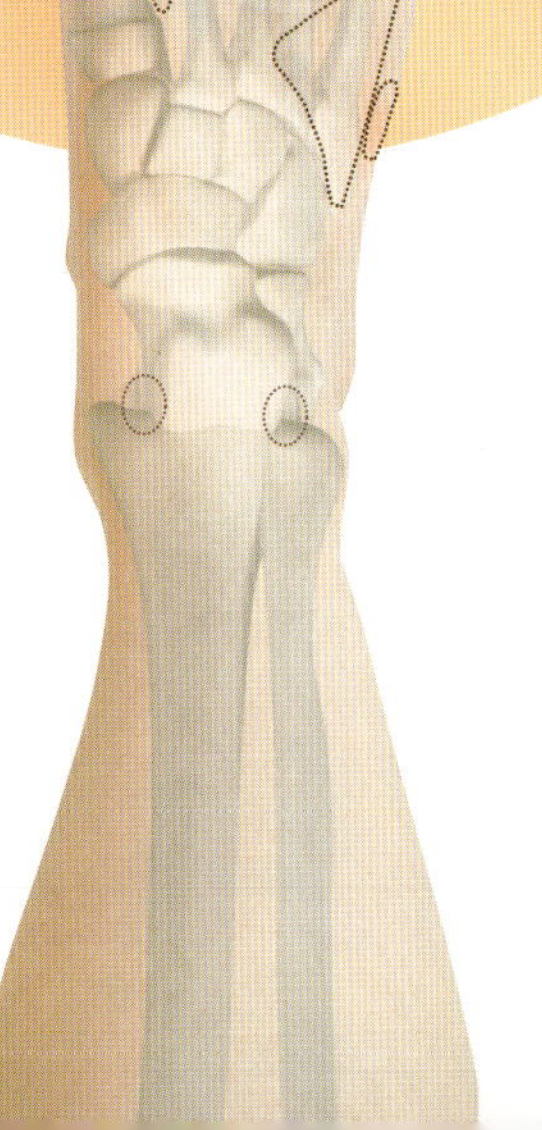


### 気になるのは大きさより バランスとお肌のハリ

「美しいバストを保つには、手をかけること」グラビアタレントのお客さまの言葉です。入浴後に顔と同様に、首やデコルテ、バストをマッサージすることは、キレイなバストラインの維持に欠かせない習慣です。

マッサージのポイントは、バストの形を整え、わきの下の腋下《えきか》リンパ節をていねいに刺激すること。背中に流れてしま

*Mammy's Recommend*

**おすすめマッサージオイル**

ローズ 1滴

ゼラニウム 1滴

**10mlの植物油に混ぜて使用**

ローズとゼラニウムが女性ホルモンのバランスを整え、ハリのあるキレイなバストラインへと導きます。女性であることの喜びを感じさせる香りは、身にまとうだけで幸せな気分に。

リンパで流す

# 背中からバストへ流し ふくらみをつくる

## 1 わきの下をほぐす …5回

わきの下に手を入れて、4本の指で背中からバストに向かって強く引く。
脂肪をしっかり崩して、つまりやすいわきの下のリンパ節もほぐす。

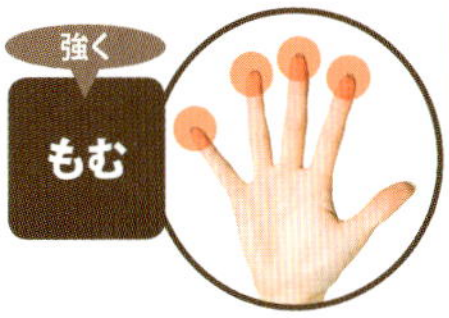


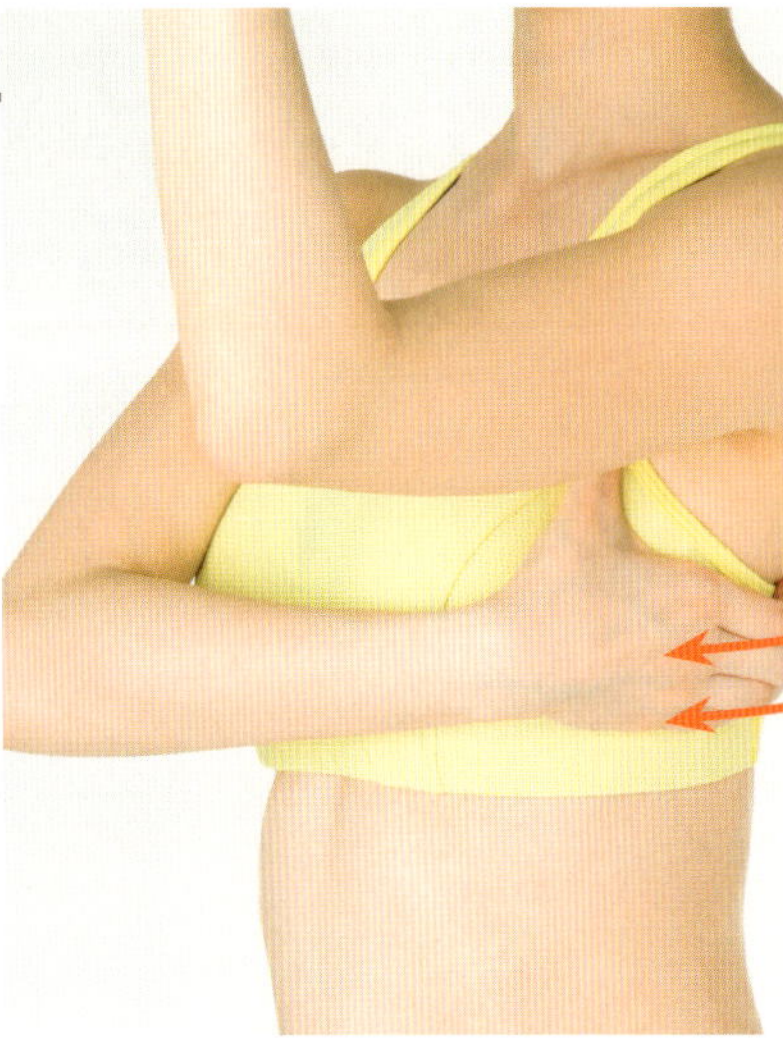

## 2 わきの下をさする …5回

わきの下に手を入れて、手のひらで背中からバストのトップに向けてさする。
背中に流れた脂肪をバストに寄せる。

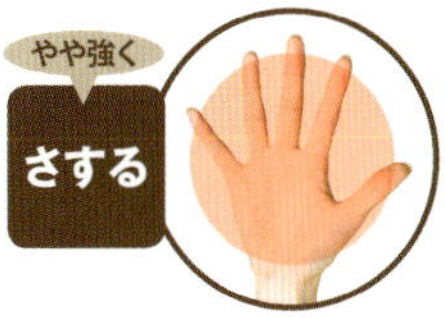


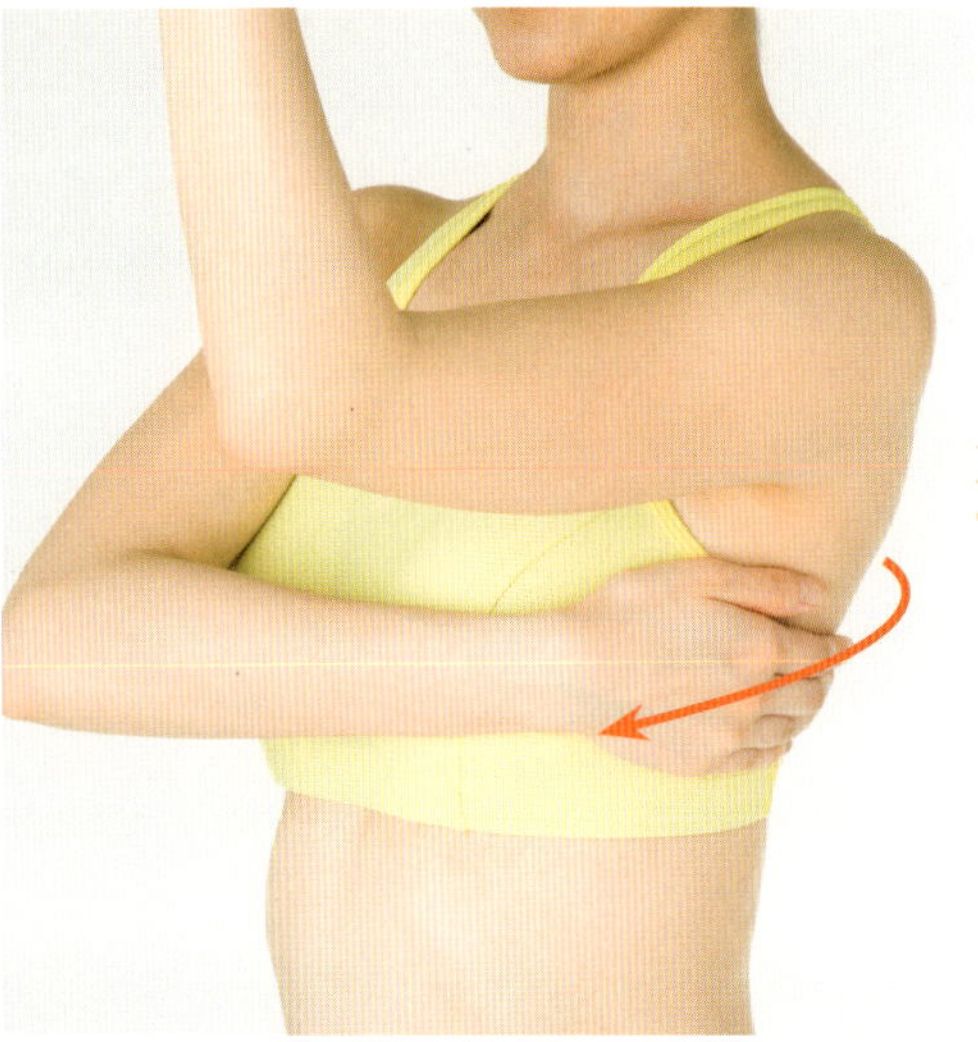

**左を終えたら右も同様に**

左足を終えたら右足も同様に。そのあとリンパマッサージへ

## 3 胸を寄せる …5回

左右の胸を下から包むよう両手のひらを当て、親指のつけ根を使って中央に寄せる。
乳腺を刺激して理想のバストの形をつくるように行う。

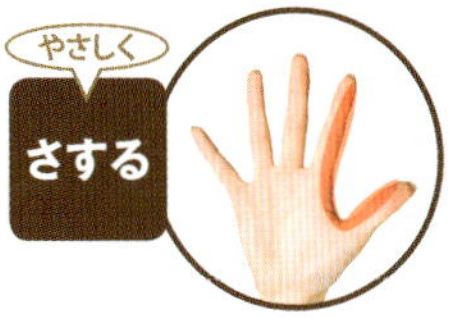


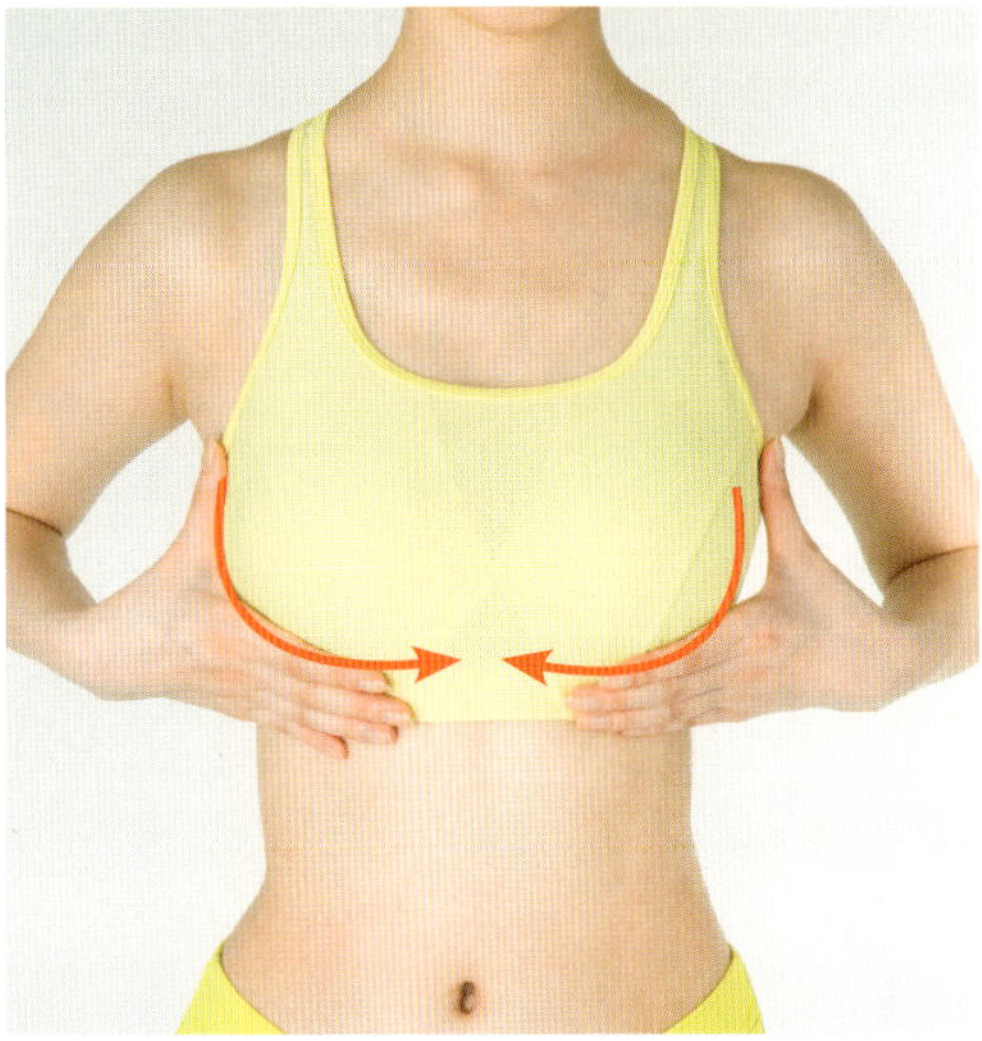

った脂肪もしっかり前に寄せましょう。
マッサージは乳腺《にゅうせん》を刺激し、女性ホルモンの分泌を促します。ハリのあるバストラインをつくるだけでなく、生理のトラブルにも効果があるようです。バストケアをするようになり、生理周期が整った、フェイスラインの吹き出ものが落ち着いたというケースもありました。

揺れる部分をしっかり引き締める

# 二の腕

リフレで崩す

## ひじ関節の緊張を取り流れをスムーズに

### 反射区 ひじを刺激 つまむように…5回

ひじがあるのは、外側側面の真ん中あたりに出っ張っている骨のあたり。足裏を手のひらで支えて、親指でつまむようにほぐす。

ここを押すと、ひじの関節の緊張がゆるむ。

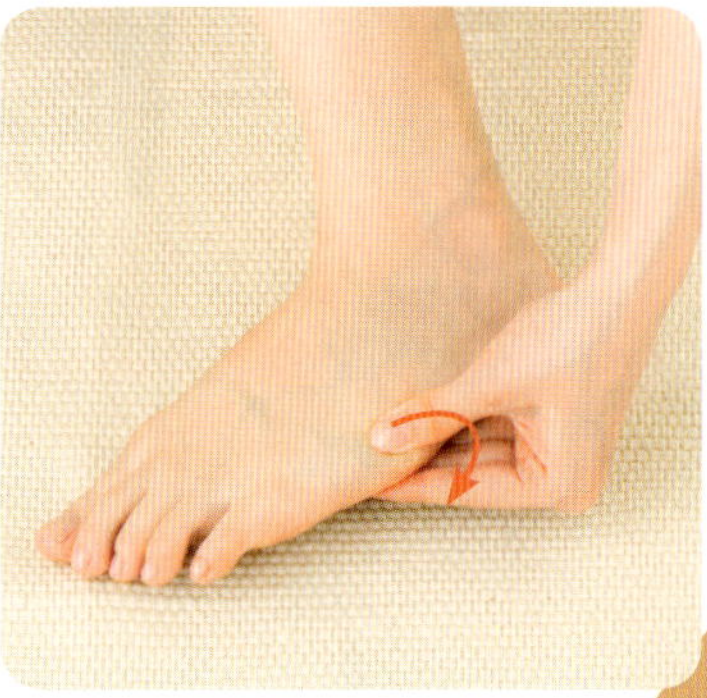

### 反射区 リンパ腺《せん》を刺激 しごくように…5回

①最初に、足首前部にある骨のキワを両手の親指で２か所同時に押す。②次に甲側の、第１趾《し》と第２趾のあいだの骨のくぼみに親指を重ねて入れ、足首に向かって圧をかけながらすべらせる。すべての趾《ゆび》のあいだも同様に行う。

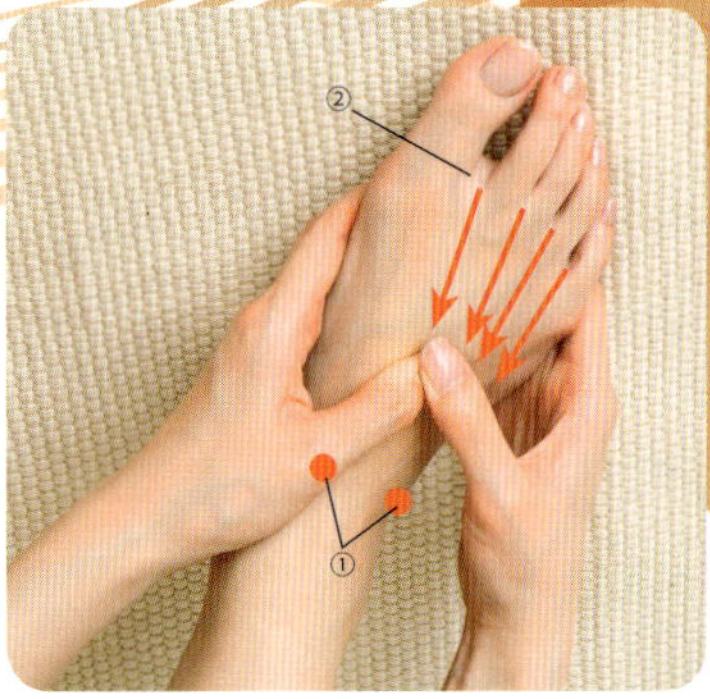


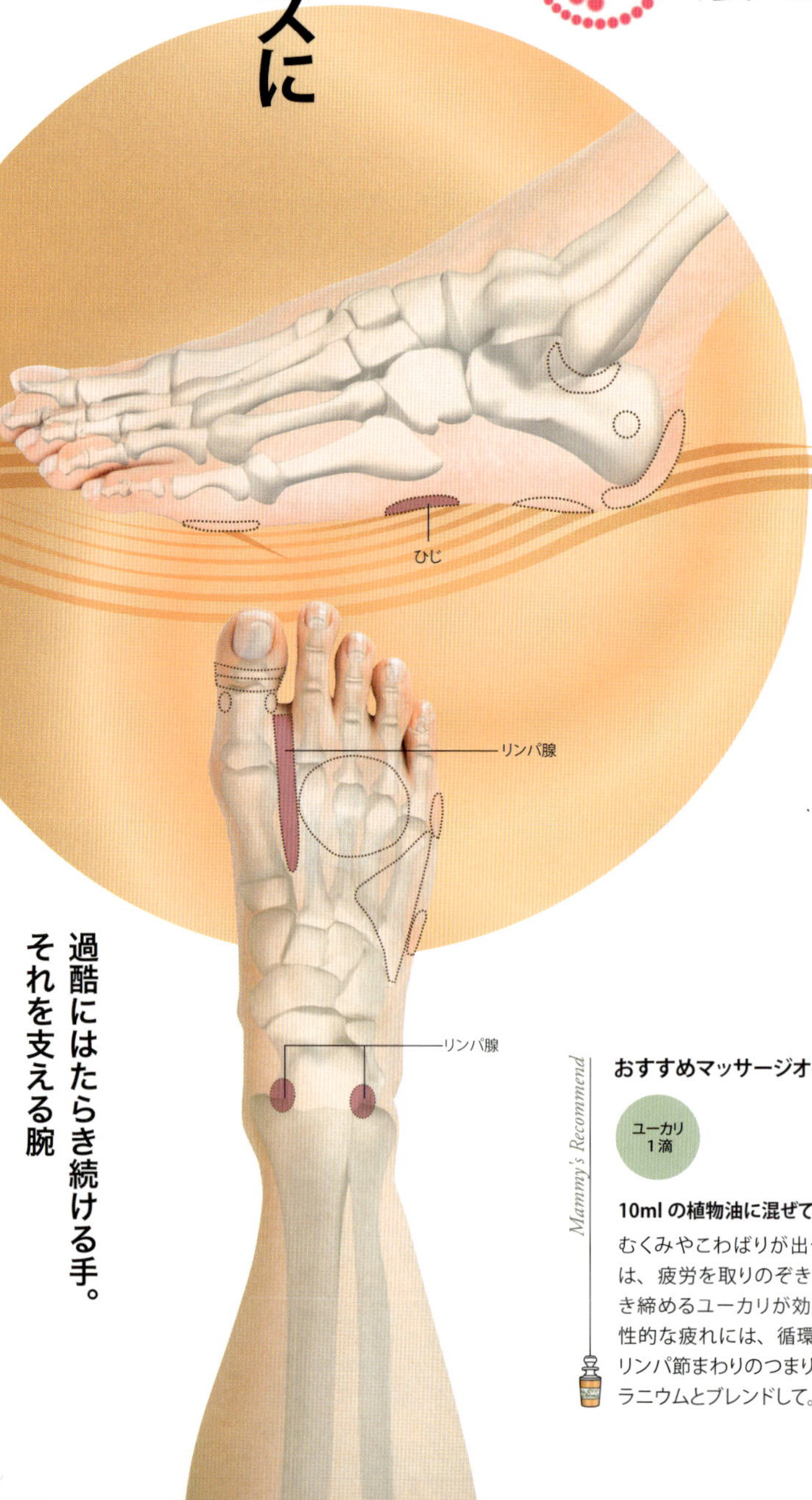


### 過酷にはたらき続ける手。それを支える腕

現代女性の多くは腕が疲れ、疲労物質がたまって流れが滞っています。とくに、わきの下の腋下《えきか》リンパ節がつまり、腕のつけ根からわきのラインがモモンガのようになっている方も少なくありません。

女性らしく引き締まった二の腕をつくるポイントは、リンパ節のつまりを取りのぞくマッサージと、二の腕の裏側にある上腕三頭筋を鍛えること。この筋肉は

Mammy's Recommend

**おすすめマッサージオイル**

ユーカリ
1滴

**10ml の植物油に混ぜて使用**

むくみやこわばりが出やすい腕は、疲労を取りのぞきながら引き締めるユーカリが効果的。慢性的な疲れには、循環を整えてリンパ節まわりのつまりを取るゼラニウムとブレンドして。

リンパで流す

# 腕の脂肪や老廃物をわきの下へ流す

ふだんあまり使うことがなく、意識的に刺激しないとたるむ一方です。仕事や家事の合間、眠る前にエクササイズを取り入れるとよいでしょう。

あおむけになって両腕を数十センチ浮かせて水平に広げ、手のひらで円を描きます。シンプルな動きですが腕をしっかり刺激できます。

## 1 二の腕をもむ …5回

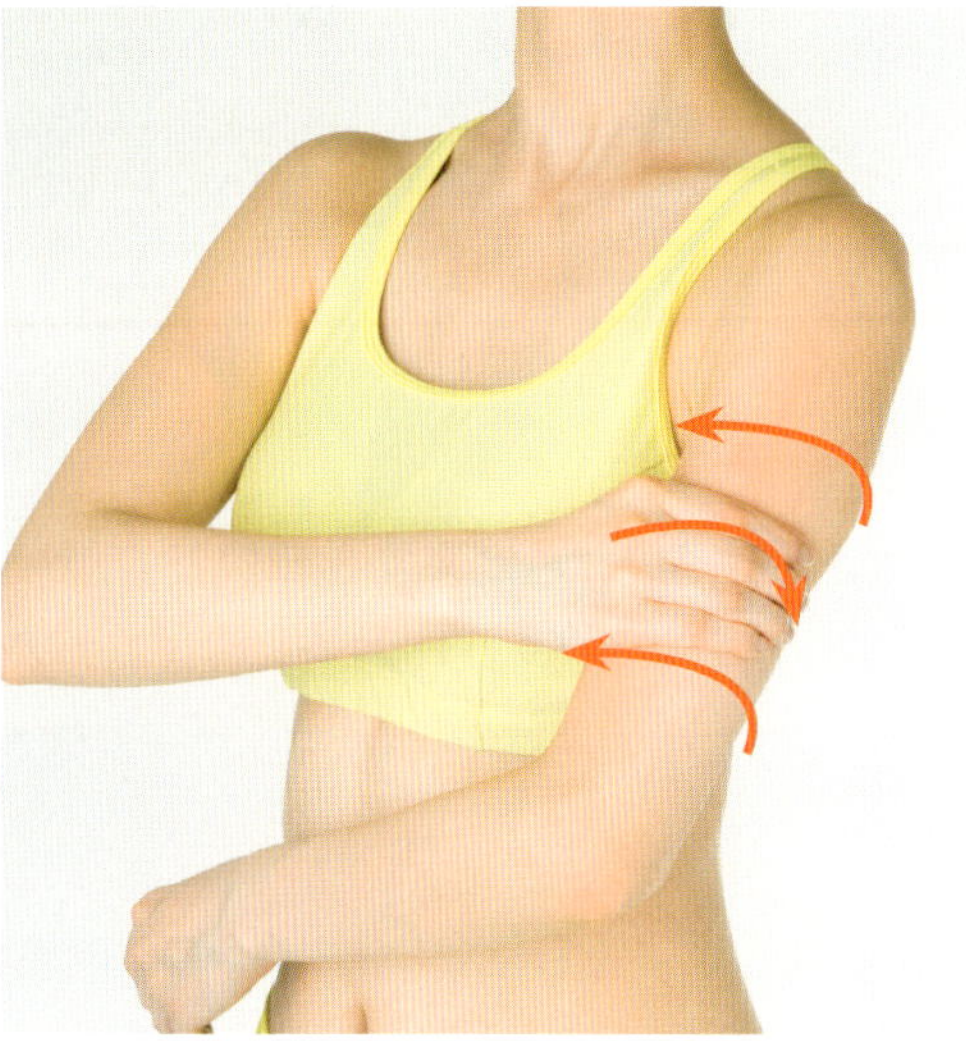

手のひらをひじの上に密着させてつかみ、ねじるようにもみほぐす。肩に向かって、腕の内側と外側に分けて行う。
二の腕全体がやわらかくなるまで温めほぐす。

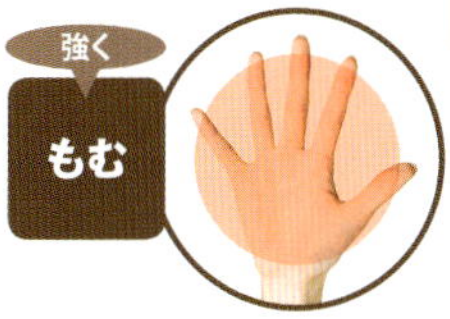


## 2 二の腕をたたみ下ろす …5回

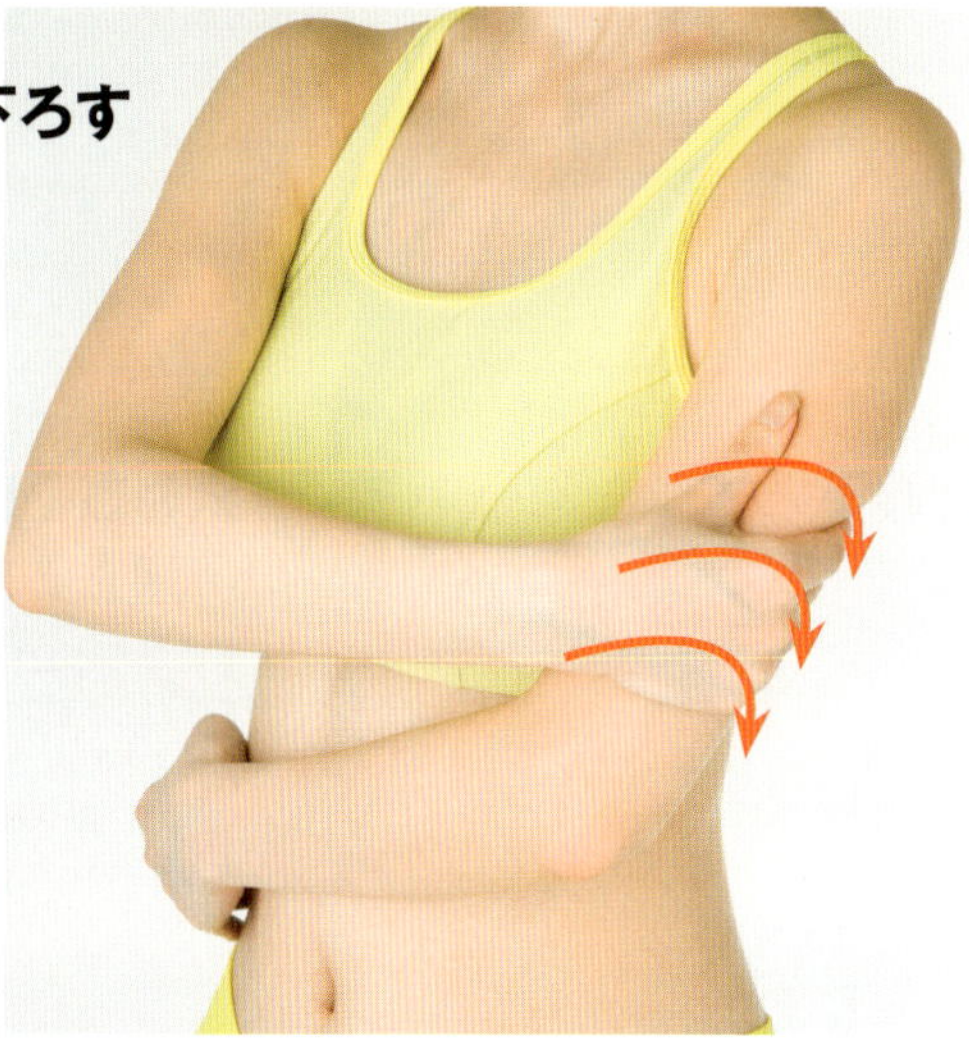

ひじの上の脂肪をつかみ、４本の指で支えながら、親指でたたみ下ろす。肩に向かって、腕の内側と外側に分けて行う。肩こりになりやすい人は、とくに外側が硬いので念入りに。
大きく小さく、脂肪をつかみ、強弱をつけて崩す。

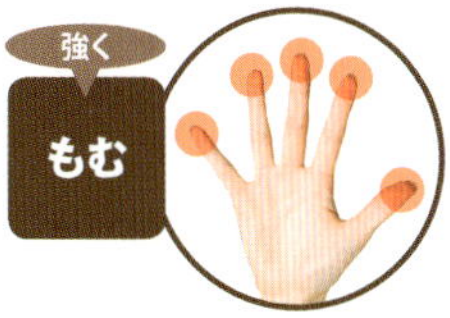


左足を終えたら右足も同様に。そのあとリンパマッサージへ

## 3 手首からわきの下へ流す …5回

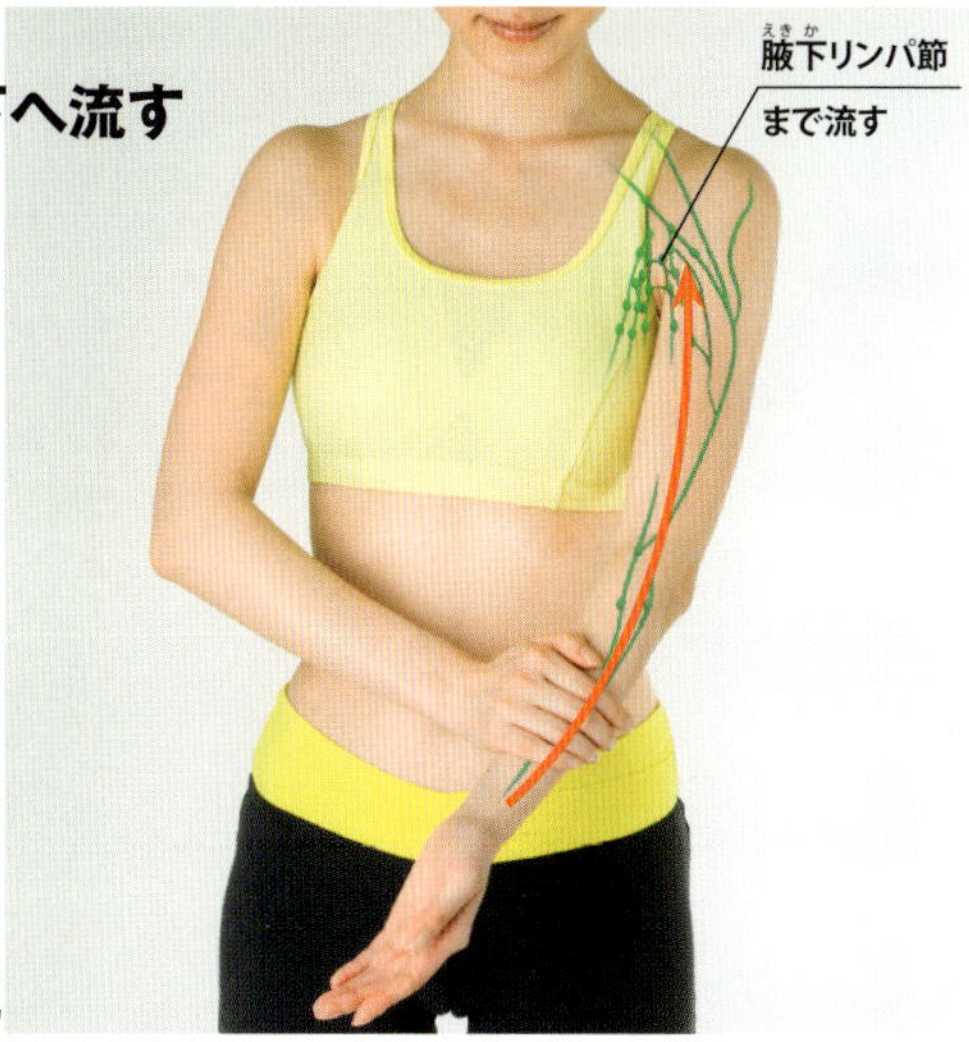


手のひらで反対の手首に密着させて、手首からひじ、ひじからわきの下へすり上げる。腕の内側と外側に分けて行う。
腕全体のリンパの流れを整え、リンパ節へと流し込む。

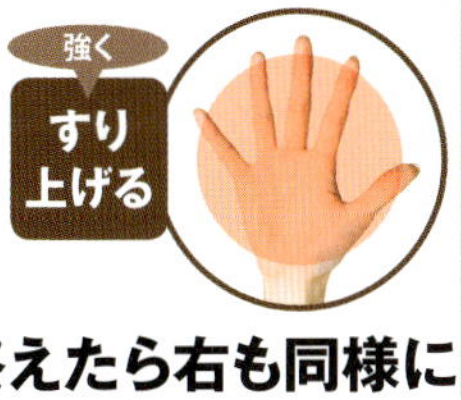


**左を終えたら右も同様に**

Challenge

# セルライトの解消に挑戦！

脚は、太さやたるみなど悩み多き部位ですが
とくにセルライトはカラダにたまった老廃物がはっきり目に見えるので本当にいやなもの。
ここでは、セルライトがつきやすい太ももの特別なマッサージ法をご紹介します。

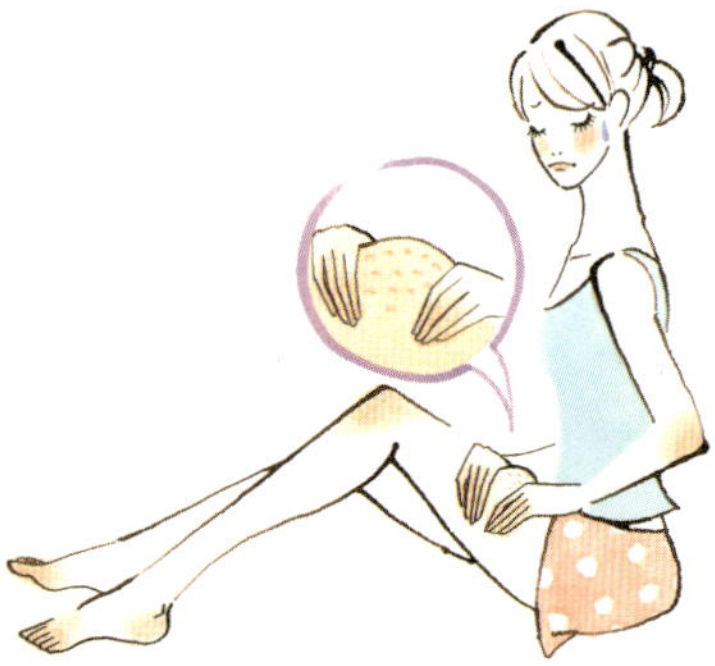

**自分のセルライトをチェック**

足や手をギュッとひねって
デコボコしている部分にあるのがセルライト。
その見た目から、オレンジピールスキンとも
いわれます。

## 1 太ももをしごく …温まるまで

手のひらで太ももをつかみ、右手と左手を交互に動かして、温めるようにしごきながらもみほぐす。前・後ろ・側面と、太もも全体に行う。

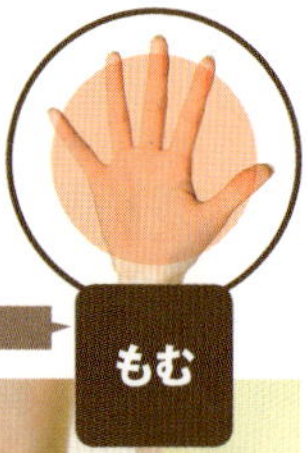


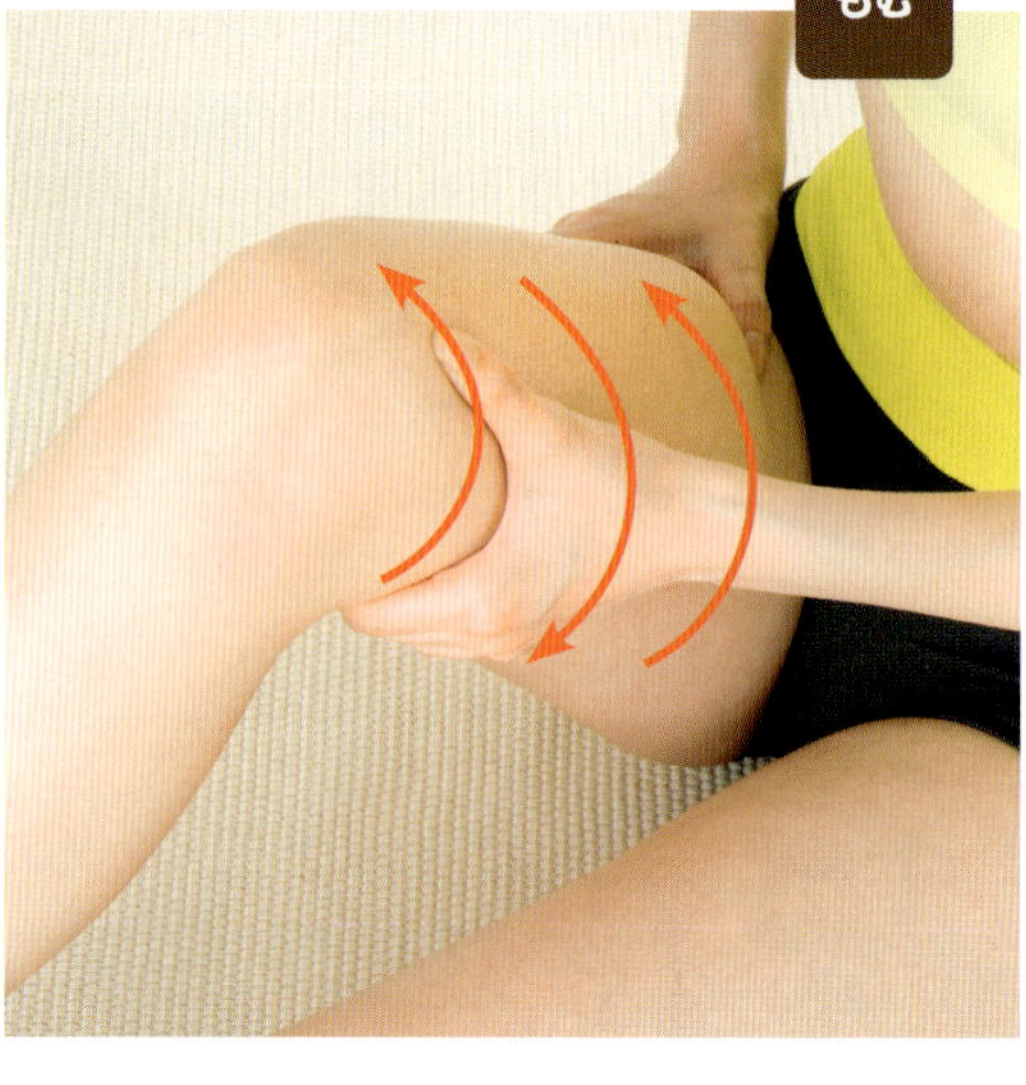

## 2 太ももを大きくたたみ下ろす …痛みがなくなるまで

太ももの脂肪を大きくつかみ、４本の指で支えながら、親指でたたみ下ろす。ひざから足のつけ根まで、前・後ろ・側面と、太もも全体にしっかり行う。

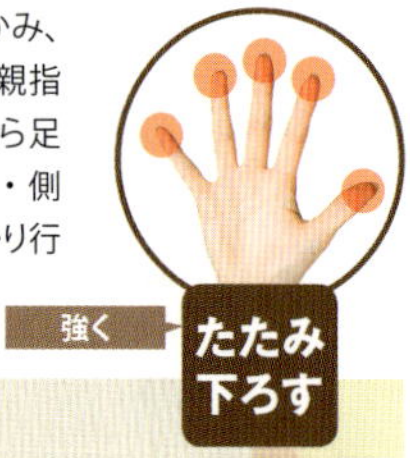


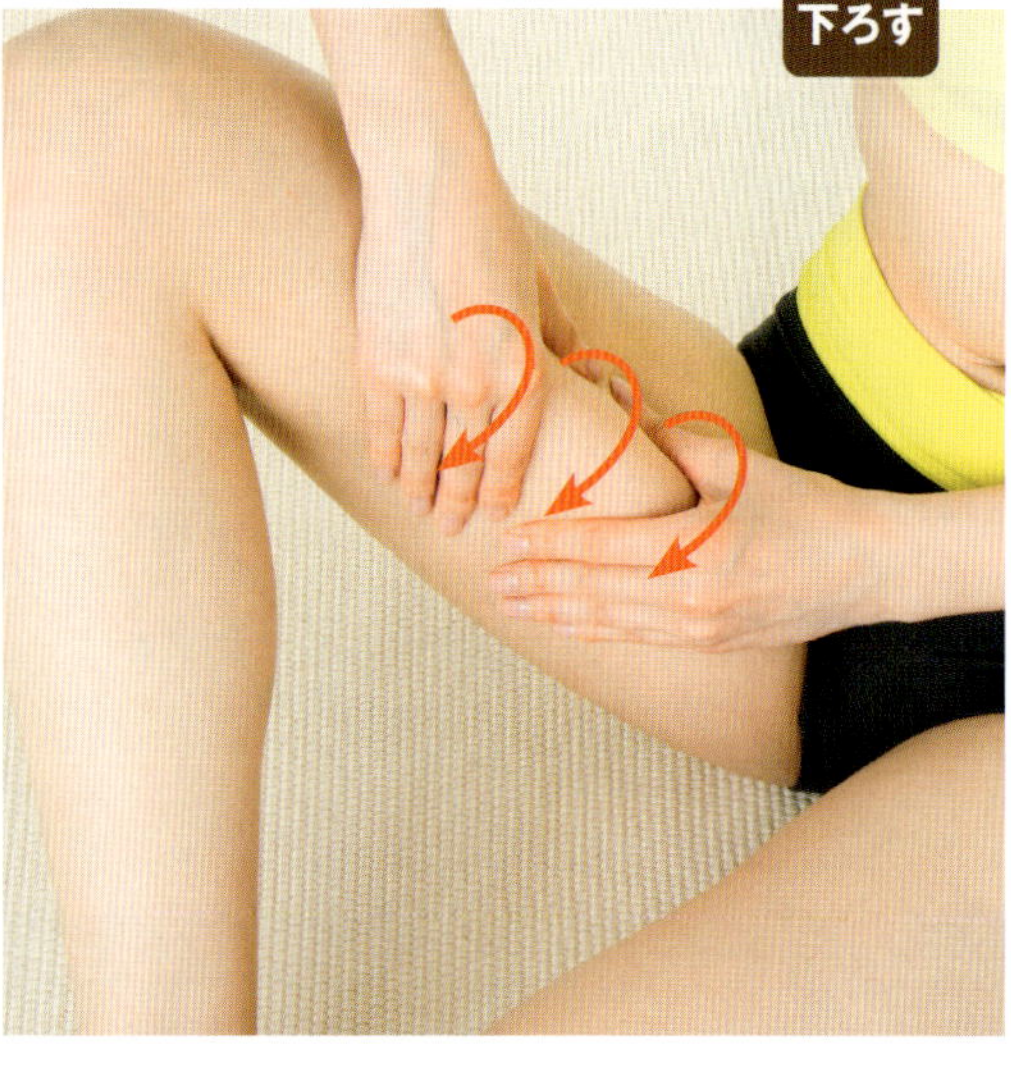

## セルライトの正体は

デコボコの正体は、脂肪細胞のまわりにたまってしまった余分な水分や老廃物の大きなかたまりといわれています。皮膚の下に存在しますが、その硬いかたまりは目に見えるほど大きくなっているので、一度できたらなかなかなくなりません。根気強い対処が必要です。

セルライトをもむと、かなりの痛みを感じます。しかし、その痛みに耐えて大きく小さくもみ続ければ、やがて痛みがやわらぎ、崩れたセルライトが流れてキレイな手足を取り戻せます。

## セルライトを予防する生活を

セルライトは、ストレス、不規則な食生活、冷えなどで血行やリンパのめぐりが悪くなり、体内の老廃物がうまく回収されないためにできるもの。本書のマッサージを行ったり、つねにカラダを温めるようにしたりして、めぐりのいい生活習慣をめざしましょう。

### 3 太ももを小さくたたみ下ろす …痛みがなくなるまで

今度は太ももの脂肪を小さくつまみ、2と同じようにたたみ下ろす。ひざから足のつけ根まで、前・後ろ・側面と、太もも全体にしっかり行う。

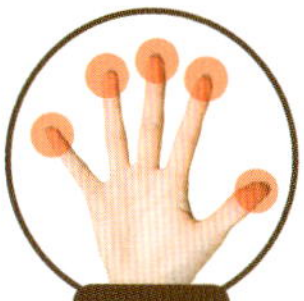

強く　たたみ下ろす

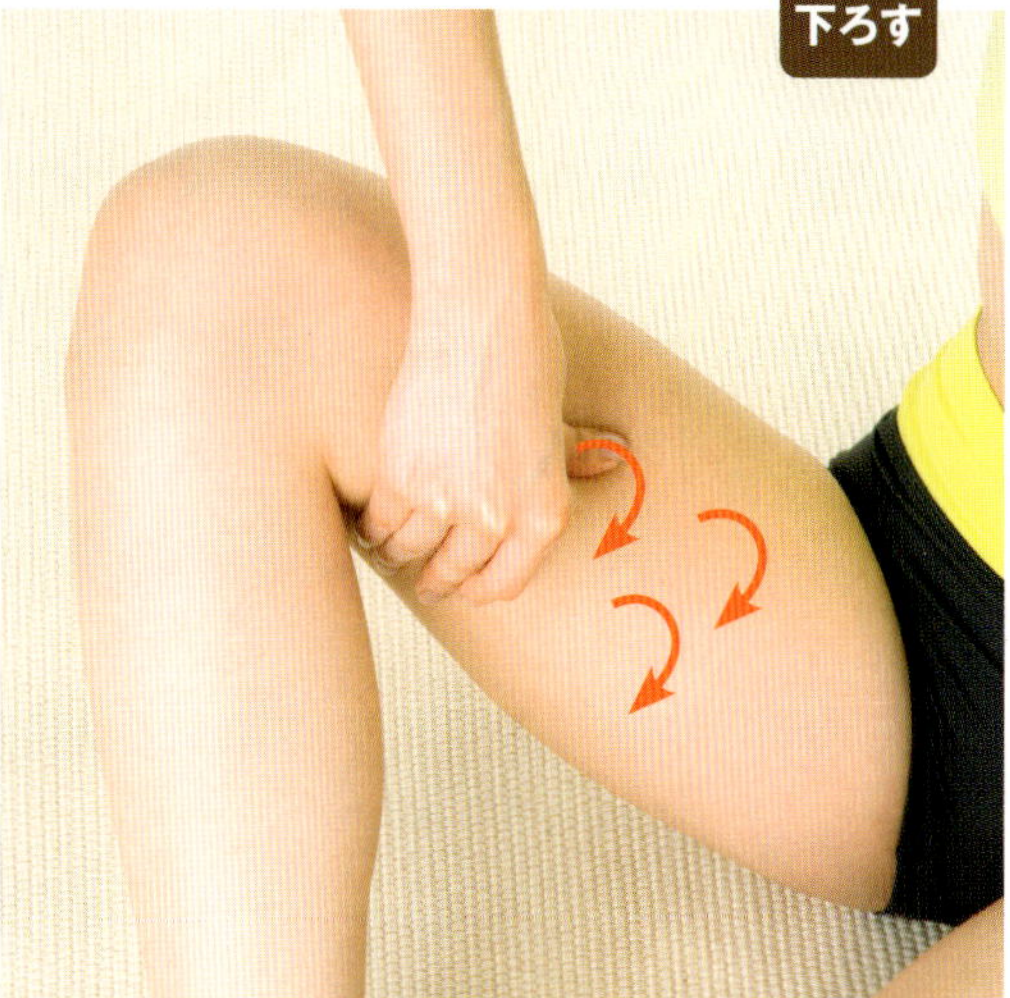

### 4 ひざから脚のつけ根へ流す …10回

崩れたセルライトを、そけいリンパ節へ流すように、手のひら全体で太ももをさする。

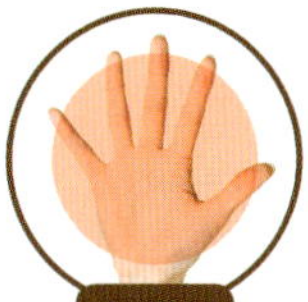

やや強く　さする

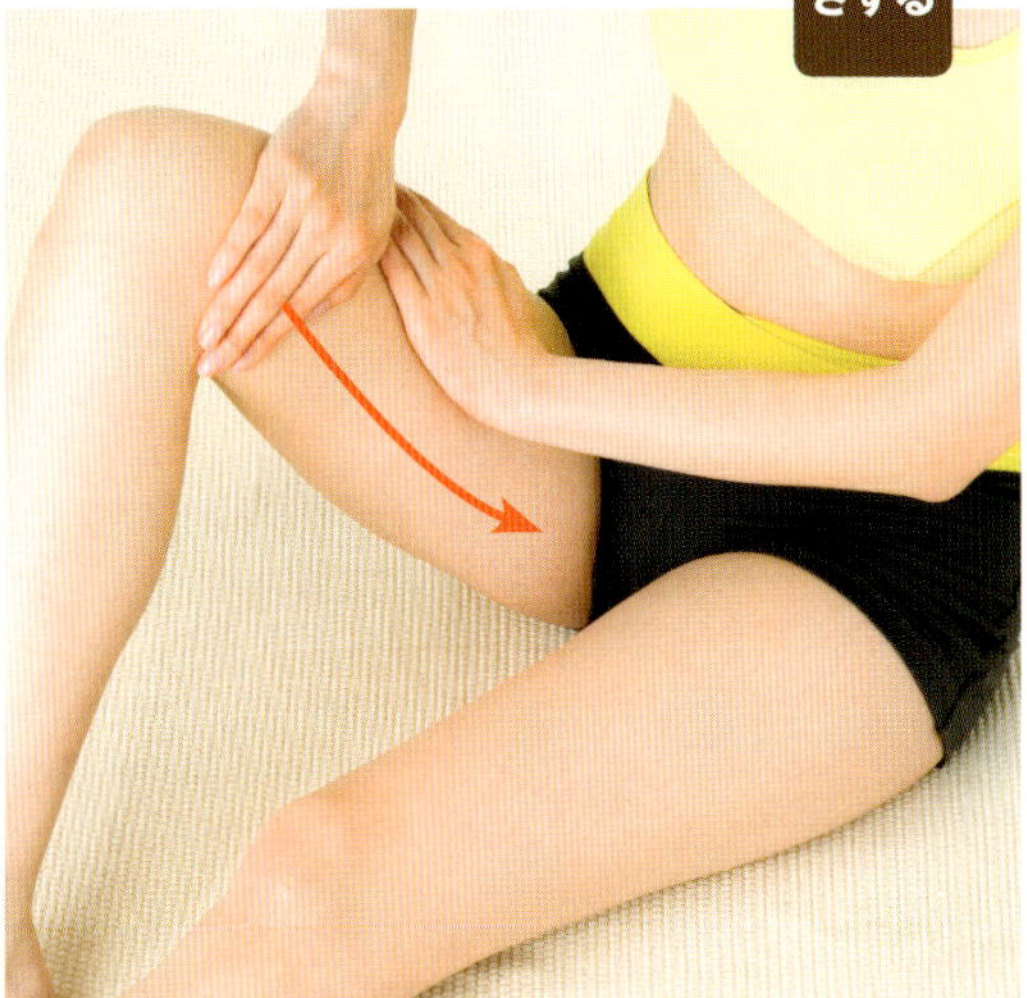

リンパを流してシャープなあごのラインに

# フェイスライン

リフレで崩す

## 頭部を遠隔刺激して顔や頭への血流アップ

### 反射区 頭を刺激 つまむように…5回

頭に関係する反射区は、第１趾《し》の腹側と第２趾から第５趾の先におのおのある。親指の腹で趾《ゆび》全体をていねいにもみほぐす。

ここを押すと、頭部への血流がよくなる。

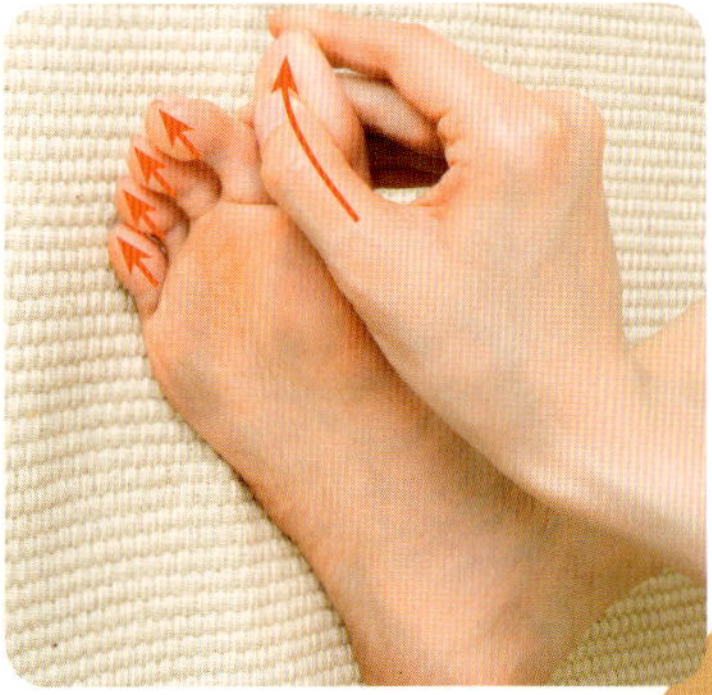

### 反射区 リンパ腺《せん》を刺激 しごくように…5回

①最初に、足首前部にある骨のキワを両手の親指で２か所同時に押す。②次に甲側の、第１趾《し》と第２趾のあいだの骨のくぼみに親指を重ねて入れ、足首に向かって圧をかけながらすべらせる。すべての趾《ゆび》のあいだも同様に行う。

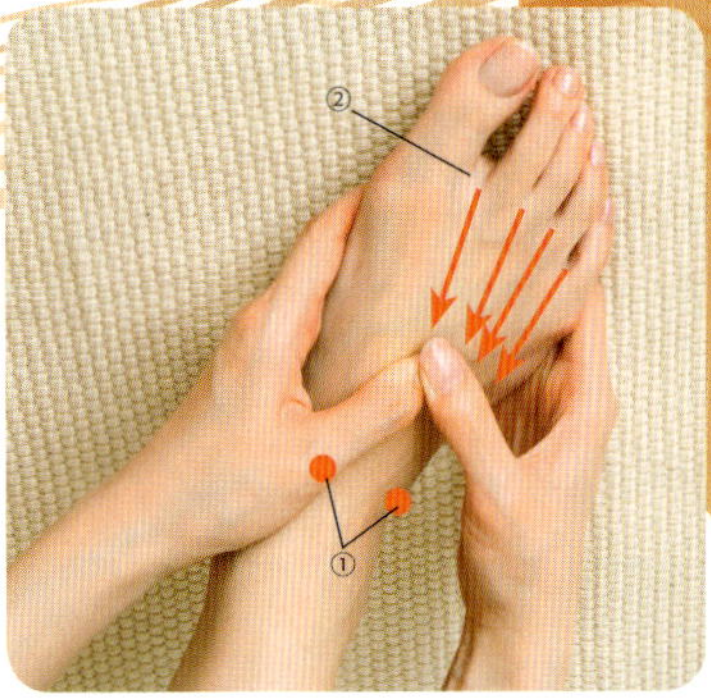


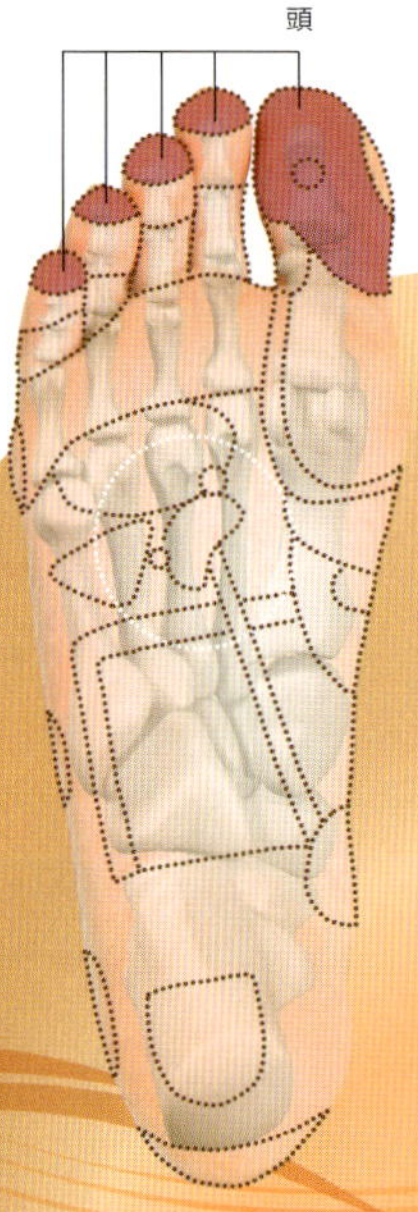


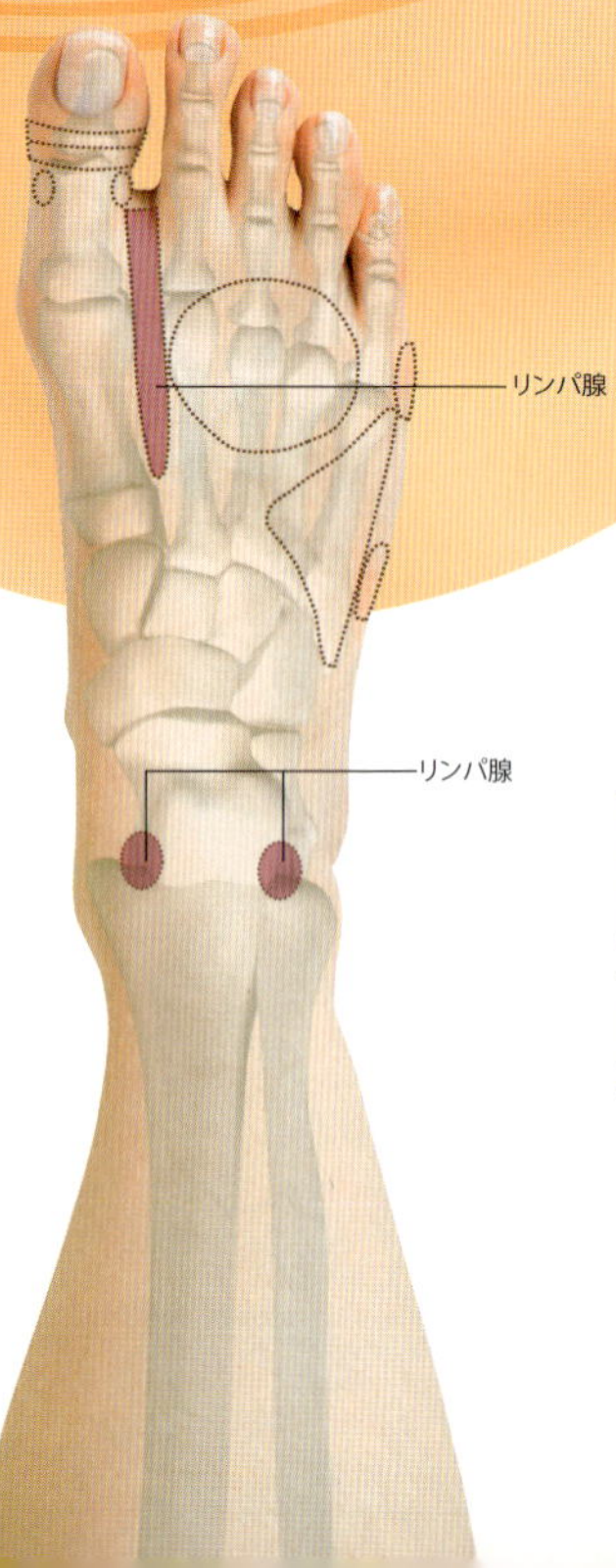


### プロの技を習得してなりたい顔に

フェイスラインのたるみは小顔の天敵ですが、これもリンパマッサージでめぐりをよくすることで解消されます。あごのラインがシャープになるだけで、スリムで若々しい印象に変わります。

　マッサージは、あごの下から耳の後ろを通り、鎖骨のくぼみまで流します。鎖骨周辺は、全身をめぐったリンパ液が流れ込む最終地点。スムーズに流れ込むよ

*Mammy's Recommend*

**おすすめマッサージオイル**

ローズ 1滴 / カモミール 1滴 / ゼラニウム 1滴

**20ml のホホバオイルに混ぜて使用**

毛細血管を開き、すみずみまで血流やリンパの流れを整えて、透明感とツヤのある肌によみがえらせるブレンドです。甘く広がる香りはまさに至福で、幸せオーラもアップするはず。

リンパで流す

# 顔から鎖骨へ滞ったリンパを流す

## 1 あごを押す…5回

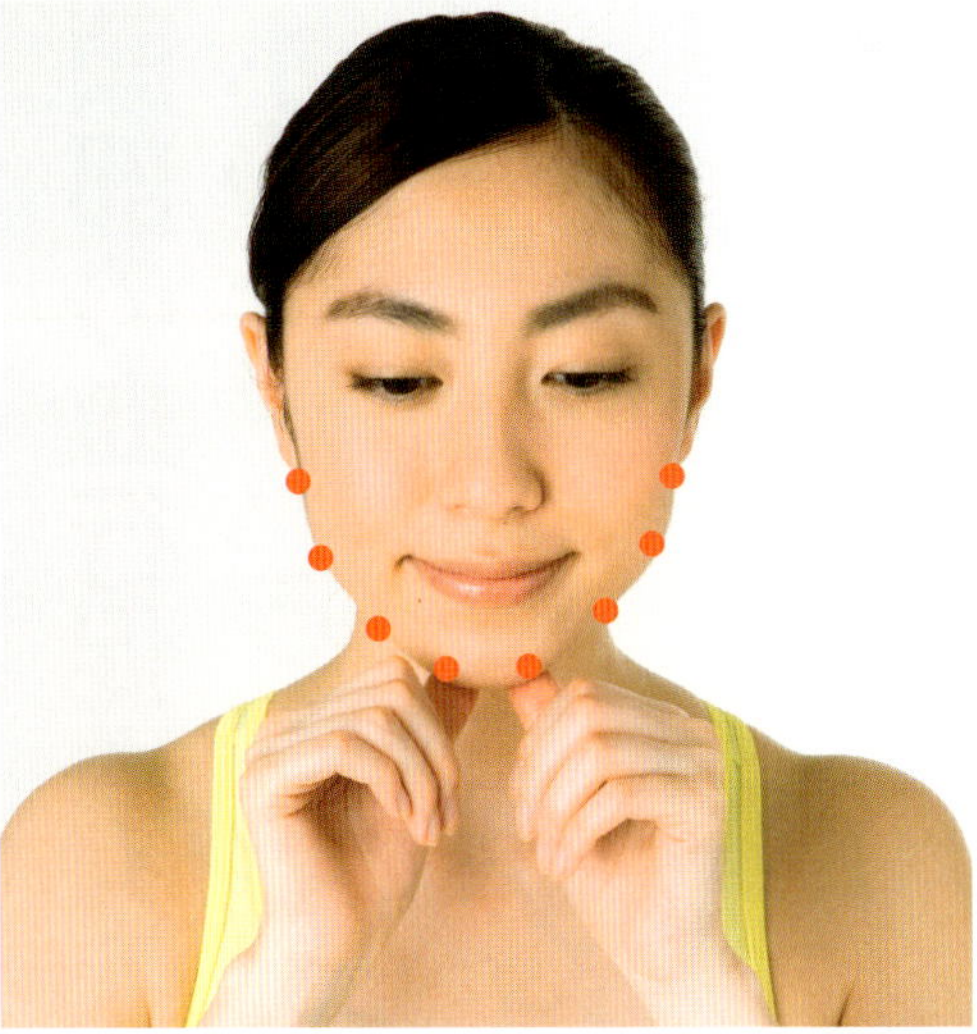

親指をあごに当て、左右の耳の下まで４～５か所に分けて押していく。
フェイスラインに沿って、リンパのつまりを取りのぞく。

やや強く
押す

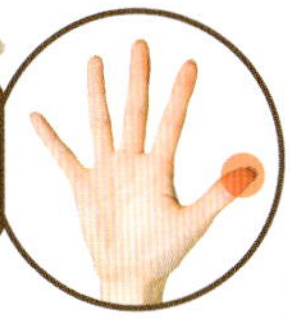

## 2 あごをさする…5回

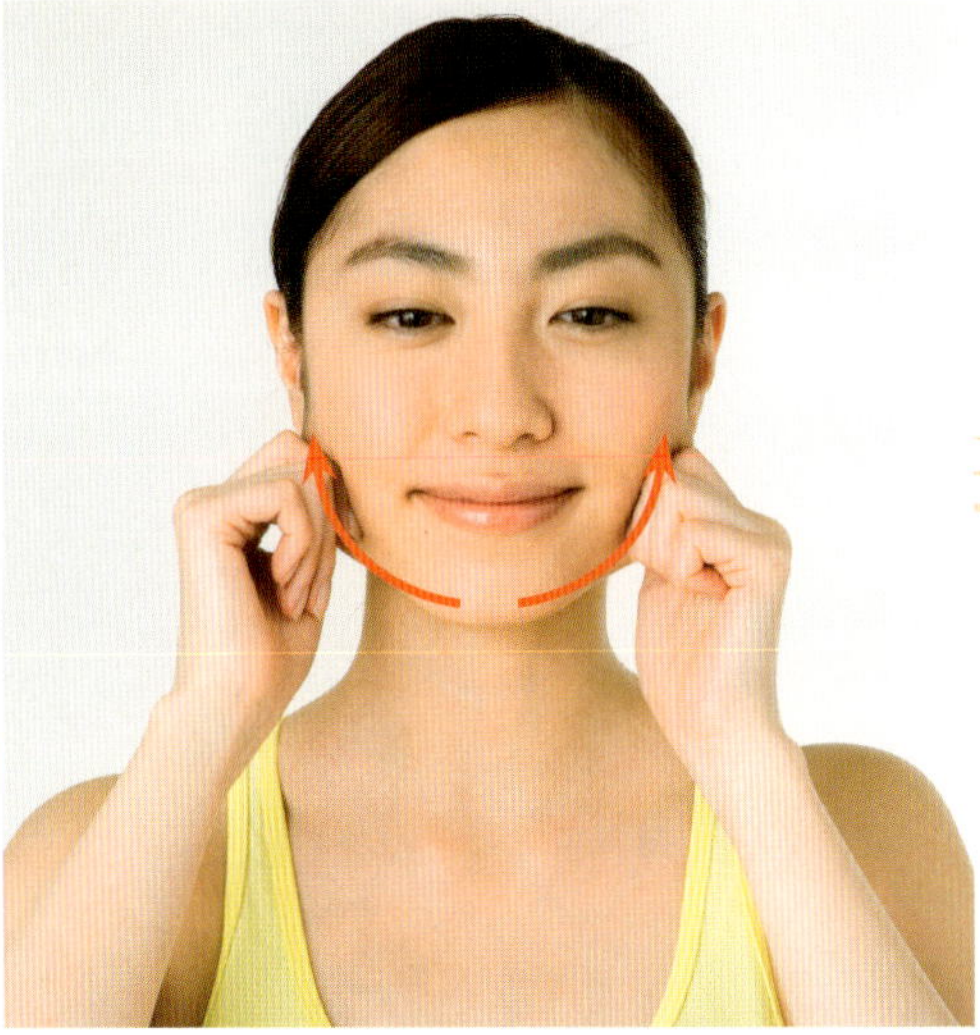

人差し指を鍵形に曲げ、あごの中心から左右の耳の下まで指をすべらせるようにしてさする。
あごの中央から耳の下まで、骨に沿ってしっかりとリンパを流す。

やや強く
さする

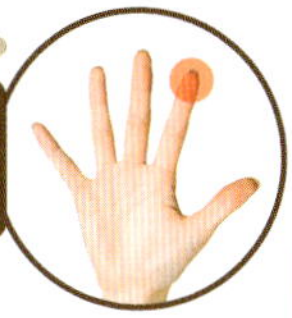

左足を終えたら右足も同様に。そのあとリンパマッサージへ

## 3 耳の後ろから鎖骨へ流す…5回

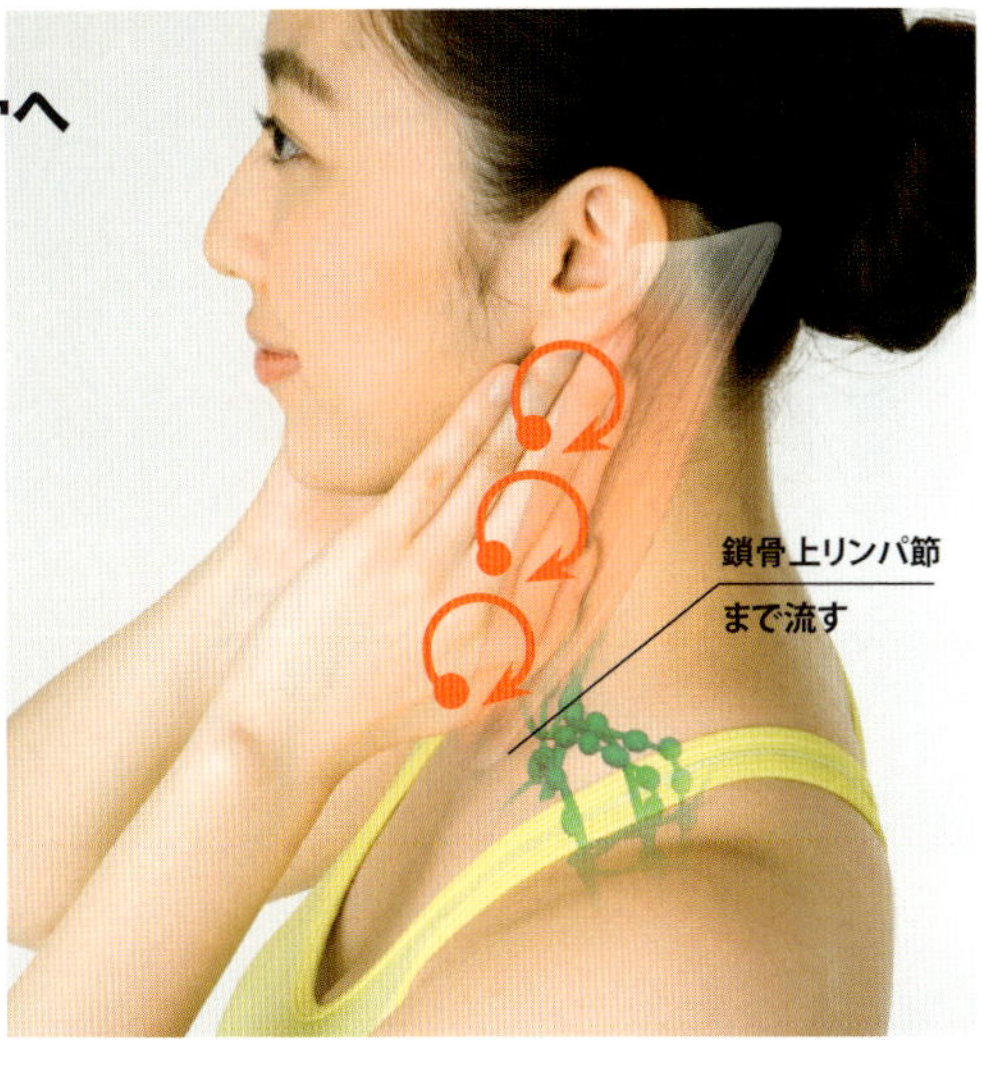


左右の耳の後ろから鎖骨のくぼみまで、手のひら全体を密着させてさする。
耳の下から鎖骨へとリンパを流して排出を促す。

やさしく
さする

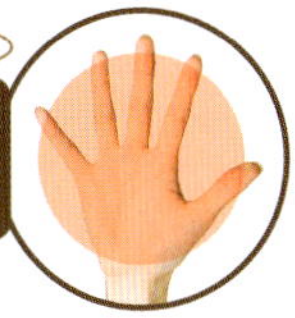

うに鎖骨まわりのつまりを解消します。
ほうれい線が気になる方は、鍵形にした指で小鼻の脇から耳の前まで流しましょう。しわが目立たなくなります。
朝晩の洗顔後にクリームをつけるときなどにこのマッサージを習慣にするとよいでしょう。

美しさは健康な頭皮から

# 髪

リフレで崩す

## 頭部の血行促進とホルモンバランスの調整を

### 頭皮の血行促進で元気な髪を育てる

サロンでは抜け毛や頭皮のかぶれ、かゆみの悩みについて相談されることも少なくありません。頭皮トラブルの原因はホルモンのアンバランスや無理なダイエット、ひんぱんなカラーリングなどさまざまです。

健康な髪を育てるには、地肌を清潔に保ち、マッサージで血行をよくすることが大切です。シャンプーは、たっぷりの

### 反射区 頭を刺激
### つまむように…5回

頭に関係する反射区は、第１趾《し》の腹側と、第２趾から第５趾の先におのおのある。とくに第１趾の中央には、ホルモンの分泌にかかわる脳下垂体があるので、ここを押すと頭部への血流が増え、老廃物も流れやすくなる。

親指の腹で趾《ゆび》全体をていねいにもみほぐす。

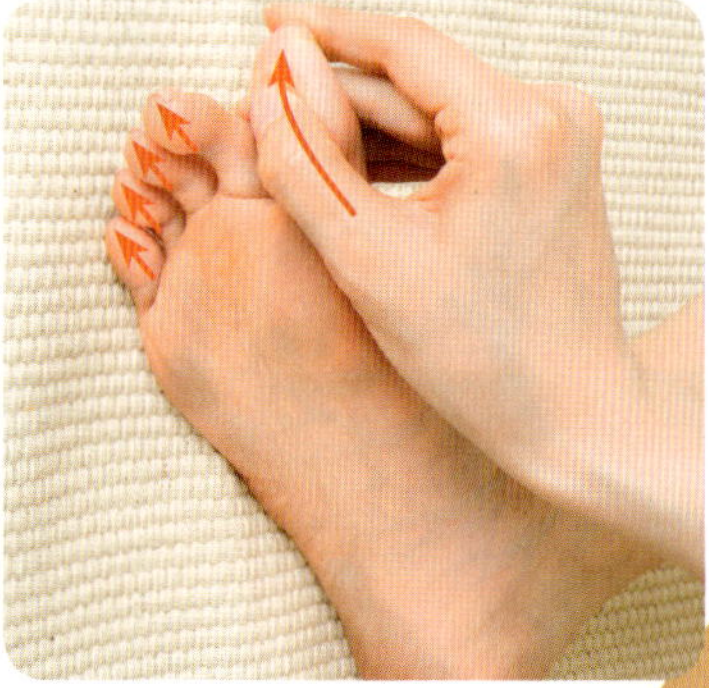

### 反射区 甲状腺《せん》を刺激
### しごくように…5回

第１趾と第２趾のつけ根のあいだに親指を当て、力を入れたまま骨のまわりに半円を描くようになぞって押す。

ここを押すと新陳代謝が促されるので、育毛に効果的。

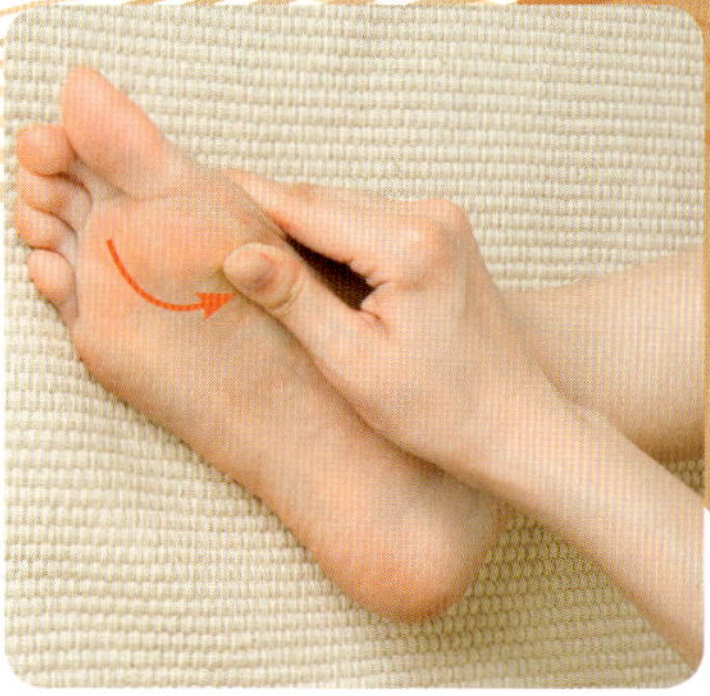

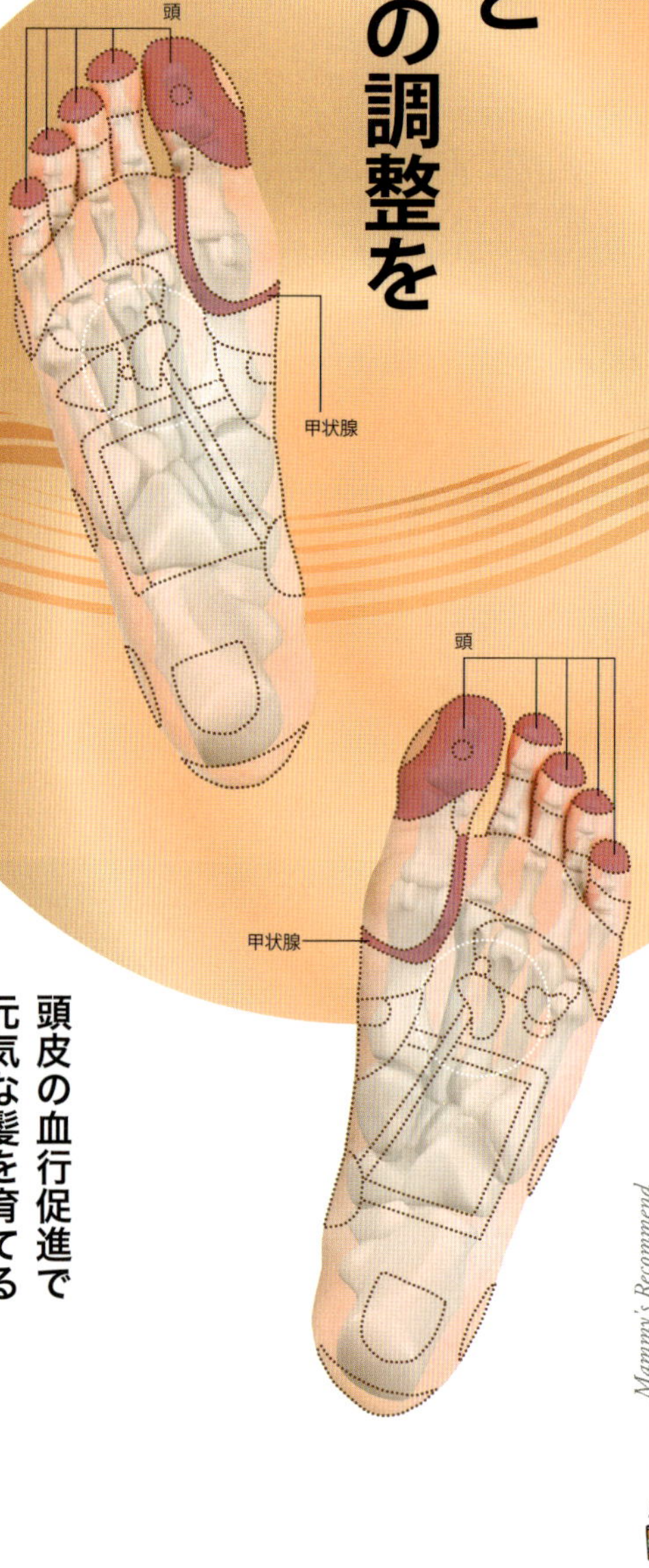


Mammy's Recommend

**おすすめアロマシャンプー**

ローズマリー
１滴

若返りの象徴とされるローズマリーが頭皮を清潔に保ち、引き締めます。髪を洗う際に、シャンプーに１滴混ぜて地肌をマッサージすると、毛根の血流がよくなり育毛効果が高まります。

リンパで流す

# 前頭部、側頭部、後頭部まんべんなくめぐらせる

## 1 前頭部をさする…5回

左右の眉の上に３本の指を当て、後頭部に向かってさする。

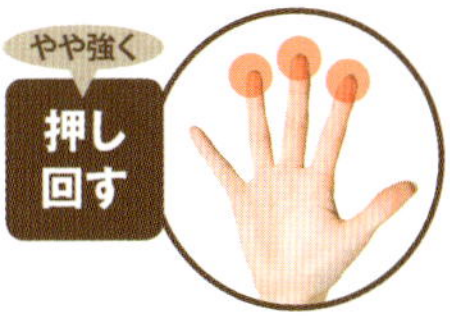
やや強く
押し回す

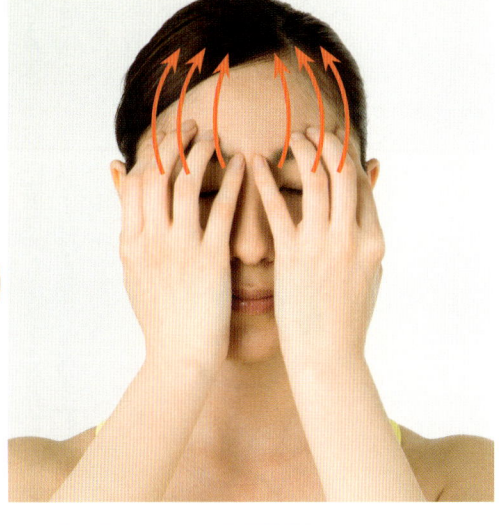

## 2 側頭部を押し回す…5回

左右の耳を囲むように４本の指を当て、後頭部に向けて小さな円を描きながら押し回す。
側頭部の筋肉をもみほぐして、頭皮の血流を促す。

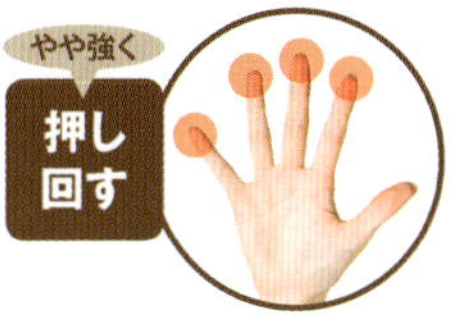
やや強く
押し回す

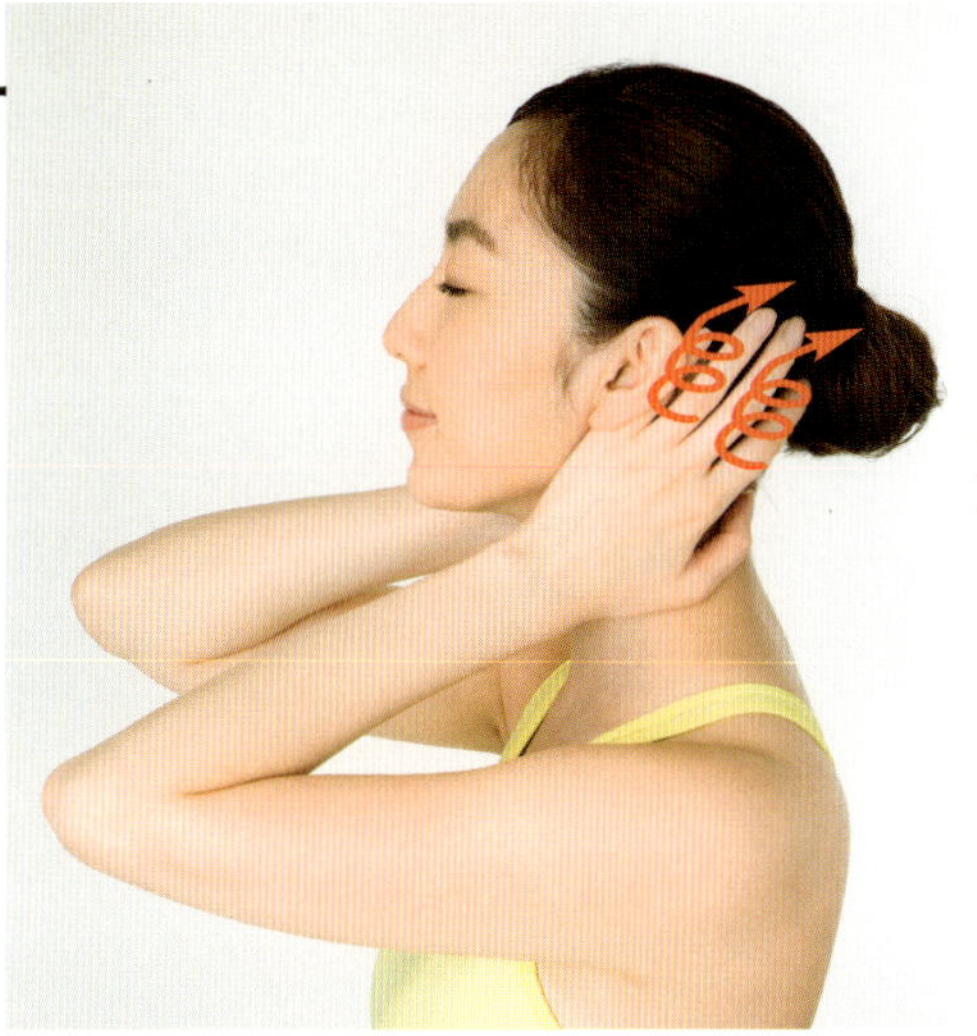

左足を終えたら右足も同様に。そのあとリンパマッサージへ

## 3 後頭部をもむ…5回

ぼんのくぼの両脇に親指を当てて頭をつかみ、しっかり強めにもみほぐす。
頭のつけ根のこわばりを取り、老廃物の排出を促す。

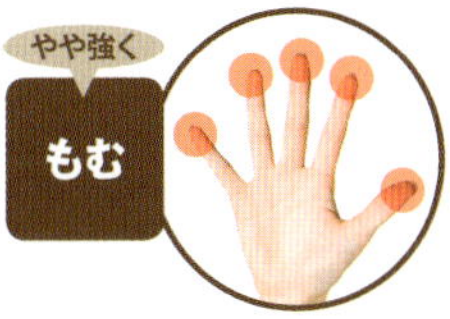
やや強く
もむ

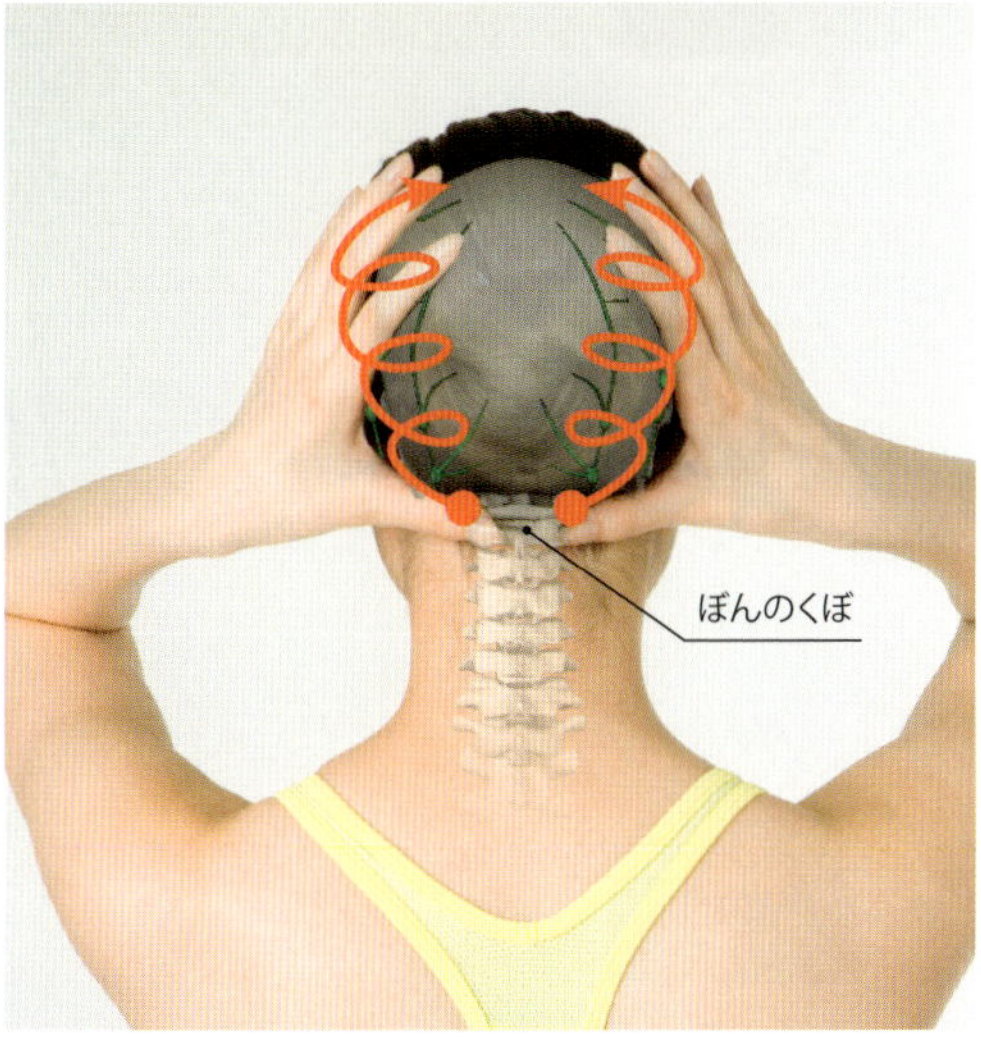
ぼんのくぼ

泡で地肌をマッサージするように洗い、ていねいにすすぎます。この習慣は、育毛だけではなく顔のリフトアップにもつながります。

頭皮の硬い部分は、頭皮を動かすようにもみほぐして。毎日のブラッシングと、洗髪後にドライヤーですぐにかわかすことも頭皮環境を整えるうえで大切です。

すぐに治したい症状に効く

# 救急マッサージ

2～6章ではおもに慢性的な症状をご紹介してきましたが
マミーズリンパマッサージは突発的な症状にも効果抜群。

「仕事に行く前にスッキリさせたい」

「外出前になんとかしたい」

そんなときにぜひお役立てください。

## 二日酔い

前の晩飲みすぎて翌朝調子が悪いときは、アルコールを分解する肝臓のはたらきを高めましょう。

### 1 リフレで崩す

反射区 **肝臓・胆のうを刺激…5回**

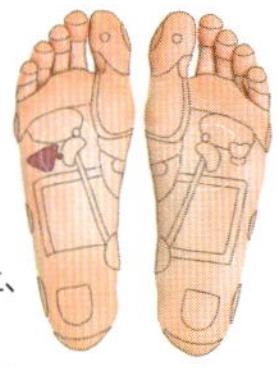

右足だけ。親指を重ねて、第４趾《し》の延長線上、土踏まずの上部を趾《ゆび》先方向に押し上げる。

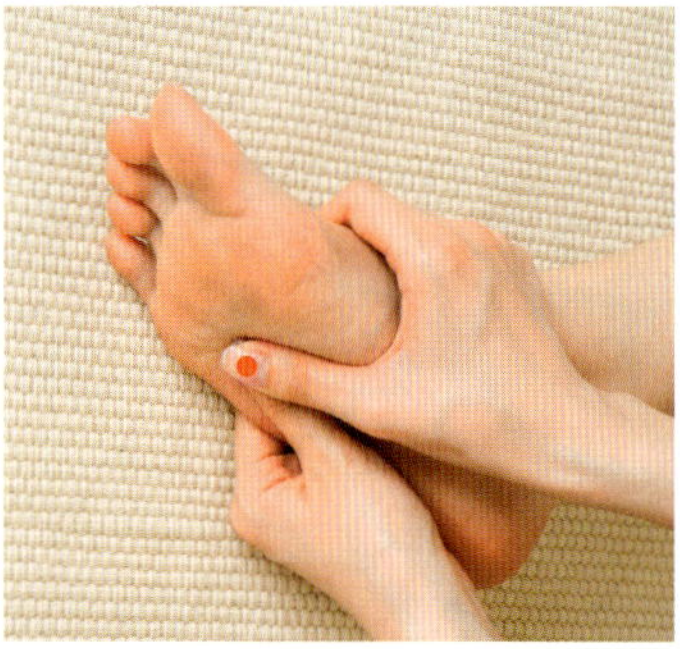

左足を終えたら右足も同様に。

### 2 リンパで流す

**肝臓を刺激する…5回**

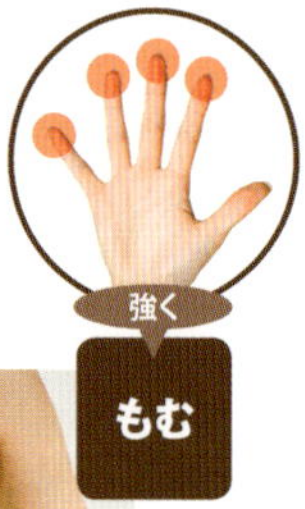


ろっ骨のすぐ下に両手の指先を差し込むように入れて、肝臓をもむ。

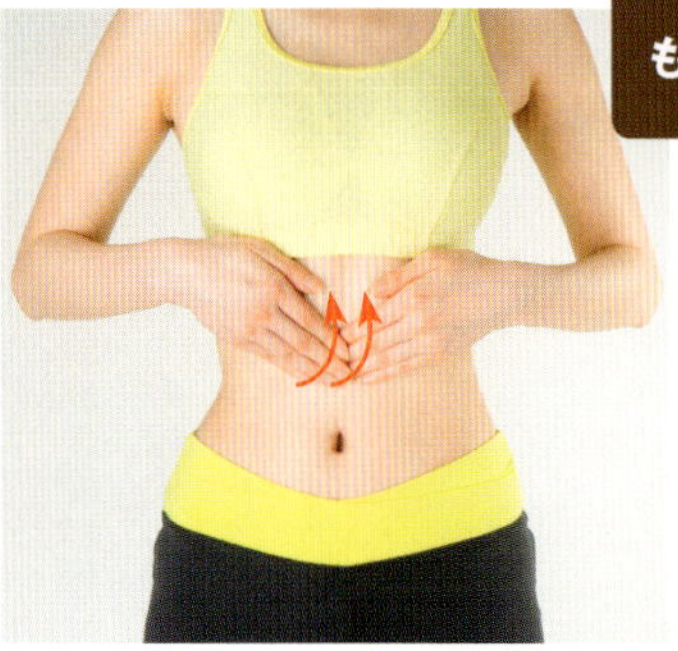

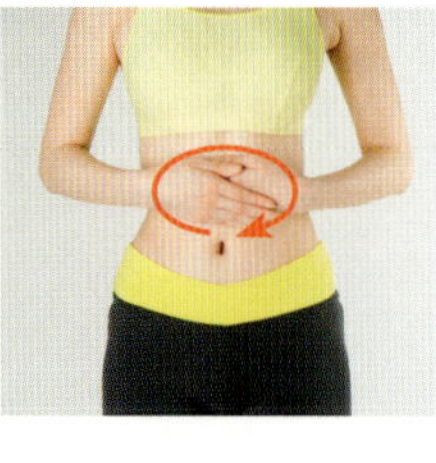

最後に、手のひらを重ねてみぞおちに当て、時計回りにゆっくりさする。

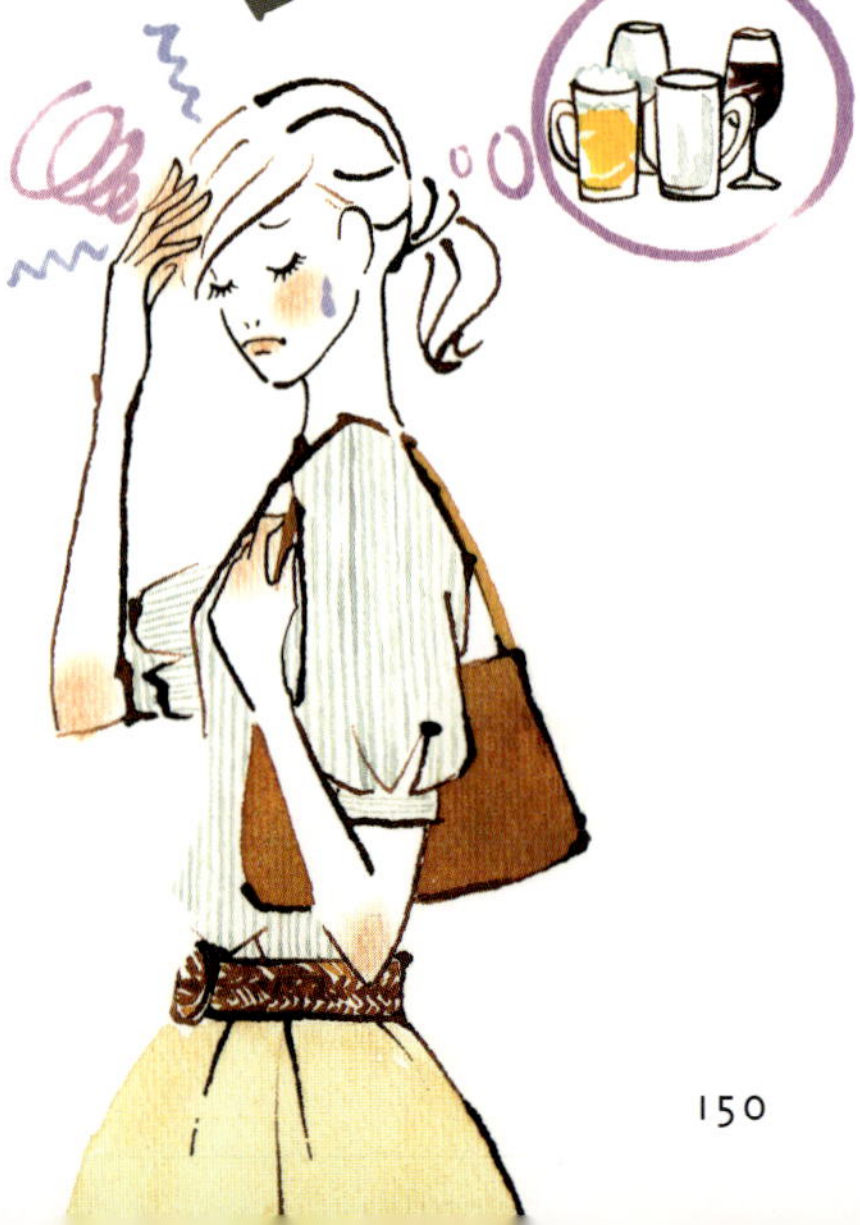

## 3 足首からひざへ流す…5回

足首に手のひらを密着させ、強めの力でひざ裏までしっかりすり上げる。

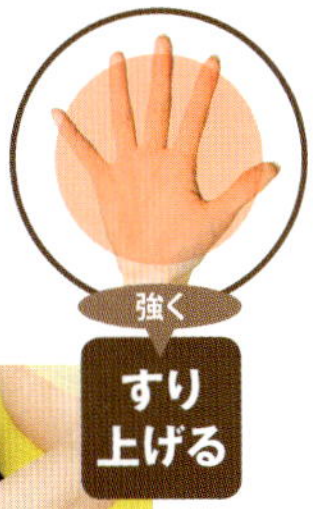
強く
すり上げる

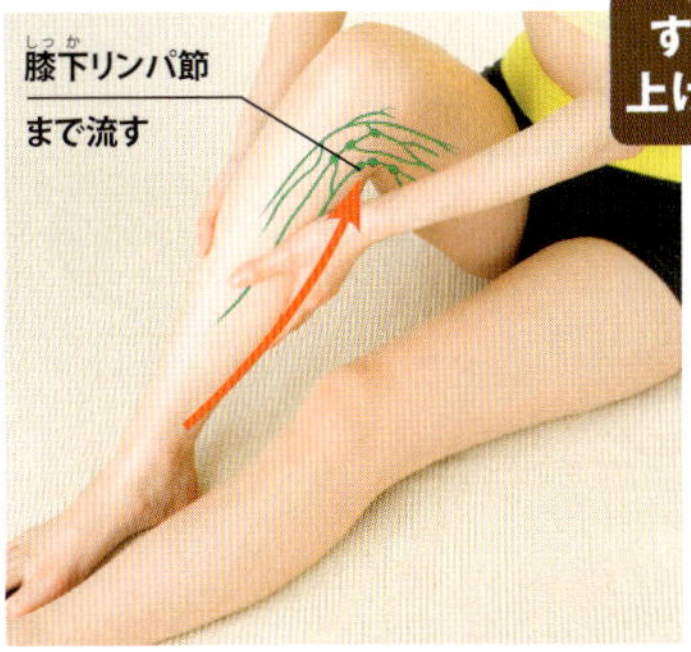
膝下《しっか》リンパ節
まで流す

1～3を左足を終えたら右足も同様に。

Mini Column

### こむらがえりはふくらはぎだけではない

筋肉がけいれんして鋭い痛みが走るこむらがえりは、ふくらはぎに限らず足裏や首でも起こります。原因は冷えや運動不足だったりしますが、栄養面ではミネラル不足も考えられます。汗を多くかく夏や運動時には、カルシウムやマグネシウム、ビタミン $B_1$ などの摂取を心がけましょう。クエン酸はミネラルの吸収率を高め、筋疲労の回復も早めてくれるので、併せて摂るとよいでしょう。

# こむらがえり

女性は妊娠中によく起きるこむらがえり。ふくらはぎの体液循環をよくすれば、起きにくくなります。

## 1 リフレで崩す

### 反射区 腹腔神経叢《ふっこうしんけいそう》を刺激…5回

親指を重ねて、足裏の中央をすべらせるようにまんべんなく押す。

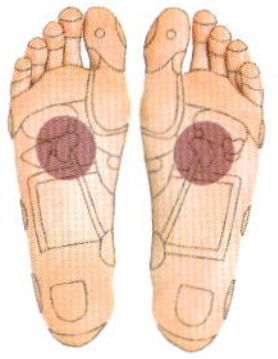

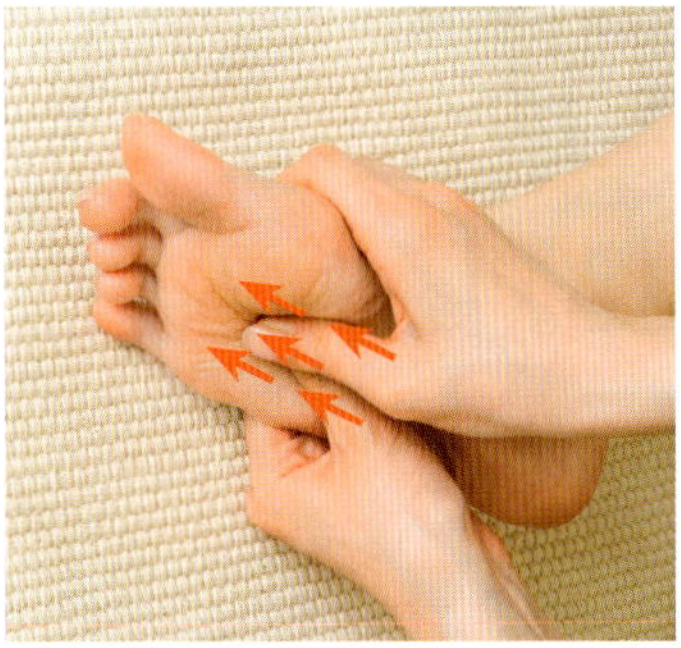

## 2 リンパで流す

### ふくらはぎをほぐす…5回

ふくらはぎを両手でつかみ、親指ですねを支えながら４本の指を使ってもみほぐす。

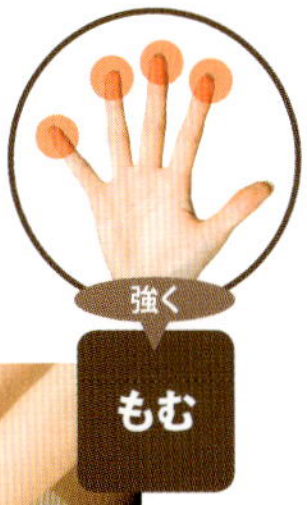
強く
もむ

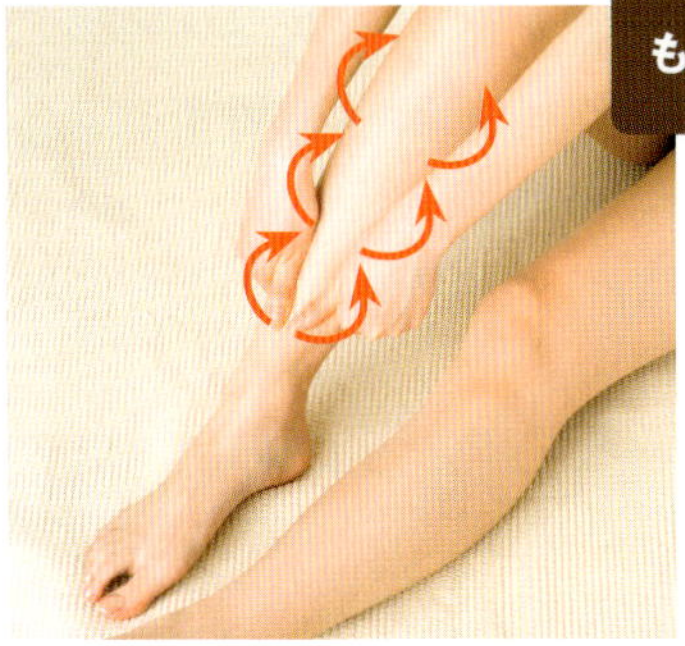

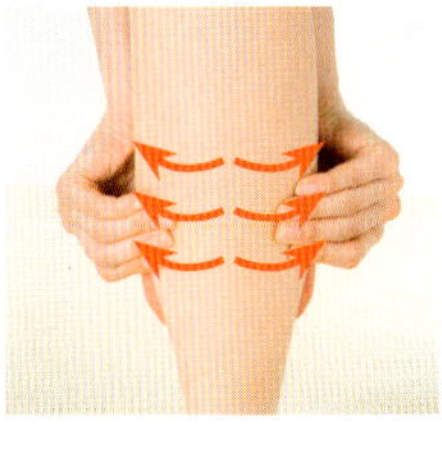

## 3 目の上を押す…5回

左右の目の上の骨に親指を引っかけて、内側から外側へ少しずつずらしながら押す。

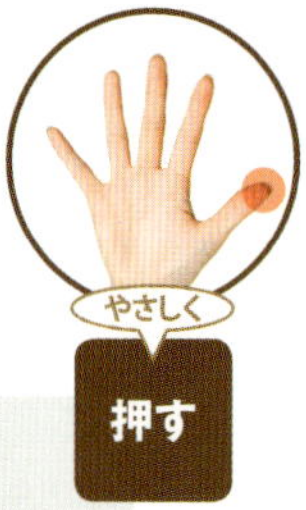
やさしく
押す

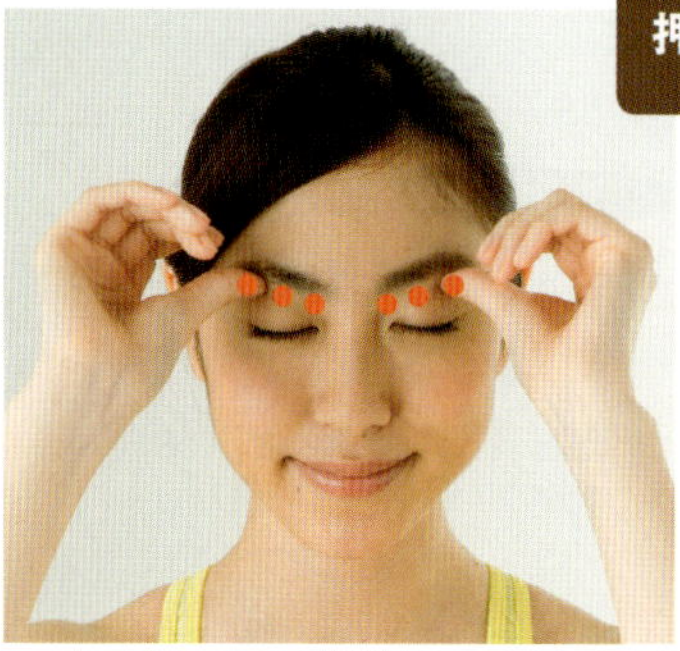

## 4 目の下を押す…5回

目の下の骨に中指を引っかけて、内側から外側へ少しずつずらしながら押す。

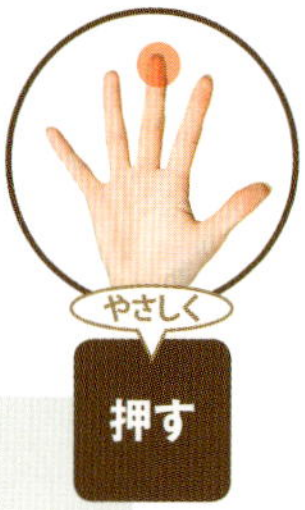
やさしく
押す

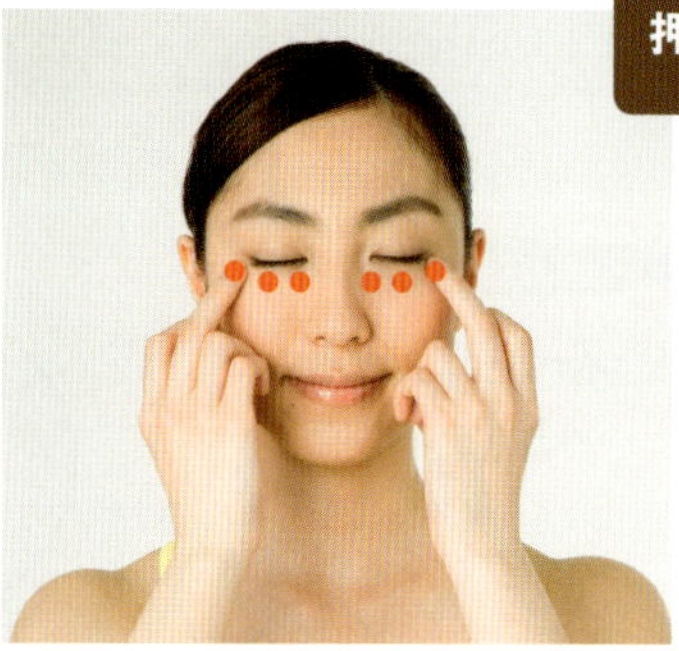

## 5 耳の後ろから鎖骨まで押し回す…5回

左右の耳の後ろに３本の指を当て、小さな円を描いて止めながら、下にずらしていく。

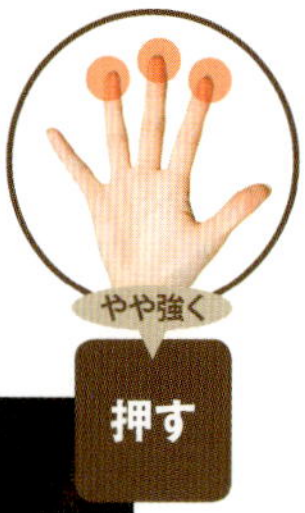
やや強く
押す

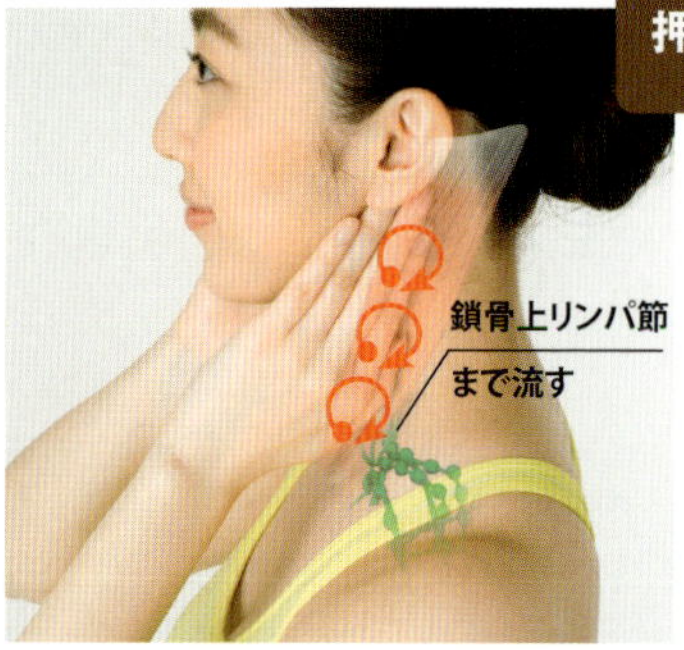
鎖骨上リンパ節
まで流す

# くま

くまは疲れた印象を与えてしまうので、すぐに消したいもの。目のまわりをていねいに押し、血流不足を解消します。

リフレで崩す

## 1 反射区 目を刺激…5回

第２趾《し》と第３趾のつけ根を、親指の腹でまんべんなくもみほぐす。

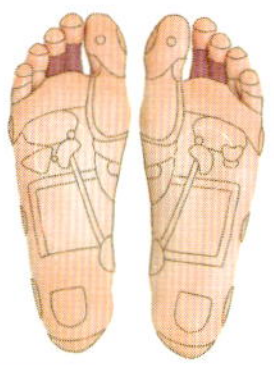

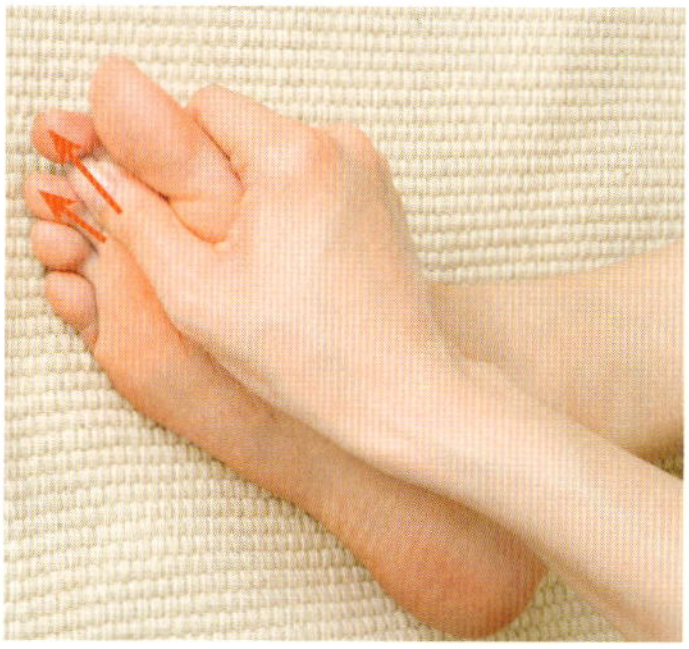

左足を終えたら右足も同様に。

リンパで流す

## 2 ぼんのくぼを押す…5回

ぼんのくぼの両脇に親指を当て、上に押す。頭を後ろに倒すと力を入れやすい。ぼんのくぼ周辺のこりは目の疲れに直結するのでていねいにほぐす。

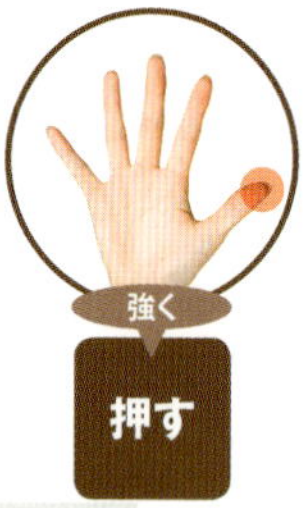
強く
押す

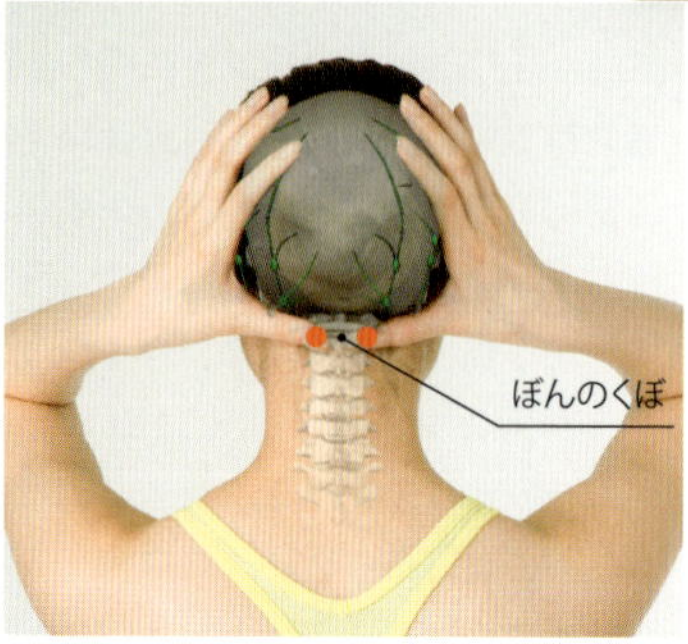
ぼんのくぼ

## 3 リンパで流す
### 小鼻の両脇を押す…5回

中指で、小鼻の両脇の骨を左右に広げるように押す。耳のほうへ少しずつずらしていく。

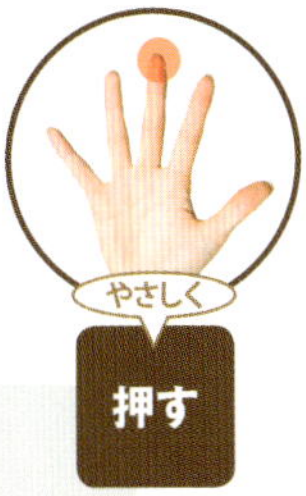
やさしく
押す

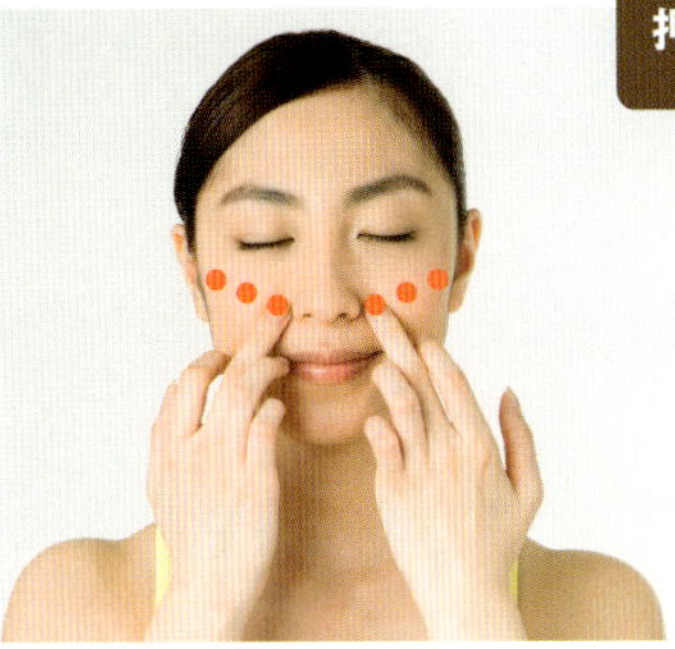

## 4
### 頬を流す…5回

両手のひらを顔に当て、外に向かってやさしくさする。

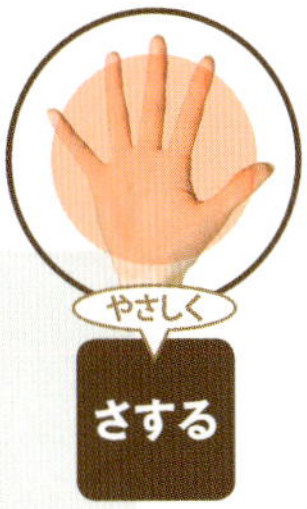
やさしく
さする

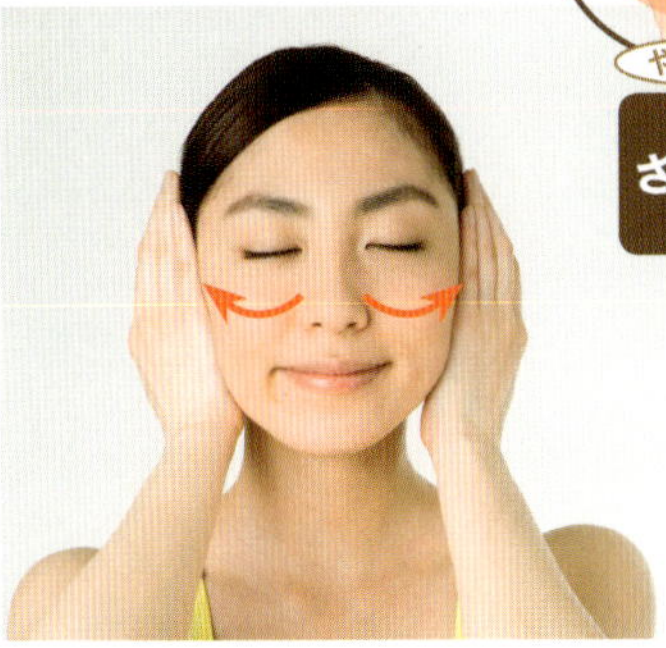

## 5
### 耳の後ろから鎖骨まで押し回す…5回

左右の耳の後ろに3本の指を当て、小さな円を描いて止めながら、下にずらしていく。

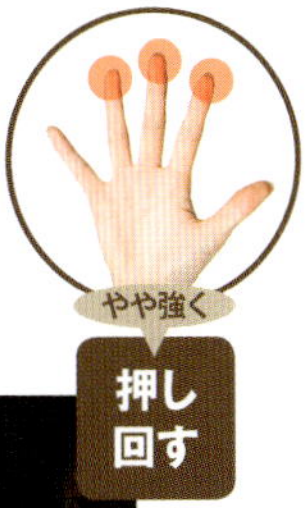
やや強く
押し回す

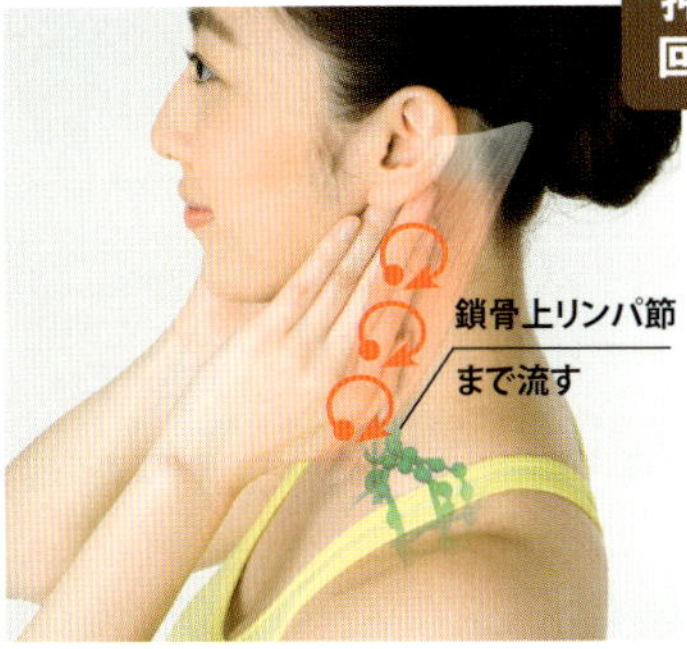
鎖骨上リンパ節
まで流す

# にきび

にきびは皮脂汚れなどの老廃物がたまって現れます。顔のリンパを流し、すべすべなお肌を手に入れて。

## 1 リフレで崩す
### 反射区 肝臓・胆のうを刺激…5回

右足のみ。親指を重ねて、第４趾の延長線上、土踏まずの上部を趾《ゆび》先の方向に押し上げる。

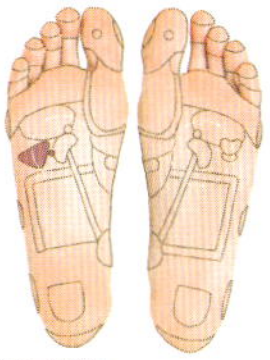

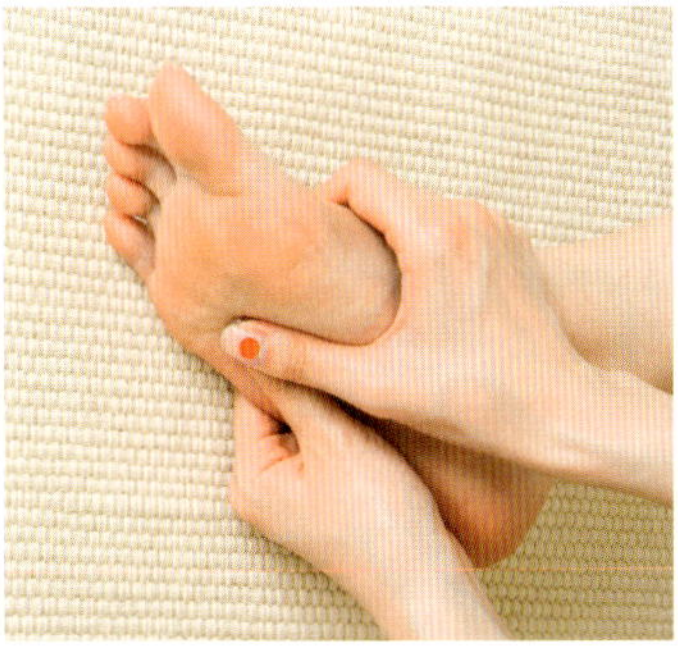

## 2
### 反射区 腎臓・輸尿管・膀胱《ぼうこう》を刺激…5回

親指を重ねて、足裏の真ん中あたりを強く押し、かかと前まで力を抜かずに一気に刺激する。

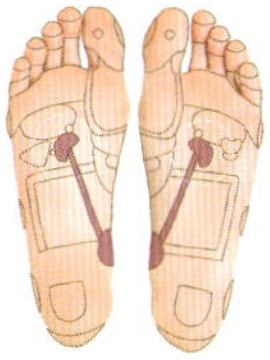

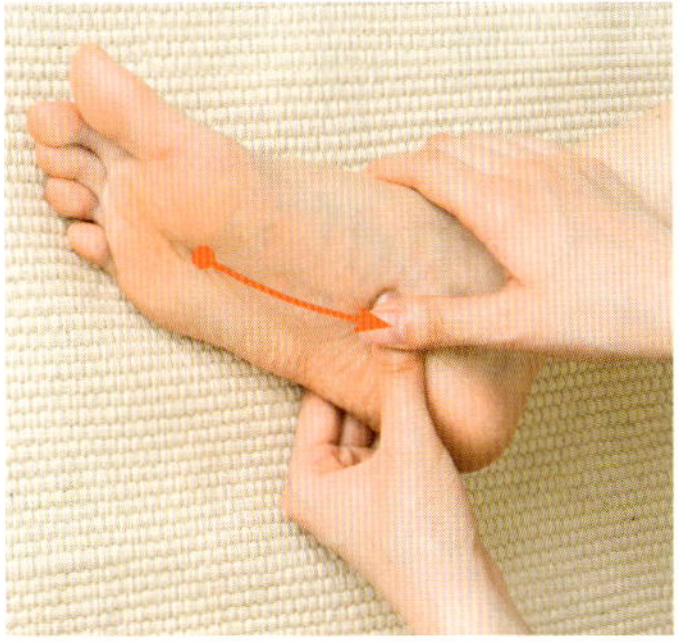

①〜②を左足を終えたら右足も同様に。

# 反射区別さくいん

本書に紹介した反射区を五十音順に並べました。
多くの症状に効く反射区ほど、覚えておくと困ったときに役立ちます。

## あ

### 【頭】
あたま

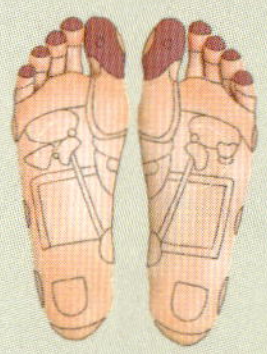

頭に関係する反射区は、第1趾《し》全体と第2趾から第5趾の先におのおのある。親指の腹で趾《ゆび》全体をていねいにもみほぐす。



### 【胃・すい臓・十二指腸】
い・すいぞう・じゅうにしちょう

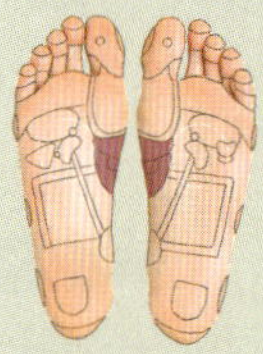

親指を重ねて土踏まずの上部を強く押し、小さく半円を描きながら、全体を深くえぐるように刺激する。



## か

### 【肩】
かた

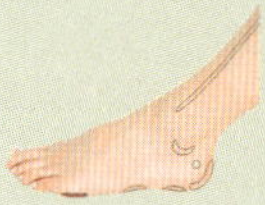

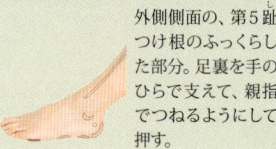

外側側面の、第5趾《し》つけ根のふっくらした部分。足裏を手のひらで支えて、親指でつねるようにして押す。



### 【肝臓・胆のう】
かんぞう・たんのう

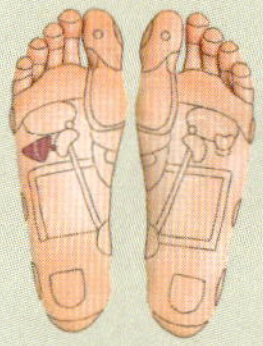

右足だけ。足裏の中央寄りで、第4趾《し》の延長線上にある。親指を重ねて、趾《ゆび》先方向に押し上げる。



### 【首】
くび

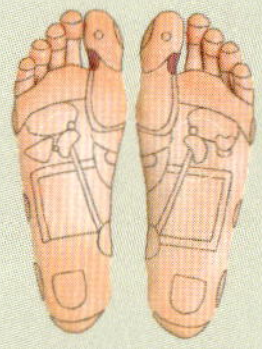

第1趾《し》のつけ根の内側（第2趾側）にある。甲側から親指の腹で押す。



### 【肩甲骨】
けんこうこつ

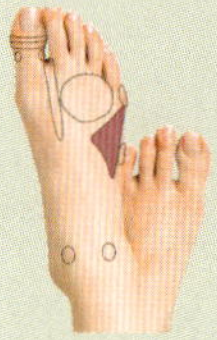

甲側の第4趾《し》と第5趾の延長線上にあり、肩甲骨と同じ三角形をしている。足裏を手のひらで支えて、親指を外側へすべらせる。



### 【甲状腺】
こうじょうせん

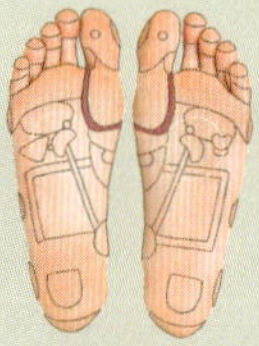

第1趾《し》の下の膨らみを囲むように伸びている。第1趾と第2趾のつけ根のあいだに親指を当て、力を入れたまま骨のまわりに半円を描くようになぞって押す。



### 【股関節】
こかんせつ

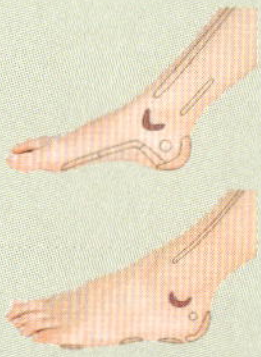

内・外くるぶしの下にある。足首をつかみ、4本の指で支えながら親指で骨のキワをなぞる。



## さ

### 【坐骨神経】
ざこつしんけい

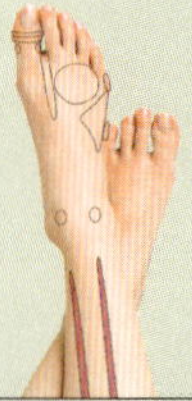

腓骨《ひこつ》に沿って縦長に延びている。親指を重ねて腓骨のキワに当て、ほかの指でふくらはぎを締める。そのまま力を入れてしごき上げる。

## 【小腸・大腸】

しょうちょう・だいちょう

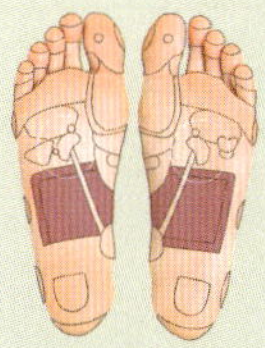

土踏まず全体を、まんべんなくかかとの方向へ刺激する。そして刺激したまわりを囲むように、少しずつ指をずらしてしごく。


- 便秘→P52
- 下痢→P54
- お腹の膨満感→P56
- 胃腸の不快感→P58
- 痔→P64
- ふくらはぎ→P130
- 太もも→P132
- 下腹→P136


## 【子宮・卵巣】

しきゅう・らんそう

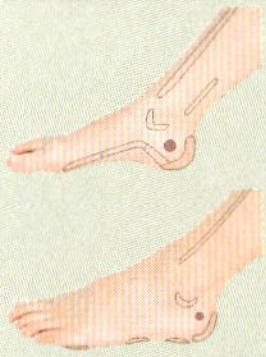

子宮は内くるぶしのかかと寄りに、卵巣は外くるぶしのかかと寄りにそれぞれある。後ろからかかとをつかみ、親指でみほぐす。


- 生理痛→P116
- 生理不順→P118
- PMS（月経前症候群）→P120
- 不妊の心配→P122
- 更年期障害（心）→P124
- 更年期障害（カラダ）→P126
- ふくらはぎ→P130
- 太もも→P132
- 下腹→P136


## 【心臓】

しんぞう

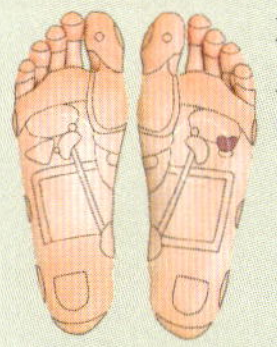

左足だけ。親指を重ねて、足先に向けて1・2・3とゆっくり数えて押し上げ、1・2・3で離す。


- 動悸・息切れ→P70
- 眠れない→P106
- 冷え性→P112


## 【仙骨・尾骨】

せんこつ・びこつ

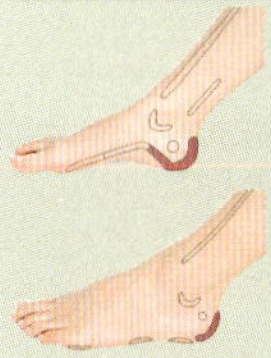

仙骨はかかとの骨の内側に沿っており、尾骨はかかとの後ろを取り巻いている。親指を重ねて骨のキワをしごく。そして、かかとの内側と外側をほぐす。


- 腰痛→P88
- ヒップ→P134


## 【生殖器】

せいしょくき

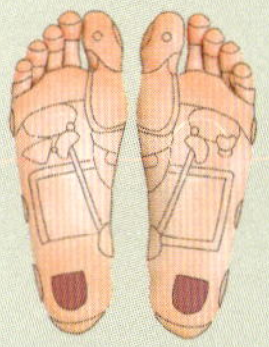

かかとの中央にある。親指の腹で皮膚に対し垂直に刺激しながら、痛みを感じる部分を念入りに押す。


- 女性らしさを取り戻す→P108
- 生理痛→P116


## 【腎臓・輸尿管・膀胱】

じんぞう・ゆにょうかん・ぼうこう

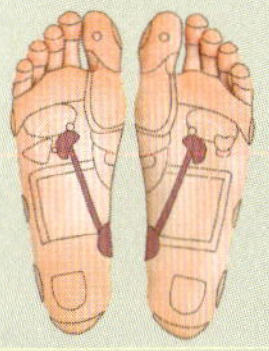

親指を重ねて足裏の真ん中あたりにある腎臓を強く押し、輸尿管をなぞって膀胱まで、力を抜かずに一気に刺激する。


- 全身のだるさ→P46
- 脚のむくみ→P48
- 腹痛→P60
- 頻尿《ひんにょう》・膀胱炎《ぼうこうえん》→P62
- 冷え性→P112
- PMS（月経前症候群）→P120
- ふくらはぎ→P130
- 太もも→P132
- 下腹→P136
- にきび→P153


### な

## 【脳下垂体】

のうかすいたい

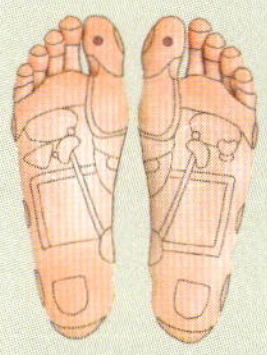

第1趾《し》の腹側、真ん中にある。親指の腹で皮膚に対し垂直に強く押す。押しにくければ、指の関節を使ってもいい。


- 生理不順→P118
- 不妊の心配→P122
- 更年期障害（カラダ）→P126
- バスト→P140


### た

## 【直腸筋】

ちょくちょうきん

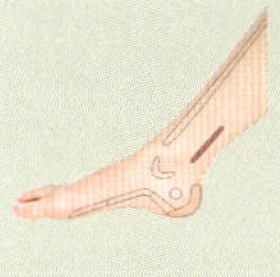

内くるぶしの後ろから、脛骨《けいこつ》に沿って縦長に延びている。後ろから足首をつかみ、骨に沿って親指を引き上げる。


- 痔→P64


## 【僧帽筋】

そうぼうきん

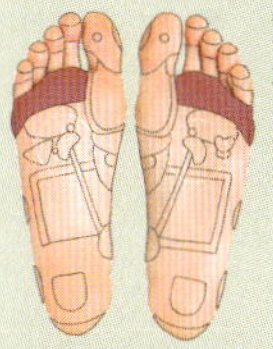

第2趾《し》から第5趾のつけ根にある。両手で足をつかんで固定し、親指の腹で内側から外側へずらしながら押す。


- 頭痛（こり性）→P76
- 首こり→P80
- 肩こり→P82
- 腕が上がらない（五十肩）→P84

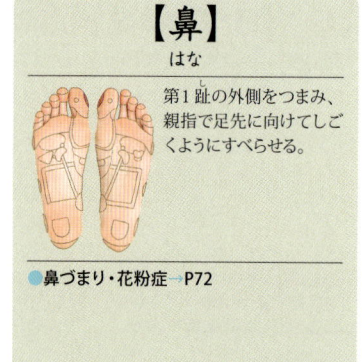

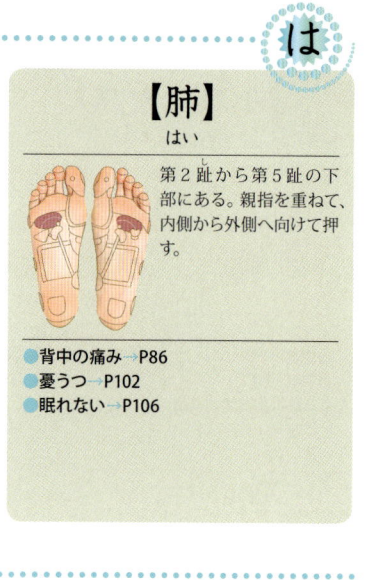

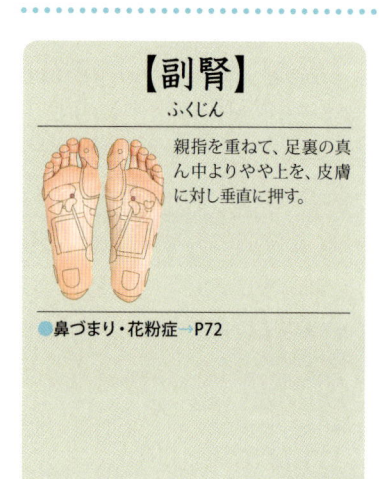

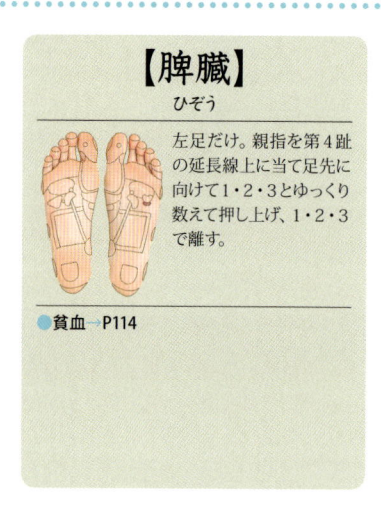

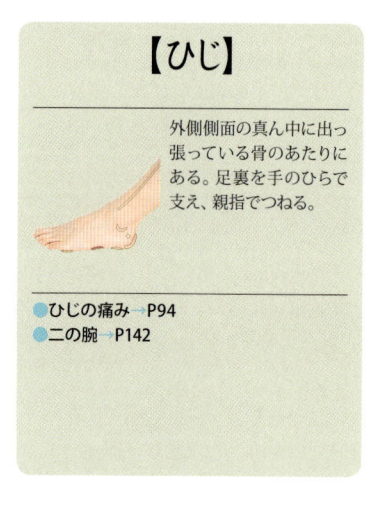

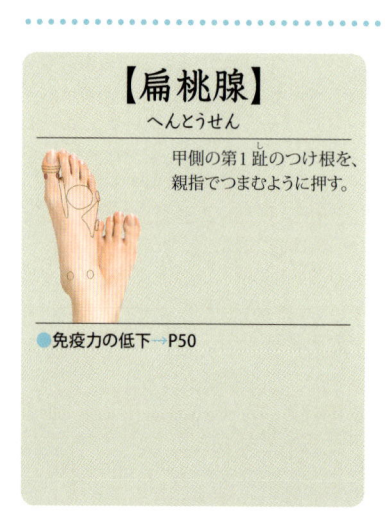

## は

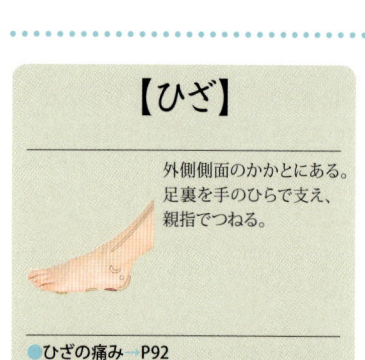

### 【ひざ】

外側側面のかかとにある。足裏を手のひらで支え、親指でつねる。

- ひざの痛み→P92

### 【鼻《はな》】

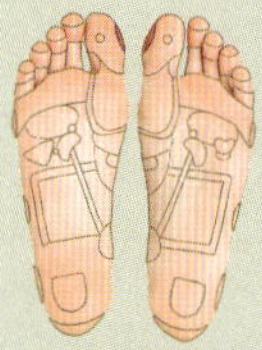

第1趾《し》の外側をつまみ、親指で足先に向けてしごくようにすべらせる。

- 鼻づまり・花粉症→P72

### 【肺《はい》】

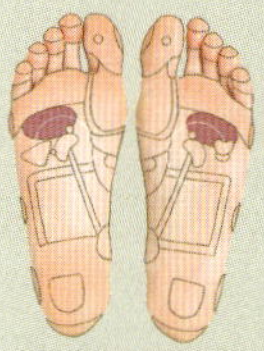

第2趾《し》から第5趾の下部にある。親指を重ねて、内側から外側へ向けて押す。

- 背中の痛み→P86
- 憂うつ→P102
- 眠れない→P106

### 【副腎《ふくじん》】

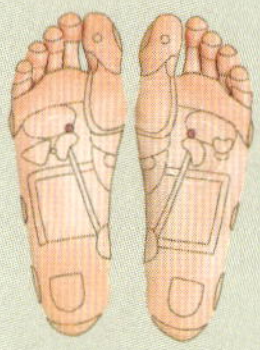

親指を重ねて、足裏の真ん中よりやや上を、皮膚に対し垂直に押す。

- 鼻づまり・花粉症→P72

### 【脾臓《ひぞう》】

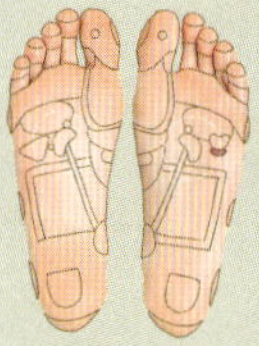

左足だけ。親指を第4趾の延長線上に当て足先に向けて1・2・3とゆっくり数えて押し上げ、1・2・3で離す。

- 貧血→P114

### 【ひじ】

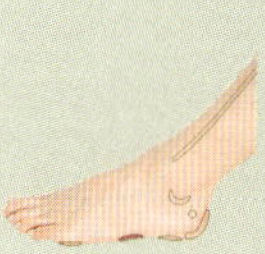

外側側面の真ん中に出っ張っている骨のあたりにある。足裏を手のひらで支え、親指でつねる。

- ひじの痛み→P94
- 二の腕→P142

## ま

### 【耳《みみ》】

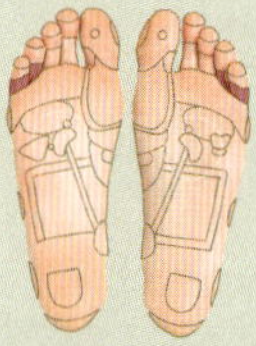

第4趾《し》、第5趾のつけ根を、親指の腹で押してまんべんなくほぐす。

- めまい→P66
- 耳鳴り→P68

### 【扁桃腺《へんとうせん》】

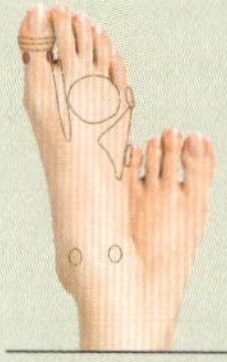

甲側の第1趾《し》のつけ根を、親指でつまむように押す。

- 免疫力の低下→P50

### 【腹腔神経叢《ふっこうしんけいそう》】

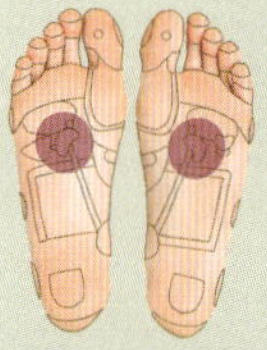

足裏のほぼ真ん中にある広いところ。親指を重ねて、すべらせるようにして全体をまんべんなく押す。

- 頭痛（緊張性）→P78
- イライラする→P100
- 女性らしさを取り戻す→P108
- 更年期障害（心）→P124
- ウエスト→P138
- こむらがえり→P151

## や

### 【腰椎《ようつい》】

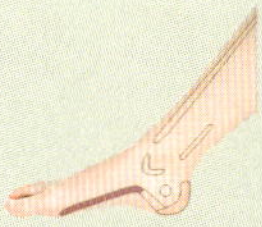

内側側面の、真ん中からかかと前まで骨に沿って延びている。親指を重ねて骨のキワに当て、力を抜かずにしごく。


- 腰痛→P88


### 【目《め》】

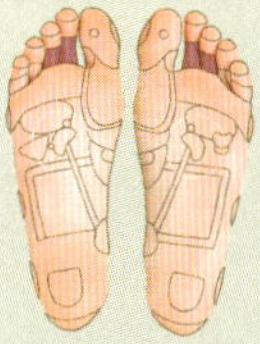

第2趾《し》、第3趾のつけ根を、親指の腹でまんべんなくもみほぐす。


- 目の疲れ→P96
- くま→P152


### 【胸《むね》】

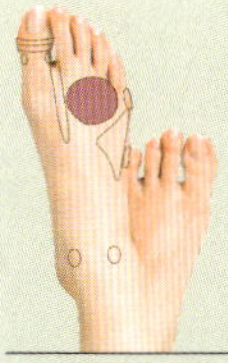

甲側の第2趾《し》から第4趾の延長線上にある広いところ。親指を重ねて、足首のほうへ引き寄せるように全体をしごく。


- 憂うつ→P102
- バスト→P140


## ら

### 【リンパ腺《りんぱせん》】

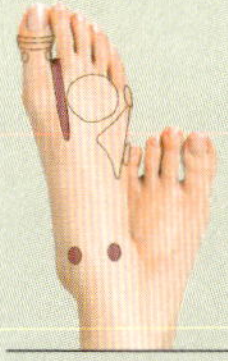

最初に、足首前部にある骨のキワを両手の親指で2か所同時に押す。次に甲側の、第1趾《し》と第2趾のあいだの少し上を押す。くぼみに指を入れて足首に向かって圧をかける。


- 脚のむくみ→P48
- 免疫力の低下→P50
- 頻尿《ひんにょう》・膀胱炎《ぼうこうえん》→P62
- 二の腕→P142
- フェイスライン→P146

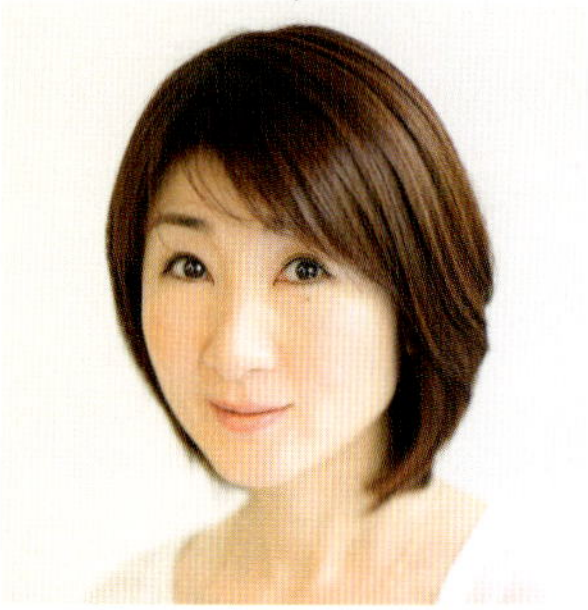

# おわりに

20年間、エステティシャンとして、サロンで多くの女性のお手入れを続ける中で、確信したことがあります。それは、美しくなりたい、スリムになりたい、元気になりたいと願うのなら、カラダに老廃物をためないこと。老廃物が排出されれば、血液、リンパ液のめぐりがよくなって、カラダの不調が解消され、人間が本来もつ美しさがよみがえります。

「健やかなときにのみ、人は美しく輝ける。肉体的にも精神的にも」

これが私のコンセプトです。

サロンで実績をあげてきたマッサージをセルフでかんたんにできるようアレンジしたテクニックと、老廃物をためないために工夫したい日々の生活のヒントを本書につづりました。

みなさまが健やかに輝くカラダを手に入れるためのお役にたてれば幸いです。

マミ レヴィ

# アロマの力で
# キレイになる、元気になる

**マミ レヴィのマッサージメソッドをベースにした
トリートメントが受けられる二つのサロンをご紹介します。
プロの手によるメソッドの効果を体感できると
セルフケアにもより効果的に取り入れられるでしょう。**

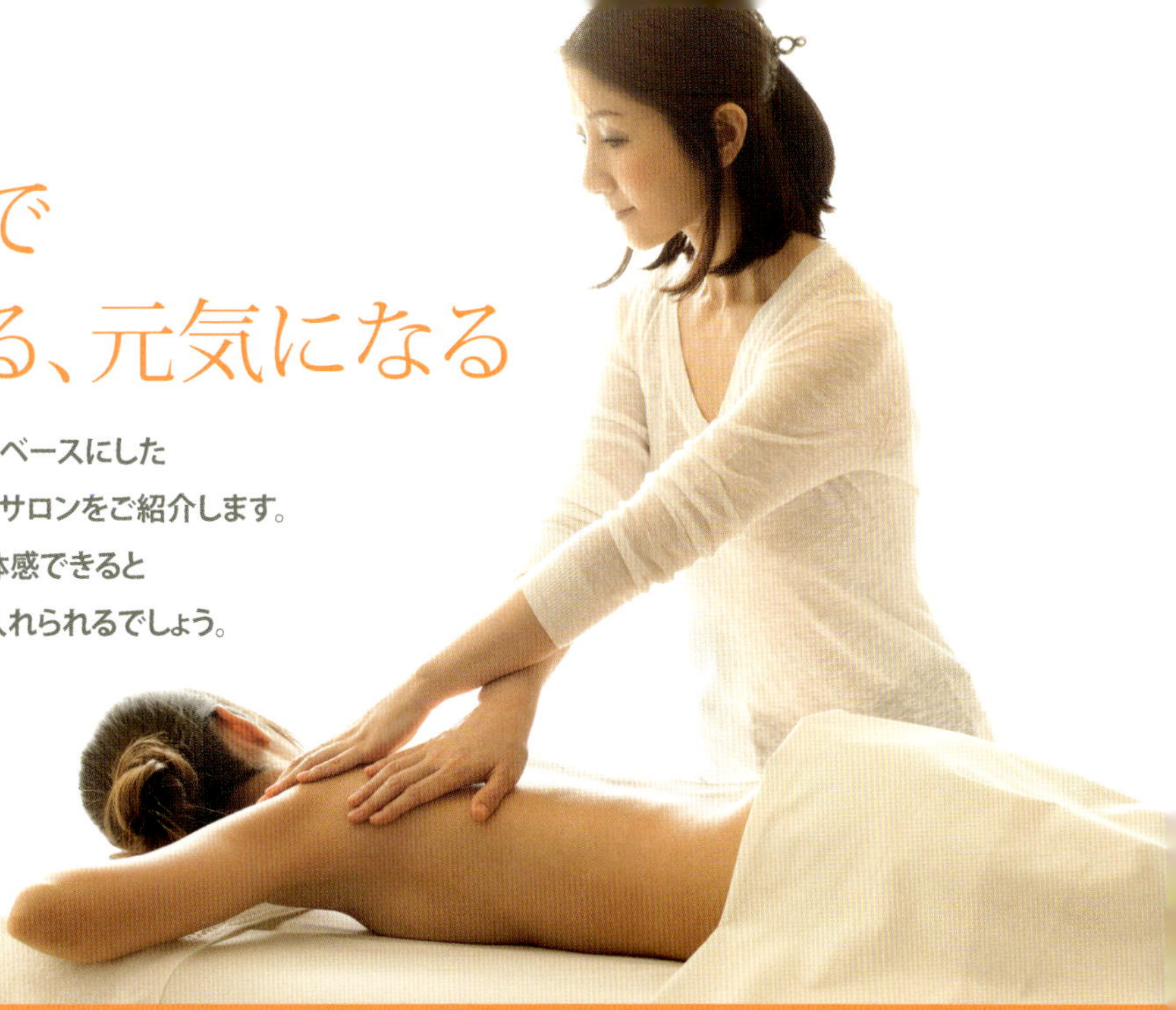

## サロンのご紹介

エステティックサロン

### エステドクラッテ

マミ レヴィのサロン、エステドクラッテではオープン以来、オールハンドの技術を磨き続けています。状態に合わせたパーソナルケアで確実に成果を出す実力派サロンです。
エステドクラッテでは、マミ レヴィによるセルフケアセミナーを行っています。また、講演依頼も受け付けています。詳細はメールでお問い合わせください。

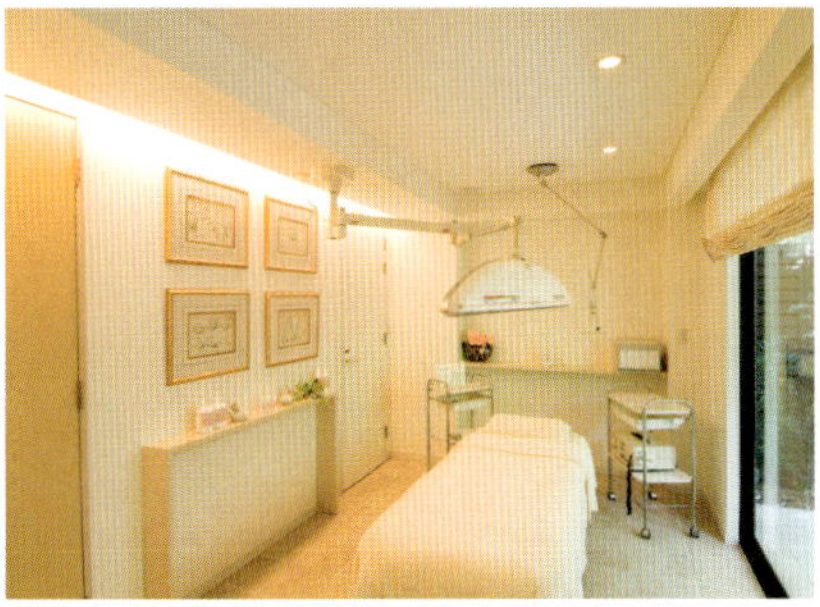

Mail：info@e-clarte.co.jp
※お問い合わせはメールで承ります

アロマママッサージサロン

### マミーズタッチ

疲労回復に効果的なトリートメントが気軽に受けられます。
カラダに深く響くマミ レヴィのオリジナルリフレクソロジーからすべてのコースがスタートし、カラダの排出力を高めます。脚の疲れやセルライトケアには「アロマドレイン」が好評です。

**●リフレクソロジー　40分…5,000円**
**●アロマドレイン　100分…12,000円**

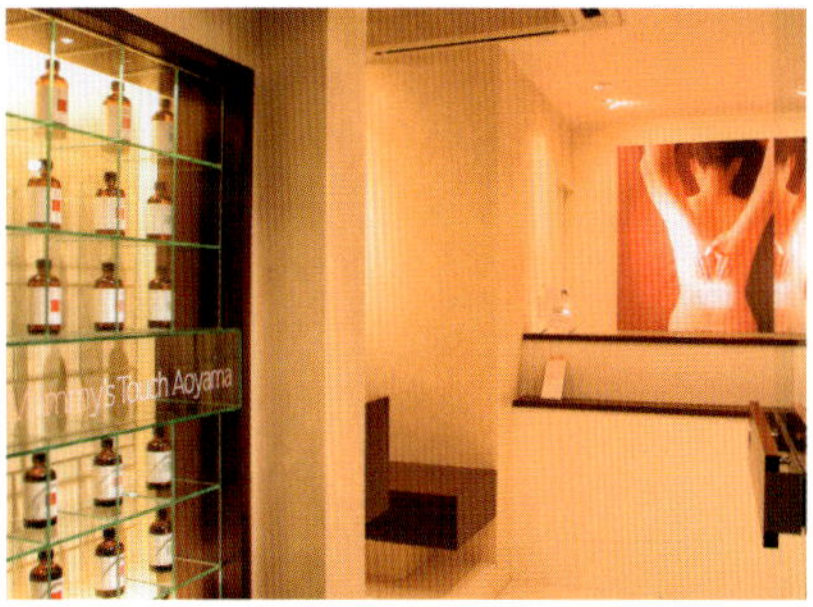

Phone：03-3470-9855
Address：東京都港区南青山3-13-1小林ビル６階
http://www.mammys.co.jp

※価格（税別）や内容等は変わる場合があります

●著者
## マミ レヴィ

アロママッサージサロン「マミーズタッチ」主宰、エステティックサロン「エステドクラッテ」代表。IFA認定アロマセラピスト。

1986年に渡英し国際エステティシャン免許（CIDESCO）、その後フランスでリンパドレナージュの資格をそれぞれ取得。日本に帰国後、海外で学んだマッサージ技術をさらに日本人のカラダに合わせて磨き上げ、アロマ・リフレクソロジー・リンパマッサージを融合させたマッサージサロンをオープン。お客様とのコミュニケーションを大切にした、その日のカラダの状態に合わせた最適な施術は必ず成果が出ると定評がある。

2003年、アロマを日常生活に取り入れやすいよう工夫を凝らした、ホームケア用プロダクツのオリジナルブランド「アロマドゥース」を立ち上げた。セルフリフレクソロジーの講習も定期的に開催。詳細・問合せはエステドクラッテ（P159参照）まで。著書に『マミ・レヴィのアロマテラピー』（講談社）などがある。

キレイなカラダはめぐっている
**マミーズ リンパマッサージ**

著　者　マミ レヴィ
発行者　髙橋秀雄
編集者　谷　綾子
発行所　**高橋書店**
〒112-0013　東京都文京区音羽1-26-1
編集 TEL 03-3943-4529 / FAX 03-3943-4047
販売 TEL 03-3943-4525 / FAX 03-3943-6591
振替 00110-0-350650
http://www.takahashishoten.co.jp/

ISBN978-4-471-03212-8


※本書についての問合せ　土日・祝日・年末年始を除く平日9：00～17：30にお願いいたします。
内容・不良品／☎03-3943-4529（編集部）
在庫・ご注文／☎03-3943-4525（販売部）